Praxisbuch Biofeedback und Neurofeedback

SPRINGER NATURE

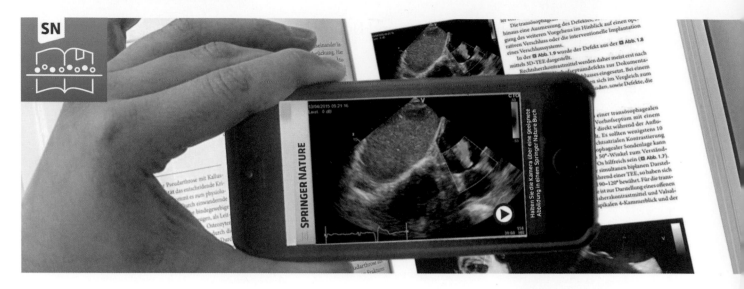

Springer Nature More Media App

Videos und mehr mit einem „Klick" kostenlos aufs Smartphone und Tablet

- Dieses Buch enthält zusätzliches Onlinematerial, auf welches Sie mit der Springer Nature More Media App zugreifen können.*

- Achten Sie dafür im Buch auf Abbildungen, die mit dem Play Button ⊙ markiert sind.

- Springer Nature More Media App aus einem der App Stores (Apple oder Google) laden und öffnen.

- Mit dem Smartphone die Abbildungen mit dem Play Button ⊙ scannen und los gehts.

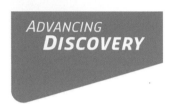
ADVANCING **DISCOVERY**

Kostenlos
downloaden

*Bei den über die App angebotenen Zusatzmaterialien handelt es sich um digitales Anschauungsmaterial und sonstige Informationen, die die Inhalte dieses Buches ergänzen. Zum Zeitpunkt der Veröffentlichung des Buches waren sämtliche Zusatzmaterialien über die App abrufbar. Da die Zusatzmaterialien jedoch nicht ausschließlich über verlagseigene Server bereitgestellt werden, sondern zum Teil auch Verweise auf von Dritten bereitgestellte Inhalte aufgenommen wurden, kann nicht ausgeschlossen werden, dass einzelne Zusatzmaterialien zu einem späteren Zeitpunkt nicht mehr oder nicht mehr in der ursprünglichen Form abrufbar sind.

Karl-Michael Haus

Carla Held

Axel Kowalski

Andreas Krombholz

Manfred Nowak

Edith Schneider

Gert Strauß

Meike Wiedemann

Praxisbuch Biofeedback und Neurofeedback

3. Auflage

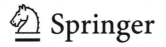 Springer

Karl-Michael Haus
Praxis für Ergotherapie
Landau, Deutschland

Axel Kowalski
NeuroFit GmbH Therapie-und Trainings-Akademie
Krefeld, Deutschland

Manfred Nowak
Landau, Deutschland

Gert Strauß
Heidelberg, Deutschland

Carla Held
Lustadt, Deutschland

Andreas Krombholz
NeuroFit GmbH Therapie-und Trainings-Akademie
Krefeld, Deutschland

Edith Schneider
Praxis für Neurofeedback, Biofeedback und
Ergotherapie
Stuttgart, Deutschland

Meike Wiedemann
Praxis für Neurofeedback und Hypnose
Stuttgart, Deutschland

Die Online-Version des Buches enthält digitales Zusatzmaterial, das durch ein Play-Symbol gekennzeichnet ist. Die Dateien können von Lesern des gedruckten Buches mittels der kostenlosen Springer Nature „More Media" App angesehen werden. Die App ist in den relevanten App-Stores erhältlich und ermöglicht es, das entsprechend gekennzeichnete Zusatzmaterial mit einem mobilen Endgerät zu öffnen.

ISBN 978-3-662-59719-4   ISBN 978-3-662-59720-0 (eBook)
https://doi.org/10.1007/978-3-662-59720-0

Die Deutsche Nationalbibliothek verzeichnet diese Publikation in der Deutschen Nationalbibliografie; detaillierte bibliografische Daten sind im Internet über http://dnb.d-nb.de abrufbar.

Springer

Fotonachweis Umschlag: © decade3d - fotolia.com
Umschlaggestaltung: deblik Berlin

Springer ist ein Imprint der eingetragenen Gesellschaft Springer-Verlag GmbH, DE und ist ein Teil von Springer Nature.
Die Anschrift der Gesellschaft ist: Heidelberger Platz 3, 14197 Berlin, Germany

Vorwort

Der Erfolg der ersten beiden Ausgaben des Praxisbuchs ist eine Reflektion des stetig steigenden Interesses an Biofeedback und Neurofeedback bei Fachleuten und Betroffenen. Dies spiegelt sich zum einen in der steigenden Anzahl der ausgebildeten Therapeuten, die Bio- und oder Neurofeedback in ihren Praxen anbieten, und zum anderen in den stetig zunehmenden wissenschaftlichen Veröffentlichungen. Recherchen in der bekannten Datenbank Pubmed mit dem Stichwort Neurofeedback ergeben pro Jahr ca. 180 Neuveröffentlichungen.

Nach wie vor erzeugen psychische Erkrankungen und chronische Schmerzen die größten sozialmedizinischen und ökonomischen Probleme im Gesundheitswesen. So leidet z. B. ein Drittel der arbeitenden Bevölkerung an einer psychischen Erkrankung. Nicht nur sie werden unzureichend versorgt, sondern auch 50 % der Schmerzpatienten erfahren im klinischen Routinebetrieb keine adäquate Schmerzlinderung. Das und die weiterhin desolate psychotherapeutische und psychiatrische Versorgung der Bevölkerung schreien förmlich nach einer Abkehr von der seither praktizierten „Reparaturmedizin".

Zweifellos war das Präventionsgesetz, nachdem Kassen und Unternehmen zukünftig mehr für die Prävention ausgeben sollen, eine richtige Entscheidung. Es hat bereits in großen Unternehmen dazu geführt, dass die betriebliche Gesundheitsfürsorge auch Bio- und Neurofeedback mit einschließt. Teilweise wird dies sogar zusätzlich wissenschaftlich begleitet. Der Perspektivenwandel, weg von der Wirkungsweise der Medikamente, die immer mehr enttäuschen, hin zum besseren Verständnis der Selbstorganisationsvorgänge im Gehirn, kommt immer mehr ins Rollen.

Biofeedback und Neurofeedback tragen nebenwirkungsfrei zur Gesundung und zur Selbstregulation bei. Das ist ein wichtiger Aspekt für Menschen, die das Bedürfnis haben, selbst Verantwortung für ihre Gesundheit und ihre Lebensqualität zu übernehmen. Anstatt passiv behandelt zu werden, lernen sie selbst zu handeln.

Seit Erscheinen der ersten Auflage 2012 hat sich viel in der Grundlagenforschung über die verschiedenen Netzwerke des Gehirns getan. Sie liefert neue Erklärungsmodelle, weshalb gerade das Feedback der langsamen kortikalen Potenziale einen so durchschlagenden Erfolg bei einer breiten Palette von psychischen Störungen hat. Die Erklärung der Wirkmechanismen für Neurofeedback schien sich in den letzten Jahren v. a. in der Anwendung bei Epilepsie und ADHS eher in linearen Erklärungsmodellen zu erschöpfen. Im Gegensatz dazu liefern die jüngsten Forschungen im Bereich der dynamischen Netzwerke neue Ansichten, welche der Natur des Gehirns als komplexes System mit der Fähigkeit zur Selbstregulation näherkommen.

Wir bedanken uns bei unseren Patienten, die uns immer wieder gezeigt haben, dass sie zum Teil unüberwindbar scheinende Hindernisse bezwungen haben. Ihr Einsatz und ihre Motivation sind bewundernswert und spornen auch uns immer wieder an, unser Bestes zu geben. Wir wünschen uns, dass sich Bio- und Neurofeedback weiter verbreiten, und dass dadurch immer mehr Menschen die Möglichkeit haben, ihr Potenzial zu verwirklichen.

Allerdings bringt eine zunehmende Beliebtheit von Selbstoptimierung durch „Neuroenhancement" eine Vielfalt neuer Entwicklungen mit sich, die auch vor dem Spielebereich nicht Halt macht. Im Gegenteil, der Markt wird überschwemmt mit Gadgets, die „Instant-Nirwana" oder wundersame Leistungssteigerungen zusichern, oft genug nicht halten, was sie versprechen, und zuweilen Schaden anrichten. Einige Biofeedback-Apps leisten einen sinnvollen Beitrag zur Selbstregulation, da sie vor allem periphere, leicht wahrnehmbare und messbare Biosignale erfassen. Ganz anders sieht das bei den Heimanwendungen für Neurofeedback aus. Bei allem Verständnis für die „Do-it-yourself"-Bewegung: „Therapie am Küchentisch" ist bei nicht gesunden, instabilen Gehirnen bedenklich.

Gut ausgebildete Therapeuten sind durch Apps nicht zu ersetzen, denn es ist der menschliche, gefühlvolle und achtsame Dialog, der den Heilungsvorgang prozessorientiert und zielführend unterstützt. Dieses Buch will zu solch einem respektvollen und verantwortungsbewussten Einsatz der Methode beitragen.

Inhaltsverzeichnis

II Indikationen, Anwendungen und Fallbeispiele von Biofeedback und Neurofeedback

Über die Autoren

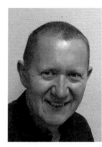

Karl-Michael Haus staatl. anerk. Ergotherapeut
Jahrgang1966

Autor oder Mitautor bei diesen Kapiteln:
- Kapitel 7: H.B.B.C: Biofeedbackverfahren zur Behandlung zentralnervöser Bewegungsstörungen
- Kapitel 9: Anwendung von Biofeedback und Neurofeedback in der Praxis-Fallbeispiele

Derzeitige Tätigkeit:
- Selbstständig mit zwei ergotherapeutischen Praxen
- Vorträge und Workshops zum Thema Hemi-Kinematic-Bio-Control-Methode (H.B.B.C)
- Neurorehabilitative Fortbildungen für Ergo- und Physiotherpeuten (▶ www.ergotherapie-haus.de)

Beruflicher Werdegang:
Therapeutischer Werdegang:
1996 Staatsexamen Ergotherapeut
1996–1999 Ergotherapeut, Edith-Stein Fachklinik für Neurologie und Orthopädie
1999–2003 Ausbildungsleitung Ergotherapie, Prof. König und Leider Schulen KL
2003 Selbständiger Ergotherapeut:
Inhaber v. zwei ergotherapeutischen Praxen in Landau/Pfalz
Dozent an der Fachschule für Ergotherapie Maximiliansau
Ausrichtung bundes- u. europaweiter Fortbildungen im Bereich Neurologie
(Schwerpunkt: Schlaganfall, MS, Parkinson, sowie Bio- u. Neurofeedback)
s. ▶ www.ergotherapie-haus.de/Kurse
Berufliche Fort- u. Weiterbildung:
1999 Zertifizierter Bobath-Therapeut
2000 Bobath-Aufbaukurs: Behandlung Hemiplegie und andere neurologische Erscheinungs-bilder
2001 Staatl. anerkannter Lehrer für Gesundheitsfachberufe
2001 Bobath-Aufbaukurs: Behandlung Erwachsener mit Hemiplegie
2002 Zertifizierter AD(H)S Trainer n. Lauth & Schlottke
2003 Bobath-Aufbaukurs: Behandlung Erwachsener mit Hemiplegie
2006 Lehrtherapeut für die „Sensorische Integrationstherapie" (Kinderheilkunde)
2007 Klinischer Neuro- und Biofeedbacktherapeut
2009 Zertifizierter Neurofeedbacktherapeut
2017 Sektoraler Heilpraktiker „Ergotherapie"
Veröffentlichungen:
Neurophysiologische Behandlung Erwachsener, 3., Überarbeitete Auflage 2014, Springer Verlag
Praxisbuch Biofeedback und Neurofeedback, Haus et al, 2., Überarb. Auflage 2016, Springer Verlag
ca. 20 Fachartikel v. 2001–2014, s. ▶ www.ergotherapie-haus.de/Publikationen

Vorträge „H.B.B.C":
- 2010 Universität Tübingen
- 2012 Ergotherapiekongress Kassel
- 2012 Jahrestagung der DGBfb (Deutschen Gesellschaft für Biofeedback), München
- 2015 Neuro-Rehabilitation im Alltag, Jahrestagung der MS-Gesellschaft, Dillingen
- 2018 Tag gegen Schlaganfall, Konferenz Ergotherapie – Rehazenter, Luxemburg
- 2019 Fachmesse für Therapie, Rehabilitation und Prävention, Leipzig

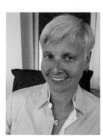

Carla Held Dipl.-Psych., Psychologische Psychotherapeutin, Supervisorin
Jahrgang 1967

Autorin oder Mitautorin bei diesem Kapitel:
- Kapitel 10: Biofeedback und Neurofeedback bei Abhängigkeitserkrankungen

Derzeitige Tätigkeit:
- Niedergelassen in eigener Psychotherapeutischer Praxis seit Februar 2014
- Teilzeit in der Adaption der Fachklinik Ludwigsmühle

Beruflicher Werdegang:
- 1989–1999 Studium der klinischen Psychologie und Kommunikationspsychologie
- 1999–2004 Ausbildung zur Psychologischen Psychotherapeutin in klinischer Verhaltenstherapie mit Erteilung der Approbation als Psychologische Psychotherapeutin
- 2006–2008 Weiterbildung zur verhaltenstherapeutisch orientierten Supervisorin
- 2009–2010 Weiterbildung zur Biofeedback und Neurofeedback Therapeutin
- Seit 1993 diverse Lehr- und Referententätigkeiten

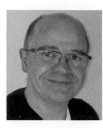

Dr. phil. Axel Kowalski Dipl.-Psych
Jahrgang 1965

Autor oder Mitautor bei diesen Kapiteln:
- Kapitel 8: Nichtmedizinische Anwendung von Biofeedback und Neurofeedback
- Kapitel 9: Anwendung von Biofeedback und Neurofeedback in der Praxis-Fallbeispiele

Derzeitige Tätigkeit:
- NeuroFit GmbH (Praxis Krefeld):
- Psychotherapie nach HPG
- Bio-/Neurofeedbacktherapeut

Beruflicher Werdegang:
- Studium der Psychologie in Düsseldorf mit Abschluss Diplom
- Promotion zum Dr. phil an der Universität Wuppertal über „Negatives Priming"
- DGBfb e.V.: Lehrtherapeut und Supervisor (Neurofeedback)
- FHÖV-NRW (Standort: Duisburg): Lehrbeauftragter im Nebenamt für das Fach Psychologie für
die Bereiche Polizeivollzugsdienst, Kommunaler Verwaltungsdienst, Staatsverwaltung
- 2003–2007: Wissenschaftlicher Mitarbeiter am Universitätsklinikum Tübingen
- Gründungsmitglied und Dozent der Akademie für Neurofeedback (AfN, ▶ www.akademie-
neurofeedback.de)
- Mitglied des Vorstands und Dozent der Deutschen Gesellschaft für Biofeedback (DGBfb e.V.,
▶ www.dgbfb.de)
- Kooperation mit der Fachhochschule Mönchengladbach und der Universität Köln bei der
Behandlung von Aufmerksamkeitsstörungen

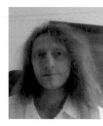

Dr. phil. Andreas Krombholz Dipl.-Psych
Jahrgang 1968

Autor oder Mitautor bei diesen Kapiteln:
- Kapitel 1: Biofeedback und Neurofeedback
- Kapitel 3: Frequenzbandtraining
- Kapitel 9: Anwendung von Biofeedback und Neurofeedback in der Praxis- Fallbeispiele

Derzeitige Tätigkeit:
- NeuroFit GmbH (Praxis Hagen):
- Psychotherapie nach HPG
- Bio-/Neurofeedbacktherapeut

Beruflicher Werdegang:
- Ausbildung zum Krankenpfleger
- Ausbildung zum Rettungssanitäter
- Studium der Psychologie in Wuppertal mit Abschluß Diplom
- Promotion zum Dr. phil an der Universität Wuppertal
- DGBfb e.V.: Lehrtherapeut und Supervisor (Neurofeedback, Biofeedback)
- FHÖV-NRW (Standorte: Hagen, Dortmund): Lehrbeauftragter im Nebenamt für das Fach
Psychologie für die Bereiche Polizeivollzugsdienst/Kommunaler Verwaltungsdienst/Staatsver-
waltung
- 2001–2009: Wissenschaftlicher Mitarbeiter an der Universität Wuppertal
- Gründungsmitglied und Dozent der Akademie für Neurofeedback (AfN, ▶ www.akademie-
neurofeedback.de)
- Dozent der Deutschen Gesellschaft für Biofeedback (DGBfb e.V., ▶ www.dgbfb.de)
- Dozent im Rettungsdienst (PSU)

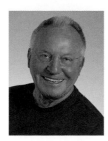

Dr. Manfred Nowak

Autor oder Mitautor bei diesem Kapitel:
- Kapitel 10: Biofeedback und Neurofeedback bei Abhängigkeitserkrankungen

Psychiatrie-Kinder-Jugendpsychiatrie-Psychotherapie
Suchtmedizin-Verkehrsmedizin
- 1971–1977: Medizinstudium in München
- 1977–1982: Facharztausbildung Psychiatrie-Kinder- und Jugendpsychiatrie-Psychotherapie Pfalzklinikum Klingenmünster
- 1981–2011: Aufbau der Fachklinik Ludwigsmühle und 8 weiterer Einrichtungen im Therapieverbund Ludwigsmühle
- 01.12.2011: Abgabe Chefarzt und Geschäftsführung,
    - **Aktuell**
    - Selbstständige Schwerpunktpraxis Sucht und ADHS,
    - **Psychotherapeutische Ausbildung**
    - Ausbildung Psychoanalyse Heidelberg, Tiefenpsychol. Ausbildung,
    - Ausbildung in systemischer und Verhaltenstherapie, Ausbildung in
    - Körpertherapie nach Dürckheim
    - Zusatzausbildungen: Verkehrsmedizin und Grundversorgung Sucht Ausbildung in Biofeedback und Neurofeedback;
    - GCP-Ausbildung

Durchführung des Curriculums zur Grundversorgung Sucht seit 20 Jahren
Aktuelle Ämter und Mitgliedschaften
Vorsitzender des wissenschaftlichen Suchtbeirates der Landesärztekammer Rheinland- Pfalz seit 29 Jahren
Gutachter der Landesärztekammer für suchtkranke Ärzte
Mitglied des SubstitutionRats Sanofi
Themen von Veröffentlichungen und Forschungsarbeiten
Buchautor Drogensucht
Coautor der Broschüre ADHS und Sucht
Autor Compendium für Substitutionstherapie

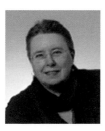

Dr. med. Edith Schneider

Jahrgang 1946
Autorin oder Mitautorin bei diesen Kapiteln:
- Kapitel 3: Frequenzbandtraining
- Kapitel 4: Training der Selbstkontrolle der langsamen kortikalen Potenziale
- Kapitel 9: Anwendung von Biofeedback und Neurofeedback in der Praxis – Fallbeispiele

Derzeitige Tätigkeit:
- Seit 1982: Freie Praxis als Heilpraktikerin
- Seit 1987: Freie Praxis als Ergotherapeutin
- Seit 2006: Privatpraxis als Ärztin
- Seit 2006: Privatpraxis für Biofeedback, Neurofeedback und Ergotherapie

Beruflicher Werdegang:
- Studium Kunst und Kunsterziehung, University of Nebraska, Kearney Campus, Kearney, Nebraska, USA (BA in Education)
- 1974–1975: Kearney Day Care Center 1974 bis 1975
- 1976–1978: Programmkoordinator Beatrice State Developmental Center, Beatrice, Nebraska, USA
- 1978–1986: Schule für Ergotherapie am Berufsfortbildungswerk des DGB, Dozentin und stellvertretende Schulleiterin
- Staatliche Anerkennung als Ergotherapeutin
- Studium der Humanmedizin Eberhard Carls Universität Tübingen
- 2008: Anerkennung Biofeedbacktherapeutin DGBfB
- 2012: Anerkennung Neurofeedbacktherapeutin DGBfB

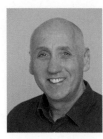

Gert Strauß staatl. anerk. Ergotherapeut

Jahrgang 1963

Autor oder Mitautor bei diesen Kapiteln:
- Kapitel 4: Training der Selbstkontrolle der langsamen kortikalen Potenziale
- Kapitel 6: Neuere Ansätze
- Kapitel 11: Weiterführende Tipps

Derzeitige Tätigkeit:
- Seit 1995: Praxis für Ergotherapie (► www.ergotherapie-strauss.de)
- Seit 2007: Anwendung von unterschiedlichen Bio- und Neurofeedbackverfahren

Beruflicher Werdegang:
- Ausbildung zum Ergotherapeuten mit staatlichem Abschluss 1989
- Mehrjährige Tätigkeit in der Schwerstbehindertenförderung
- Freier Mitarbeiter in einer ergotherapeutischen Praxis
- Zertifizierungen in der Sensorischen Integrationstherapie nach Richtlinien des DVE
- Bobath Therapeut (IBITA)
- Fortbildung zur Behandlung von Kindern mit Teilleistungsstörungen und ADHS
- 2009: Biofeedbacktherapeut (DGS)
- 2010: Neurofeedbacktherapeut (IFEN)
- 1998: Mitglied im deutschen Verband der Ergotherapeuten (DVE)
- 2010: Funktionsträger als Vorsitzender der AG Bio-/Neurofeedback im DVE
- Veröffentlichungen zum Thema Bio-/Neurofeedback in der Verbandszeitschrift „Ergotherapie- und Rehabilitation"

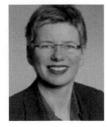

Priv.-Doz. Dr. rer. nat. Meike Wiedemann

Jahrgang 1967

Autorin oder Mitautorin bei diesen Kapiteln:
- Kapitel 1: Biofeedback und Neurofeedback
- Kapitel 2: Peripheres Biofeedback
- Kapitel 5: Infra Low Frequency (ILF) Neurofeedback
- Kapitel 9: Anwendung von Biofeedback und Neurofeedback in der Praxis- Fallbeispiele
- Kapitel 10:
- Kapitel 12:
- Kapitel 13:
- Kapitel 15:

Derzeitige Tätigkeit:
- Seit 1996: Dozentin für Biofeedback und Neurofeedback an der Universität Hohenheim
- Seit 2002: Heilpraktikerpraxis für Neurofeedback und Hypnose ► www.biofeedback-center.de
- Leiterin der Neurofeedback Ausbildung bei EEGInfo Europa
- Ausbildung von Neurofeedbacktherapeuten

Beruflicher Werdegang:
- Studium der Biologie mit Abschluss Diplom
- 1995: Forschungsaufenthalt in Sao Paulo, Universität Campinas am Institut für Biomedical Engineering
- 1995–1999: Promotion zum Dr. rer. nat.
- 1999–2011 Wissenschaftliche Mitarbeiterin der Universität Hohenheim Forschungsschwerpunkt: Neurophysiologie
- 1999: Erlaubnis zur Ausübung der Heilkunde
- 2002: Privatpraxis für Neurofeedback und Hypnose
- 2010: Habilitation für das Fachgebiet Membranphysiologie
- seit 2011: Wissenschaftliche Mitarbeiterin bei BEE Medic GmbH, zuständig für den Neurofeed- backbereich EEGInfo

Grundlagen, Methoden und Durchführung von Biofeedback und Neurofeedback

Inhaltsverzeichnis

Biofeedback und Neurofeedback

© Springer-Verlag GmbH Deutschland, ein Teil von Springer Nature 2020
K.-M. Haus et al., *Praxisbuch Biofeedback und Neurofeedback*, https://doi.org/10.1007/978-3-662-59720-0_1

1

1.1 Was ist Biofeedback?

Der Begriff „Biofeedback" bezieht sich auf die Rückmeldung körperlicher Prozesse, die normalerweise immer ablaufen und reguliert werden, aber nicht immer bewusst wahrnehmbar sind. Als Beispiel soll hier die **Herztätigkeit** dienen: Das Herz schlägt in Ruhe 60- bis 80-mal/Minute, ohne dass wir uns 60- bis 80-mal/Minute daran erinnern müssen, unser Herz schlagen zu lassen. Bei Anforderungen oder körperlicher Anstrengung nimmt die Herzrate deutlich zu, ohne dass wir uns bewusst darum kümmern müssen. Weitere **körperliche Prozesse** sind z. B.

- die Muskelaktivität,
- die Schweißdrüsenaktivität,
- die Atmung oder
- die Gehirnaktivität.

Wie aktiviert unsere körperlichen Prozesse zu einem bestimmten Zeitpunkt sind, ist uns meist nicht zugänglich. Die Herztätigkeit können wir über das Fühlen des Pulses bestimmen, aber die Spannung unserer Muskulatur beispielsweise können wir nicht ohne Hilfsmittel beschreiben. Häufig werden uns Veränderungen körperlicher Prozesse erst dann bewusst, wenn sie unangenehm werden (hohe Muskelspannung kann als Schmerz bemerkt werden) oder sogar schädlich auf den Organismus einwirken (chronischer hoher Blutdruck kann Herzschäden hervorrufen). Das ausgewogene **Zusammenspiel aller körperlichen Prozesse** spielt eine wichtige Rolle für das körperliche und das psychische Wohlbefinden. Bemerken wir bei uns ein „Herzrasen" ohne offensichtlichen Grund, kann das körperliches Unbehagen (z. B. Unruhe, Getriebensein) auslösen, ebenso können psychische Prozesse ein negatives Empfinden beinhalten („Ich krieg gleich einen Herzinfarkt."). Biofeedback bietet die Möglichkeit, den Zustand, aber auch die Veränderung und Veränderbarkeit dieser körperlichen Prozesse „sichtbar" zu machen.

In diesem Sinne ist Biofeedback ein **Prozess**, der unserem Geist mithilfe von Messinstrumenten zusätzliche Informationen über Körperprozesse liefert und so Körper und Geist verbindet. Mit etwas Übung können wir lernen, die rückgemeldeten Körperprozesse, später dann auch ohne Geräte, besser zu regulieren. Diese Hilfe zur verbesserten Selbstregulation psychischer und physischer Prozesse kann in vielen Fällen ein wichtiger Bestandteil zur Lösung gesundheitlicher Probleme sein. Das Beispiel „Spannungskopfschmerz" soll die Zusammenhänge verdeutlichen (◘ Abb. 1.1).

Beispiel

Beim Spannungskopfschmerz (▶ Abschn. 12.2) wird zwischen einem episodischen und einem chronischen Schmerz unterschieden. Eine wichtige Rolle bei der Ätiologie und Pathogenese spielen muskuläre Verspannungen, die sich besonders deutlich an **drei Muskeln** zeigen:

- M. frontalis,
- M. masseter und
- M. trapezius.

Zu Beginn der Behandlung wird die Muskelspannung der beteiligten Muskelpartien in verschiedenen Situationen abgeleitet und dargestellt (◘ Abb. 1.1). Dabei ist besonders die Reaktion der Muskulatur unter belastenden Situationen im Sinne einer Stressreaktion wichtig und hilfreich bei der Vermittlung der Zusammenhänge: erhöhte Muskelspannung (z. B. durch Stress) → Schmerz → erhöhte Muskelspannung (z. B. Schonhaltung). Das Feedback soll nun eine Reduktion der Muskelspannung durch Veränderungen im Verhalten in Gang setzen und diese Veränderungen haben belohnende Wirkung.

1.1.1 Feedback

Feedback ist die **Voraussetzung für jede Art von Lernen**. Man stelle sich vor, an einem Keyboard Klavierspielen lernen zu wollen, ohne das Stromkabel anzuschließen. Man kann die Bedeutung der einzelnen Tasten lernen, Fingerübungen machen, Noten lernen usw., doch fehlendes auditives Feedback macht es wesentlich schwieriger, erfolgreich Klavierspielen zu lernen. Ist das Stromkabel eingesteckt und der Lautsprecher eingeschaltet oder spielt man an einem richtigen Klavier, dann kann man mithilfe des auditiven Feedbacks erkennen, ob das Gespielte mit der Melodie im Kopf übereinstimmt. Wenn nicht, dann wird man sofort korrigieren. Ebenso lernt man, die Lautstärke über die

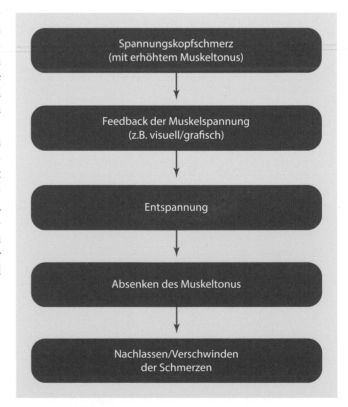

◘ **Abb. 1.1**   Prinzipien des Biofeedbacks am Beispiel „Spannungskopfschmerz". (Mit freundl. Genehmigung von Axel Kowalski, Andreas Krombholz)

Stärke des Tastenanschlags zu regulieren. Durch das (in diesem Falle) auditive Feedback lernt man also zu korrigieren und zu regulieren, um so die Leistungsfähigkeit zu verbessern.

> Wir brauchen für alles, was wir lernen wollen, eine *Rückkopplung* (= Feedback) zwischen dem Gewollten und dem Erreichten.

Lernen ist ein ganz natürlicher Prozess, der bewusst oder unbewusst ablaufen kann. Tatsächlich lernt jeder von uns ständig, ohne darüber nachzudenken. Feedback (▶ Abschn. 1.3) ist dabei ein ganz wichtiger Bestandteil. Unser Gehirn reagiert ständig auf Reize (z. B. Hunger oder Kälte) und lernt teils bewusst, größtenteils unbewusst, mit welcher Reaktion es sinnvoll darauf reagiert.

Regelkreise für Feedbackmechanismen kommen überall im Körper vor (◘ Abb. 1.2):

Beispiele
- Hormonsystem (Regulation der Hormonausschüttung durch Hypothalamus und Hypophyse),
- Regulierung des Blutzuckerspiegels,
- motorisches System (propriozeptives System, Optimierung der Stützmotorik und Zielbewegung),
- Reflexbögen,
- Somatosensorik (motorische und vegetative Regelkreise),
- Herz-Kreislauf-System (Regulierung des Blutdrucks mit Barorezeptoren als Messfühler),
- Regulierung des Wasserhaushalts,
- Regulierung des Wärmehaushalts,
- Regulierung des O_2-Partialdrucks im Blut.

Durch Biofeedback bekommt das Gehirn zusätzliche Signale über **Körperfunktionen** und kann so lernen, diese besser zu regulieren. Schließlich ist unser Gehirn darauf spezialisiert, Reize zu empfangen und diese als Information in entsprechende Regelkreise einzubringen, um so die Funktionsfähigkeit zu optimieren (◘ Abb. 1.3).

Nehmen wir als Beispiel die **Temperaturregulierung**: Die Hauttemperatur schwankt ständig in Abhängigkeit von der Außentemperatur und dem jeweiligen psychophysiologischen Zustand, ohne dass man sich dessen bewusst ist. Gibt man nun ein zusätzliches Instrument in Form eines sehr empfindlichen Thermometers in die Hand, können die meisten Personen damit recht schnell lernen, ihre Hauttemperatur zu erhöhen. Interessanterweise können viele Personen nicht genau sagen, wie sie das gemacht haben, aber die zusätzliche Information führt zu einer anderen Temperaturregulierung. Bei manchen Personen erwärmt sich nur die Hand oder sogar nur der Finger, an dem das Thermometer angebracht war, bei anderen generalisiert sich der Prozess und beide Hände (auch die ohne Thermometer) werden wärmer. Die Veränderung der Temperatur funktioniert übrigens in beide Richtungen, die Temperatur kann sowohl erhöht als auch erniedrigt werden. Im therapeutischen Setting wird i. d. R. die Handtemperatur erhöht (▶ Abschn. 2.4), um Entspannungsreaktionen zu trainieren.

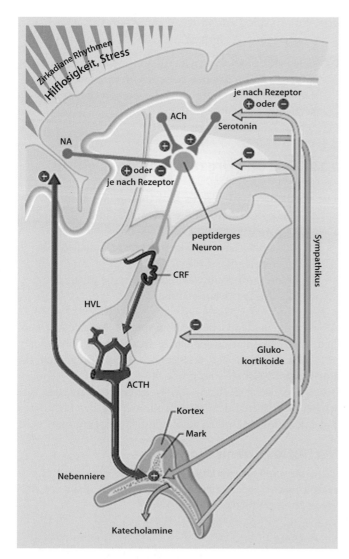

◘ **Abb. 1.2** Typischer Regelkreis im Körper am Beispiel des Hypothalamus-Hypophysen-Nebennierenrindensystems. *ACh:* Acetylcholin; *ACTH:* adrenokortikotropes Hormon; *CRF:* Corticotropin Releasing Factors; *HVL:* Hypophysenvorderlappen; *NA:* Noradrenalin. (Aus Birbaumer und Schmid 2006)

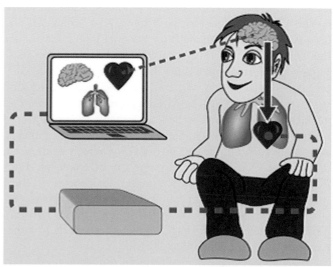

◘ **Abb. 1.3** Biofeedback: Wir können jedes Körpersignal in eine gewünschte Richtung verändern, wenn wir Feedback über die Veränderung erhalten

1

Im Prinzip kann in ähnlicher Art und Weise gelernt werden, jede Körperfunktion, über die man ein Feedback erhält, zu verändern.

❯ *Biofeedback* ist der Überbegriff für alle Möglichkeiten, Körpersignale zu messen und Veränderungen zu trainieren.

In ▶ Kap. 2 wird auf verschiedene periphere Körpersignale eingegangen, die in der Praxis häufig zum Biofeedbacktraining verwendet werden. Eine besondere Form des Biofeedbacks, nämlich das Feedback des Elektroenzephalogramms (EEG), stellt das **Neurofeedback** dar (▶ Abschn. 1.2). In den ▶ Kap. 3, 4, und 5 werden verschiedene Neurofeedbackverfahren im Detail dargestellt. Die für das Bio- und Neurofeedback benötigte Technik ist in den entsprechenden Kapiteln beschrieben.

1.2 Was ist Neurofeedback?

Neurofeedback ist das Feedback von Gehirnaktivität, gemessen im EEG. Um das Potenzial von Neurofeedback zu verstehen, ist es zunächst sinnvoll, sich darüber Gedanken zu machen,
— welche Aufgaben das Gehirn hat,
— wie es organisiert ist und
— was im EEG gemessen werden kann.

Deshalb sollen an dieser Stelle zunächst einige Grundlagen zur Funktionsweise des Gehirns zusammengefasst werden. Grundlegende Kenntnisse über die Gehirnfunktionen sind für ein erfolgreiches Neurofeedbacktraining essenziell.

1.2.1 Aufgaben des Gehirns

Die primäre Aufgabe unseres Gehirns ist es, angemessen auf unsere Umwelt zu reagieren, um im biologischen Sinne die besten Überlebenschancen zu haben. Dazu nimmt das Gehirn ständig eine Unmenge von Informationen, sowohl aus der Umwelt als auch aus dem eigenen Körper wahr. Diese Fülle von Informationen muss das Gehirn sinnvoll verarbeiten, muss entscheiden, welche Informationen wichtig sind und welche unwichtig. Die Wichtigen müssen bewertet und aus dem Hintergrundrauschen herausgefiltert, verstärkt und weiterverarbeitet werden. Das geschieht sowohl auf chemischem als auch auf elektrischem Weg. Danach richten sich dann unser Verhalten, die Emotionen, das Denken und Handeln. Eine sinnvolle Informationsverarbeitung im Gehirn und damit die Funktionsfähigkeit hängen allerdings entscheidend von dem Erregungslevel im Gehirn ab (◻ Abb. 1.4). Sowohl Zustände zu niedriger Erregung als auch zu hoher Erregung unterbinden höhere Hirnfunktionen.

Deshalb ist es eine der wichtigsten Aufgaben für das Gehirn, ständig die feine Balance zwischen Erregung und Hemmung von Erregung zu halten. Dies gilt auf zellulärer Ebene genauso wie auf Netzwerkebene und für das gesamte Gehirn.

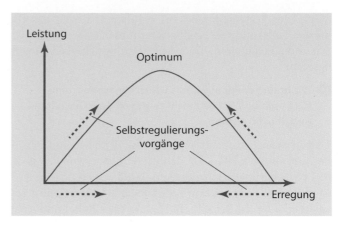

◻ **Abb. 1.4** Erregungsleistungskurve und Selbstregulierung. (Mit freundl. Genehmigung der BeeMedic GmbH)

Das Gehirn verwendet sogar die meiste Energie darauf, seinen eigenen Erregungszustand zu regulieren. Im Vergleich zum Ruhezustand erhöht das Gehirn seinen Energiebedarf beim Lösen einer kognitiven Aufgabe gerade mal um 3 %.

❯ Viele Pathophysiologien im Gehirn sind als *Fehlregulierungen* in dieser Balance zwischen Erregung und Hemmung von Erregung und den entsprechenden Netzwerkverschaltungen zu verstehen.

1.2.2 Bau und Organisation des Gehirns

Die **vertikale anatomische Anordnung** des Gehirns entspricht mehr oder weniger auch dem Organisationslevel im Gehirn:
— Die komplizierteren geistigen Prozesse laufen eher in den oberen Regionen ab,
— die unteren Abschnitte sind mehr für die Regulierung der Vitalfunktionen zuständig.

Obwohl die beiden Gehirnhälften morphologisch sehr ähnlich aussehen, unterscheiden sie sich sehr in der Funktionalität, sodass neben der vertikalen Organisation auch die **Rechts-Links-Achse** eine große Rolle spielt. Die Kenntnis dieser Verhältnisse ist für das Neurofeedbacktraining von großer Bedeutung, denn die Positionierung der Elektroden hat einen großen Einfluss auf den Effekt des Trainings.

Vertikale Organisation
Zum besseren Verständnis von Neurofeedbacktrainingseffekten macht es Sinn, sich den vertikalen Aufbau des ZNS etwas zu vereinfachen (◻ Abb. 1.5).

■ **Kortex**
Der Cortex cerebri (Großhirnrinde) stellt wie die Rinde eines Baums die äußere Struktur des Gehirns dar. Er besteht aus 6 Schichten (◻ Abb. 1.6), trotzdem ist er nur 2–3 mm dick. Damit mehr Zellen in dem eng begrenzten Raum untergebracht werden können, ist der Kortex stark gefaltet angeordnet. Da-

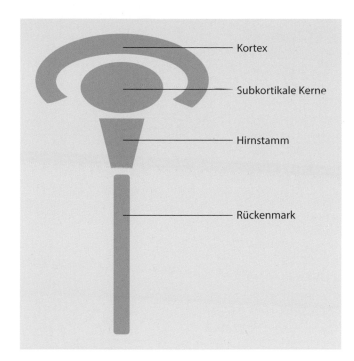

Abb. 1.5 Blockdarstellung der vereinfachten vertikalen ZNS-Organisation. (Mod. nach Othmer 2019)

durch ergeben sich auch die typischen Windungen und Furchen. Würde man die Gehirnrinde ganz auffalten und flach ausbreiten, ergäbe das ungefähr eine Fläche von 2 m^2. Der Kortex besteht aus grauer Substanz, die sich farblich von der weißen Substanz darunter abhebt. Über die Anzahl der **Neuronen** im Kortex gibt es keine genauen Angaben, Schätzungen gehen von 10–50 Mrd. Nervenzellen aus.

Neben den Nervenzellen kommen im Kortex v. a. noch **Gliazellen** vor. Sie werden häufig als Stützzellen bezeichnet, weil man ihnen ursprünglich nur eine Stütz- und Haltefunktion zuordnete. In den letzten Jahren zeigt sich aber in der Forschung immer deutlicher, dass die Gliazellen in einem viel größeren Maße als vermutet an der Informationsverarbeitung im ZNS teilhaben, außerdem haben sie großen Anteil an der Aufrechterhaltung der osmotischen Verhältnisse im Nervengewebe. Insgesamt kommen im Gehirn mehr Gliazellen als Neuronen vor, allerdings haben die Nervenzellen das größere Volumen.

Alle Prozesse, die unter dem Begriff **kognitive Prozesse** zusammengefasst sind, werden durch das Kommunizieren der Neurone im Kortex möglich, z. B. Denken, Planen, Problemlösen etc. Auch Charaktereigenschaften oder das Bewusstwerden und Regeln von Emotionen eines Menschen benötigen neuronale Kommunikation.

- **Subkortikale Kerne (Nuklei)**

Direkt unterhalb des Kortex finden sich viele funktionale Einheiten, die aus **Ansammlungen vieler Nervenzellkörper** bestehen. Das sind die sog. subkortikalen Kerne oder Nuklei. Ihre Axone (▶ Abschn. 1.2.3, „Nervenzellen") projizieren in andere Gehirnbereiche, wie z. B. zu anderen Nuklei, nach kranial zum Kortex oder nach kaudal in den Hirnstammbe-

reich. Die Verbindungsfasern zu anderen Bereichen erscheinen als weiße Substanz, die sich farblich von den grauen Bereichen der Nervenzellkörper abgrenzt.

Es gibt viele spezifische subkortikale Bereiche, die an der Verarbeitung sensorischer, motorischer und limbischer Funktion beteiligt sind. Diese tieferen Teile des ZNS haben großen Einfluss auf unser Verhalten, obwohl diese Steuerung meist unter der Schwelle der bewussten Wahrnehmung bleibt.

- **Hirnstamm**

Der tiefer gelegene Hirnstamm reguliert grundlegend unsere Vitalfunktionen. Er leitet Informationen von und zum Rückenmark weiter und kontrolliert unseren grundlegenden Erregungslevel sowie die Schlaf-Wach-Zyklen.

- **Rückenmark**

Das Rückenmark gehört auch zum ZNS. Es zieht sich hinunter bis in den untersten Teil der Wirbelsäule und ist von denselben Häuten umgeben wie das Gehirn. Im Rückenmark werden ein- und ausgehende Informationen von und in den Körper verschaltet. Einige Informationen werden auch auf diesem Level koordiniert (z. B. einfache Reflexkreise).

Funktionelle Anatomie

- **Zusammenspiel der verschiedenen Ebenen**

Es gibt wohl keinen Bereich im Gehirn, der für sich alleine arbeitet. Alles was wir wahrnehmen, fühlen, denken, handeln ist immer ein komplexes Zusammenspiel verschiedener Netzwerke und verschiedener Gehirnbereiche (◘ Abb. 1.7).

Wie arbeiten also die verschiedenen Organisationsebenen des ZNS zusammen? Am Beispiel der Verarbeitung ein- (Input/afferente) und ausgehender (Output/efferente) Informationen sollen die verschiedenen Anteile der Informationsverarbeitung dargestellt werden (◘ Abb. 1.8).

Auf allen Ebenen des ZNS wird der **sensorische Input** eher in den hinteren Bereichen verarbeitet, und die **exekutiven Funktionen** gehen von den vorderen Bereichen aus.

Im **Rückenmark** kommt die sensorische Information aus der Körperperipherie im Hinterhorn an und wird dann zur Verarbeitung an höhere Level in Richtung Gehirn weitergeleitet. Im Vorderhorn verlassen die ausgehenden Informationen, z. B. Motoneurone, das Rückenmark. Einige Funktionen werden direkt auf Rückenmarksebene koordiniert, bei anderen sind durch die Top down-Kontrolle höhere Gehirnebenen involviert.

Der **Hirnstamm** ist an der Verarbeitung sensorischer Information beteiligt und kontrolliert zu großen Teilen den auf die Umwelt orientierten motorischen Output. Vor allem die Formatio reticularis, ein langgestrecktes Netzwerk im Hirnstamm, verarbeitet sensorischen Input (z. B. aus den Sensoren von Haut, Muskeln oder Gelenken) und moduliert Informationen von und zum Kortex. Die Formatio reticularis hat großen Anteil an der Regulierung des vegetativen Nervensystems (Bottom up-Kontrolle) und der lebenswichtigen Vitalfunktionen wie Atmung, Herzschlag und Schlaf-Wach-Rhythmus.

Die **subkortikalen Kerne** müssen die einkommende Information in Hinblick auf Gefahr und mögliche schnelle Re-

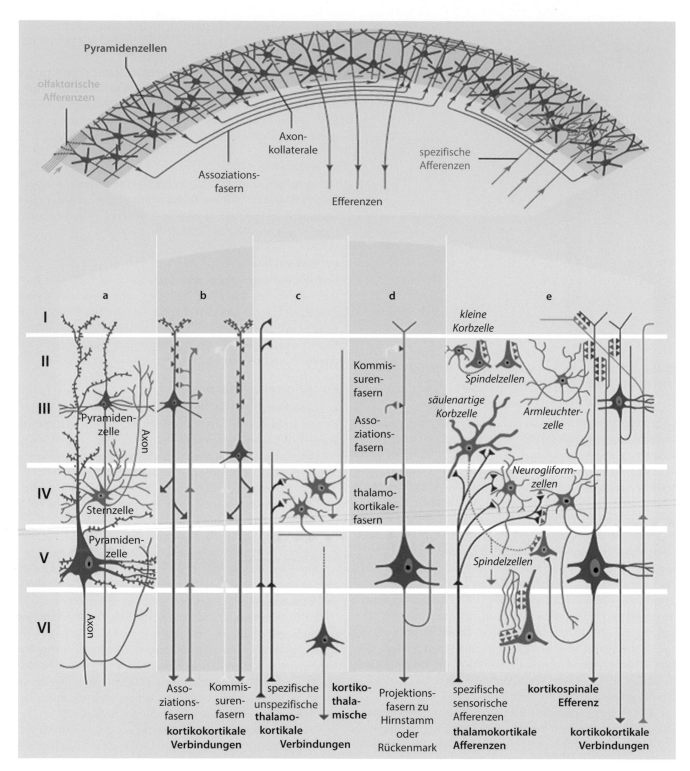

◘ Abb. 1.6 Schematische Darstellung der Kortexschichten I–VI. *a:* typische Zellen im Kortex. *b:* kortikokortikale Verknüpfungen. *c:* thalamokortikale und kortikothalamische Verbindungen. *d:* verschie-dene synaptische Eingangszonen von Pyramidenzellen. *e:* Zusammen-schau der Verknüpfung kortikaler Neurone. (Aus Schmidt und Lang 2007)

aktionen abschätzen, um uns am Leben zu erhalten. Diese Überlebensreaktionen sind sehr viel schneller als die detail-lierte Analyse des sensorischen Inputs auf kortikaler Ebene. Sie haben in der Informationsverarbeitung den Vorrang. Die subkortikalen Kerne beinträchtigen unsere Wahrnehmung und unser Verhalten enorm.

Der **Kortex** analysiert den sensorischen Input detailliert und wählt einen adäquaten Verhaltensoutput. Eine gute kor-tikale Kontrolle („top down") erlaubt uns überlegtes Han-deln.

Input- und Output-Funktionen laufen nicht nacheinan-der, sondern gleichzeitig ab und bedingen sich gegenseitig.

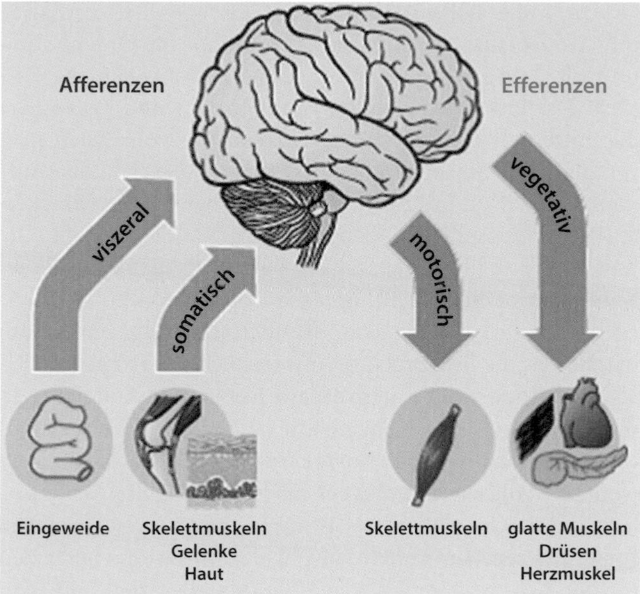

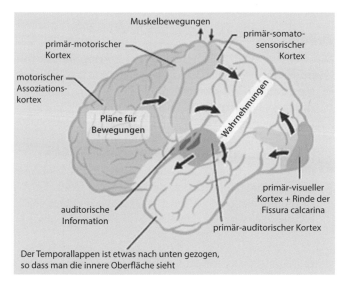

Abb. 1.7 Afferente und efferente Nervenbahnen . (Aus Birbaumer und Schmid 2006)

Abb. 1.8 Zusammenarbeit von sensorischen und motorischen Arealen im Kortex. (Aus Birbaumer und Schmid 2006)

So steuert die Wahrnehmung die Handlung und die Handlung die Wahrnehmung. Unsere Wünsche und Bedürfnisse beeinflussen beides.

Anteriore (vordere) und posteriore (hintere) Bereiche unseres ZNS arbeiten immer zusammen, z. B. bei der **Steuerung der Bewegung**:

— Die sensorische Information muss mit der motorischen verknüpft werden,
— der präfrontale Kortex organisiert den Plan und
— die limbischen Bereiche setzen die Prioritäten.

Die Wahrnehmung kann dann als gerichteter absichtsvoller Prozess verstanden werden, der von den Bedürfnissen und Erwartungen bestimmt ist.

Wie organisiert das Gehirn nun diese Input- und Output-Funktionen? Wie kontrolliert es die Bereitschaft, etwas wahrzunehmen, und wie werden die Gehirnbereiche für die entsprechenden Reaktionen aktiviert? Dazu müssen verschiedene Erregungszustände reguliert werden.

■ **Erregung und Aktivierung**

Erregung und Aktivierung sind **Schlüsselkomponenten** in der Zustandsregulierung.

Hirnstamm In erster Linie ist der Hirnstamm für den **generellen Erregungslevel** zuständig. Subkortikale Kerne (wie z. B. der Thalamus oder die Basalganglien) kontrollieren dann die Aktivierung spezifischer Gehirnareale, die für die entsprechende Funktion zuständig sind. Das heißt, diese spezialisierten Bereiche machen sich bereit, sensorischen Input aufzunehmen und angemessen darauf zu reagieren. Die Frage, wie sich das Gehirn für die Aktivierung bestimmter Areale bereit macht, führt zum limbischen System.

Limbisches System Das limbische System reguliert **Antrieb** und **Emotionen**. Dadurch wissen wir, was wir zum Überleben brauchen, es lenkt unsere Wahrnehmung, unser Verhalten und unsere physiologische Regulation auf der Suche nach Sicherheit und Belohnung. In der limbischen Funktion sind vor allem subkortikale Kerne involviert, die sehr schnell Gefahr und Belohnung einschätzen und uns, um zu überleben, schnell reagieren lassen. Der Hirnstamm gibt den emotionalen Grundtonus vor und der Kortex die bewussten Ziele und Pläne.

❯ Die *limbische Funktion* ist überlebenswichtig, kann aber zum Problem werden, wenn sie außer Kontrolle gerät.

Man kann sich das am Beispiel der **posttraumatischen Belastungsstörung** klarmachen: In einer lebensbedrohlichen Situation wird ein lebenserhaltendes Verhalten gelernt, das dann aber noch lange, nachdem die bedrohliche Situation vorüber ist, beibehalten wird. Das führt dazu, dass Personen mit einer posttraumatischen Belastungsstörung auf ihre Umwelt weiterhin so reagieren, als wäre sie lebensbedrohlich. Diese Patienten sind dann nicht in der Lage, ihre unbewussten, inadäquaten Reaktionen zu hemmen, obwohl sie bewusst verstehen, dass diese heftigen, unangemessenen Reaktionen nicht mehr gebraucht werden.

Präfrontaler Kortex Die **inhibitorische** (hemmende) **Kontrolle** ist ein weiterer wichtiger Faktor in der Zusammenarbeit verschiedener Organisationslevel im ZNS. Kortikale Bereiche haben hemmende Kontrolle über niedrigere Gehirnregionen und deren automatisierte Reaktionen. Dies verschafft die nötige Zeit für die detaillierte Analyse sensorischer Information. Dadurch können die verschiedenen Prioritäten und die möglichen Konsequenzen des eigenen Handelns in Betracht gezogen werden, bevor die Reaktion auf die sensorischen Reize ausgeführt wird. Der präfrontale Kortex ist der **höchste Level** in der Organisation der inhibitorischen Kontrolle des ZNS.

1

> Gute *präfrontale Kontrolle* ist essenziell für Selbstkontrolle und überlegtes Handeln.

■ **Funktionelle Areale des Kortex**

Wenn man verschiedene funktionelle Areale des Gehirns in Betracht zieht, muss man zunächst zwischen den Aufgaben der rechten und der linken Gehirnhälfte unterscheiden. Obwohl die beiden Gehirnhälften strukturell ähnlich aussehen und über den Balken (Corpus callosum) sehr eng miteinander kommunizieren, unterscheiden sie sich in ihrer Funktion. Durch die **Kreuzung der Nervenbahnen** werden sensorischer Input und motorischer Output jeweils auf der gegenüberliegenden Seite verarbeitet, d. h.,

— Input von der linken Körperseite projiziert auf die rechte Gehirnhälfte und
— die rechte Seite projiziert auf die linke Gehirnhälfte.

Ebenso geht der motorische Output für die linke Körperhälfte von der rechten Gehirnhälfte aus und umgekehrt.

> Die Entscheidung, wo Elektroden positioniert werden, ist speziell beim *Neurofeedbacktraining der sehr langsamen Frequenzen* (▶ Kap. 5) von großer Bedeutung. Die Trainingseffekte der linken und rechten Seite können sehr unterschiedlich sein und müssen bei der Wahl der Elektrodenplatzierung berücksichtigt werden. Bei der Anamnese müssen die Indikatoren für links- oder rechtsseitiges Training sorgfältig herausgefiltert werden.

Aufgaben der rechten und der linken Gehirnhälfte Die **rechte Gehirnhälfte** ist eher integrativ. Ihr obliegt der Blick für das momentane Gesamtbild und was in jedem Moment um uns herum geschieht, um uns sicher und gut durch die Welt zu navigieren. Die rechte Seite beurteilt aufgrund des sensorischen Inputs, was von uns erwartet wird, und wie wir in das Gesamtbild passen. Die rechte Hemisphäre hilft, uns neue Situationen zu erfassen und neue Fähigkeiten zu erlernen. Die von der rechten Gehirnhälfte gesteuerte Erkundung unserer Umwelt ist vor allem in der frühen Entwicklung von Bedeutung, wenn wir über die Welt um uns herum lernen müssen. Im späteren Leben ist sie wichtig für die Erhaltung der Flexibilität und Kreativität. Die frühe Entwicklung der rechten Gehirnhälfte erlaubt die Entwicklung einer gesunden Selbstregulation. In der frühen Kindheit wird gelernt, sich aus all dem sensorischen Input einen Reim zu machen. Wir lernen, wie wir uns selbst beruhigen, und wie wir in Kontakt mit anderen Menschen treten. Ist diese Entwicklung gestört, kann das zu großen Problemen der grundlegenden Selbstregulation und chronischer Fehlregulation führen. Betrachtet man z. B. das Asperger-Syndrom mit Symptomen wie Schwierigkeiten, mit neuen Situationen und sozialen Interaktionen, beides Funktionen der rechten Gehirnhälfte. Das äußert sich häufig darin, dass Menschen mit Asperger-Syndrom nicht richtig mit anderen kommunizieren können, obwohl sie ausführlich darüber reden, was sie alles wissen. Sie bleiben lieber in gewohnter Umgebung, wiederholen stets bekannte Fähigkeiten und Routinen, was eher Funktionen der linken Gehirnhälfte sind.

Die **linke Gehirnhälfte** ist auf die detaillierte Analyse und Verarbeitung des sensorischen Inputs, die Organisation und die Ausführung bereits gelernter Fähigkeiten spezialisiert. Die linke Gehirnhälfte kennt Regeln und organisiert die einzelnen Schritte, die zur Erreichung von Zielen notwendig sind. Sie steuert die Top down-Kontrolle der Aufmerksamkeit und zielgerichteter Aufgaben. Diese Fähigkeiten sind offensichtlich wichtig für die Schulleistungen. Die linke Gehirnhälfte entwickelt sich später als die rechte, dann, wenn sich auch Sprache und explizites Gedächtnis entwickeln. Die linke Hemisphäre ist auch zuständig für die bewusste verbale Interpretation unserer Lebensgeschichte.

Funktionen der Kortexareale Neben der Aufteilung in die rechte und linke Gehirnhälfte sollten auch die verschiedenen **Funktionen der Kortexareale** in Betracht gezogen werden. Wohlwissend, dass es im ganzen Gehirn keine isolierten Bereiche gibt, die unabhängig von anderen Bereichen funktionieren, kann man sowohl den linken als auch den rechten Kortex in verschiedene funktionelle Areale aufteilen (◘ Tab. 1.1, ◘ Abb. 1.9).

1.2.3 Aus was besteht das Gehirn?

Zellen

Das Gehirn besteht hauptsächlich aus **2 Arten von Zellen**, Neuronen (Nervenzellen) und Gliazellen (Stützzellen):

— **Neuronen** sind die zentralen signalverarbeitenden Zellen, die elektrische Signale, wie z. B. Aktionspotenziale, generieren und verarbeiten können.
— **Gliazellen** haben v. a. stützende und metabolische Funktionen. In den letzten Jahren zeigt sich jedoch immer mehr, dass sie zusätzlich Anteile an der Signalverarbeitung haben. Durch elektrische Kopplung der Zellen mit elektrischen Synapsen, (sog. „gap junctions") können die Gliazellen ein elektrisches Hintergrundsyn-

◘ **Tab. 1.1**   Funktionelle Areale des Kortex

Kortikale Areale	Funktion
Primär sensorische Areale	Sie erhalten z. B. Informationen von Augen, Ohren oder Haut und sind die erste kortikale Repräsentation des sensorischen Inputs
Primär motorische Areale	Von hier geht der Output für Körperbewegungen aus
Modalitätenspezifische Assoziationsareale	Sie repräsentieren einen höheren Level der Verarbeitung aus einem spezifischen sensorischen System
Multimodale Assoziationsareale	Hier wird der Input aus mehreren sensorischen Systemen koordiniert
Limbische kortikale Areale	Sie koordinieren sowohl Antrieb und Emotionen als auch viszerale Anteile, endokrine Balance und Immunregulation

Abb. 1.9 Schematische Darstellung der funktionellen Areale des Kortex: Die gelb dargestellten Bereiche sind multimodale Assoziationsareale, die anderen sind primäre und sekundäre Areale für sensorischen Input. (Aus Schmidt und Lang 2007)

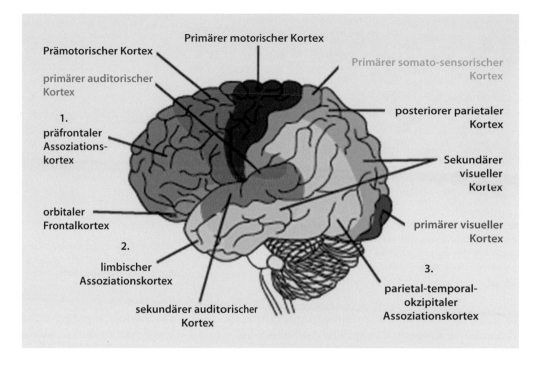

zytium im neuronalen System bilden, das die elektrische Signalverarbeitung zwischen den Neuronen signifikant beeinflusst. Außerdem sind Gliazellen dafür bekannt, dass sie relativ schnell große Mengen an Kalium-Ionen, die bei der Erregung von Nervenzellen in den Extrazellulärraum strömen, aufnehmen und puffern (► Abschn. 4.1.3). Dadurch kann z. B. der Gefahr einer Übererregung und folgendem Zelltod durch Exzitotoxizität entgegengewirkt werden, denn extrazellulär erhöhtes Kalium führt seinerseits wieder zur Depolarisation benachbarter Zellen (► Abschn. 1.2.3, „Kommunikation zwischen Nervenzellen").

■ **Nervenzellen**

Es gibt verschieden Arten und Formen von Nervenzellen. Einfach gesagt, besteht eine **Nervenzelle** aus
— einem Zellkörper (Soma),
— einem Fortsatz, über den elektrische Impulse weitergeleitet werden (Axon), und
— vielen kleinen Verästelungen, die wie Antennen Informationen aus der Umgebung der Zelle aufnehmen könne (Dendriten) (■ Abb. 1.10).

Am Axon einer Zelle befindet sich am Ende ein Speicher für die chemischen Botenstoffe (terminaler Endknopf). Für die EEG-Messungen (► Abschn. 1.2.5) und das Neurofeedback sind, aufgrund ihrer Morphologie und ihrer Lage und Anordnung im Kortex, vor allem die Pyramidenzellen interessant.

Die Zellen liegen in den verschiedenen Schichten der Hirnrinde in unterschiedlicher Anzahl vor, dabei ziehen ihre Fortsätze (Axone) und die Dendriten durch die Schichten hindurch in andere Hirnregionen. Umgeben sind die Zellen von Flüssigkeit, die als Extrazellulärflüssigkeit bezeichnet wird, da sie sich außerhalb der Zelle befindet.

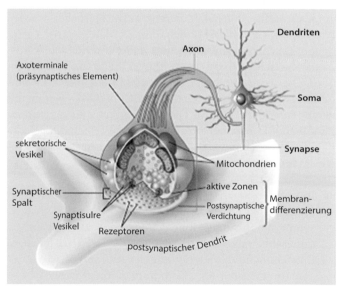

Abb. 1.10 Schematische Darstellung einer Nervenzelle

■ **Ruhepotenzial**

Der Bereich außerhalb der Zelle wird als **Extrazellulärraum** bezeichnet, derjenige innerhalb der Zelle als **Intrazellulärraum**. In beiden Räumen befinden sich elektrisch geladene Teilchen, sowohl positiv geladene wie z. B. Natrium-Ionen als auch negativ geladene wie z. B. Chlorid-Ionen. Die Verteilung der Ionen ist in beiden Bereichen (Intra-/Extrazellulärraum) unterschiedlich, sodass sich aufgrund der unterschiedlichen positiven und negativen Ladungen eine elektrische Potenzialdifferenz zwischen Innen- (negativer) und Außenbereich (positiver) ergibt (■ Abb. 1.11). Je nach Zelltyp beträgt diese Potenzialdifferenz −50 bis −100 mV.

Dieser Zustand ist der Ruhezustand einer Nervenzelle und wird als **Ruhepotenzial** bezeichnet. Das Ruhepotenzial

1

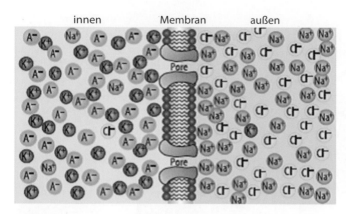

innen   Membran   außen

□ **Abb. 1.11**   Ionenverteilung an einer Nervenzelle: Auf beiden Seiten der Zellmembran sind inner- und außerhalb der Zelle unterschiedliche Ionen in unterschiedlich hohen Konzentrationen vertreten. *A:* negativ geladene Eiweißmoleküle im Zellinneren. (Aus Birbaumer und Schmid 2006)

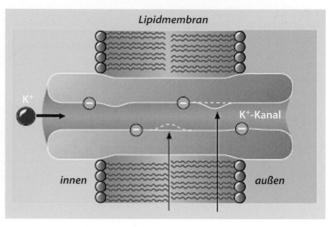

Lipidmembran

innen   außen K^+ K^+-Kanal

□ **Abb. 1.12**   Schematische Darstellung eines Ionenkanals für Kalium-Ionen. Die Pfeile deuten an, wie sich die Zustände des Kanals ändern können. (Aus Birbaumer und Schmid 2006)

ist in erster Linie ein **Kaliumdiffusionspotenzial**, es ergibt sich aus dem Konzentrationsgefälle der Kalium-Ionen innen und außen und den im Ruhezustand offenen Ionenkanälen, die nur Kalium-Ionen durchlassen.

Damit eine Potenzialdifferenz aufrechterhalten werden kann, muss verhindert werden, dass sich die elektrisch geladenen Teilchen vermischen und dadurch ein Ladungsausgleich zwischen Extra- und Intrazellulärraum hergestellt wird. Dies wird durch die Zellmembran, die jede Zelle umgibt, verhindert (□ Abb. 1.11). Die Zellmembran besteht aus einer Lipiddoppelschicht. Darin integriert sind sog. **Ionenkanäle**, die immer nur bestimmte Ionen (elektrisch geladenen Teilchen) in einer bestimmten Menge in die Zelle hinein- oder aus der Zelle herauslassen (□ Abb. 1.12). Man unterscheidet

— transmitterabhängige Ionenkanäle, wie sie u. a. häufig an Synapsen vorkommen, und
— spannungsabhängige Ionenkanäle, wie z. B. die spannungsabhängigen Natriumkanäle, die essenziell für die Entstehung und Weiterleitung des Aktionspotenzials sind (► Abschn. 1.2.3, „Kommunikation zwischen Nervenzellen").

Die **Offenwahrscheinlichkeit** von transmitterabhängigen Ionenkanälen korreliert mit der extrazellulären Transmitterkonzentration (z. B. im synaptischen Spalt), während die Offenwahrscheinlichkeit der spannungsabhängigen Ionenkanäle von den auftretenden Unterschieden in der elektrischen Spannung entlang der Membran abhängt. Erhöht sich z. B. die Offenwahrscheinlichkeit von Ionenkanälen, bedeutet das, dass die Ionen, für die der Kanal selektiv ist, in Richtung ihres Konzentrationsgradienten in die Zelle hinein- bzw. aus der Zelle herausdiffundieren (□ Abb. 1.13).

■ **Signalweiterleitung innerhalb der Zelle**

In bestimmten Bereichen der Zelle (v. a. im Axon) finden sich in der Zellmembran spannungsabhängige Natriumkanäle, die während des Ruhepotenzials (► Abschn. 1.2.3,

„Signalweiterleitung innerhalb der Zelle") geschlossen sind. Diese Natriumkanäle können in **drei Zuständen** (geschlossen aktivierbar, offen aktiviert, geschlossen inaktivierbar) vorliegen, die sich je nach aktueller Spannung ändern (□ Abb. 1.14).

Diese Zustände lassen sich, wenn die Ionenkonzentrationen inner- und außerhalb der Zelle bekannt sind, mit der sog. **Goldmanngleichung** berechnen. Es ist also nicht so, dass Kanäle entweder offen oder geschlossen sind, vielmehr wechseln sie ständig zwischen verschieden Zuständen hin und her. Deshalb spricht man auch nicht von offenen oder geschlossenen Kanälen, sondern von Änderungen der Offenwahrscheinlichkeiten.

Exkurse: Zustandsänderungen

Der ständige Wechsel von Zuständen ist übrigens nicht nur, wie hier für den Natriumkanal (► Abschn. 1.2.3, „Kommunikation zwischen Nervenzellen") beschrieben, auf molekularer Ebene zutreffend, sondern auch für die Nervenzelle an sich, genauso wie für neuronale Netzwerke und das ganze Gehirn. Letztendlich werden mittels Neurofeedbacktraining Zustandsänderungen von Netzwerkaktivitäten bewirkt, die ihrerseits natürlich wieder durch Zustandsänderungen von Zellen und Molekülen (wie z. B. Ionenkanälen) zustande kommen. Dabei geht es immer um das fein abgestimmte Gleichgewicht zwischen Erregung und Hemmung von Erregung.

Aktonspotenzial   Die Natriumkanäle wechseln ihren Zustand von aktivierbar geschlossen in offen aktiviert, wenn die Zelle an der entsprechenden Stelle ausreichend depolarisiert, d. h. innen positiver wird. Wird durch die Depolarisation ein Schwellenwert von −55 mV erreicht, wird ein **Aktionspotenzial** ausgelöst (□ Abb. 1.15). Das geschieht am Axonhügel, am Übergang vom Nervenzellsoma zum Axon. Einmal ausgelöst, breitet sich das Aktionspotenzial durch weitere Depolarisierung der angrenzenden Membranbereiche entlang des Axons aus. Handelt es sich um myelinisierte Axone,

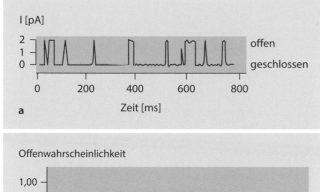

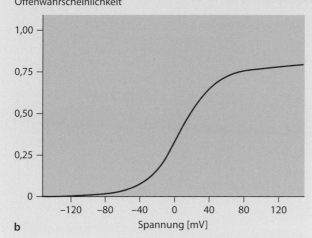

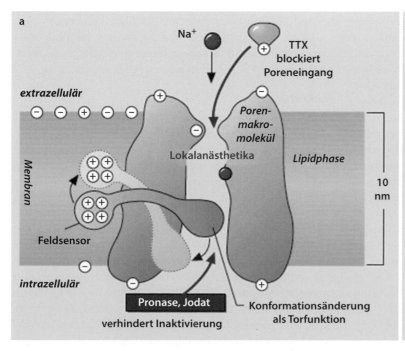

die abschnittsweise mit Gliazellen isoliert sind, dann erfolgt die Weiterleitung des Aktionspotenzials **saltatorisch**, d. h., die Erregung „springt" über die isolierten Abschnitte hinweg zum nächsten unmyelinisierten Membranabschnitt, der sich durch eine hohe Dichte von spannungsabhängigen Natriumkanälen auszeichnet. Die Ausbreitung des Aktionspotenzials wurde bereits 1952 von Hodgkin und Huxely mathematisch beschrieben. Die Gleichungen enthalten alle Parameter, die zur Beschreibung des Aktionspotenzials nötig sind. Sie gelten darüber hinaus generell für die Beschreibung von Oszillationen und Wellenausbreitung in erregbaren Medien.

Nach Ende des Aktionspotenzials muss die ursprüngliche Ionenverteilung (Ruhepotenzial) wiederhergestellt werden. Denn während des Aktionspotenzials kommt es durch die Zustandsänderung der Na-Kanäle zunächst zu einem Einstrom von Natrium-Ionen in die Zelle, danach zu einem Ausstrom von Kalium-Ionen aus der Zelle. Danach ist zwar mehr oder weniger der elektrische Gradient wiederhergestellt, allerdings noch nicht der chemische Gradient. Das heißt, nach jedem Aktionspotenzial muss unter relativ hohem Energieaufwand mit der sog. **Natrium-Kalium-Pumpe** wieder Kalium in die Zelle hinein- und Natrium aus der Zelle herausgepumpt werden, um den ursprünglichen elektrochemischen Gradienten wiederherzustellen.

- **Kommunikation zwischen Nervenzellen**

In neuronalen Netzwerken kommunizieren Nervenzellen entweder über elektrische oder chemische **Synapsen** miteinander:

– **Elektrische Synapsen** sind mit Flüssigkeit gefüllte Poren, die sich durch die Membranen zweier aneinanderliegen-

◻ **Abb. 1.13   a, b** Elektrophysiologische Parameter eines Ionenkanals. **a** Beispiel für das Hin- und Herschalten von einem Ionenkanal und dem Strom, der im offenen Zustand fließt. **b** Beispiel für die Änderung der Offenwahrscheinlichkeit eines Ionenkanals in Abhängigkeit von der angelegten Spannung (spannungsabhängiger Ionenkanal). (Aus Schmidt und Lang 2007)

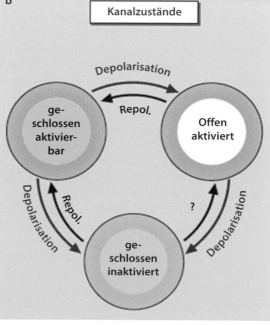

◻ **Abb. 1.14   a, b** Funktionsweise und Zustände des spannungsabhängigen Natriumkanals. **a** Der Kanal besitzt einen Feldsensor, um auf Spannungsänderungen zu reagieren. Er lässt sich durch Tetrodotoxin (TTX) von außen hemmen. Pronase und Jodat können die Inaktivierung hemmen. **b** Zustände des Kanals. (Aus Birbaumer und Schmid 2006)

1

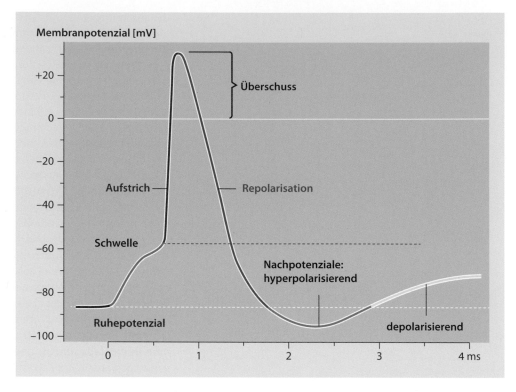

☐ **Abb. 1.15**   Änderung des Membranpotenzials während der Phasen eines Aktionspotenzials. (Aus Birbaumer und Schmid 2006)

der Zellen ziehen. Sie koppeln die Zellen elektrisch und erlauben darüber hinaus auch den Austausch kleinerer Moleküle. Die Kommunikation kann in beide Richtungen stattfinden und ist sehr schnell.

– **Chemische Synapsen** funktionieren, indem sie chemische Botenstoffe austauschen (sog. Neurotransmitter), die dazu führen, dass sich an den nachfolgenden Zellen elektrische Potenziale verändern. Die Signalweiterleitung an chemischen Synapsen funktioniert nur in eine Richtung. Die präsynaptische Zelle entlässt ihre Botenstoffe (Neurotransmitter) in den synaptischen Spalt. Auslöser für die Ausschüttung der Transmitter ist die Information, die über die Aktionspotenziale an das synaptische Endköpfchen weitergeleitet und dort wiederum zur graduierten Depolarisierung der Membran führt. Die ausgeschütteten Transmitter diffundieren durch den synaptischen Spalt und interagieren an der Postsynapse der nachfolgenden Zellmembran mit Rezeptoren, die für den jeweiligen Transmitter spezifisch sind. Die Rezeptoren sind meist **transmittergesteuerte Ionenkanäle** (▶ Abschn. 1.2.3, „Signalweiterleitung innerhalb der Zelle"), die durch die Interaktion mit dem Neurotransmitter ihre Offenwahrscheinlichkeit ändern, wodurch sich die Durchlässigkeit der Membran für spezifische Ionen ändert. Als Folge des geänderten Ionenflusses ändert sich dann das elektrische Potenzial der nachfolgenden Zelle (☐ Abb. 1.16).

Einfach gesagt, existieren **zwei Arten von Neuronen**, die Transmitter ausschütten: **exzitatorische** Neuronen (mit erregenden Transmittern wie z. B. Glutamat) und **inhibitorische Neuronen** (mit hemmenden Transmittern wie z. B. GABA [Gamma-Amino-Buttersäure]) (☐ Abb. 1.17):

— Exzitatorische Transmitter führen an der nachfolgenden Zelle zur einer **Depolarisation**, also zu einer Positivierung des Zellinneren, z. B. durch den Einstrom positiver Natrium-Ionen.

— Inhibtorische Transmitter führen an der postsynaptischen Zelle zu einer **Hyperpolarisation**, also zu einer Negativierung des Zellinneren, z. B. durch Chlorid-Ionen.

So erhält jede Nervenzelle hauptsächlich über ihre Dendriten sowohl exzitatorischen als auch inhibitorischen Input. Dieser Input wird sowohl **räumlich** als auch **zeitlich summiert**, und die Summe aller Inputs entscheidet letztendlich, wann und wie viele Aktionspotenziale eine Nervenzelle generiert.

Durch die vielfältigen Verknüpfungen inhibitorischer und exziatorischen Synapsen entstehen **komplexe Netzwerke** mit positiven und negativen Feedbacksystemen.

Netzwerke

Das Gehirn ist ein **komplexes Netzwerk** aus Neuronen, die, wie oben beschrieben, miteinander kommunizieren.

Das Wissen über die zellulären Vorgänge allein ist nicht ausreichend, um die Funktion der Gehirnaktivität zu verstehen. Vielmehr sollten wir verstehen, wie die Nervenzellen untereinander verknüpft sind, und wie sie miteinander interagieren. Das Gehirn muss auf verschiedenen Funktionsebenen (von der Zelle bis zum Netzwerk) verstanden werden. Im Gehirn arbeiten Milliarden von Nervenzellen in komplexen Netzwerken, die miteinander in Wechselwirkung stehen. In den letzten Jahren sind Netzwerke vor allem für die Erforschung **komplexer biologischer Systeme** in das Zentrum des wissenschaftlichen Interesses gerückt. Die Betrachtung des Gehirns als Netzwerk erbrachte in den letzten Jahren viele neue Erkenntnisse über die Architektur und Funktionsweise des Gehirns, vor allem auch darüber, wie bestimmte Gehirnbereiche miteinander verknüpft sind. Eines der größten aktuellen Forschungsprojekte in diesem Bereich ist sicher das **Human Connectome Project**.

◻ Abb. 1.16 Schematische Darstellung einer chemischen Synapse mit synaptischem Endköpfchen und postsynaptischer Membran. (Aus Birbaumer und Schmid 2006)

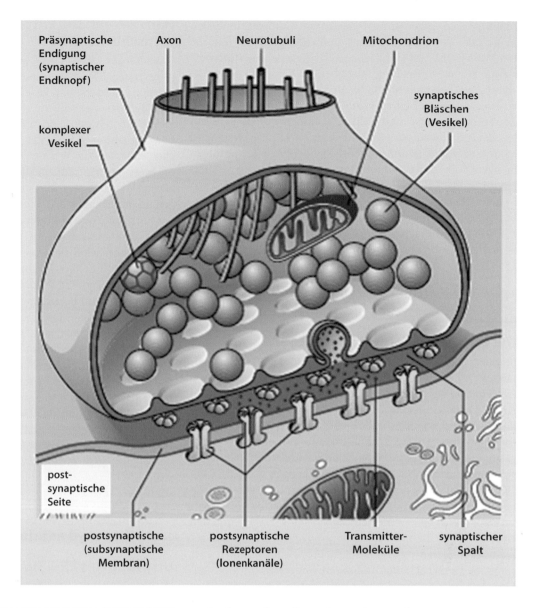

Präsynaptische Endigung (synaptischer Endknopf)

Axon

Neurotubuli

Mitochondrion

synaptisches Bläschen (Vesikel)

komplexer Vesikel

post-synaptische Seite

postsynaptische (subsynaptische Membran)

postsynaptische Rezeptoren (Ionenkanäle)

Transmitter-Moleküle

synaptischer Spalt

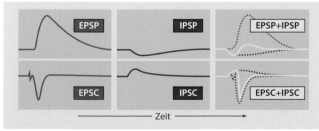

◻ Abb. 1.17 Summation *(gelb)* von erregenden *(blau)* und hemmenden *(rot)* Input an der postsynaptischen Membran. *EPSP:* exzitatorisches postsynaptisches Potenzial, *ISPS:* inhibitorisches postsynaptisches Potenzial. (Aus Schmidt und Lang 2007)

Ein **Konnektom** ist die komplette Beschreibung aller strukturellen Verbindungen eines Nervensystems. Eine solche Beschreibung ergibt sozusagen einen Schaltplan für das ganze Gehirn, um herauszufinden, wie welche Neurone miteinander verbunden sind. Die Konnektomforschung konzentriert sich auf die Netzwerkeigenschaften des Gehirns.

Seither ist die vollständige Rekonstruktion eines Konnektoms auf Mikroebene nur für den Fadenwurm **C. elegans** gelungen. Sein Nervensystem besitzt gerade mal um die **300 Neuronen**. Trotzdem brauchte es in den 70er-Jahren 14 Jahre, bis von dem Wurmgehirn ein vollständiger Schaltplan erstellt werden konnte. Im Vergleich dazu besitzt das **menschliche Gehirn 100 Milliarden Nervenzellen** mit noch tausendmal mehr Verknüpfungen. Das lässt den Ehrgeiz des Human Connectome Projects erahnen. Seit den 70er-Jahren haben sich sowohl die Technik der bildgebenden Verfahren als auch die Technik der Ultradünnschnitte von Nervengewebe und vor allem die Verarbeitung der dadurch entstehenden Bilder extrem weiterentwickelt. Trotz allem braucht es für solch ein Projekt neben sehr leistungsstarken Rechnern eine interdisziplinäre Forschungsarbeit, wie wir sie in der Computational Neuroscience finden.

Computational Neuroscience ist noch eine recht junge Forschungsdisziplin, die versucht, Experiment und Theorie zu verbinden. In interdisziplinärer Zusammenarbeit mit Biologen, Medizinern, Physikern, Mathematikern, Program-

1

mierern und Ingenieuren werden in Computermodellen neuronale Prozesse simuliert und nachgebildet, um die Funktionsweise des Gehirns besser zu verstehen. Durch die stetige Weiterentwicklung bildgebender Verfahren sowie die ständig verbesserten Möglichkeiten der Datenana-lyse durch leistungsstarke Computer eröffnen sich stetig neue Chancen, die Funktionsweise und Fehlregulationen des Gehirns auf Netzwerkebene zu erforschen. Dieser Forschungszweig wird in den nächsten Jahren hoffentlich noch viele Erklärungen bringen, warum **neuromodulatorische Methoden** wie das Neurofeedback die Selbstregulationsfähigkeit des komplexen Systems „Gehirn" so effektiv fördern können. Erste theoretische Erklärungsansätze bieten jetzt schon die Arbeiten über die **Default Mode-Networks** (Ruhenetzwerke), auf die in ▶ Abschn. 4.2.1 eingegangen wird.

1.2.4 Die Entdeckung des Elektroenzephalogramms

Die erste Annäherung an das EEG

Richard Caton (1842–1926) war Arzt und praktizierte seinerzeit in Liverpool. Er untersuchte als Erster die elektrische Aktivität an der freigelegten Großhirnrinde von Hasen und Affen. Dabei entdeckte er „schwache Ströme mit wechselnder Richtung", wenn er beide Elektroden an der Schädeloberfläche platzierte oder eine Elektrode auf der freigelegten grauen Substanz und eine auf der Schädeloberfläche. Diese **schwachen Ströme** waren wohl damals noch durchsetzt mit großen Artefakten, dennoch gaben Catons' Arbeiten die ersten Hinweise darauf, dass an der Schädeloberfläche schwankende Potenziale zu messen seien. Seine ersten Arbeiten wurden später auch von Hans Berger zitiert.

Darauf folgten vor allem in Osteuropa einige Studien über spontane Gehirnaktivität und deren Änderungen bei physiologischer Stimulation. Neben vielen anderen Wissenschaftlern untersuchte **Adolf Beck** (1863–1939) in Krakau die elektrische Aktivität an Gehirnen von Ratten und Hunden. Er beobachtete z. B. das Ausbleiben von rhythmischen Oszillationen, wenn die Augen mit Licht stimuliert wurden. Dies könnte man als Vorreiter für den Berger **Alpha-Block** sehen (s. unten).

Die Neurophysiologen in Westeuropa verfolgten die Arbeiten ihrer Kollegen aufmerksam, und es entbrannte eine große Kontroverse zwischen der **Netzwerktheorie**, die davon ausging, dass die Nervenzellen ein filzartiges Netz bilden, und der **Neurontheorie**, die das Neuron als autonome Einheit ansieht. Ein berühmter Vertreter der Netzwerktheorie war z. B. **Camillo Golgi**, dem wir die Silberchromatfärbung der Nervenzellen verdanken. Obwohl es damals kaum möglich war, einzelne Zellen des Gehirns zu erkennen, war der Anatom **Santiago Ramon y Cajal** ein großer Verfechter der Neurontheorie. Vor allem führte die Färbetechnik von Golgi überhaupt erst dazu, einzelne Neuronen sichtbar zu machen. Cajal entwickelte Golgi's Färbemethoden weiter und fertigte viele Zeichnungen von gefärbten Nervenzellen an, die heute noch in vielen gängigen Lehrbüchern der Neurowissenschaften auftauchen.

Hans Berger: Die Entdeckung des menschlichen EEGs

Hans Berger (1873–1941), ein deutscher Psychiater, startete seine ersten EEG-Experimente zunächst wie seine Kollegen mit der Untersuchung des EEGs an Tieren. Seine Forschungen über das menschliche EEG begannen 1920. Er bestellte viele Patienten mit offenen Schädelverletzungen in sein Labor. Damals, nach Ende des 1. Weltkriegs, standen viele solcher Patienten zur Verfügung. Berger erkannte jedoch, dass die Messungen an Patienten mit offenen Schädeldecken nicht zwangsläufig bessere Messergebnisse brachten als Messungen an der Schädeloberfläche. Im Gegenteil, die Verdickung der Hirnhäute und postoperativen Vernarbungen erbrachten schlechtere Messungen als die Messung an der gesunden Schädeloberfläche. In seiner ersten Publikation über das menschliche EEG beschreibt Hans Berger 1929 den als **Berger-Effekt** bekannten **Alpha-Block**: Bei geschlossenen Augen dominiert im posterioren EEG der Alpha-Rhythmus. Er ist schon im „rohen" EEG recht gut an seiner typischen Spindelform und der Frequenz zwischen 8–10 Hz zu erkennen. Dieser Rhythmus wird unterbrochen, sobald der Proband die Augen öffnet und visuellen Input verarbeitet. Dann werden die Alpha-Wellen durch kleinere und schnellere (15–23 Hz) Beta-Wellen abgelöst (◻ Abb. 1.18). Der Alpha- oder Berger-Block ist individuell unterschiedlich stark ausgeprägt.

Trotz akribischer wissenschaftlicher Experimente waren Bergers Ideen über die „psychische Energie" in der wissenschaftlichen Welt nicht ganz unumstritten. Dennoch waren seine EEG-Experimente wegweisend für die Neurowissenschaften.

1.2.5 Was wird mit dem EEG gemessen?

Ursprung des EEG-Signals

Damit überhaupt ein EEG ableitbar ist, muss im Gehirn selbst ein elektrisches Signal erzeugt werden. Wie das zustande kommt, ist in ▶ Abschn. 1.2.3 beschrieben. Wesentlich verantwortlich für das schwache elektrische Signal, das im EEG messbar ist, sind die Nervenzellen im Kortex (▶ Abschn. 1.2.2, „Kortex"), die als **Pyramidenzellen** bekannt sind. Sie heißen Pyramidenzellen, weil ihr Zellkörper im Schnittbild an die Form einer Pyramide erinnert. Es sind relativ große Nervenzellen, im Kortex sind sie am häufigsten vertreten. Durch ihre typische Struktur und Morphologie kann oberhalb der Schädeldecke ein elektrisches Signal überhaupt gemessen werden. Die Pyramidenzellen sind immer relativ gleich, senkrecht zur Kortexoberfläche angeordnet und durchziehen mehrere Kortexschichten. Sie liegen dicht an dicht wie Säulen parallel zueinander. Die Zellkörper liegen in den unteren Schichten (III–V) und die Dendriten in den oberen (apikalen) Schichten (I und II). Die **apikalen Dendriten** empfangen wie Antennen exzitatorischen Input, v. a. von unspezifischen thalamischen Kernen sowie Kommissuren und langen Afferenzfasern (◻ Abb. 1.19). Die inhibitorischen Synapsen finden sich eher an Dendriten in Soma-(Zellkörper-)Nähe.

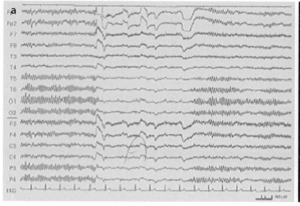
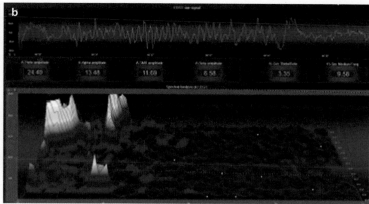

⬛ Abb. 1.18   a, b EEG. **a** Alpha-Block in einer klassischen klinischen Mehrkanalmessung *(A)* (aus Zschocke 2002) und einer Neurofeedback-1-Kanal-Messung *(B)*. Die Unterbrechung des typischen Alpha-Rhythmus ist besonders auffällig in den hinteren Temporalbereichen *(T5, T6)*, dem okzipitalen Bereich *(O1, O2)* und dem parietalen Bereich *(P3, P4)*. Dort wird der regelmäßige Alpha-Rhythmus durch das Öffnen der Augen unterbrochen. Bei Lidschluss tritt der Alpha-Rhythmus sofort wieder auf. **b** Oben ist adäquat zu ⬛ Abb. 1.18a das EEG-Rohsignal (gemessen an Pz) dargestellt, unten die Spektralanalyse. In der Spektralanalyse ist bei 10 Hz eine deutliche Unterbrechung des Alpha-Peaks durch das Öffnen der Augen zu erkennen. *X-Achse:* Frequenz in Hz, *Y-Achse:* Amplitude in μV, *Z-Achse:* Zeit in sec

⬛ Abb.1.19   Ursprung der Potenzialschwankungen im EEG. *(1+2)* Gruppen von Aktionspotenzialen (Spikes), gemessen in den Axonen der thalamischen Afferenzen. Sie erzeugen in den Dendriten der Pyramidenzellen *(3+4)* ESPS: exzitatorische postsynaptische Potenziale. *(5)* Die Feldpotenziale der ESPS lassen sich an der Oberfläche messen. *(5a)* Messung des Wechselspannungssignals. *(5b)* Im klassischen Wechselspannungs-EEG sind nur die schnellen Fluktuationen der ESPS zu sehen, die durch anhaltende Spikes ausgelösten längeren Depolarisationen der apikalen Dendriten sind nur im Gleichspannungs-(DC-)EEG zu erkennen. (Aus Birbaumer und Schmid 2006)

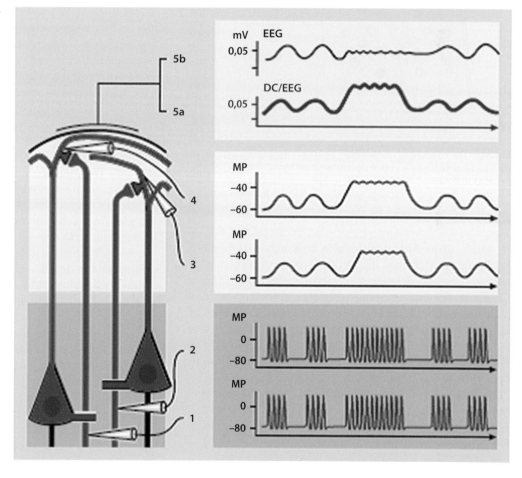

❯ **Für das *EEG-Signal* entscheidend sind die elektrische Aktivität der apikalen Dendriten und die senkrechte Anordnung der kortikalen Module.**

Wenn die **exzitatorischen Synapsen** an den apikalen Dendriten **aktiv** sind, kommt es im entsprechenden Membranbereich zu einer Depolarisierung, durch eine Anhäufung positiver Ladung innerhalb der Zelle. Das heißt, innen negativer als außen verändert sich zu innen positiver als außen. Der Rest der Zelle befindet sich in dem Moment aber noch im Ruhezustand, d. h. innen negativer als außen. Es kommt also jetzt zu einer Potenzialdifferenz außerhalb der Zelle. Da sich aber keine Membran zwischen den Teilchen befindet, kommt es nun zu einem Stromfluss entlang der Zelle von positiv zu negativ (⬛ Abb. 1.20).

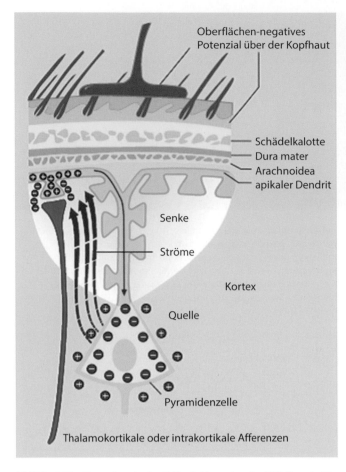

Abb. 1.20 Stromfluss in der Zelle als Ursprung des EEG-Signals: Die Pyramidenzelle bildet von den Dendriten zum Soma einen elektrischen Dipol. Durch den extrazellulären Stromfluss ergeben sich an der Kopfhaut messbare Potenzialschwankungen (aus Birbaumer und Schmid 2006)

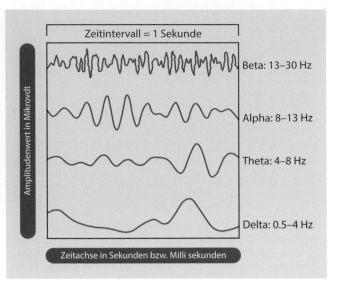

Abb. 1.21 Darstellung von EEG-Rhythmen. (Mit freundl. Genehmigung von Axel Kowalski, Andreas Krombholz)

Dieser **Stromfluss um die Zelle**, senkrecht zur Oberfläche des Gehirns wird nun im EEG mit einer Auslenkung der Kurve nach oben sichtbar, d. h., eine negative Auslenkung im EEG steht für eine Erregung im Kortex. Allerdings würde es nicht ausreichen, wenn nur an einer einzigen Zelle eine derartige Umkehrung der Potenzialdifferenz auftreten würde. Das Signal wäre viel zu schwach, um an der Schädeloberfläche registriert zu werden. Daher müssen mehrere 1000 Neuronen **synchron** dieselbe Veränderungen zeigen, d. h. zum selben Zeitpunkt erregt werden; hier man spricht von **Makrorhythmen**.

Rhythmen im EEG

Die in ► Abschn. 1.2.5 beschriebenen Prozesse stellen die unmittelbaren Quellen des messbaren EEGs dar. Daneben gibt es Strukturen im Gehirn, die darüber entscheiden, wie oft und in welchem Takt solche erregenden Makrorhythmen generiert werden; man spricht hier von den **funktionellen Generatoren**. Diese befinden sich unterhalb des Kortex und werden daher dem subkortikalen Bereich zuge-ordnet. Dazu gehören als hauptverantwortliche Strukturen der **Thalamus**

sowie die **Formatio reticularis**. Beide Strukturen sind an der Erregung bzw. Aktivierung des Kortex beteiligt (► Abschn. 1.2.2, „Erregung und Aktivierung").

Das Ausmaß der Aktivierung bzw. Aktiviertheit des Kortex (der Neurone) spiegelt sich in verschiedenen Geschwindigkeiten wider, in denen die Potenzialverschiebungen stattfinden. Man spricht hier von **Frequenzbändern**, in die sich das EEG mathematisch mittels der Fast-Fourier-Transformation zerlegen lässt. Grundsätzlich kann das Signal in 4 Hauptfrequenzbänder zerlegt werden, die sich dadurch unterscheiden, wie oft pro Sekunde eine Erregung der Neurone ausgedrückt durch einen Ausschlag im EEG stattfindet. Die Schwingungen im EEG werden in Hertz (Hz) angegeben (**Abb. 1.21).

Je nach Bewusstseinslage **dominieren unterschiedliche Frequenzen das EEG**, d. h., der Anteil eines Bandes am Gesamt-EEG variiert (**Tab. 1.2). Das Dominieren eines Frequenzbandes kann man sich vorstellen wie das Abwechseln der Lautstärke verschiedener Instrumente in einem Orchester. So ist z. B. in einem entspannten Wachzustand das Alpha-Band dominant, während das Beta-Band immer dominant ist, wenn eine Person mental aktiv ist. Im Tiefschlaf dominiert das Delta-Band, beim Dösen das Theta-Band. Bildlich gesehen gibt die FFT also die Lautstärke eines Instruments zu einem Zeitpunkt innerhalb des Gesamtorchesters an. Während die **klassischen Frequenzbänder** (Alpha, Beta, Theta, Delta) den **Erregungslevel** des Gehirns widerspiegeln, hängen die **langsamen Potenzialschwankungen** (Frequenzen <0,1 Hz) eher mit der **Erregbarkeit** zusammen, d. h., wie bereit sind die neuronalen Netzwerke überhaupt, in Aktion zu treten? Um bei dem Vergleich mit dem Orchester zu bleiben, könnte man das mit dem richtigen Einsatz vergleichen: Wann ist wer dran, und wie wissen die jeweiligen Stimmen, wann sie die Lautstärke ändern sollen.

1.3 Lerntheoretische Grundlagen

1.3.1 Operantes Konditionieren

Das Prinzip des operanten Konditionierens ist z. B mit dem Namen B. F. Skinner verbunden und bedeutet, vereinfacht gesagt, das **Lernen von und durch Konsequenzen** (☐ Abb. 1.22). Ein Verhalten oder eine Reaktion ruft eine Konsequenz hervor, und diese Konsequenz entscheidet darüber, ob das Verhalten beibehalten wird oder nicht.

In diesem Beispiel bedeutet dies, dass ein bestimmtes Verhalten **positive Konsequenzen** hervorruft und dadurch die Wahrscheinlichkeit steigt, dass dieses Verhalten wieder gezeigt wird, um die positive Konsequenz erneut zu erreichen. Eine positive Konsequenz kann auch das Wegfallen einer Bestrafung oder eines negativen Reizes (z. B. Schmerz) bedeuten. Operantes Lernen setzt keine bewusste Verhaltens-

Konsequenz-Beziehung voraus, Skinner zeigte diese Form des Lernens an Tieren. Fährt nun beim Neurofeedback z. B. ein weißer Wagen zum ersten Mal, merkt sich unser Gehirn, was es gemacht hat, um diese Belohnung zu bekommen. Durch wiederholtes Training „brennen" sich die Strategien, die zur Belohnung geführt haben, immer mehr ins Gehirn ein.

1.3.2 Transfer in den Alltag: Klassisches Konditionieren

Wie kann nun das im Training Erlernte in den Alltag transportiert und bei Bedarf angewandt werden? Bereits während des Trainings ist es notwendig, Übungen durchzuführen, die den **Transfer in den Alltag** ermöglichen. Unser Gehirn assoziiert beim NF-Training die Reaktion auf dem Bildschirm (z. B. weißes Auto fährt) mit seiner eigenen Aktivität. Daher ist es sinnvoll und effizient, wenn der Patient diese **Reiz-Reaktions-Verknüpfung** auch außerhalb der Praxis und vor allem in den für ihn schwierigen Situationen aktiviert. Dies gelingt, indem der Patient ein Bild des Trainingsbildschirms (z. B. das Autorennen) mit nach Hause nimmt. Hier bietet es sich an, das Motiv, mit dem der Patient häufig trainiert, nach jedem Training in Form einer Visitenkarte als Belohnungskarte mitzugeben (auch als Belohnung in Token-Systeme zu integrieren, ▶ Abschn. 4.3.2). Zu Hause soll der Patient diese Karte mehrmals am Tag für 5–10 min anschauen und sich dabei vorstellen, was er im Training getan hat, damit die erwünschte Reaktion erfolgte. Somit wird das Gehirn wieder an die gelernten Strategien erinnert, und diese verfestigen sich im Laufe der Zeit auf Ebene der Neuronenverbände. Mit fortschreitendem Training wird dieses Motiv zu einem **klassisch konditionierten Reiz**, d. h., das Gehirn springt in den gewünschten Modus, sobald das Motiv wahrgenommen wird (☐ Abb. 1.23). Vergleichen kann man diesen Prozess damit,

Name	Frequenz-band	Erregungszustand
High-Beta	20–30 Hz	Anspannung
Low-Beta	15–20 Hz	Wach fokussiert, konzentriert
SMR	12–15 Hz	Motorisch ruhig fokussiert, aufmerksam
Alpha	8–12 Hz	Unaufmerksam, entspannt, wach
Theta	4–7 Hz	Schläfrig
Delta	1–3 Hz	Tiefschlaf
Infra-low	0,1–0,0001 Hz	Erregbarkeit

☐ **Tab. 1.2** Frequenzen des EEGs

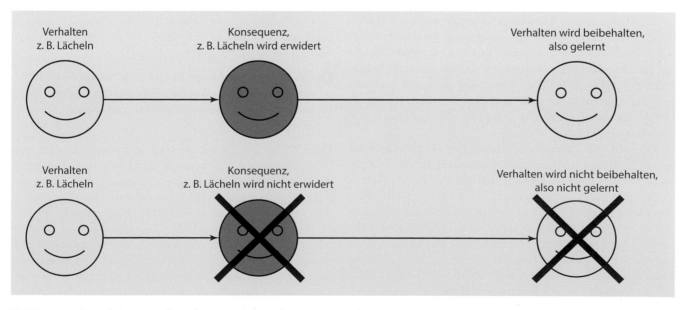

☐ **Abb. 1.22** Vereinfachte Darstellung der operanten Konditionierung. (Mit freundl. Genehmigung von Axel Kowalski, Andreas Krombholz)

1

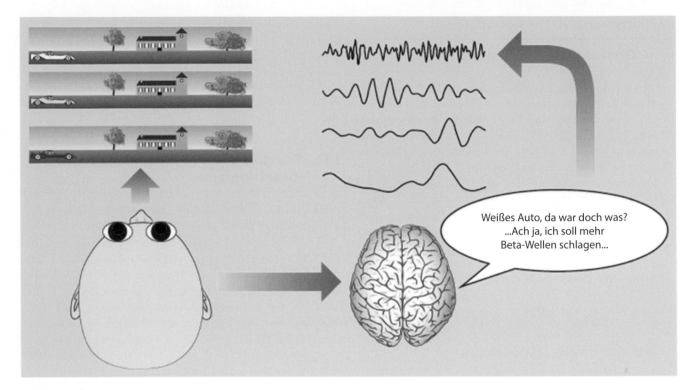

◘ **Abb. 1.23**   Klassische Konditionierung durch Belohnungskarten. (Mit freundl. Genehmigung von Axel Kowalski, Andreas Krombholz)

was passiert, wenn man eine rote Ampel vor sich hat. Man muss nicht mehr nachdenken, was jetzt zu tun ist, der Organismus spult ein riesiges Programm von Verhalten ab, und das extrem schnell. Genau das soll mit den Belohnungskarten passieren:

Wer kennt nicht den Effekt z. B. nach einem Italienurlaub: Wieder zu Hause angekommen, trinkt man zunächst gerne den Rotwein, den man in der Strandbar in Rimini getrunken hat, man „fühlt" sich wieder so gut und ent-spannt wie dort. Wenn nun nach einiger Zeit die Reiz-Reaktions-Verbindungen verblassen (wer fährt schon 2-mal in der Woche nach Rimini?), lässt dieser Effekt wieder nach (**Extinktion**).

Zusätzlich zu den häuslichen Übungen sollen die Patienten die Lernkarten auch dort verwenden, wo der Effekt des Neurofeedbacktrainings erwünscht ist, z. B. sollen Kinder mit Aufmerksamkeitsstörung diese Karten mit in die Schule nehmen und evtl. ins Etui legen und gelegentlich darauf schauen. Diesen Punkt sollte man aber mit den Lehrern abklären, damit es nicht zum Verdacht des Gebrauchs von „Spickzetteln" kommt.

Obwohl die Effekte der klassischen Konditionierung durch die Transferkarten verblassen, sobald die Karten nicht mehr benutzt werden, können sich die Effekte des Neurofeedbacktrainings durch weitere Effekte der operanten Konditionierung verstärken. Das Neurofeedback und die Transferkarten können in diesem Sinne als Lernhilfen verstanden werden, die mit der Zeit nicht mehr benötigt werden. Denn wenn sich durch das Neurofeedbacktraining Wahrnehmung, Emotionen und Verhalten positiv verändern, wird es dafür aus der **Umwelt** und der **Eigenwahrnehmung** weiteres positives Feedback geben, und die neu erlernten Muster der Ge-

hirnaktivität können sich stetig festigen. Denn das Feedback durch positive Gefühle im Alltag wird eine noch größere Belohnung sein als z. B. das fahrende Auto in der Feedbackanimation während der Neurofeedbacksitzung.

1.4 Können alle Hirnstrukturen über Neurofeedback beeinflusst werden?

Durch das Feedback der eigenen EEG-Aktivität wird die Wahrnehmung der internen Zustände verbessert. Das fördert die **Selbstregulation**, was wiederum die Gehirnfunktion verbessert. Unser Gehirn ist immer bestrebt, uns am Leben zur erhalten und optimal zu funktionieren. Allerdings sind wir oft in Fehlfunktionen gefangen.

❯ Das *Ziel von Neurofeedback* ist es, die Muster der Fehlregulierung zu durchbrechen und das Gehirn wieder in einen besseren Funktionszustand zu bringen.

Das ZNS ist ein komplexes Netzwerk von Milliarden von Nervenzellen mit Billionen von Verknüpfungen. Es besteht aus verschiedenen funktionalen Ebenen, die vom Kortex absteigend über die verschiedenen subkortikalen Strukturen, zum Hirnstamm und bis zum Rückenmark reichen (▶ Abschn. 1.2.2). Obwohl beim Neurofeedback nur die elektrische Aktivität der oberen Kortexschichten gemessen und rückgemeldet wird, können durch die komplexe Verknüpfung der verschiedenen Bereiche auch größere Netzwerke inklusive der subkortikalen und Hirnstammbereiche trainiert werden.

Weiterführende Literatur

Bear MF, Connors BW, Paradiso MA (2018) Neurowissenschaften – Ein grundlegendes Lehrbuch für Biologie, Medizin und Psychologie, 4. Aufl. Spektrum Akademischer, Heidelberg

Birbaumer N, Schmid RF (2006) Biologische Psychologie, 6. Aufl. Springer, Heidelberg/New York/Tokio

Buzsáki G (2006) Rhythms of the brain. Oxford University Press, Oxford

Carter R (2010) Das Gehirn. Dorling Kindersley, München

Othmer S (2019) Protocol guide for Neurofeedback clinicians, 7. Aufl. Fa. EEG Info, Woodland Hills

Schmidt RF, Lang F (2007) Physiologie des Menschen – mit Pathophysiologie, 30. Aufl. Springer, Heidelberg/New York/Tokio

Schomer DL, Lopes Da Silva FH (2018) Niedermeyer's Electroencephalography: basic principles, clinical applications and related fields, 7. Aufl. Lippincott Williams & Wilkins, Philadelphia

Schwartz MS, Andrasik F (2003) Biofeedback: a practitioners guide. Guilford Press, New York/London

Seung S (2013) Das Konnektom. Springer, Heidelberg

Sporn O (2010) Networks of the brain. Mit Press, Cambridge, MA

Weissacher E, Heuser J (2008) Biofeedback: Die alternative Methode zur Behandlung von Schmerzen und psychosomatischen Beschwerden. Irsiana, München

West K (2007) Gray matter, biofeedback: an imprint of Infobase Publishing. Chelsea House, New York

Zschocke S (2002) Klinische Elektroenzephalographie, Springer, Heidelberg/New York/Tokio

Peripheres Biofeedback

© Springer-Verlag GmbH Deutschland, ein Teil von Springer Nature 2020
K.-M. Haus et al., *Praxisbuch Biofeedback und Neurofeedback*, https://doi.org/10.1007/978-3-662-59720-0_2

2.1 Was ist peripheres Biofeedback?

Dieses Kapitel soll einen Überblick darüber geben,
— welche Parameter beim peripheren Biofeedback abgeleitet werden,
— was sie bedeuten, und
— wie das jeweilige Biofeedback in der Praxis eingesetzt wird.

> ❯ Beim *peripheren Biofeedback* werden Biosignale zurückgemeldet, die direkt mit der Aktivität des peripheren Nervensystems zusammenhängen.

Theoretisch kann jeder Vorgang, der im Körper messbar ist, zurückgemeldet und verändert werden. In der Praxis werden vor allem Parameter gemessen, die entweder auf die Aktivität des vegetativen oder des zentralen Nervensystems (ZNS) zurückzuführen sind. Unser **Nervensystem** setzt sich aus dem ZNS und dem peripheren Nervensystem zusammen:
— Das zentrale Nervensystem umfasst das Gehirn und das Rückenmark.
— Das periphere Nervensystem umfasst alle Nervenfasern und -zellen, die außerhalb des ZNS liegen. Es teilt sich in das somatische (willentliche) und das vegetative (autonomes) Nervensystem auf (◨ Abb. 2.1).

Streng genommen ist **Biofeedback** der Überbegriff für alle Arten von Biofeedback, für
— das EEG-Biofeedback (= Neurofeedback) und auch
— das periphere Biofeedback.

Gemeinhin ist allerdings mit dem Begriff „Biofeedback" das periphere Biofeedback gemeint. Die meisten Autoren unterscheiden zwischen **Neurofeedback** (= EEG-Biofeedback) und **Biofeedback** (= peripheres Biofeedback).

2.2 Die Rolle des vegetativen Nervensystems

Die meisten körperlichen Prozesse laufen vollkommen **unbewusst** ab und werden durch das vegetative Nervensystem gesteuert. Deshalb wird das vegetative Nervensystem auch als autonomes Nervensystem (ANS) bezeichnet, und oft wird behauptet, es ließe sich willentlich nicht steuern. Dies hinterlässt den Eindruck, als sei man seinem vegetativen Nervensystem hilflos ausgeliefert. Allerdings kann jeder, der schon einmal bewusst Entspannungsübungen praktiziert hat, schon bei einer klassischen Übung aus dem Autogenen Training erleben, wie die entsprechenden Autosuggestionen zu einer Umschaltung im vegetativen Nervensystem führen und sich das Gleichgewicht zwischen sympathischem und parasympathischem Nervensystem ändert. **Sympathikus** und **Parasympathikus** sind die beiden Anteile des vegetativen Nervensystems. Sie arbeiten **antagonistisch**, d. h., sie haben gegensätzliche Wirkung auf die Organe.

Beispiele
— Der Sympathikus erhöht die **Herzrate**, durch parasympathische Aktivität wird sie verlangsamt.
— Der Sympathikus erhöht den **Blutzuckerspiegel**, der Parasympathikus senkt ihn.

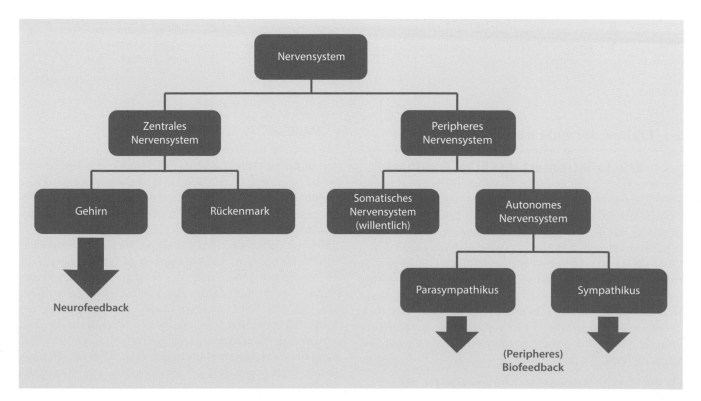

◨ **Abb. 2.1**   Begriffe: Biofeedback und Neurofeedback

2

— Der Sympathikus erhöht die **Muskelspannung**, Parasympathikusaktivität führt eher zu Muskelentspannung.
— Der Sympathikus hemmt die **Verdauung**, der Parasympathikus fördert sie.

Die meisten Funktionen von Sympathikus und Parasympathikus lassen sich relativ gut von der **Kampf-** und **Fluchtreaktion** ableiten:

— Der **Sympathikus** ist für die Bereitstellung von Energie und Arbeitsleistung wie z. B. bei einer Kampf- oder Fluchthandlung zuständig.
— Der **Parasympathikus** hingegen ist vorwiegend bei der Verdauung und Erholung aktiv.

Mithilfe von Biofeedbackgeräten lässt sich das gut messen und später mit dem Klienten besprechen. Bei extremen Körperreaktionen, wie z. B. Herzrasen und Schweißausbrüchen, spürt der Klient diese Anzeichen natürlich selbst. Mit Biofeedbackgeräten lassen sich allerdings schon **kleinste Änderungen** der Physiologie nachweisen, die von der Person selbst evtl. gar nicht wahrgenommen werden. Das optimale Zusammenarbeiten von Sympathikus und Parasympathikus ist die Voraussetzung für eine funktionierende Selbstregulation und damit Grundlage für jede Art von Genesung und Gesunderhaltung.

Fallbeispiel

Jeder, der **Selbsthypnose** oder **Autogenes Training** betreibt, kann dies am eigenen Leib erfahren und z. B. wahrnehmen, wie sich die Hände durch die Erweiterung der Gefäße in der Peripherie erwärmen und sich die Gliedmaßen durch Entspannung der Muskulatur immer schwerer anfühlen, während die Atemzüge ruhiger und gleichmäßiger werden. All das sind Anzeichen für eine vermehrte Parasympathikusaktivität. Das Gegenteil könnte in der Therapie genauso gut der Fall sein. So können z. B. bei Regressionen (emotionales Wiedererleben vergangener Erlebnisse) in traumatische Ereignisse oft Anzeichen einer vermehrten Sympathikusaktivität beobachtet werden, wie z. B. schnellere, flachere Atmung, Schweißausbrüche, angespannte Muskulatur o. Ä.

Exkurs

In extrem lebensbedrohlichen Situationen und im therapeutischen Setting v. a. in der Traumatherapie erleben wir allerdings häufig Zustände, wo die herkömmliche Einteilung in sympathischen und parasympathischen Ast des autonomen Nervensystems als Erklärungsmodell nicht mehr ausrreicht. So können z. B. beim Wiedererleben traumatischer Inhalte mit Biofeedbackgeräten nicht immer Biosignale gemessen werden, die auf eine hohe Sympathikusaktivität hinweisen. Zuweilen messen wir eine Parasympathikusaktivität, die auf den ersten Blick mit der Heftigkeit der Situation nicht vereinbar scheint. Diese Reaktionen lassen sich mit der **Polyvagaltheorie** von Stephen Porges (Porges 2018) erklären. Er teilt das autonome Nervensystem in 3 Teile in, die je nach Aktivierung zu verschiedenen Verhaltensstrategien führen:

— ventral-parasympathischer Zweig als System für soziales Engagement im sicheren Kontext,
— sympathischer Zweig für Mobilisierung im Kampf-Flucht-Verhalten,
— dorsal parasympathischer Zweig für Immobilisierung (Starre) in lebensbedrohlichen Situationen.

Die Polyvagaltheorie ist sehr hilfreich, um das menschliche Verhalten aus neurophysiologischer Sicht zu verstehen. Aus der modernen Traumatherapie sind die Konzepte von Stephen Porges nicht mehr wegzudenken. Im Rahmen der Biofeedback-Behandlung sollte sich der Therapeut zumindest bewusst sein, dass parasympathische Aktivität also nicht immer mit Entspannung und Ruhe gleichzusetzen ist. Die gemessenen Biosignale können als solche nicht losgelöst von der Situation und der Entwicklungsgeschichte des Patienten interpretiert werden.

2.3 Elektrodermale Aktivität (EDA)

2.3.1 Wie funktioniert das EDA-Feedback?

Die EDA wird i. d. R. an den Fingern gemessen, weil an den Handinnenflächen eine hohe Dichte an **Schweißdrüsen** gegeben ist und die Sensoren sich gut an den Fingern anbringen lassen (◘ Abb. 2.2). Die Schweißdrüsen werden nur vom Sympathikus (nicht vom Parasympathikus) innerviert. Sie **reagieren sehr schnell** auf Stressreize. Anders als beim thermischen Schwitzen, bei dem sich die Blutgefäße erweitern, ist das sog. **emotionale Schwitzen** eher mit einer Verengung der Blutgefäße gekoppelt. Es ist vor allem die erhöhte Erregung durch negativ getönte Emotionen, die zu diesem „kalten Schwitzen" führt.

❯ **Die EDA ist ein direktes Maß für Änderungen der Sympathikusaktivität.**

■ **Messung**

Die Messung ist relativ einfach: Es wird eine nicht spürbare, konstante Spannung zwischen 2 Elektroden angelegt und der Strom gemessen. Daraus lassen sich sowohl der **elektrische Widerstand** als auch der Kehrwert, der **Hautleitwert** berechnen. In den meisten Fällen wird die EDA als Hautleitwert angegeben, der in Microsiemens (µS) gemessen wird. Je mehr von der salzhaltigen Flüssigkeit (Schweiß) produziert wird, desto höher ist die **Leitfähigkeit** an der Hautoberfläche und dementsprechend steigt der Hautleitwert an. Diese Reaktion ist nicht nur bedingt durch die sichtbare Schweißbildung auf der Haut, sondern erfasst auch die Füllung der Schweißdrüsengänge, schon bevor der Schweiß auf die Haut austritt. Der Hautleitwert steigt also schon durch die Erhöhung der Salzkonzentration in den Schweißdrüsenkanälen. In der Regel lässt sich durch einen Stressor ein Anstieg des Hautleitwerts erzeugen. Es gibt für den Hautleitwert **keine Normwerte**, da sich die Werte von Person zu Person sehr

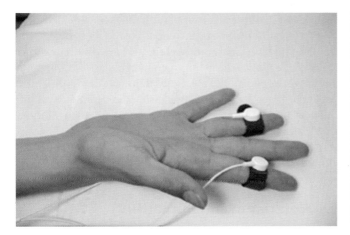

◩ **Abb. 2.2**   Sensoren für die Messung der elektrodermalen Aktivität (EDA). (Mit freundl. Genehmigung von Edith Schneider)

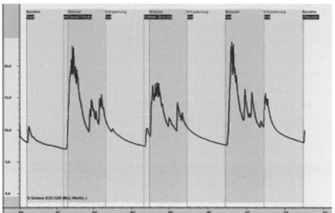

◩ **Abb. 2.3**   Messung des Hautleitwerts im Stresstest

unterscheiden können. Im entspannten Zustand liegt der Hautleitwert bei den meisten Personen bei <5 µS, er kann aber auch durchaus > 10 µS betragen.

Bei der **elektrodermalen Aktivität** wird auf **zwei Parameter** Wert gelegt: auf das tonische und das phasische Signal.

– **Tonisches Signal** (Signal im Ruhezustand): Handelt es sich um eine gerade Linie? Ist der Hautleitwert hoch oder niedrig? Eine unruhige Grundlinie, d. h. ein ständig wechselnder Wert ohne erkennbaren Stressor deutet darauf hin, dass das vegetative Nervensystem normalerweise „neutrale" Reize immer wieder als Stressoren empfindet.

– **Phasisches Signal** (Veränderung des Hautleitwerts auf einen Stressreiz): Gibt es einen kleinen oder einen großen Anstieg? Und noch viel wichtiger: Wie schnell erholt sich der Klient von einem Stressor? Bei einer gesunden Stressreaktion sollte der Hautleitwert nach ca. 1–2 Minuten wieder seinen Ausgangszustand (Baseline vor dem Stressor) erreicht haben. In der Praxis findet sich jedoch häufig der Fall, dass Klienten sehr stark auf einen Stressor reagieren und der Hautleitwert während des Stresstests gar nicht mehr auf den Ausgangswert zurückkommt.

2.3.2 Anwendungsgebiete des EDA-Feedbacks

Das Biofeedback des Hautleitwerts kann in der Therapie auf vielfältige Art und Weise eingesetzt werden. Der Hautleitwert reagiert sehr schnell auf Änderungen der Sympathikusaktivität und der Messaufbau ist recht einfach. Er kann im therapeutischen Gespräch einfach mitgemessen werden, um dem Patienten zu demonstrieren, wie sein sympathisches Nervensystem auf verschiedene Stressoren reagiert. In diesem Sinne fungiert die Messung des Hautleitwerts als **psychophysiologischer Spiegel.**

Die Rückmeldung des Hautleitwerts kann außerdem effektiv zur **Unterstützung von Entspannung** dienen: entweder, indem der Patient einfach lernt, den Hautleitwert zu senken, oder aber auch zur Unterstützung beim Erlernen verschiedener Entspannungsverfahren.

◩ Abb. 2.3 zeigt die Reaktion des Hautleitwerts auf mehrere aufeinanderfolgende Stressoren (pink unterlegt) mit dazwischenliegenden Entspannungsphasen (grün unterlegt) während eines Stresstests.

Fallbeispiel

Beide Komponenten des Signals sind gut zu erkennen: zu Beginn des Stressreizes der **phasische** Anstieg und in den Entspannungsphasen das Abfallen der Kurve. Der Unterschied im **tonischen** Signal ist ebenfalls deutlich: Die Linie ist während der Entspannungsphasen (grau und grün unterlegt) relativ ruhig, mit fallender Tendenz, und während der Stressphasen (pink unterlegt) sind deutliche Oszillationen (Schwankungen) des Signals zu erkennen. Einfach ausgedrückt ist die Linie in den Stressphasen viel unruhiger.

2.4 Temperaturfeedback

2.4.1 Wie funktioniert das Temperaturfeedback?

Die Handtemperatur lässt sich recht einfach mit einem Fingersensor messen. Sie hängt von der Gefäßweite in der Peripherie ab.

Im **entspannten Zustand** entspannt sich auch die glatte Muskulatur der Gefäße in den Extremitäten. Daher kommt es bei der Entspannung oft zu einem Wärmegefühl in den Händen. Dauert dieser Zustand über einen längeren Zeitraum, z. B. über eine halbe Stunde an – wie bei einer Tiefenentspannung – dann wird durch die erweiterten Gefäße wiederum vermehrt Wärme an die Umgebung abgegeben und der Klient könnte frieren. Das ist auch der Grund, warum es sich empfiehlt, bei längeren Entspannungsübungen die Klienten zuzudecken. Für die Messung der Handtemperatur bedeutet das, dass eine einsetzende Entspannung oft mit einer **Erhöhung der Fingertemperatur** verbunden ist. Wenn die Umgebungstemperatur allerdings niedrig ist, könnte es im Laufe zunehmender Entspannung trotzdem zu einem langsamen Abfall der Handtemperatur kommen.

Bei einer **Stressreaktion** zieht sich die glatte Muskulatur der Gefäße zusammen, und durch die verminderte Durchblutung kommt es oft zu einem **Absinken der Fingertemperatur**. Im Gegensatz zur Hautleitwertänderung, die unmittelbar auf einen Stressor folgt, ist die Reaktion der Handtemperatur meistens mit einer Verzögerung von 1–2 Minuten zu messen.

■ Abb. 2.4 zeigt, wie mithilfe von Biofeedback, also allein durch die Rückmeldung der momentanen Temperaturveränderung, die Fingertemperatur verändert werden kann.

Fallbeispiel
Unten rechts im Bild (■ Abb. 2.4) ist die Sensorplatzierung an den Fingern dargestellt. Zu Beginn der Messung wurde der Proband aufgefordert, die **Temperatur zu erhöhen**, also die Linie nach oben zu bewegen. Nach ca. 6 min (markiert durch die gestrichelte vertikale Linie) erfolgte die Aufforderung, die **Temperatur zu senken**, was nach ca. 50 sec auch gelang.

Oft probieren die Patienten verschiedene **Strategien** aus:
— Bei **Wärme** stellen sie sich z. B. vor, sie liegen in der Sonne, duschen heiß oder halten eine heiße Tasse Tee in den Händen,
— bei **Kälte** imaginieren sie z. B. kaltes Wasser oder eine Schneeballschlacht.

Einigen gelingt das recht gut. Bei der Mehrzahl der Patienten gelingt die Veränderung der Temperatur allerdings dann am besten, wenn sie sich nicht so sehr anstrengen, sondern sich einfach dem Feedback (auditiv und/oder visuell) hingeben. Biofeedbacktherapeuten nennen das den **sanften Willen**, d. h., die sanfte Absicht haben und es dem Unterbewusstsein überlassen, für die gewünschte Veränderung zu sorgen.

2.4.2 Anwendungsgebiete des Temperaturfeedbacks

Das Feedback von Hauttemperatur und Hautleitwert kann jede Art von **Entspannungstraining** unterstützen. In Kursen für Autogenes Training lassen sich die Teilnehmer gerne

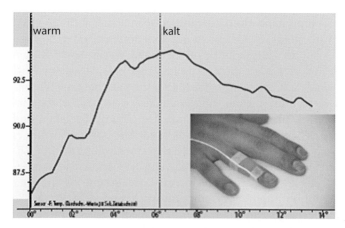

■ **Abb. 2.4**   Beispiel für ein Temperaturfeedback. (Mit freundl. Genehmigung von Edith Schneider)

Hautleitwert und Fingertemperatur messen, um sich über den Erfolg ihrer Übung zu freuen. Solche Messungen sind vor allem dann sehr motivierend, wenn die Teilnehmer selbst noch nicht wahrgenommen haben, dass die Temperatur angestiegen ist, und sie dieses dann auf dem Bildschirm sehen können. Außerdem eignen sich die Parameter „Hautleitwert" und „Temperatur" fantastisch, um den **Einfluss von Gedanken oder Bildern** auf die Physiologie zu demonstrieren, was gerade in der Therapie zu „Aha-Erlebnissen" führen kann.

2.5 Herzratenvariabilität (HRV)

2.5.1 Was ist die HRV?

Ein chinesischer Arzt beschrieb schon vor 1700 Jahren: „Ist der Herzschlag so regelmäßig wie die Tropfen des Regens auf dem Dach, ist der Patient in 4 Tagen tot." Unser Herz schlägt im gesunden Zustand nicht immer mit der gleichen Frequenz, vielmehr passt es sich den Anforderungen des Körpers an. Im ruhigen, entspannten Zustand korreliert die Herzrate mit der Atmung, in der Medizin nennt man diese Korrelation **respiratorische Sinusarrhythmie**.

> **Respiratorische Sinusarrhythmie**: Mit jedem Einatmen nimmt die Herzrate zu, mit jedem Ausatmen nimmt sie ab.

Bezogen auf das vegetative Nervensystem bedeutet dies, dass der Sympathikus beim Einatmen aktiver ist als beim Ausatmen, und der Parasympathikus umgekehrt. Daher ist die **Anpassung der Atemtechnik** eine gute Methode, bewusst eine Verschiebung im vegetativen System zu erreichen.

Beispiele
Wollen sich **Sportler** direkt vor dem Wettkampf bewusst in eine hohe Sympathikusaktivität bringen, wenden sie teilweise eine Atemtechnik an, bei der die Einatmungsphasen deutlich länger sind als die Ausatmungsphasen. In der **Therapie** ist oft genau das Gegenteil erwünscht; die Patienten werden aufgefordert, lange und tief auszuatmen, um zu entspannen. Das könnte z. B. bei der Hypnoseinduktion oder nach einer Abreaktion (Entladung aufgestauter Gefühle) sinnvoll sein.

Mit einer regelmäßigen, tiefen Atmung, wie sie beim Herzratenvariabilitäts-(HRV-)Training angewendet wird, wird mit jedem Atemzug der Wechsel zwischen Sympathikus- und Parasympathikusaktivität trainiert – und damit die Flexibilität, in verschiedenen Zuständen zu sein.

2.5.2 Kohärenz von Atmung und Herzrate

Zur HRV-Messung wird am besten sowohl die Atmung als auch die Herzrate gemessen.

Zur **Messung der Atmung** wird i. d. R. ein Atemgurt mit Dehnungssensoren verwendet. Der Gurt wird um das Abdomen gelegt. So kann das Heben und Senken des Bauchs mit der Ein- und Ausatmung gemessen werden.

Für die **Messung der Herzrate** kann man entweder
- die elektrische Messung der Herzaktivität im EKG (Elektrokardiogramm) heranziehen oder
- mit einem optischen Sensor am Finger bzw. am Ohrläppchen aus der Pulskurve die Herzrate errechnen.

Diese sog. **photoplethysmographische Messapparatur** (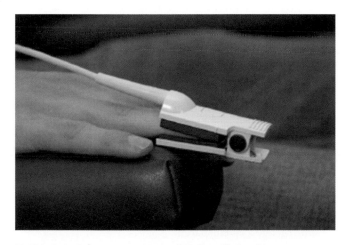 Abb. 2.5) besteht i. d. R. aus einem Infrarotsender und einem Infrarotdetektor. Der Sender gibt Infrarotstrahlung in das Gewebe ab und der Detektor misst, wie viel Infrarotlicht vom Gewebe reflektiert wird. Daraus kann dann auf die relative Änderung des Blutflusses rückgeschlossen werden. Die optische Messung ist in der Handhabung einfacher, dafür aber etwas ungenauer als die elektrische Messung. In beiden Fällen wird für das Training der HRV die momentane Veränderung der Herzrate dargestellt, entweder aus dem EKG abgeleitet oder aus der optisch gemessenen Pulskurve errechnet.

Mit **Mehrkanal**-Biofeedbacksystemen kann die **Herzrate parallel zur Atemkurve** dargestellt werden (Abb. 2.6).

Abb. 2.5 Pulssensor am Finger. (Mit freundl. Genehmigung von Edith Schneider)

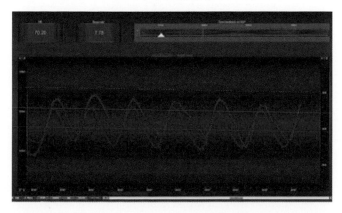

Abb. 2.6 Beispiel eines HRV-Feedbackschirms: Die Herzrate (Pulssensor) ist als rote Linie dargestellt, die Atemkurve (Atemgurt) als blaue Linie

2.5.3 Trainingsziele

Ziel für den Patienten ist es, die beiden Kurven von Atmung und Herzrate zu synchronisieren (Abb. 2.6), um eine **optimale Kohärenz** zwischen Atmung und Herz zu erreichen. Für viele Patienten funktioniert das relativ gut bei einer tiefen, entspannten Atmung, bei der sie 5 Sekunden ein- und 5 Sekunden ausatmen. Diese Zeiten variieren allerdings von Person zu Person und können auch deutlich kürzer oder länger sein.

> Ein *guter Atemrhythmus* sollte für den Patienten angenehm sein und sowohl eine möglichst hohe Herzratenvariabilität als auch eine hohe Kohärenz (Übereinstimmung) zur Herzrate aufweisen.

Neben den Mehrkanal-Biofeedbackgeräten gibt es auch reine **einkanalige** HRV-Biofeedbacksysteme, die meist einen optischen Sensor verwenden und aus der Pulskurve die Herzrate errechnen. Diese Systeme ermitteln nur die Herzratenvariabilität und nicht die Kohärenz zur Atmung, da die Atmung nicht mitgemessen wird. Die Aufmerksamkeit kann dennoch auf die Atmung gelenkt werden: Der Patient legt die Hand auf den Bauch und spürt selbst dessen Heben und Senken. Er kann dann am Bildschirm verfolgen, wie die Herzrate beim Einatmen (Heben) zunimmt und beim Ausatmen (Senken) wieder abnimmt, sodass sich mit regelmäßiger Atmung eine sinusförmige Kurve der Zu- und Abnahme der Herzrate ergibt, deren Amplitude mit zunehmender Tiefe der Atmung größer wird.

Eine **hohe HRV** in Ruhe deutet darauf hin, dass der Organismus in der Lage ist, die Herzfrequenz belastungsabhängig zu verändern und sich dadurch flexibel an innere und äußere Reize anzupassen. Die HRV hängt u. a. vom Alter und von der körperlichen Fitness des Klienten ab:
- Im **Alter** verringert sich die HRV,
- **Ausdauersport** verbessert die HRV.

Die HRV spiegelt in gewisser Weise das Zusammenspiel von Sympathikus und Parasympathikus wider. Menschen mit **eingeschränkter HRV** können mit Stressoren oft nicht so gut umgehen und dadurch Gesundheitsstörungen entwickeln. Aber nicht nur Atmung und körperliche Fitness haben Einfluss auf die HRV, sondern auch **Emotionen**, Gedanken und innere Bilder. Das folgende Beispiel soll dies verdeutlichen (Abb. 2.7).

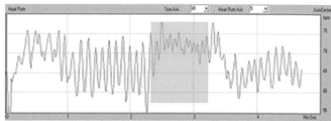

Abb. 2.7 Einfluss von Emotionen auf die HRV

2

Fallbeispiel

Zu Beginn wurde der Patient angewiesen, sich **entspannte Bilder** vorzustellen und in einem regelmäßigen Rhythmus zu atmen, sodass die dargestellte Kurve des Herzschlags beim Einatmen ansteigt und beim Ausatmen wieder sinkt. Dies gelingt nach 1 min sehr gut. Nach ca. 2 min und für die Dauer des grau unterlegten Bereichs in der Graphik wurde der Patient aufgefordert, sich an eine **unangenehme Situation aus der nahen Vergangenheit** zu erinnern. Gewählt wurde ein familiäres Streitgespräch vom letzten Wochenende. Es war deutlich zu beobachten, wie sich der Herzschlag leicht erhöhte und in ein ungeordnetes Muster fiel. Nach Beendigung dieser Erinnerung folgte die Anweisung, wieder zu entspannen, und die Kurve fiel schnell in ein geordnetes Muster zurück. Das dargestellte Schaubild war schon der 2. Durchgang der Übung. Beim 1. Durchgang war der Anstieg der Herzrate während der Erinnerung an das Streitgespräch noch viel deutlicher und das Signal chaotischer. Der Proband berichtete auch, das erste Mal viel intensiver erlebt zu haben als die Wiederholung.

Solche Messungen können im therapeutischen Setting hilfreich sein, wenn z. B. mit **Phobien** oder **belastenden Ereignissen** gearbeitet wird. Der Therapeut kann anhand der HRV sehen, wie oft die Visualisierung der Situation noch wiederholt werden muss, bis sie keinen Stressor mehr darstellt.

❯ *Ziele des HRV-Trainings* **sind**
   ▬ **zum einen möglichst hohe Amplituden in der Herzratenkurve und**
   ▬ **zum anderen eine möglichst hohe Kohärenz der Atmung mit der Herzratenkurve.**

2.5.4 Anwendungsgebiete des HRV-Trainings

Das HRV-Training wird vor allem in den Bereichen Stressmanagement und High-Performance-Training eingesetzt, aber auch zur Unterstützung bei der Behandlung von
▬ Ängsten,
▬ Depressionen,
▬ chronischen Schmerzen und
▬ Bluthochdruck.

Wenn die Patienten einmal „den Dreh raushaben", übertragen sie die Übungen auch erfolgreich in den Alltag. Viele zählen dazu die Sekunden für die Ein- und Ausatmung, mit denen sie in der Praxis am Gerät die beste Herz-Atem-Kohärenz und die höchsten Amplituden in der HRV erreicht haben. Manche spüren, nachdem sie einmal darauf aufmerksam gemacht worden sind, welche Atemfrequenz für sie gut funktioniert. Auf jeden Fall sollen die Patienten aufgefordert werden, auch ohne Gerät täglich, immer wieder für einige Minuten, die HRV-Atmung zu üben. Das heißt, sie sollten sich mindestens **3-mal täglich** für ca. **2–3 Minuten** auf eine tiefe, entspannte Atmung konzentrieren, und zwar in dem günstigen Atemrhythmus, wie er mithilfe des Biofeedbacks gefunden wurde.

2.5.5 Transfer in den Alltag

Zum Üben eignen sich auch **kurze Momente**, wie z. B.
▬ das Warten an einer roten Ampel,
▬ eine kurze S-Bahn-Fahrt,
▬ die Warteschlange im Supermarkt.

Außendienstmitarbeiter berichten oft, dass sie freie Minuten vor dem nächsten Termin noch für eine HRV-Übung nutzen. Dies sind nur einige Anregungen für Übungssituationen. Beim nächsten Praxistermin müssen die Übungen auf jeden Fall besprochen werden. Erstaunlicherweise wird von einigen Patienten verkündet, sie hätten einen solch vollen Tagesablauf, dass sie **weder Zeit noch Gelegenheit** gefunden hätten, die Übungen auszuführen. Objektiv gesehen entspricht das wahrscheinlich nicht der Wahrheit. Jeder noch so voll gestopfte Terminkalender bietet die Möglichkeit, täglich 3-mal 2 Minuten für Atemübungen zu nutzen. Trotz allem sind solche Einwände sehr ernst zu nehmen, denn viele Menschen haben das Gefühl, sie könnten sich eine solche Pause im Alltag nicht erlauben.

Fallbeispiel

Eine Patientin erklärte, sie arbeite in einem Großraumbüro, da könne man sich nicht einfach hinsetzen und nichts tun. Eine andere Patientin brachte den Einwand, die Bürotüren stünden immer offen – wie sähe das aus, wenn sie da am Schreibtisch sitzen und die Augen schließen würde. Die Kollegen könnten denken, sie schlafe bei der Arbeit.

Wie kann man auf solche **Widerstände** reagieren? Hier gibt es verschiedene Möglichkeiten:
▬ Bei manchen Patienten ist es wichtig, ihnen die **Erlaubnis** für die Pause zu erteilen.
▬ Bei anderen Menschen ist es sinnvoll, darauf aufmerksam zu machen, dass die 2 Minuten keine verlorene Zeit sind, sondern im Gegenteil, sie durch die 2–3 Minuten Übung ihre **Effektivität enorm steigern** und dadurch eine Menge Zeit einsparen.
▬ Bei hartnäckigen Widerständen fragt man die Patienten ganz konkret nach ihrem Tagesablauf, um Zeitabschnitte (2–3 Minuten!) zu finden, in denen das Training möglichst regelmäßig ausgeführt werden kann.

In der ▶ Übersicht 2.1 sind einige Anregungen aufgelistet. Natürlich gibt es in dem Leben eines jeden Menschen genügend Gelegenheiten, 2–3 Übungsminuten einzubauen.

Übersicht 2.1 Anregungen für 2–3 Minuten Übungszeit
▬ Morgens nach dem Aufwachen
▬ Sobald die Kinder aus dem Haus sind, nach dem Abräumen des Frühstückstischs
▬ Auf dem Weg zur Arbeit in öffentlichen Verkehrsmitteln oder auf einer Parkbank, die auf dem Weg liegt

- In der Frühstückspause, Mittagspause, Kaffeepause
- Während man wartet, dass der Computer hochfährt oder während einer Programminstallation
- So lange auf der Toilette verweilen, bis das HRV-Training absolviert ist!
- Auf dem Weg von der Arbeit nach Hause, für die Autofahrer evtl., bevor sie zu Hause aus dem Auto steigen. Allerdings nicht während der Autofahrt!
- Als Teilnehmer einer Konferenz, wenn die eigene Mitarbeit gerade nicht notwendig ist
- Vor einem Vortrag, während vielleicht gerade noch ein anderer spricht
- Während man vor dem Kindergarten auf die Kinder wartet
- In der Warteschlange auf dem Amt
- Beim Check-In am Flughafen
- Abends vor dem Schlafengehen usw.

2.5.6 Hilfsmittel für das HRV-Heimtraining

Für diejenigen, die bereit sind, täglich etwa 2-mal 10 Minuten eigenständig HRV-Übungen zu machen, sollten **Hilfsmittel** eingesetzt werden, denn für die meisten Personen ist es sehr schwer, sich ganze 10 Minuten nur auf die Atmung zu konzentrieren. Die Gefahr abzuschweifen oder einzuschlafen ist dann sehr hoch.

Als Hilfsmittel für den Transfer in den Alltag eignen sich einfache, vom **Computer unabhängige Geräte,** wie sie im Handel erhältlich sind. Damit können die Patienten zu Hause täglich 2-mal 10 Minuten mit echtem Biofeedback üben. Mittlerweile gibt es auch verschiedene HRV-Apps für Smartphone oder Tablet.

Eine weitere Möglichkeit, die es dem Patienten erleichtert, 10 Minuten konzentriert bei der Übung zu bleiben, sind **individuell angefertigte Audiodateien**, die spezifisch auf den Atemrhythmus des jeweiligen Patienten abgestimmt sind. Zeigt die HRV-Messung z. B. die besten Ergebnisse mit einer Einatmungsphase von 5 Sekunden und einer Ausatmungsphase von 5 Sekunden, kann man einen entsprechenden **Pacer als Audiodatei** aufnehmen und dem Patienten als MP3-Datei mitgeben. Diese kann dann auf das Handy oder den MP3-Player kopiert werden und ist immer greifbar. Als Pacer eignet sich z. B. die Tonleiter (einatmen bei Tonleiter aufwärts 5 sec, ausatmen bei Tonleiter abwärts 5 sec). Solche Dateien können heute leicht mit **Audioprogrammen** am Computer erstellt und auf die entsprechenden Längen für Ein- und Ausatmung angepasst werden. Auch das ist nur ein Beispiel. Natürlich kann man auch **echte Instrumente** aufnehmen und auf die entsprechenden Längen anpassen oder Musik (z. B. Mönchsgesänge) oder Meeresrauschen finden, auf die es sich im entsprechenden Rhythmus atmen lässt. Die beste Lösung ist, **Dateien** mit verschiedenen Längen für den Atemzyklus (z. B. 8, 10, 12, 13 sec) **auf dem Computer** zu haben, die dann mit dem

„verkabelten" Patienten direkt getestet werden können. Dafür wird dem Patienten das visuelle Feedback entzogen, er soll nur im Rhythmus der Musik atmen. Mittels HRV-Messung und Feedback des Patienten kann man dann entscheiden, welche Audiodatei zur Übung geeignet ist. Diese Art der Hilfestellung wird von den meisten sehr gut angenommen.

Eine weitere Möglichkeit ist eine kleine Software, die bei der Europäischen Biofeedbackgesellschaft (▸ www.BFE.org) unter dem Namen **EZ-Air Plus** heruntergeladen werden kann. Diese kann dann leicht auf dem Arbeitscomputer installiert werden und öffnet sich als kleines Fenster auf dem Bildschirm. Dort lassen sich individuelle Atemrhythmen einstellen, die vorher mithilfe des Therapeuten gefunden wurden. Es kann dann nach den visuellen Vorgaben eines Balkengraphs oder einer Linie geatmet werden.

2.6 Vasokonstriktionstraining

2.6.1 Wie funktioniert das Vasokonstriktionstraining?

Das Vasokonstriktionstraining soll an dieser Stelle besprochen werden, weil dazu dieselben Sensoren verwendet werden wie für die Pulsmessung beim HRV-Training.

> **Das Vasokonstriktionstraining ist ein spezifisches Training zur *Regulierung der Gefäßweite* der Kopfarterien bei der Migränebehandlung.**

Ein optischer Sensor, der an der Hautoberfläche über dem Blutgefäß platziert wird, misst die relative Änderung der Durchblutung. Rein messtechnisch handelt es sich dabei um dieselbe Messung wie beim Pulssensor zur HRV-Messung, jedoch ist die Platzierung etwas anders und der Sensor speziell dafür angepasst. Bei der HRV-Messung wird meist ein Fingersensor oder Ohrclip verwendet, beim Vasokonstriktionstraining ein **Pulssensor**, der i. d. R. unter ein Stirnband geschoben wird. Ein Netzverband, der den Sensor stabil festhält, ist ebenfalls gut geeignet.

2.6.2 Gründe für ein Vasokonstriktionstraining bei Migräne

Was ist die Idee dahinter? Der pulsierende Migränekopfschmerz ist u. a. auf die Veränderungen der Gefäßweite von Gefäßen im Schädel zurückzuführen. Mit jedem Pulsschlag erweitern sich die Gefäße und lösen einen Schmerzreiz aus. In der Praxis zeigt sich häufig, dass die Gefäßweite von Migränepatienten im Vergleich zu Gesunden deutlich variabler ist. Es ist auch bekannt, dass der Migräneschmerz durch die Injektion von Vasokonstriktiva – Medikamenten, die zu einer Verengung der Gefäße führen – reduziert werden kann.

> **Das Erlernen der *Kontrolle der Gefäßweite* soll zu einer Reduzierung des Migränekopfschmerzes führen.**

2

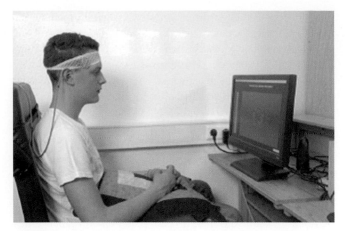

⬛ Abb. 2.8 Vasokonstriktionstraining, Sensorplatzierung und Feedbackschirm. (Mit freundl. Genehmigung von Edith Schneider)

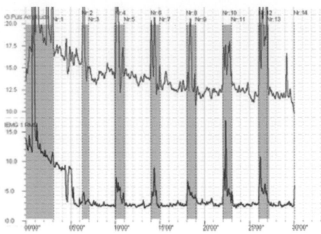

⬛ Abb. 2.9 Sitzungsreport eines Vasokonstriktionstrainings. Die grüne Linie *(oben)* stellt die Pulsamplitude dar, die rote Linie *(unten)* die Amplitude der Muskelspannung am M. frontalis

2.6.3 Trainingsziele

Bei den meisten Patienten nehmen **Frequenz** und **Stärke der Anfälle** durch das Training deutlich ab. Zudem haben die Patienten nicht mehr das Gefühl, den Anfällen hilflos ausgeliefert zu sein, sondern schätzen die Möglichkeit, selbst etwas gegen die Anfälle unternehmen zu können. Auch durch diese Selbstwirksamkeitserwartung reduzieren sich die Anfälle deutlich. In einigen Fällen verschwindet die Migräne (s. u.) komplett.

2.6.4 Praktisches Vorgehen

Zum Vasokonstriktionstraining wird der Pulssensor über der **A. temporalis** unter einem Stirnband platziert (⬛ Abb. 2.8). Zur ersten Orientierung kann der Puls zunächst ertastet werden. Zur Optimierung sollte allerdings durch Anzeigen der Pulskurve die beste Stelle gefunden werden, indem man den Sensor bei angezeigter Pulskurve solange verschiebt, bis die höchste Amplitude in der Pulskurve gefunden ist.

Dann wird in der Biofeedbacksoftware auf den Trainingsbildschirm umgeschaltet. Auf diesem Bildschirm ist i. d. R. eine **Animation** angezeigt, welche die relative Gefäßweite symbolisiert. Das kann z. B. ein Kreis oder ein Ring sein (⬛ Abb. 2.8, der umso kleiner wird, je enger die Gefäße werden, und umso größer, je mehr die Gefäße dilatieren.

Um zu vermeiden, dass die Patienten beim Training die Stirnmuskulatur anspannen, kann zur Kontrolle zusätzlich das **EMG des M. frontalis** abgeleitet werden (zu den Details siehe ▶ Abschn. 2.7). Das EMG sollte ebenfalls auf dem Patientenbildschirm rückgemeldet werden. Das kann z. B. ein einfacher Balkengraph sein, der beim Überschreiten eines Schwellenwerts die Farbe ändert. Steigt die Muskelspannung während des Vasokonstriktionstraining zu sehr an, reicht es in den meisten Fällen aus, darauf hinzuweisen, und der Patient entspannt die Muskulatur wieder messbar.

> ❯ Da das Vasokonstriktionstraining für den Patienten sehr anstrengend sein kann, wird pro Trainingssitzung insgesamt *nicht länger als 20–30 Minuten* trainiert.

Nach einer **Baseline** von 2–3 Minuten wird der Patient angewiesen, den Kreis bzw. Ring auf dem Bildschirm für die nächsten 3 Minuten zu verkleinern. Danach gibt es 1 Minute Pause. Anschließend soll er dann wieder für 3 Minuten verengen usw.

Am Ende kann der Trainingsverlauf im **Report-Modus** angeschaut und besprochen werden (⬛ Abb. 2.9). Die meisten Migränepatienten lernen recht schnell, nach 3–4 Durchgängen die Gefäße willentlich zu verengen und vor allem auch eng zu halten. Manche Patienten finden dafür bestimmte Strategien und denken beim Verengen von Gefäßen an etwas Kaltes oder an einen enger werdenden Tunnel.

Insgesamt sind ca. **10 Sitzungen** nötig, um genügend Sicherheit und Training für die Verengung der Gefäße zu bekommen.

2.6.5 Transfer in den Alltag

Ab ca. der 3. Sitzung können während des Trainings immer wieder **Transferdurchgänge** einführt werden, bei denen der Patient kein Feedback erhält, sondern nur die Anweisung, die Gefäße zu verengen. Zwischen den wöchentlichen Sitzungen sollte der Patient auch zu Hause immer wieder versuchen, mit den im Training gefundenen Strategien die Gefäße zu verengen. Dazu können von dem gewählten Feedback auch **Transferkarten** erzeugt werden (▶ Kap. 1), die im Sinne einer klassischen Konditionierung den Zustand der stabilen Gefäße immer wieder hervorrufen.

Fallbeispiel

Eine Patientin, die als Feedback einen **roten Kreis** gewählt hatte, erinnerte sich z. B. an jeder roten Ampel an das Vasokonstriktionstraining und nutzte diese Gelegenheit zur Übung. Eine andere Patientin schaute nicht nur auf die Animation am Bildschirm, sondern fokussierte auch immer auf das „Ö" der Computertastatur und erinnerte sich somit mehrmals am Tag an das Training. Das ist natürlich besonders effektiv, wenn die Person tagsüber viel am Computer arbeitet und diesen „Anker" immer wieder nutzen kann.

Manche Patienten finden auch Strategien, die nicht so einleuchtend sind, aber dennoch gut funktionieren. Ein Patient stellte sich zum Verengen der Gefäße immer die **geschriebenen Wörter** „Tropfsteinhöhle" und „Teekanne" vor. Jeden Morgen nahm er sich 5 Minuten, setzte sich auf einen Stuhl und stellte sich diese beiden Wörter vor, und die Migräne verschwand dauerhaft.

2.7 Elektromyogramm (EMG)

2.7.1 Was ist ein EMG?

Innerhalb der Muskelfasern eines gesunden quergestreiften und normal innervierten Muskels finden permanent elektrische **Potenzialverschiebungen** statt, deren Ausmaß im Zuge der Muskelbetätigung zunimmt. Die daraus resultierenden bioelektrischen Signale bezeichnet man als **Elektromyogramm**, das dazu korrespondierende Messverfahren als **Elektromyographie (EMG)**. Somit ermöglicht die Elektromyographie die nicht-invasive Registrierung und Rückmeldung elektromyographischer Aktivität. Die Innervation der quergestreiften Muskulatur obliegt dem somatischen Nervensystem, womit jede bewusste/willentliche Betätigung eines Muskels sichtbar wird. Zudem lassen sich unbewusste Reaktionen, **emotionales Erleben** und **psychische Anspannung**, wie z. B. bei Angst das Hochziehen der Schulter, als **EMG-Aktivität** nachweisen. Dadurch lässt sich das enge Zusammenspiel zwischen psychischem, somatischem und vegetativem Nervensystem eindrucksvoll darstellen. Man geht davon aus, dass eine erhöhte Anspannung mit Sympathikusaktivität korrespondiert und die Abnahme derselben mit parasympathischer Aktivität.

2.7.2 Das EMG-Signal

Die beschreibenden Parameter des EMG-Signals sind die Amplitude und die Frequenz. Ähnlich dem EEG (Elektroenzephalogramm) besitzt auch das EMG-Rohsignal einen bipolaren Verlauf, d. h., es variiert zwischen positiven und negativen Messwerten (elektrischen Spannungen). Aus der Kurve zwischen den Messwerten, d. h. von Spitze zu Spitze (Peak-to-Peak) resultiert die **Amplitude**. Die Anzahl der Amplituden innerhalb einer Sekunde bildet die **Frequenz**. Abgeleitet werden die elektrischen Potenziale über **3 Elektroden**,
- 2 aktive Plus-Minus-Elektroden und
- 1 Erdelektrode,

wobei die Messung in Mikrovolt erfolgt (1 µV = 1 Millionstel Volt).

2.7.3 Elektrodenplatzierung

Mittels **Oberflächen-EMG** lassen sich Muskelaktivitäten am besten an Muskelbäuchen ableiten, die nahe unter der Haut lokalisier- und tastbar sind. Die beiden aktiven Elektroden (+/-) werden parallel zu den Muskelfasern platziert, die Erdelektrode mittig dazwischen oder an einem beliebigen Ort am Körper.

Neben der Muskelkontraktion spielt auch der **Elektrodenabstand** (+/- Elektrode) eine Rolle bei der Amplitudenstärke. Daher ist eine möglichst exakte, einheitliche Elektrodenplatzierung wichtig, vor allem, wenn die Messwerte miteinander verglichen werden. Der Abstand sollte stets 2 cm betragen. Dreifach-EMG-Elektroden, sog. **Trioden** (◻ Abb. 2.19), haben grundsätzlich einen Abstand von 2 cm. Vor dem Aufbringen der Elektroden sollten die Ableitungsstellen mittels spezieller Pasten gründlich entfettet werden.

2.7.4 Anwendungsgebiete und Trainingsziele des EMG-Feedbacks

Außer bei speziellen Anwendungen, wie z. B. beim Inkontinenztraining oder in der Neurorehabilitation (▶ Kap. 7) lernen die Patienten beim EMG-Biofeedback vor allem den **Ruhetonus** der Muskulatur zu reduzieren. Dieser Ruhetonus schwankt ständig in der Höhe und erreicht sein Minimum i. d. R. im REM-Schlaf. Der Ruhetonus kann bei erhöhter Sympathikusaktivität enorm ansteigen, was langfristig zu muskulären Verspannungen und Schmerzen führen kann. Durch EMG-Biofeedback kann gelernt werden, den Ruhetonus zu senken. Dies ist vor allem bei Klienten sinnvoll, die an **Verspannungen** in Schulter-Nacken-Bereich, Rücken (◻ Abb. 2.10) und Stirn- oder Kiefermuskulatur leiden. Dadurch verbessert sich auch die Wahrnehmung für erhöhte Muskelspannung und diese wird viel früher wahrgenommen, was dann rechtzeitige Gegenmaßnahmen ermöglicht (◻ Abb. 2.10).

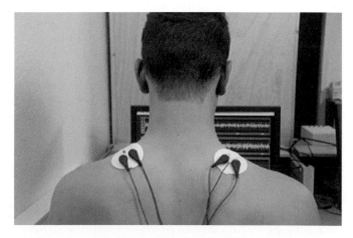

◻ **Abb. 2.10** 2-Kanal-EMG-Biofeedback am M. trapezius mit Triodenelektroden. (Mit freundl. Genehmigung von Edith Schneider)

2

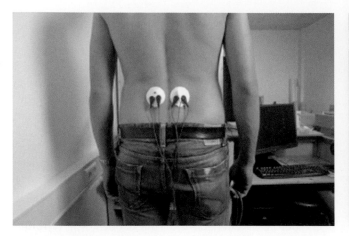

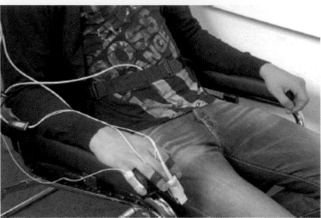

■ **Abb. 2.11**   2-Kanal-EMG-Messung am tiefen Rücken. (Mit freundl. Genehmigung von Edith Schneider)

■ **Abb. 2.12**   Typische Sensoren (EDA, Temperatur, Puls, Atemgurt) für eine Stresstestmessung. (Mit freundl. Genehmigung von Edith Schneider)

2.8   Stresstest

2.8.1   Was ist ein Stresstest?

Viele mehrkanalige Biofeedbacksysteme bieten die Möglichkeit eines Stresstests, bei dem mehrere der o. g. Parameter gleichzeitig abgeleitet werden und die Reaktionen vom autonomen Nervensystem auf Stressreize gemessen und graphisch dargestellt werden. Ein solcher Test ist ein sehr gutes Instrument, um zu sehen, wie der Patient physiologisch auf Stressoren reagiert. Zusätzlich dient der Stresstest auch zur Bewertung des Ausgangszustands und kann nach einer Behandlungsreihe zur Erfolgskontrolle wiederholt werden.

2.8.2   Praktische Durchführung

Nachdem die geeigneten Sensoren angebracht sind (im vorliegenden Beispiel Temperatursensor, Hautleitwertsensor, Blutvolumenpulssensor, Atemsensor) wird die Aufnahme gestartet. Es wird ohne weitere Anweisung eine **Grundlinie** aufgenommen. Der Patient bekommt auf dem Bildschirm ein **entspannendes Naturbild** zu sehen. Nach 1 min und 48 sec kommt die Anweisung, zu entspannen (das bedeutet für viele Patienten schon den ersten Stressor). Nach einer weiteren Minute erscheint auf dem Bildschirm die Ankündigung, dass gleich ein Stressor folgen wird, und nach weiteren 20 sec kommt dann der **tatsächliche Stressor**. Der Stressor besteht aus einer Abfolge von Stress auslösenden Bildern (Spinne, Totenköpfe, Kriegsschauplätze etc.) und schrillen Tönen. Nach 30 sec ist der Stressor vorüber und es folgt die Anweisung, wieder zu entspannen; dabei wird die **Entspannungsfähigkeit** über weitere 2 min geprüft.

Die Daten werden aufgezeichnet, und im Sitzungsüberblick sind die verschiedenen Phasen des Tests markiert, sodass sie in der Auswertung gut zugeordnet werden können. Der hier vorgestellte Test ist eine **automatisierte Kurzversion** (6 Minuten), die sich im Praxisalltag sehr bewährt hat.

Viele Biofeedbacksysteme bieten zusätzlich auch längere Varianten von ca. 20 Minuten, in denen verschiedene Arten von Stressoren dargeboten werden. Die Ergebnisse werden im Sitzungsreport graphisch dargestellt (■ Abb. 2.13) und die Körperreaktionen auf die einzelnen Stressoren können mit dem Patienten besprochen werden.

2.9   HRV-Test

2.9.1   Was ist ein HRV-Test?

An dieser Stelle sei auch der HRV-Test erwähnt, ein **Softwaremodul**, das in manchen HRV-Biofeedbacksystemen mit enthalten ist. Der Test dauert nur 1 Minute und kann auch direkt vor und im Anschluss an eine Behandlungseinheit gemacht werden. Dazu wird ein HRV-Sensor entweder am Finger oder am Ohrläppchen angeschlossen. Der Patient bekommt einen **Pacer** auf den Bildschirm, z. B. in Form eines Balkens, der sich hebt und senkt, und der Patient wird aufgefordert, für 1 Minute im Rhythmus des Pacers tief ein- und auszuatmen. Danach wird der Test ausgewertet und der Patient kann das Ergebnis im Vergleich mit einer Datenbank sehen, die nach dem Alter aufgetragen ist (■ Abb. 2.14). Ausgewertet wird, wie viel Prozent der Teilnehmer (im gleichen Alter) in der Datenbank ein besseres oder schlechteres Ergebnis hatten. Für viele Patienten, die sich eher im unteren Drittel finden, ist dieser Test oft eine große **Motivation**, ihren Lebensstil zu überdenken und zu ändern.

2.10   Anwendungsgebiete: Praxisbeispiele

Die in diesem Kapitel vorgestellten Biofeedbackmethoden sollten nicht als alleinstehende Therapien für bestimmte Diagnosen verstanden werden, sie sind vielmehr in der Praxis vielfältig als **Therapiebausteine** einsetzbar. Selbst das Vasokonstriktionstraining, das spezifisch für die Migränetherapie

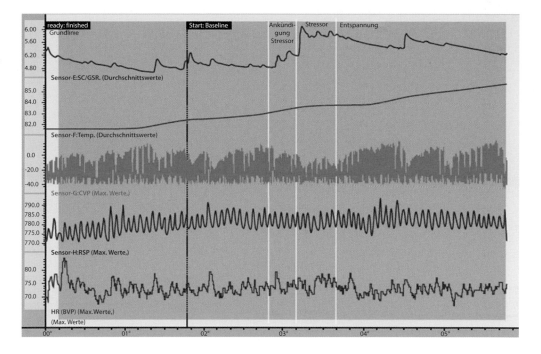

Abb. 2.13 Sitzungsreport eines 6-Minuten-Stresstests. Dargestellt sind von oben nach unten: Hautleitwert, Temperatur, Pulsamplitude, Atemkurve, Herzrate

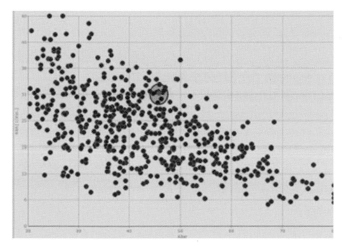

Abb. 2.14 Datenbankvergleich eines 1-Minuten-HRV-Tests in Abhängigkeit vom Alter

angewendet wird, bildet hier keine Ausnahme und sollte in ein Gesamttherapiekonzept eingebettet werden. Zum Einsatz der verschiedenen Biofeedbackparameter sind der Kreativität des Therapeuten keine Grenzen gesetzt.

2.10.1 Wie kann Biofeedback als Therapiebaustein eingesetzt werden?

Biofeedbackgeräte können einfach genutzt werden, um z. B. im **Gespräch** oder während einer **Hypnose** die o. g. Parameter zu messen und aufzuzeichnen, um danach mit dem Klienten zu besprechen, wie sein Körper auf bestimmte Fragen, Suggestionen, Erinnerungen, Vorstellungen usw. reagiert. Anderseits kann ein Biofeedbacktraining im **klassischen Sinne** durchgeführt werden, wobei der Patient anhand des Feedbacks lernt, eine Körperfunktion zu beeinflussen (z. B.

die Handtemperatur, die HRV zu erhöhen oder die Muskelspannung, den Hautleitwert zu senken).

Die **Wahl**, welcher Feedbackparameter für den einzelnen Patienten geeignet ist, hängt natürlich von der Anamnese ab und lässt sich durch einen Stresstest noch besser beurteilen. Es empfiehlt sich, für den Stresstest so viele Paramater wie möglich zu messen, um ein möglichst klares Bild zu erhalten. Oft führt schon eine einzige Biofeedbacksitzung zu „Aha-Erlebnissen". Es kann für die Klienten sehr motivierend sein, zu erleben, dass sie selbst auf Dinge Einfluss nehmen können (nämlich ihre Körperfunktionen), von denen sie ein Leben lang dachten, sie seien diesen hilflos ausgeliefert. Solche Momente stärken die Bereitschaft zur Veränderungsarbeit ungemein. Im Folgenden sind einige Anregungen zum Einsatz der beschriebenen Biofeedbackmethoden aufgeführt.

Darstellung psychophysiologischer Zusammenhänge

In diesem Beispiel (**Abb. 2.15**) wurden der Hautleitwert (obere blaue Kurve) und die Fingertemperatur (untere rote Linie) an einem Patienten gemessen.

Fallbeispiel

Die gestrichelten vertikalen Linien sind sog. **Ereignismarker**, die im Folgenden erklärt werden.

Marker 1: Der Patient wurde aufgefordert, die Augen zu schließen und geschlossen zu halten. Dadurch ließ sich schon eine Entspannungsreaktion messen; der Hautleitwert sank und die Fingertemperatur stieg. Danach wurden einfach einzelne Wörter gesagt und jeweils ein Marker gesetzt, um die Veränderungen in der Besprechung zuordnen zu können.

Bei **Marker 2** wurde nur das Wort „Mutter" gesagt. Der Anstieg im Hautleitwert ist nicht zwangsläufig als Stressor zu werten, der mit negativen Emotionen verbunden ist. Genauso gut kann eine freudige Erregung zur Erhöhung des Hautleit-

2

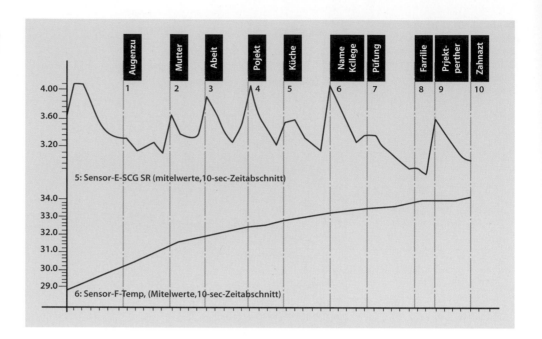

werts führen. Bei **Marker 3** erhöhte sich der Hautleitwert bei dem Wort „Arbeit" deutlich und bei Nennung eines derzeitigen arbeitsreichen Projekts bei Marker 4 noch deutlicher.

Bei **Marker 5** wurde das Wort „Küche" erwähnt, da bekannt war, dass der Patient am Wochenende zuvor eine neue Küche in der Wohnung eingebaut hatte und nicht alles planmäßig verlaufen war. Hier war der Anstieg des Hautleitwerts klein, weil der größte Teil der Probleme schon gelöst war und nur noch ein paar Kleinigkeiten anstanden.

Bei **Marker 6** wurde der Name eines unliebsamen Kollegen genannt und der Hautleitwert stieg an.

Auf die Reaktion bei **Marker 7** sei besonders hingewiesen. Der Patient hatte 2 Wochen vor der Messung gerade sehr erfolgreich seine Promotionsprüfung bestanden, vor der er naturgemäß sehr aufgeregt war. Im biologischen Sinne ist ein Stressor die Ungewissheit, ob eine Situation bewältigt werden kann oder nicht. Diese Frage stellt sich natürlich vor jeder Prüfungssituation. Ist die Situation dann – wie in diesem Fall – erfolgreich bewältigt, stellt sie keinen Stressor mehr dar. Bei der Besprechung der Daten kam dann die Bemerkung „Vor 2 Wochen (also direkt vor der Prüfung) hätte ich hier einen sehr großen Ausschlag erwartet". Nach Bestehen der Situation konnte man deutlich erkennen, wie das Wort „Prüfung" sogar eine Entspannungsreaktion auslöst, so als wäre eine große Erleichterung eingetreten. Bei Marker 8 führte das Wort „Familie" noch zu einem weiteren Aball des Hautleitwertes.

Bei **Marker 9** wurde der Name eines unliebsamen Projektpartners genannt, was erneut zu einem deutlichen Anstieg des Stresslevels führte.

Das Wort „Zahnarzt" bei **Marker 10** führte zu keinem weiteren Anstieg des Hautleitwerts.

Es sei nochmals darauf hingewiesen, dass bei dieser Aufnahme (◘ Abb. 2.15) in entspannter Atmosphäre bei den Markern jeweils nur ein Wort genannt wurde. Auch die ansteigende Tem-

peratur während der Sitzung deutet auf den entspannten Zustand des Probanden hin, der Hautleitwert zeigt jedoch deutliche Ausschläge. Dies ist eine gutee Erklärungsbasis dafür, wie Wörter, Gedanken oder Bilder die Physiologie beeinflussen können.

Stresstest zur Erfolgskontrolle einer Behandlungsserie

Das folgende Beispiel zeigt den Stresstest eines Studenten, der an einem Seminarprojekt „Neurofeedback" teilgenommen hat. Bei diesem Projekt wurden 15 Alpha-Theta-Neurofeedbacksitzungen (► Kap. 3) durchgeführt. Zu Beginn (◘ Abb. 2.13) und nach Ende (◘ Abb. 2.16) der 15 Neurofeedbacksitzungen wurde u. a. ein Stresstest durchgeführt.

Fallbeispiel

Der 1. Liniengraph (◘ Abb. 2.13) zeigt den Verlauf des **Hautleitwerts**. Deutlich ist hier der Anstieg bei Ankündigung des Stressors, dann ein weiterer beim Einsetzen des tatsächlichen Stressors. Auffällig ist, dass es in der abschließenden 2-minütigen Entspannungsphase nicht wieder gelang, den Hautleitwert zu senken.

Die 2. Kurve zeigt den Verlauf der **Hauttemperatur**, gemessen an einem Finger. Hier ist ein kontinuierlicher Anstieg über die gesamte 6 Minuten zu beobachten.

Die 3. Kurve zeigt die **Amplitude des Blutvolumenpulses**, gemessen mit einem Pulssensor am Finger. Während des Stressors zeigen sich eine Verminderung der Amplitude, und damit eine vorübergehende Verengung der peripheren Gefäße.

Die 4. Kurve zeigt die **Respirationsrate**, gemessen mit einem Atemgurt mit Dehnungssensoren am Abdomen. Der Student zeigt eine relativ gleichmäßige Atmung mit tiefen Atemzügen. Die 4. Kurve zeigt die Herzrate, die im Zusammenhang mit der Atmung gesehen werden sollte. Im Idealfall sollten die Kurven von Atmung und Herzrate im oberen

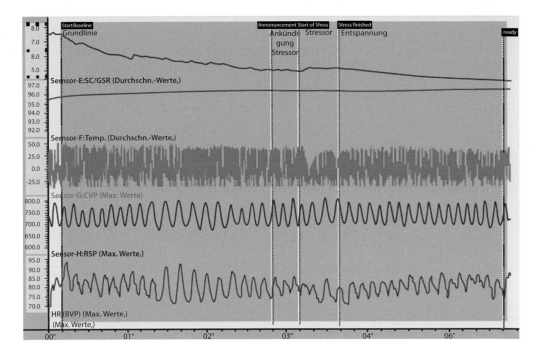

◘ Abb. 2.16 Ergebnisse des Stresstests nach 15 Alpha-Theta-Sitzungen. Die Ergebnisse des Stresstests zu Beginn der Behandlung sind in ◘ Abb. 2.13 dargestellt

Bild relativ synchron verlaufen; man bezeichnet dies als Kohärenz zwischen Atmung und Pulsrate. Diese ist bei dem Studenten trotz regelmäßiger Atmung nicht sehr gut ausgeprägt. Aus gegebenem Anlass wurde noch ein zusätzlicher Atemtest durchgeführt, bei dem die Parameter von Herzratenvariabilität und Herzkohärenz speziell berücksichtigt wurden. Auch hier zeigte der Student nur durchschnittliche Werte, obwohl im Gegensatz zum Stresstest explizit auf eine tiefe, regelmäßige Atmung geachtet wurde.

Der Stresstest wurde nach Ende des Neurofeedbacktrainings (15 Sitzungen à 30 Minuten) wiederholt (◘ Abb. 2.16).

◘ Abb. 2.16 zeigt die Daten des Stresstests nach Absolvierung des Alpha-Theta-Trainings des Studenten.

Fallbeispiel

Von oben nach unten sind wieder die folgenden Parameter aufgeführt: Hautleitwert, Temperatur, Blutvolumenpuls, Atemrate und Herzrate.

Beim **Hautleitwert** fällt im Gegensatz zur 1. Messung sofort auf, dass er stetig sinkt, bei Einsetzen des Stressors nur wenig reagiert und in der anschließenden Entspannungsphase noch weiter fällt.

Am deutlichsten ist aber die **Verbesserung der Kohärenz** zwischen Atmung und Herzrate. Diese erreicht nach ca. 1,5 Minuten Entspannung ihren optimalen Wert, gerät durch den Stressor zwar etwas durcheinander, erholt sich dann aber relativ gut. In der 1. Messung vor dem Neurofeedbacktraining war diese Kohärenz zwischen Atmung und Herzrate überhaupt nicht vorhanden. Noch deutlicher ist dies in den Spektralanalysen der Herzraten vor und nach dem Training zu erkennen (◘ Abb. 2.19).

Mit der **Spektralanalyse** (◘ Abb. 2.17) lässt sich feststellen, aus welchen Frequenzanteilen sich der Verlauf der Herzratenkurve zusammensetzt.

Als Berechnungsgrundlage werden die **Zwischenschlagintervalle** herangezogen, die in Millisekunden (ms) angegeben werden. Eine Herzrate von 60 Schlägen/Minute entspricht z. B. einem Zwischenschlagintervall von 1000 ms. Bei einem **gesunden Probanden** beträgt die Atemfrequenz im ruhigen, entspannten Zustand etwa 6 Atemzüge/Minute, was einer Frequenz von 0,1 Hz entspricht. Wenn nun also die Spektralanalyse der Herzrate einen einzigen Peak bei 0,1 Hz aufweist, wie das **im Fall des Studenten** nach 15 Neurofeedbacksitzungen zu erkennen ist, deutet dies auf eine gute Synchronisation von Atmung und Herzfrequenz hin. Im Gegensatz dazu ergaben sich in der Spektralanalyse der Herzrate im Stresstest vor dem Neurofeedbacktraining viele unterschiedliche Peaks über das Spektrum verteilt, was auf wenig Kohärenz zwischen Atmung und Herz hinweist.

Fallbeispiel

Der Stresstest nach 15 Neurofeedbacksitzungen zeigt, dass sich in der Herzratenvariabiltät und Kohärenz von Atmung und der Herzrate eine deutliche Verbesserung einstellte, was insgesamt auf eine **verbesserte Selbstregulation des vegetativen Nervensystems** hindeutet.

In diesem Sinne kann ein zu Beginn und am Ende einer Behandlung durchgeführter Stresstest für einen **Vorher-Nachher-Vergleich** herangezogen werden.

Interessant ist hierbei, dass mit dem Studenten kein HRV-Training durchgeführt wurde, sondern ein Neurofeedbacktraining.

2

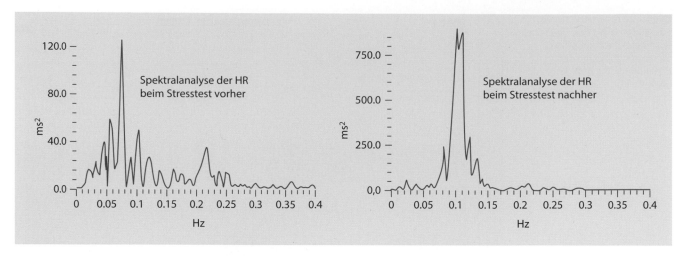

Abb. 2.17 Spektralanalyse der Herzrate während des Stresstests eines Studenten vor und nach 15 Neurofeedbacksitzungen

Abb. 2.18 Typische Hautleitwert- *(blaue Linie oben)* und Temperaturkurven *(rote Line unten)* während der Entspannung

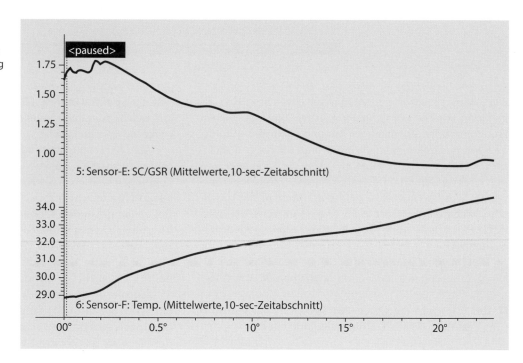

> **Sowohl Neurofeedback- als auch HRV-Training führen zu einer verbesserten Selbstregulationsfähigkeit.**

Eine verbesserte Selbstregulationsfähigkeit hat vielfältige Folgen. In diesem Fall wurden verschiedene Parameter aus dem EEG trainiert und die Effekte sind ganz offensichtlich eine verbesserte Herz-Atmungs-Kohärenz und eine optimierte HRV. Umgekehrt kann man davon ausgehen, dass auch das Training der HRV einen Einfluss auf das EEG hat.

Unterstützung beim Erlernen von Entspannung

In der Praxis kann es in vielen Fällen hilfreich sein, dem Klienten anhand der Messungen zu zeigen, wie gut es ihm schon gelingt, seine Körpersignale zu verändern. Bei Kursen im Autogenen Training kommen manchmal Rückmeldun-gen wie „Ich kann das nicht.", „Meine Hand wird überhaupt nicht warm.", „Das funktioniert nicht." o. Ä. In Wirklichkeit finden jedoch schon Veränderungen statt, die aber noch so minimal sein können, dass sie nicht wahrgenommen werden. Gute Biofeedbackgeräte reagieren sehr empfindlich, messen schon geringste Veränderungen und melden sie positiv zurück. Der Klient wird belohnt und merkt „Aha, da tut sich was!", und er macht weiter, bis er auch selbst spürt, wie angenehm warm und trocken die Hände werden. Teilnehmer von Kursen für Autogenes Training haben schon berichtet, dass sie zum Üben ein Fieberthermometer in die Hand genommen haben und jedes Mal erfreut waren, tatsächlich auch zu messen, wie die Hand beim Training warm wird. ◼ Abb. 2.18 zeigt, wie bei einem Entspannungstraining der Hautleitwert (obere blaue Kurve) sinkt und die Fingertemperatur (untere rote Kurve) steigt.

Prinzipiell eignen sich alle o. g. Parameter (Hautleitwert, Temperatur, HRV, Muskelspannung), um ein Entspannungstraining (▶ Exkurs „Handerwärmungstraining zur allgemeinen Entspannung") zu unterstützen. Es empfiehlt sich, zu Beginn einen Stresstest (▶ Abschn. 2.8) durchzuführen, bei dem alle Parameter gemessen werden. Derjenige Parameter, der am meisten auf die dargebotenen Stressoren reagiert hat, wird zum Entspannungstraining gewählt.

Stressmanagement (Stressexposition bei Phobien)

Teilweise kommen Klienten in die Praxis, die ihre Stressoren genau nennen können, wie z. B. das Bellen des Nachbarhundes, Kindergeschrei oder der Anblick einer Spinne. Dies kann in der Praxis genutzt werden, indem die Klienten z. B. den störenden Lärm als Audiodatei aufnehmen und mitbringen. Bei einer Spinnenphobie kann man Spinnenbilder oder Tierfilme mit Spinnen verwenden. Es empfiehlt sich, alle Parameter während der Stressexposition zu messen und sie mit Biofeedback zu trainieren.

Verspannungen und Schmerzen

Bei Klienten mit Verspannungen und/oder Schmerzen bietet es sich an, neben den anderen Entspannungsverfahren und Biofeedbackparametern auch ein **EMG-Biofeedback** zu machen, um den Ruhetonus der Muskulatur zu senken und die Sensibilität für die Muskelspannung zu verbessern

(▶ Abschn. 12.2). Vor Beginn eines Biofeedbacktrainings können die meisten Menschen ihre Muskelanspannung schlecht einschätzen. Eine erhöhte Muskelspannung fällt i. d. R. erst auf, wenn sie mit Schmerzen einhergeht. Schon nach ein paar Biofeedbacktrainingssitzungen können die Klienten ihre Muskelspannungen oft sehr gut einschätzen. Das führt im Alltag dazu, dass Verspannungen früher wahrgenommen werden, sodass das Verhalten entsprechend modifiziert werden kann.

Typische **Ableitstellen** für das EMG sind z. B.
- bei Kopfschmerzen der M. frontalis,
- bei Schulter- und Nackenverspannungen der M. trapezius und
- bei Bruxismus der M. masseter.

Bei nächtlichem Bruxismus ist es sinnvoll, den Klienten zunächst in 1–2 Sitzungen in das Muskelbiofeedback einzuführen und dann ein kleines Biofeedbackgerät für das **Heimtraining** mitzugeben. Dabei werden für die Nacht jeweils Elektroden auf den M. masseter geklebt (◘ Abb. 2.19) und mit einem kleinen tragbaren Biofeedbackgerät verbunden. Dieses piepst, sobald die Muskelspannung für ein paar Sekunden über dem eingestellten Schwellenwert bleibt. Der Klient nimmt das akustische Signal wahr und entspannt die Muskulatur, woraufhin das akustische Signal stoppt. In der Regel passiert das völlig unbewusst, ohne dass der Klient dadurch aufwacht. Bei erfolgreichem Lernprozess kann das Gerät nach 4–8 Wochen wieder weggelassen werden.

Exkurs: Handerwärmungstraining zur allgemeinen Entspannung (von Andreas Krombholz)

Phase 1
Erarbeiten Sie zusammen mit dem Patienten die Hintergründe des Handerwärmungstrainings. Stellen Sie die Zusammenhänge zwischen der Aktivität des parasympathischen Nervensystems und des sympathischen Nervensystems dar. Eine Erhöhung der Handtemperatur bedeutet in diesem Zusammenhang eine Erhöhung der parasympathischen bzw. eine Absenkung der sympathischen Aktivität. Dadurch kommt es zu einer Dilatation der Blutgefäße, wodurch mehr „warmes" Blut in die Hände bzw. Finger geleitet werden kann. Sichtbar wird dies durch eine langsame tonische Erhöhung der am Finger gemessenen Temperatur. Erklären Sie dem Patienten, dass die am Finger gemessene Temperatur deutlich niedriger sein kann im Vergleich zur Körpertemperatur, die er vom „Fiebermessen" kennt. Dabei ist es oftmals nicht erforderlich oder ratsam, Werte vorzugeben. Wichtig ist es darzustellen, dass die Veränderung der Werte in Richtung Erhöhung das primäre Ziel ist. Fragen Sie den Patienten, ob und welche Entspannungsstrategien von ihm erlernt und evtl. schon eingesetzt worden sind. Geben Sie dem Patienten nochmals die Möglichkeit, Fragen zu stellen und Unklarheiten bezüglich des Trainings zu klären.

Phase 2
Nachdem der Patient eine angenehme Sitz-oder Liegeposition eingenommen hat, schließen Sie den Temperatursensor wie im Handbuch beschrieben an. Sagen Sie dem Patienten, dass er, wenn es ihm während des Trainings nicht gut geht, jederzeit die Möglichkeit hat, eine Pause einzulegen. Lassen Sie dem Patienten ausreichend Zeit, zur Ruhe zu kommen; nutzen Sie diese Zeit, um eine Anpassung des Sensors an die Handtemperatur zu ermöglichen (5 min als Baseline-Messung).

Phase 3
Nun beginnt das Training. Zeigen Sie dem Patienten ein entsprechendes Feedback. Arbeiten Sie hier noch nicht mit Schwellenwerten bzw.

stellen Sie diese so ein, dass der Patient Erfolg erlebt. Erläutern Sie dem Patienten, was mit dem Video in Abhängigkeit von seiner Handtemperatur geschieht. Nun soll der Patient zunächst beobachten, wie und ob es ihm gelingt, das Feedback zu verändern. Wenn sich das Feedback in gewünschter Richtung verändert, verstärken Sie den Effekt, indem Sie den Patienten loben und positiv motivieren. Gelingt es dem Patienten nicht, seine Temperatur zu erhöhen, geben Sie **Hilfestellung**:

Beispiel 1: „Stellen Sie sich vor, Sie stehen in der kalten Winterlandschaft. Ihre Hände fühlen sich kalt an. Nun stellen Sie sich vor, wie sie etwas Warmes, z. B. eine warme Tasse Kaffee etc. in die Hände nehmen. Versuchen Sie das angenehme Gefühl zu empfinden, wenn die Tasse die Hände erwärmt. Nehmen Sie wahr, wie die Temperatur außen steigt, wie es sich anfühlt, wenn die Sonnenstrahlen Sie langsam erreichen und Ihre Hände noch wärmer werden lassen. Atmen Sie ruhig und langsam. Genießen Sie das Gefühl der Wärme in Ihren Händen. Ihr Körper entspannt sich, je mehr Sie die Wärme spüren."
Wenn das Video der Karibik nach und nach deutlicher wird, kann die Instruktion verändert werden.

Beispiel 2: „Stellen Sie sich vor, Sie liegen dort am Strand. Legen Sie in Gedanken Ihre Handflächen auf den warmen Sand. Genießen Sie das angenehme Gefühl der Wärme in Ihren Händen. Wie fühlt sich das an, wenn die Hände auf warmem Sand liegen? Ihr Körper entspannt sich, je mehr Sie die Wärme spüren."

Phase 4
Beenden Sie die Sitzung nach max. 30 min. Wenn Sie merken, dass der Patient Schwierigkeiten hat oder der Temperaturverlauf nicht in die gewünschte Richtung geht, unterbrechen Sie die Sitzung.

2

Klären Sie mit dem Patienten, was für ihn schwierig oder belastend war. Beenden Sie die Sitzung mit einem Erfolgserlebnis. Zeigen Sie dem Patienten anhand des Auswertungsbildschirms, welchen Erfolg er gehabt hat, und loben Sie auch kleine Erfolge. Besprechen Sie die Sitzung mit dem Patienten, was und wie er sich gefühlt hat. In der nächsten Sitzung ist es ratsam, die Erfolge und den Verlauf der letzten Sitzung kurz zu wiederholen. Durchlaufen Sie nun wieder Phase 1 und Phase 2. Schauen Sie, ob und in welcher Zeit die in der vorherigen Sitzung zuletzt erreichte Temperatur wieder erreicht wird. Gelingt dies dem Patienten, fangen Sie an, schrittweise Schwellenwerte einzurichten, die der Patient erreichen muss. Sagen Sie dem Patienten, dass dies deshalb gemacht wird, weil er das „Entspannen" ganz gut kann und der Schwierigkeitsgrad nun erhöht werden kann. Die Schwellenwerte sollen in kleinen Schritten gesteigert werden. Fragen Sie nach der Sitzung immer, wie sich der Patient gefühlt hat und, wie er sich jetzt fühlt.

Phase 5
Wenn die Handerwärmung gut gelingt und der Patient den gewünschten Effekt verspürt, üben Sie mit anderen Stimuli.

Phase 6
Üben Sie nun mit dem Patienten die erlernten Strategien auch ohne Feedback. (z. B. mit geschlossenen Augen nur auditives Feedback). Das Feedback wird nach und nach aus dem Training entzogen. Besprechen Sie mit dem Patienten, wie er nun zu Hause oder in belastenden Situationen versuchen kann, seine erlernten Strategien umzusetzen. Dabei ist es wichtig, dass Sie dem Patienten den Temperaturverlauf zeigen, den er ohne Feedback erreicht hat.

Phase 7
Der Patient soll die abgesprochenen Übungen zu Hause durchführen. Besprechen Sie diese Übungen im Nachhinein und klären Sie mögliche Schwierigkeiten, aber loben Sie die Erfolge.

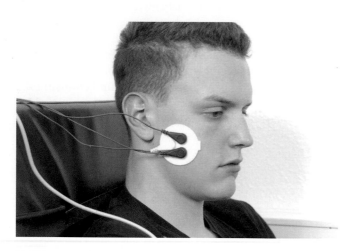

◘ **Abb. 2.19** Platzierung der Triodenelektrode auf dem M. masseter. (Mit freundl. Genehmigung von Edith Schneider)

chen. Danach ist es angemessen, sich zurückzuhalten, damit der Klient selbst diese Zusammenhänge erkennen kann und seine eigenen bewussten und unbewussten Strategien findet, um die Muskelspannung zu senken.

Weitere Beispiele

Die aufgeführten Beispiele sollen einen kleinen Einblick geben, wie peripheres Biofeedback in der Praxis genutzt werden kann. Diese Beispiele sind als Anregung gedacht. In der Praxis bieten sich viele weitere Möglichkeiten an, indem man als Therapeut das periphere Biofeedback mit den Methoden kombiniert, auf die man bereits spezialisiert ist. Eindrucksvolle Beispiele sind auch in ▶ Kap. 7, „Hemi-Kinematics-Bio-Control", und in ▶ Kap. 14, „Biofeedback in der Suchtbehandlung", beschrieben.

Viele Klienten verbringen den Großteil ihrer Zeit vor einem Computerbildschirm, was bei Fehlhaltungen oft zu verschiedensten Muskelverspannungen führen kann. Da das Biofeedbacktraining auch vor dem Computer stattfindet, lohnt es sich, den Klienten gut zu beobachten und ihm zu erklären, welche **Körperhaltung** zu einer direkt messbaren Tonuserhöhung führt. Wird z. B. bei einem Klienten mit Kopfschmerzen eine Spannung des M. frontalis rückgemeldet, sollte man darauf achten, wie der Klient auf den Bildschirm schaut. Bei längerem Sitzen rutscht man auf dem Stuhl meist immer tiefer und schaut deshalb eher von unten nach oben, was sich u. a. sofort in einer erhöhten Spannung des M. frontalis bemerkbar macht (▶ Abschn. 12.2, „Fallbeispiel: Spannungskopfschmerz"). Es gehört zu den Aufgaben des Therapeuten, die Körperhaltung des Klienten zu beobachten und zurückzumelden als auch dem Klienten den Zusammenhang zwischen Gedanken, Bildern, innerer Haltung und Muskelspannung erkennbar zu ma-

Weiterführende Literatur

Birbaumer N, Schmidt RF (2010) Biologische Psychologie, 7. Aufl. Springer, Heidelberg/New York/Tokio
Bruns T, Praun N (2002) Biofeedback. Ein Handbuch für die therapeutische Praxis. Vandenhoeck & Ruprecht, Göttingen
Lohninger A (2017) Herzratenvariabilität. Das HRV Praxislehrbuch. Facultas, Wien/Austria
Martin A, Rief W (2008) Wie wirksam ist Biofeedback? Huber, Bern
Pirker-Binder I (2007) Biofeedback in der Praxis Bd. 1 und 2. Springer, Wien/New York
Porges S (2018) Die Polyvagal-Theorie und die Suche nach Sicherheit: Traumabehandlung, soziales Engagement und Bindung, 2. Aufl. G.P. Probst, Lichtenau
Rief W, Birbaumer N (2010) Biofeedback: Grundlagen, Indikationen, Kommunikation, Vorgehen, 3. Aufl. Schattauer, Stuttgart
Schwartz MS, Andrasik F (2017) Biofeedback – a practitioner's guide, 4. Aufl. The Guilford Press, New York/London
Weissacher E, Heuser J (2008) Biofeedback: Die alternative Methode zur Behandlung von Schmerzen und psychosomatischen Beschwerden. Irsiana, München

Frequenzbandtraining

© Springer-Verlag GmbH Deutschland, ein Teil von Springer Nature 2020
K.-M. Haus et al., *Praxisbuch Biofeedback und Neurofeedback*, https://doi.org/10.1007/978-3-662-59720-0_3

3

3.1 Entwicklung des Frequenzbandtrainings

Edith Schneider

Viele Forscher haben schon vor langer Zeit herausgefunden, dass sie Funktionen ihres Körpers und ihres Gehirns mithilfe von Rückmeldungsmechanismen beeinflussen können. Bereits vor 70 Jahren zeigten Jasper und Shagass (1941), dass die klassische Konditionierung des EEGs möglich ist, indem sie den Berger-Effekt (▸ Kap. 1) mit einem auditiven Stimulus verknüpften.

Die Geschichte der Entwicklung von Biofeedback und Neurofeedback verlief zweigleisig: Auf der einen Seite entfaltete sich

- das Alpha-Training und entwickelte sich in eine eher humanistisch-psychologische Richtung,
- während SMR- und Theta-/Beta-Training sich in neurophysiologisch-medizinischen Ansätzen wiederfanden.

3.1.1 Joe Kamiya: Anfänge des Alpha-Trainings

Es war 1966, als Joe Kamiya, ein Schlafforscher an der Universität von Chicago, im Schlaflabor EEGs überwachte. Er kam auf die Idee, jedes Mal, wenn er Alpha-Spindeln im EEG der Probanden sah, eine Glocke zu läuten und so die Leute auf ihren Alpha-Zustand aufmerksam zu machen. Bald konnten die Probanden sagen, ob sie Alpha-Wellen produzierten oder nicht, und sie waren auch in der Lage, schnellere Alpha-Wellen zu erzeugen.

Alpha-Wellen-Peak-Frequenz Manche Menschen produzieren Wellen, die innerhalb des Alpha-Bandes von 8–12 Hz mehr in die langsame Richtung dominieren, also von 8–10 Hz (▸ Abb. 3.1a), andere wiederum machen vermehrt schnelle Alpha-Wellen. Bei ihnen dominieren die Alpha-Wellen zwischen 10–12 Hz (▸ Abb. 3.1b). Es gibt Untersuchungen, die zeigen, dass bei Menschen mit ADS/ADHS eher langsame Alpha-Wellen vorhanden sind. Kann man nun die **Peak-Frequenz**, also die vorherrschende Alpha-Frequenz bei diesen Personen schneller machen, indem man die höheren Alpha-Frequenzen trainiert, verbessern sich deren Leistungen.

Kamiyas Artikel „Conscious control of brain waves", der 1968 in Psychology Today veröffentlicht wurde, stieß auf großes öffentliches Interesse, und bald begannen alle möglichen Geschäftemacher und Esoteriker Alpha-Training als „Instant-Nirvana" anzupreisen – eine Reaktion, die Neurofeedback damals einen schlechten Ruf einbrachte und die wissenschaftliche Akzeptanz zunächst empfindlich störte.

3.1.2 Elmer und Alyce Green: Alpha- und Theta-Training

Elmer und Alyce Green arbeiteten in der Menninger Clinic in Topeka, Kansas und führten dort viele Versuche mit **Handerwärmungstraining**, **Alpha-** und **Alpha-Theta-Training** durch. Über 20 Jahre reisten sie weltweit und unterrichteten Biofeedback und Selbstregulationstechniken. 1969 war Elmer Green einer der Mitbegründer der Biofeedback Research Society, die heute als Association for Applied Psychophysiology and Biofeedback (AAPB) bekannt ist. Zusammen mit seiner Frau untersuchte er Yogis, Medizinmänner, Schamanen und Heiler. 1977 wurde Alyce und Elmer Greens Buch „Beyond Biofeedback" veröffentlicht, in dem sie ihre Erfahrungen beschrieben.

Exkurse: Der Thalamus und die Alpha-Wellen

Der Thalamus wird auch als das „Tor zum Bewusstsein" bezeichnet. Hier entscheidet es sich, ob **Informationen wichtig genug** sind, um bewusst gemacht zu werden. Die Schaltneurone (auch Relaisneurone genannt) im Thalamus schicken ihre Axone bis in die Hirnrinde. Sie übermitteln die eingehenden sensorischen Informationen, solange wir aufmerksam, wach und beschäftigt sind. Wenn wir jedoch die Augen schließen, kommt von den Augen kein Input mehr, und es gibt hinsichtlich der visuellen Wahrnehmung nichts mehr weiterzuleiten. Dann werden die entsprechenden Relaisneurone auf einen **Ruherhythmus** umgeschaltet. Das bedeutet, dass sie nun in ganz bestimmten Abständen Salven (Bursts) von Entladungen produzieren. In dieser Funktion benehmen sie sich wie Schrittmacherzellen. Die Frequenz dieser Oszillationen oder Schwingungen wird durch die thalamokortikalen Rückmeldeschleifen bestimmt und durch die Hemmung über den Nucleus reticularis. Dieser umhüllt den Thalamus und erhält nicht nur von allen weitergeleiteten Impulsen eine Kopie, sondern auch von den kortikothalamischen Rückmeldungen an hemmende Zwischenneurone. Diese bewirken,

dass die Thalamuszellen hyperpolarisiert, also gehemmt werden. Bis das Membranpotenzial dieser Zellen wieder soweit hergestellt ist, dass es eine weitere Salve feuern kann, vergehen etwa 100 Millisekunden. Daher feuern die Relaiszellen im oszillatorischen Modus etwa 10-mal in der Sekunde. Somit entstehen die **Spindeln** im Thalamus und werden durch kortikale Einflüsse in ihrer Dauer und Ausprägung verändert. Wenn wir also wach und konzentriert sind, das thalamokortikale System angeregt ist, haben wir ein desynchronisiertes EEG. Man kann daher sagen, dass eine **Desynchronisation** das Zeichen einer aktiven Hirnrinde ist, und dass an den Stellen, an denen die Desynchronisation vorherrscht, auch Inhalte/Informationen verarbeitet werden.

Die zu funktionalen Systemen zusammengefassten Stellen der Hirnrinde, die keine Informationen verarbeiten oder auch keine bekommen, werden als **Systeme im Leerlauf** beschrieben. Das können Gebiete von mehreren Quadratzentimetern sein, die zu einem bestimmten Zeitpunkt nicht beschäftigt sind (▸ Abschn. 3.2.5).

■ **Fallbeispiel**

Vorgehen: Alpha-Training

Da es beim Alpha-Training vorrangig um **Entspannung** geht, sollte der Patient auf einem gemütlichen Liegesessel liegen.

Wenn man längere Zeit ganz ruhig liegt, kann es sein, dass man etwas fröstelt, deshalb empfiehlt es sich, den Patienten mit einer leichten Decke zuzudecken. Zum Schutz vor Außengeräuschen bekommt der Patient Kopfhörer aufgesetzt (▸ Abb. 3.2a).

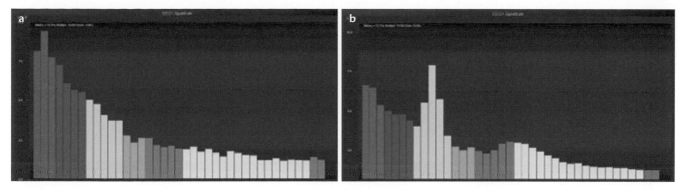

◘ Abb. 3.1 **a, b** Alpha-Wellen. **a** Hier dominieren neben den langsamen Frequenzen wie Delta *(dunkelgrau)* und Theta *(hellgrau)* die langsamen Alpha-Frequenzen von 8 und 9 Hz *(hellblau)*. **b** Hier ist die dominierende Alpha-Frequenz bei 10 Hz

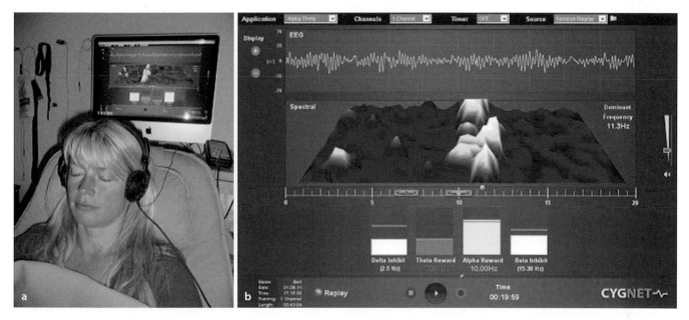

◘ Abb. 3.2 **a, b** Patientin beim Alpha-Training. **a** Mit Kopfhörern vom Außenlärm abgeschirmt und warm zugedeckt, kann sich die Patientin ihren inneren Bildern widmen. **b** Der Therapeutenbildschirm zeigt in der oberen Zeile das EEG mit Alpha-Spindeln. Im unteren Feld sieht man in der Spektralanalyse den Anstieg der Alpha-Frequenz und ein wenig Aktivität in den unteren Frequenzen. (Mit freundl. Genehmigung von Meike Wiedemann)

◘ Tab. 3.1 Durchschnittlicher Theta-Beta-Quotient

Alter	Diagnose		Kontrollgruppe
	ADS inattentiver Typ	ADHS Hyperaktivität/gemischter Typ	
6–11 Jahre	8,5	7,7	3,0
12–15 Jahre	4,5	5,5	2,0
16–20 Jahre	3,6	4,2	2,0
21–30 Jahre	2,5	4,1	1,5
(Nach Monastra 1999)			

Die aktive Elektrode wird an Pz geklebt, die Elektrode für die Erdung wird links hinter dem Ohr und die Referenzelektrode rechts hinter dem Ohr bzw. an den jeweiligen Ohrläppchen befestigt.

Der Verlauf der Sitzung kann am Therapeutenmonitor verfolgt werden. Hier zeigt sich wenig Aktivität bei den schnelleren Frequenzen (rechte Seite der Abbildung), ein Anstieg von Alpha und etwas Aktivität (vereinzelte helle Spitzen) bei den niedrigen Frequenzen (Delta und Theta). Wenn man bemerkt, dass Delta ansteigt, kann man den Patienten kurz antippen oder ansprechen, um sicherzugehen, dass er nicht schläft; oder man kann im Protokoll einen Ton

3

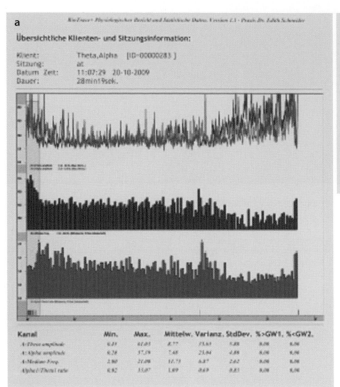

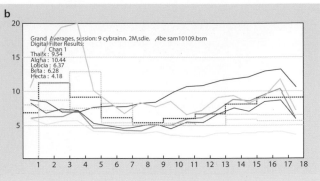

◱ Abb. 3.3   a, b Alpha-Crossover. **a** In der zweiten Trainingshälfte wird die Theta-Amplitude allmählich höher. Beim Alpha-Crossover gleichen sich die Amplituden an. Innere Bilder tauchen auf und können verarbeitet werden. **b** Hier überwiegt Alpha *(türkis)* zu Beginn deutlich. Nach 6 Minuten wird die Amplitude von Theta *(blau)* größer als die von Alpha und steigt dann deutlich an. Lobeta *(grün)* und Beta *(rosa)* zeigen ebenfalls einen geringen Anstieg, während Hibeta *(gelb)* deutlich absinkt, und somit anzeigt, dass eine mentale Beruhigung eintritt. (Mit freundl. Genehmigung von Meike Wiedemann)

◱ Tab. 3.2   Kritische Werte bei ADHS

Alter	Standardabweichung		
	1,0	1,5	2,0
6–11 Jahre	4,4	5,0	5,7
12–15 Jahre	2,9	3,3	3,7
16–20 Jahre	2,2	2,4	2,5
21–30 Jahre	1,9	2,1	2,4

(Nach Monastra 1999). Ab Werten über SD 1 besteht Behandlungsbedarf

---

Exkurse: Der Alpha-Theta-Crossover

Die Überlegung, die hinter dem Alpha-Theta-Crossover steht, besagt: Je mehr sich die Alpha- und die Theta-Wellen in ihrer Amplitude angleichen, bis dann Theta überwiegt ◱ Abb. 3.3, desto tiefer kann der Patient in einen **hypnagogen Zustand** kommen. Wenn man sich in diesem Grenzbereich zwischen Alpha und Theta bewegt, tauchen innere Bilder auf, mit denen man sich in einem geschützten Rahmen auseinandersetzen kann. Letztendlich sollte man als Therapeut nicht wie gebannt auf den Bildschirm starren, auf den Crossover warten und dann enttäuscht sein, wenn er nicht erscheint. Auch ohne dass es zu einem Crossover kommt, können Bilder, Gedanken und Einsichten kommen, die den Patienten weiterhelfen. Es ist nicht ungewöhnlich, dass jemand bis zu 20 Minuten braucht, bevor der Crossover einsetzt. Man kann diesen Zustand auch auf andere Weise erreichen, z. B. durch Hypnose oder Traumreisen. Der Vorteil beim Neurofeedback ist der Lerneffekt, den das Gehirn so viel schneller bekommt als bei anderen Methoden.

---

einbauen, der immer dann ertönt, wenn der Patient in den Schlaf abdriftet und anfängt, hohe Delta-Amplituden zu produzieren (◱ Abb. 3.2b).

Da der Patient mit geschlossenen Augen trainiert, braucht er ein auditives Feedback. Hier empfehlen sich Naturgeräusche, die man vorher mit dem Patienten zusammen anhören sollte. Manche Menschen mögen keine Regen- oder Meeresgeräusche, andere finden Vogelgezwitscher nervend. Sanfte Instrumentalmusik eignet sich ebenfalls. Hier gilt ganz allgemein die Devise: Erlaubt ist, was gefällt.

Nach einer Baseline-Messung von einigen Minuten stellt man die Schwelle so ein, dass sie ein wenig über dem Durchschnittswert liegt. Im Trainingsverlauf kann man sie etwas erhöhen, sodass der Patient zunehmend mehr Alpha produzieren muss, um das Belohnungsgeräusch zu hören.

Man kann gleichzeitig die Fingertemperatur aufzeichnen, allerdings ohne Rückmeldung. Im Anschluss kann man den Verlauf mit dem Patienten zusammen anschauen und besprechen.

Alyce Green litt in den 80er-Jahren an Alzheimer-Demenz und starb 1994. In seinem Buch „The Ozawkie Book of the Dead" beschreibt Elmer Green 2001, wie seine Frau und er die Krankheit erlebten. In diesem Buch propagiert er

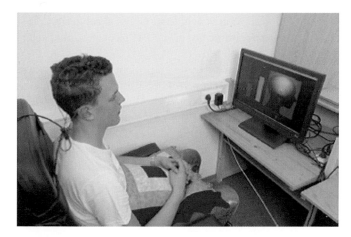

◼ **Abb. 3.4** Patient beim SMR-Training. Der linke Balken auf dem Bildschirm zeigt die Theta-Amplitude an. Hier muss er unter der Schwelle bleiben. Der rechte Balken zeigt die SMR-Amplitude. Immer, wenn der Patient in einer bestimmten Zeit genügend SMR-Wellen produziert hat, leuchtet die Glühbirne

Theta-Training und sagt darüber: „Theta-Training ist wie eine Tür, die man Dir zeigt. Die Arbeit des Hindurchgehens musst Du leisten, und das EEG-Gerät ist der Türgriff." In einem Interview, das er 2011 als 94-Jähriger gab, empfiehlt er **Theta-Training**, indem er sagt: „Wenn Du Theta trainierst, dann ist es für Dein Höheres Selbst möglich, mit Dir zu sprechen. Denn um Theta zu produzieren, musst Du Deinen Geist beruhigen und Deinen Gedanken befehlen, eine Zeitlang still zu sein. Und sobald Dein Geist ruhig wird, wird der nächste Bereich aktiv, der Traumlevel beginnt zu Dir zu sprechen, und Du musst in der Lage sein, ihm zuzuhören, ohne einzuschlafen."

❗ Es ist wichtig, dass ein *Theta-Training* nur dann durchgeführt wird, wenn sichergestellt ist, dass seitens des Trainingsanleiters genügend Fachwissen vorhanden ist, um mit plötzlich auftauchenden negativen Erinnerungen umzugehen (▶ Kap. 8).

Elmer Green verkörpert den humanistischen Ansatz des Biofeedback- und Neurofeedbacktrainings, der die Methoden dazu verwendet, um einen tieferen Einblick in die seelische Entwicklung des Menschen und seines Geistes zu bekommen und mithilfe unbewusster Inhalte zu heilen.

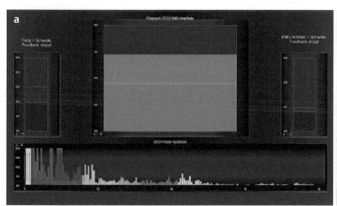
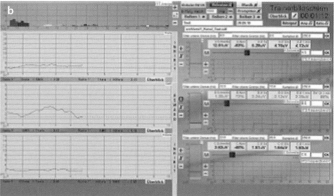

◼ **Abb. 3.5** **a, b** Darstellungen auf dem Bildschirm. **a** Die bunten, sich immer auf und ab bewegenden Balken auf dem Therapeutenbildschirm geben für jede Frequenz in 1-Hz-Schritten die jeweilige Intensität der Hirnwellen an. Hier soll der Patient SMR produzieren, Theta und die Muskelspannung reduzieren. (Mit freundl. Genehmi- gung von Edith Schneider). **b** Dieser Bildschirm zeigt oben links die Spektralanalyse, darunter die gefilterten Anteile des EEGs, aufgeteilt nach den Frequenzen, die belohnt und inhibiert werden. Auch hier sind mannigfaltige Einstellungen möglich. (Mit freundl. Genehmigung der Neurofit-Akademie)

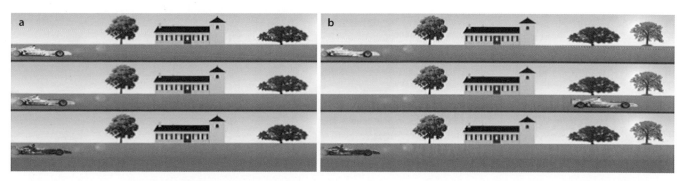

◼ **Abb. 3.6** **a, b** Autorennen. **a** Ausgangssituation für das Autorennen. **b** Das weiße Auto hat gewonnen. Der Patient hat erfolgreich Low-Beta produziert. (Mit freundl. Genehmigung der Neurofit-Akademie)

3

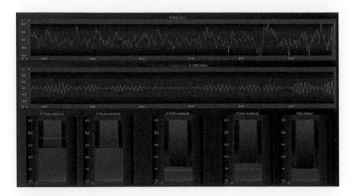

◻ Abb. 3.7   Bei diesem Therapeutenschirm können die Schwellen zuerst durch eine mehrminütige Baseline bestimmt und danach von Hand nachreguliert werden (mit freundl. Genehmigung von Edith Schneider)

3.1.3 **Alpha-Theta-Training**

- **Peniston: Alpha-Theta-Trainingbei posttraumatischer Belastungsstörung und bei Sucht**

Peniston, ein Psychologe, der sein Training in der Menninger Clinic in Topeka, Kansas bei Elmer Green absolvierte, arbeitete mit **Vietnamveteranen**, die an **PTBS** (posttraumatischer Belastungsstörung) litten.

Bei diesen Veteranen zeigten sich neben Symptomen wie Angst und Panikstörungen, Alkoholismus, Suizidgedanken, Feindseligkeit und Reizbarkeit auch Eheschwierigkeiten. Untersuchungen ergaben, dass bei den Veteranen, die extreme Kampfhandlungen erlebt hatten, das Vorkommen psychologischer Probleme höher war. Sie berichteten nicht nur von andauernden Ängsten, sondern wurden auch von wiederkehren-

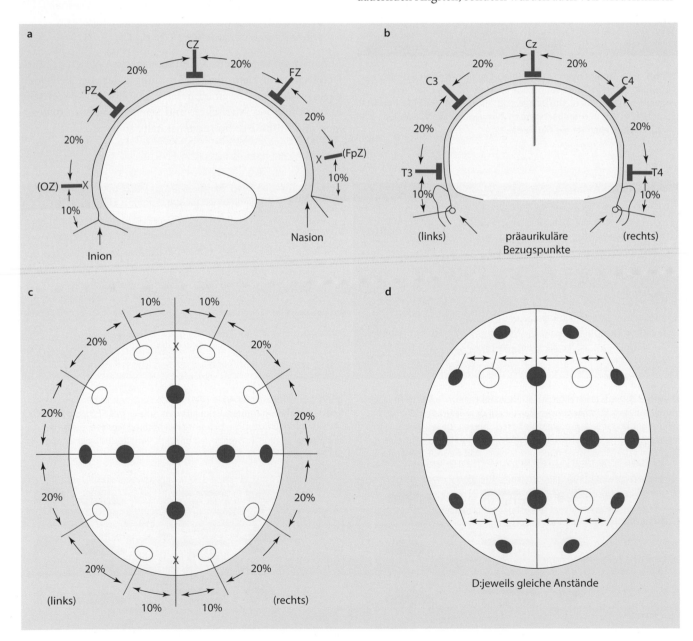

◻ Abb. 3.8   a–d Elektrodenpositionierung nach dem 10-20-System von Herbert H. Jasper (1958). (Aus Zschocke 2002)

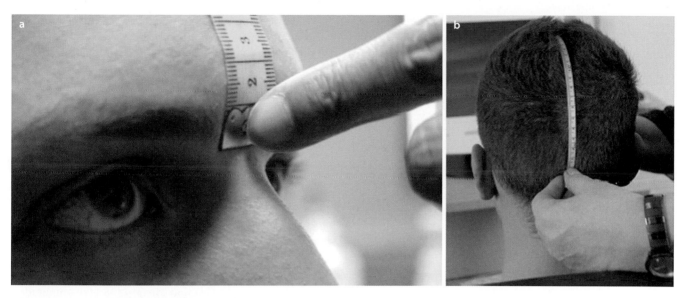

🔲 **Abb. 3.9   a, b.** Anlegen des Maßbandes. **a** Das Maßband wird am Übergang von der Nase zur Stirn angelegt. **b** Das Maßband wird am Inion angelegt. (Mit freundl. Genehmigung von Edith Schneider)

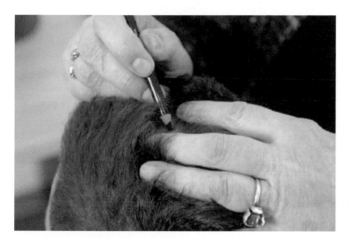

🔲 **Abb. 3.10**   Ein Kajalstift eignet sich gut zum Markieren der Punkte, an denen Elektroden geklebt werden sollen. (Mit freundl. Genehmigung von Edith Schneider)

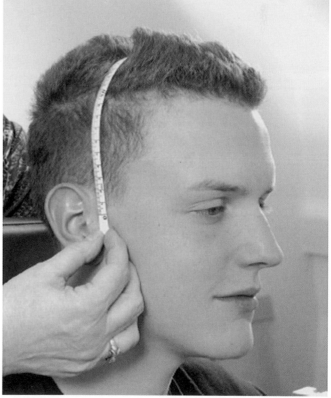

🔲 **Abb. 3.11**   Das Maßband wird am präaurikulären Punkt, der kleinen Eindellung vor dem Ohr, angelegt. (Mit freundl. Genehmigung von Edith Schneider)

den Alpträumen heimgesucht, von Flashbacks, Panikattacken und lebhaften Erinnerungen an Extremsituationen im Kampf.

Bei seiner **ersten Studie** trainierte Peniston **14 Veteranen**, die neben Handerwärmungstraining, Atemübungen und Anleitungen zum Autogenen Training zusätzlich zu Gesprächen auch noch ein Alpha-/Theta-Trainingsprotokoll absolvierten. Die Kontrollgruppe mit 15 Veteranen erhielt nur die herkömmliche Gesprächstherapie. Beide Gruppen waren medikamentös eingestellt.

Zu Ende des Trainings, bei dem 30 Sitzungen von je 30 Minuten stattfanden, konnten alle Teilnehmer der Neurofeedbackgruppe ihre Medikamente absetzen. Penistons Beobachtungen während des Trainings ließen ihn vermuten, dass die angstauslösenden Albträume der symbolische Ausdruck der Schuldgefühle waren, die die Überlebenden empfanden und verdrängten. In den meisten Fällen war es den Veteranen nicht möglich, ihre Schuldgefühle mit bestimmten Vorfällen in Verbindung zu bringen.

> ❯ Alpha-Theta-Training erlaubt *verdrängten Inhalten/ Erinnerungen*, sich wieder zu zeigen, sodass sie verarbeitet werden können.

Das Neurofeedbacktraining erlaubte das **Bewusstwerden** dieser Situationen, sodass sie in Gesprächen danach verarbeitet werden konnten. Diese Veteranen zeigten signifikante

3

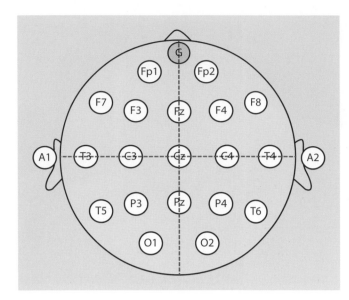

☑ **Abb. 3.12**   Diese Elektrodenbezeichnungen sind international einheitlich. (Aus Zschocke 2002)

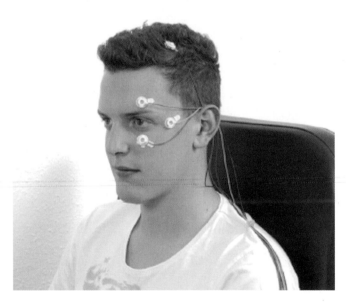

☑ **Abb. 3.13**   Die aktive Elektrode befindet sich an F3. (Mit freundl. Genehmigung von Edith Schneider)

Verbesserungen ihrer Symptomatik. Eine Nachuntersuchung nach 30 Monaten ergab, dass von den 14 TN in der Zwischenzeit nur 3 TN nochmal eine PTBS-Symptomatik erlebten, während es in der Kontrollgruppe bei allen TN vorkam. Peniston und Kulkosky gehen davon aus, dass das NF-Training die Menschen in die Lage versetzt, sich zusätzlich zu den traumatischen Erlebnissen auch an die verdrängten Schuldgefühle zu erinnern und diese zu verarbeiten.

Vorgehen: Peniston-Protokoll

Das eigentliche Training wird mit bis zu 4 Handerwärmungstrainingssitzungen gekoppelt, vorgeschaltet mit Atemtraining und Elementen des Autogenen Trainings.

Für jeden Patienten wird ein **Visualisierungsskript** entwickelt, das ihm zeigt, was er erreichen will. Dieses Skript enthält

1. Sätze aus dem Autogenen Training und Entspannungseinleitungen,
2. die Suggestion, dass eine Verbindung mit dem Unbewussten hergestellt wird,
3. Visualisierungen, wie der Betreffende unerwünschte Verhaltensweisen und Gefühle ablehnt,
4. Visualisierung erwünschter Resultate (höhere Fingertemperatur, erhöhte Alpha- und Theta-Amplituden, seelische Gesundheit, einen Lebensstil frei von Abhängigkeit, das Erreichen individueller Ziele),
5. Anleitung an das Unbewusste, das Erreichen dieser Ziele zu verwirklichen.

Der Patient nimmt auf einem bequemen Stuhl Platz. Ein EEG-Stuhl oder ein Sessel, in dem er sich zurücklehnen oder gemütlich liegen kann, ist ideal. Danach wird an O1 die aktive Elektrode angebracht, Referenz und Erd-Elektrode an A1 und A2.

Die Alpha- (8–12 Hz) und Theta- (4–8 Hz) Amplituden werden in einer Baseline (über 5 Minuten) bestimmt und dann so eingestellt, dass bei Überschreiten der Baseline-Schwelle das auditive Feedback hörbar wird.

Der Ton für Theta wird tiefer eingestellt als der für Alpha. Der Patient soll durch Entspannung versuchen, die Töne so lange wie möglich zu hören.

Erwünscht wird ein Zustand, bei dem ein Crossover von Theta und Alpha stattfindet, bei dem die Amplitude von Theta die von Alpha übersteigt.

Das Feedback für Alpha wird bei 70–80 % eingestellt, das für Theta bei 20–30 %.

Nach der Sitzung bespricht der Patient mit dem Therapeuten seine Erlebnisse.

Wünschenswert sind tägliche Sitzungen, 3 Sitzungen pro Woche sollten gemacht werden. Realistisch im ambulanten Setting sind wahrscheinlich 2 Sitzungen pro Woche.

Insgesamt werden 30 Alpha-Theta-Trainingssitzungen durchgeführt.

Eine weitere Studie, diesmal mit **alkoholabhängigen Kriegsveteranen**, kam ebenfalls zu einem sehr erfreulichen Ergebnis. Von den 14 TN waren alle bis auf einen nach 21 Monaten immer noch abstinent, was einer Erfolgsquote von 92 % entspricht.

Nancy White leitet das „The Enhancement Institute" in Houston, Texas. Sie führt seit über 20 Jahren Alpha-Theta-Training durch und wendet es bei verschiedenen Diagnosen und auch als Hochleistungstraining an. Sie führt den Erfolg des Peniston-Protokolls auf die Kombination von empathischem Therapeut, Ausrichtung auf ein positives und gesundes Ergebnis und sicherer und unterstützender Umgebung zusätzlich zu dem Neurofeedback zurück.

> ❯ Heilend wirkt nicht das Neurofeedbackprotokoll, sondern der *Kontakt mit inneren Ressourcen*, der durch das Training möglich wird.

Nicht das Peniston-Protokoll an sich ist das heilende Element. Es ist lediglich das Medium, das die Heilung durch **Visualisierung eines gewünschten Befindens** ermöglicht, während sich der Mensch in einem emotional empfänglichen Zustand befindet und von einem erfahrenen, mitfühlenden Therapeuten begleitet wird. Das Peniston-Protokoll hilft diesen empfänglichen Zustand herzustellen. Es scheint, als ob es das Erreichen eines höheren Bewusstseinszustandes und Einsicht fördert. Das kann dazu führen, dass die Beziehung zu sich selbst und der Welt verändert und anders verstanden wird.

Vorgehen: Modifizierte Peniston-Protokolle

Dem traditionellen Peniston-Protokoll werden 10–20 **SMR-Theta-Beta-Trainingssitzungen** vorgeschaltet. An C3 und C4 werden Frequenzen von 4–7 Hz und 22–30 Hz inhibiert. Belohnt werden Frequenzen von 12–18 Hz. Danach wird an Pz Alpha-Theta trainiert.

Kaiser und Othmer trainierten zuerst 13 Sitzungen, bei denen entweder Beta (15–18 Hz) an C3-Fpz oder SMR (12–15 Hz) an C4-Pz verstärkt wurden. Inhibiert wurden 2–7 Hz und 22–30 Hz.

Auch ein SCP-Training (▶ Kap. 4), das dem Alpha-Theta-Training vorgeschaltet wird, kann den Patienten stabilisieren, sodass er mit seinen Erinnerungen besser zurechtkommt.

In den vergangenen Jahren wurde das Alpha-Theta-Training bei vielen **suchtkranken Menschen** mit sehr guten Erfolgen durchgeführt. Auch bei schwer betroffenen Gruppen wie Crack-Süchtigen, Kokainabhängigen, obdachlosen Alkoholikern und Arbeitslosen, die zum Teil wegen Drogenbesitz und anderen Vergehen verurteilt wurden, konnten Resultate erzielt werden, die um ein Vielfaches besser waren als konventionelle Ansätze.

❯ Alpha-Theta-Training ist auch bei schwierigen Patientengruppen mit Modifikationen des Trainingsprotokolls erfolgreich, besonders im *Suchtbereich*.

Zu diesem Erfolg tragen sicherlich die **Persönlichkeitsveränderungen** bei, die mit diesem Protokoll erzielt werden. Sie werden von Norris (1999) als weitreichend beschrieben, mit einer Reduktion psychopathologischer Symptome wie
- Depression,
- Ängste,
- schlechtes Selbstbild,
- wahnhafte Gedankeninhalte,
- Vermeidungs- und aggressives Verhalten.

Peniston und sein Mitarbeiter Kulkosky meinen, dass das Training grundlegende Veränderungen der Persönlichkeitsmerkmale verursacht, und dass das der Grund ist, weshalb die Patienten nach dieser Behandlung abstinent bleiben können.

In der Zwischenzeit liegen Langzeitbeobachtungen über 6–8 Jahre mit eindrucksvollen Ergebnissen vor.

❗ Gerade bei *PTBS* ist es unbedingt wichtig, dass nur ausgebildete Therapeuten und Trainer diese Art von Training durchführen. Das anschließende Gespräch ist sicher genauso wichtig wie das Training selbst. Auch das Erkennen, wann ein Patient in eine suizidale Richtung geht, muss man gelernt haben.

❯ Man muss nicht an PTBS leiden, um von *Alpha-Theta-Training* zu profitieren.

Trotzdem ist dieses Protokoll sehr geeignet für alle, die sich mit Stress herumschlagen und manchmal einfach die Möglichkeit brauchen, mit ihrem Inneren besseren Kontakt zu bekommen. Viele Probleme lassen sich lösen, wenn man ruhig wird und das Gedankenrasen abstellen kann. Dann kommt man auf Lösungen, die einem im normalen Alltagsstress nicht einfallen. Auch hier ist das anschließende Gespräch mit einem empathischen Therapeuten unabdingbar.

Alpha-Theta-Training als Hochleistungstraining

Schon vor Jahren schrieb Elmer Green über den **traumähnlichen Theta-Zustand**, der einen Zugang zum Unbewussten ermöglicht. Es ist bekannt, dass viele Forscher in diesem Stadium zwischen Traum und Realität bahnbrechende Ideen bekamen oder Lösungen für Probleme fanden, mit denen sie sich schon lange beschäftigt hatten. Kritische, realistische Überlegungen machen es schwer, kreativ zu sein. Im Theta-Zustand jedoch können neue und ungewöhnliche Inhalte ungehindert von „realistischen Einwänden" auftauchen.

Solche Überlegungen haben dazu geführt, dass das Alpha-Theta-Training auch bei Künstlern wie Sängern, Musikern und Tänzern mit Erfolg durchgeführt wurde.

Doch man muss kein Künstler sein, um seine Leistungen durch Bio- und Neurofeedback zu verbessern (▶ Kap. 8). Die meisten Patienten möchten einfach in ihrem täglichen Leben, bei ihrer Arbeit und in ihrer Freizeit besser zurechtkommen und sich besser fühlen. Hier kann Alpha-Theta-Training eine effektive Hilfe sein.

3.1.4 Barry Sterman: Die Entdeckung des SMR-Trainings und Epilepsie

Ganz im Gegensatz zu Green verfolgten Sterman, Lubar, Monastra und ihre Nachfolger die medizinische Richtung und leiteten ihren Ansatz aus **neurophysiologischen Forschungen** ab.

1962 veröffentlichten Sterman, Wyrwicka und Clemente in der Zeitschrift „Science" eine Studie, die zeigte, dass, wenn sie einen auditiven Reiz mit elektrischer Stimulation des basalen Frontalhirns koppelten und damit bei Katzen Schlafverhalten hervorriefen, nach einiger Zeit der auditive Stimulus allein ausreichte, damit sich die Katzen hinlegten, ihren Kopf auf die Pfoten betteten und schließlich einschliefen.

Doch keine Beschreibung der Entwicklung des Neurofeedbacks ist vollständig ohne die Erzählung, wie M. Barry Sterman gewissermaßen durch Zufall entdeckte, dass Neurofeedbacktraining bei Epilepsie helfen kann (▶ Kap. 13).

Barry Sterman arbeitete als Professor für Neurophysiologie an der University of California (UCLA) und befasste sich hauptsächlich mit Schlafforschung. Dabei trainierte er mit Katzen und zeigte, dass diese lernen konnten, die Amplitude eines bestimmten Frequenzbandes (12–15 Hz) zu erhöhen. Sterman nannte dieses Frequenzband „SMR", **sensomotorischer Rhythmus**, weil es über dem motorischen Kortex abgeleitet werden konnte, wenn die Katzen motorisch ruhig waren. Er konnte zeigen, dass Katzen schnell lernten, diese bestimmten Frequenzen zu produzieren. Eindrücklich beschreibt er, wie die Tiere auf ein Signal hin ruhig sitzen oder stehen blieben,

3

SMR-Spindeln produzierten und sich dann zu der Stelle begaben, an der sie die Milch oder Fleischbrühe erhielten.

❯ **SMR-Training erhöht die Schwelle für *epileptische Anfälle*.**

Einige Zeit später bekam Sterman von der amerikanischen Raumfahrtbehörde NASA den Auftrag, die Nebenwirkungen von Monomethylhydrazin, einem Raketentreibstoff zu erforschen. Diese Untersuchungen führte er mit Katzen durch. Dabei bemerkte er, dass einige Katzen gegenüber diesem giftigen Treibstoff resistent waren. Einige bekamen **keine epileptischen Anfälle** und andere bekamen sie erst viel später. Das konnte er sich anfangs nicht erklären, bis er schließlich nachforschte, was mit diesen Katzen zuvor geschehen war. Genau diejenigen Katzen, mit denen er das SMR-Training durchgeführt hatte, waren die resistenten. Offensichtlich erhöht das SMR-Training die Schwelle für epileptische Anfälle.

Nun litt zufällig eine seiner Mitarbeiterinnen an Epilepsie, die medikamentös nicht vollständig beherrscht werden konnte. Die 23-Jährige litt seit 7 Jahren an kryptogenen (Ursache unbekannt) **tonisch-klonischen Anfällen**, die etwa 2-mal pro Monat auftraten. Sie fiel hin, wurde bewusstlos, gelegentlich trat Inkontinenz auf. Sie trainierte den SMR-Rhythmus (▶ Kap. 13). Das Training wurde 2-mal pro Woche an C3 durchgeführt. Visuelle und auditive Belohnungsreize wurden immer dann gegeben, wenn sie die Aktivität im Frequenzband von 12–15 Hz erhöhte. Gleichzeitig wurde die langsame Aktivität von 5–7 Hz unterdrückt. Im Verlauf von 2½ Jahren hörten die epileptischen Anfälle auf. Die Mitarbeiterin wurde beschwerdefrei, sodass sie sogar einen Führerschein bekommen konnte.

3.1.5 Joel Lubar: SMR- und Theta-Beta-Training bei Aufmerksamkeitsstörungen

Joel Lubar, ein Professor an der Universität von Tennessee, wandte das SMR-Training bei seinen Patienten mit Epilepsie an und bemerkte, dass dieses Training seinen Patienten, die zusätzlich eine **Aufmerksamkeitsstörung**hatten, half, ruhiger und konzentrierter zu werden (◘ Abb. 3.4).

1975 schrieb Lubar die ersten Artikel über SMR-Training bei Epilepsie, ein Jahr danach berichtete er über den Einsatz des SMR-Trainings bei Aufmerksamkeitsstörungen. Zusammen mit Vincent Monastra und anderen veröffentlichte er 1999 eine wichtige Arbeit über den **Theta-Beta-Quotienten** als diagnostisches Instrument, und 1984 publizierte er Ergebnisse von SMR- und Beta-Training bei ADHS. Lubar zeigte ganz deutlich, dass Neurofeedback wirkungsvoll ist, indem er Studien veröffentlichte, bei denen er mit Menschen mit Epilepsie und mit ADS/ADHS zuerst so lange trainierte, bis sich positive Veränderungen ergaben. Dann kehrte der das Training um, d. h., er trainierte in die entgegengesetzte Richtung (zuerst SMR hoch, bis ein Erfolg da war, dann SMR wieder nach unten). Er konnte beweisen, dass das gegenteilige Training bei Menschen mit Epilepsie und auch ADS/ADHS wieder die alte Symptomatik zum Vorschein brachte. Dann trainierte er wieder in die ursprüngliche Richtung, was bei den Trainierenden wieder zu einer Verbesserung ihrer Symptome führte.

Kober et al. (2013) untersuchten bei 20 Probanden, ob diese mithilfe von mentalen Strategien über 10 Sitzungen hinweg ihre SMR-Amplituden, gemessen als Power-Score, verbessern konnten.

Diejenigen Patienten, die keine Strategien anwandten, waren erfolgreich. Probanden, die Strategien anwandten, hatten keinen Erfolg. Kober et al. postulieren, dass durch die Anwendung von Strategien kognitive Ressourcen übermäßig beansprucht werden und somit ein gutes Training verhindern.

Das stimmt überein mit der Feststellung, von Hinterberger et al. (2005), dass zwischen dem Erfolg der SCP-Differenzierung und mentalen Strategien kein signifikanter Zusammenhang zu finden war.

3.1.6 Vincent Monastra: Der Theta-Beta-Quotient

Der Psychologe Vincent Monastra untersuchte Kinder mit **Aufmerksamkeitsstörungen** und zeigte, dass diese Kinder

---

Exkurse: Entstehung des sensomotorischen Rhythmus

Wenn wir bei unseren täglichen Aktivitäten **in Bewegung** sind, werden zahlreiche Informationen von der Peripherie (Muskeln, Sinnesorgane, Rezeptoren in unserem Körper) über sog. afferente Bahnen (▶ Kap. 1) zum Gehirn geschickt. Bis auf das Riechen werden all diese Reize zuerst im Thalamus (einer Ansammlung von Nervenkernen) verarbeitet (▶ Kap. 1 und 4). Einer der Kerne, der ventrobasale Nucleus ist für die **Weiterleitung des somatosensorischen Inputs** zuständig. Solange diese Informationen fließen, sind die Nervenzellen im ventrobasalen Nucleus damit beschäftigt, zu feuern und die Informationen an die Hirnrinde weiterzuleiten.

Werden wir allerdings **ruhig**, kommt viel weniger Rückmeldung aus der Peripherie zum Thalamus. Die Zellen des ventrobasalen Nucleus haben weniger oder fast nichts zu tun, stellen ihre schnelle und unrhythmische Aktivität ein und schalten auf ihren Eigenrhythmus um, so wie das bei den Alpha-Wellen schon beschrieben wurde. Diese rhythmischen Salven haben eine Frequenz von 12–20 Hz, mit einem Gipfel zwischen 12–14 Hz. Nun

werden keine somatosensorischen Reize mehr weitergeleitet, der Muskeltonus sinkt.

Nicht nur die Unterdrückung aus- und eingehender motorischer und sensorischer Reize ist für den sensomotorischen Rhythmus zuständig. Er ist auch von **Neurotransmittern** abhängig, die den Erregungszustand in verschiedenen Sektoren des Gehirns modulieren.

Sie bestimmen, wie empfänglich die jeweiligen Nervenzellen, Kerngebiete und Hirnrindenbereiche auf die Signale reagieren.

Während der alltäglichen Aktivitäten depolarisieren die ventrobasalen Zellen laufend und erzeugen keine Salven, sondern schnelle und unregelmäßige Entladungen. Aber wenn Ruhe einkehrt, dann erscheinen die SMR-Spindeln. Man geht davon aus, dass der sensomotorische Rhythmus den **Ruhezustand der motorischen Rinde** anzeigt. Wenn nun dieser Ruhezustand über das Training vermehrt hergestellt werden kann, dann wird in diesem Gebiet die Erregung besser kontrolliert. In der Folge steigen die Erregungsschwellen, und Anfälle werden gehemmt.

einen **erhöhten Theta-Beta-Quotienten** hatten. Im Vergleich zu anderen Kindern waren bei ihnen die Amplituden der Theta-Wellen erhöht, während die Amplituden der Beta-Wellen erniedrigt waren.

Dazu leitete er bei 483 Menschen im Alter zwischen 6 und 30 Jahren an Cz ein EEG ab und führte eine Spektralanalyse durch. Er wollte herausfinden, ob er anhand der Messwerte von Theta und Beta Menschen mit AD(H)S von Nichtbetroffenen unterscheiden konnte. Er teilte das Kollektiv anhand von standardisierten Interviews, Fragebögen und Daueraufmerksamkeitstests in **drei** verschiedene **Gruppen** auf:

- Patienten mit ADS vom unaufmerksamen Typ,
- Patienten mit ADS mit Hyperaktivität und gemischte Typen und
- eine Kontrollgruppe.

Das EEG der Probanden wurde im Verlauf unter **vier Bedingungen** gemessen,

- stillsitzen und eine bestimmte Stelle auf dem Bildschirm fixieren,
- leises Lesen altersangepasster Lektüre,
- zuhören und
- malen.

Die Ergebnisse wurden für jeden Probanden einzeln gemittelt und der Proband dementsprechend der AD(H)S-Gruppe oder der Nicht-AD(H)S-Gruppe zugeordnet.

Monastras Ergebnisse zeigten deutlich, dass der Theta-Beta-Quotient sich mit zunehmender Reife verändert, und dass bei ADS/ADHS in beiden Gruppen, unabhängig von Alter oder Geschlecht, ein sog. **Cortical Slowing**, eine Verlangsamung der Hirnrindenaktivität vorliegt (◻ Tab. 1.5).

Er gab an, dass er mit 86 %iger Sicherheit aufgrund des Theta-Beta-Quotienten Menschen mit ADS/ADHS diagnostizieren konnte, und dass dieses diagnostische Vorgehen zu 98 % spezifisch war (Gesunde werden zu 98 % als gesund erkannt).

Bei Beachtung der Standardabweichungen ergeben sich die in ◻ Tab. 1.6 aufgeführten Werte.

In einer Metaanalyse, durchgeführt von Arns et al. (2012) zeigte sich allerdings, dass der Theta/Beta-Quotient zwar bei einer Untergruppe von Kindern mit ADHS (25–40 %) erhöht ist und dort als prognostisches Instrument in Bezug auf eine medikamentöse Behandlung gewertet werden kann. Als diagnostisches Instrument jedoch kann der Theta/Beta-Quotient nicht verwendet werden, sagen Arns et al.

3.1.7 Hödlmoser: SMR-Training und Schlaf

Dass SMR-Training den Schlaf verbessert, ist schon seit Jahrzehnten bekannt. Dass Gedächtnisinhalte im Schlaf konsolidiert werden, weiß man ebenfalls schon lange. Kerstin Hödlmoser von der Universität Salzburg führte dazu vor Kurzem eine Studie durch, bei der sie nach 10 Trainingssitzungen zeigen konnte, dass diese beiden Behauptungen stimmen.

Hödlmoser zeigte, dass die Konditionierung von SMR-Aktivität im Wachzustand zu vermehrter Schlafspindelaktivität im Schlaf führte und somit die Schlafqualität verbesserte (▶ Abschn. 15.3). Zusätzlich schliefen die Testpersonen schneller ein. Ebenso konnte Hödlmoser zeigen, dass mit der Zunahme der SMR Spindeln eine Verbesserung der Gedächtnisleistungen zu verzeichnen war.

Vorgehen: SMR-Training

Eine Sitzung dauert 1 Stunde. Nach Anbringen der Elektroden werden die Augen für 2 Minuten geschlossen. Danach wird auf dem Bildschirm ein Fixationskreuz präsentiert, das ebenfalls 2 Minuten lang betrachtet wird. Dann folgen 8 Blocks à 3 Minuten während denen SMR trainiert wird. Mit einem weiteren Augen-zu-Augen auf-Ruheintervall wird das Training beendet.

Das EEG wird an C3 abgeleitet, mit Referenz rechts und Erde links. Zuerst wird über eine Dauer von 3 Sekunden eine Baseline gemessen. Danach wird die Schwelle entsprechend eingestellt, und der Patient versucht nun, unter kontinuierlicher Rückmeldung die SMR-Amplitude über die vorher festgelegte Schwelle zu bringen und dort über 250 Millisekunden zu halten. Erreicht er dieses Ziel, erscheint für 2 Sekunden eine Sonne als Belohnung, zusammen mit einem Geräusch. Danach beginnt der nächste Durchlauf.

Nach einem 3-minütigen Block, in dem eine unterschiedliche Anzahl von Durchläufen absolviert wird, beginnt nach einer Pause von 1 Minute der nächste Block.

Damit der Patient nicht versehentlich lernt, Belohnungen über Muskelspannung zu bekommen, wird eine Schwelle für Muskelspannungen eingestellt, die jeden Durchlauf abbricht, sobald die Spannung zu hoch ist.

3.1.8 Ros: SMR als Training für Chirurgen

Neurofeedback kann verwendet werden, um die Leistungen von gesunden Menschen zu verbessern (▶ Kap. 8). Es wurde untersucht, wie sich die **chirurgischen Fertigkeiten** von angehenden Augenärzten durch SMR-Training verbessern ließen.

Ros teilte eine Gruppe von 20 angehenden Augenchirurgen in Gruppen auf, von denen die eine Gruppe ein SMR-Theta-Training absolvierte, eine andere ein Alpha-Theta-Training und eine dritte Kontrollgruppe kein Training bekam. Vorher wurde untersucht, wie gut, behutsam und schnell die Chirurgen an einem Übungsauge operieren konnten. Diese Operationen wurden auf Video aufgenommen und von unabhängigen Experten, die nicht wussten, wer welches Training oder kein Training hatte, beurteilt. Zusätzlich füllten alle Chirurgen einen Fragebogen über ängstliches Verhalten aus.

Vorgehen: SMR-Theta-Training von Ros

Der Trainierende sitzt in einem bequemen Stuhl, etwa 1,5 m vom Bildschirm entfernt. Zuerst wird bei offenen Augen an Cz die Baseline über 3 Minuten gemessen. Mit diesen Werten

3

werden dann die Schwellenwerte berechnet, und zwar so, dass für die Schwelle von SMR (12–15 Hz) der entsprechende Wert mit 0,8 multipliziert wird, für das Theta (4–7 Hz) und das High-Beta-Inhibit (22–30 Hz) wird mit 1,2 multipliziert. Immer, wenn es dem Trainierenden gelingt, seine **SMR-Amplitude zu erhöhen**, ohne dass gleichzeitig Theta und High-Beta mitgehen, bekommt er Punkte. Gleichzeitig wird über ein EMG-Inhibit (40–70 Hz) verhindert, dass Belohnungen für Muskelspannungen vergeben werden.

Als **Feedbackobjekt** sieht der Trainierende z. B. ein Space Race-Spiel, vergleichbar mit dem unten beschriebenen Autorennen. Die Geschwindigkeit der einzelnen Raketen hängt von der Amplitude der einzelnen Frequenzbänder ab. Natürlich soll die SMR-Rakete gewinnen. Es werden 8 Trainingsblocks à 170 Sekunden mit jeweils 10 Sekunden Pause durchgeführt.

Insgesamt werden 8 Trainingssitzungen durchgeführt.

Es stellte sich heraus, dass das Alpha-Theta-Training zwar kleine Erfolge in Technik und Schnelligkeit brachte, aber SMR-Training war deutlich überlegen. Die Ärzte operierten nicht nur um 26 % schneller, sondern auch behutsamer. Im Vergleich zu der Kontrollgruppe gab die SMR-Gruppe nach dem Training weniger Ängstlichkeit an.

3.1.9 Davidson und Rosenfeld: Alpha-Training bei Depression

Das **Alpha-Asymmetrietraining** bringt die beiden Ansätze, den humanistisch-psychologischen und den neurophysiologisch-medizinischen Ansatz, wieder zusammen. Ganz eindeutige neurophysiologische Messungen zeigen den Einfluss von Emotionen auf unser Leben. Trainingsmethoden wie Alpha-Training, die eher in die Richtung von Selbsterkenntnis und Persönlichkeitsstabilisierung gehen, werden nun wissenschaftlich untermauert.

Untersuchungen von Davidson et al. (1990) und Davidson (1998) zeigen, dass eine **rechtsfrontale Aktivierung**, die sich in einer reduzierten Alpha-Amplitude äußert, die Aktivierung eines Vermeidungs- und Rückzugssystems repräsentiert und mit negativen Gefühlen verbunden ist.

Davidson ist Professor für Psychologie und Psychiatrie und forscht an der Universität von Wisconsin im Labor für affektive Neurowissenschaft. In seinem Buch „The emotional Life of your Brain", das er im März 2012 veröffentlichte, beschreibt er den **emotionalen Stil** („emotional style"), der bestimmt, wie ein Mensch durchs Leben geht.

Dieser emotionale Stil hat neurophysiologische Wurzeln, die neben anderen neurophysiologischen Besonderheiten in der unterschiedlichen Aktivierung der beiden frontalen Gehirnhälften zu finden sind. Seine Forschungen zeigen, dass die **linke Gehirnhälfte** eher mit positiven Gefühlen, schönen Erinnerungen und einem auf das Leben zugehenden Verhalten zu tun hat, während die Verarbeitung negativer Emotionen eher in der **rechten Gehirnhälfte** stattfindet. Hier findet man eher Verhaltensweisen wie Grübeln, sich Sorgen machen und sich ängstlich zurückzuziehen.

Befindet sich nun die linke Gehirnhälfte in einem **Zustand erhöhter Alpha-Aktivität**, dann kann man das gleichsetzen mit einer geringeren Verarbeitung, da Alpha eher als **Leerlauf** (Exkurse: Der Thalamus und die Alpha-Wellen) bezeichnet werden kann. Positive Gefühle oder Informationen werden nicht richtig wahrgenommen, weil sich das zuständige Verarbeitungsgebiet im Leerlauf befindet. Die rechte Gehirnhälfte dagegen ist vom Leerlauf nicht betroffen und kann sich ungestört auf negative Inhalte konzentrieren. So überwiegt das Negative und versetzt den betroffenen Menschen in eine depressive Stimmung, was ihn davon abhält, tatkräftig mit stressvollen Situationen umzugehen.

Exkurse: Emotionaler Stil nach Davidson

Sechs Eigenschaften bestimmen unseren emotionalen Stil:

1. **Resilienz:** Wie schnell erholen wir uns von einer Widrigkeit des Lebens? Machen wir weiter, auch wenn es einmal nicht so rosig aussieht, oder lassen wir uns unterkriegen?
2. **Lebenseinstellung** („outlook") : Wie lange können wir ein positives Gefühl aufrechterhalten? Lassen wir uns durch Missgeschicke den Tag verderben, oder machen wir trotzdem engagiert weiter?
3. **Einfühlungsvermögen:** Wie gut können wir die Signale der Menschen um uns wahrnehmen? Können wir auf diese Signale adäquat reagieren, oder verstehen wir einfach nicht, was die anderen durch ihre Körpersprache ausdrücken?
4. **Gefühl für sich selbst:** Wie gut spüren wir unsere Körperempfindungen, die unsere Gefühle anzeigen? Können wir über uns selbst nachdenken, und erkennen wir, warum wir so reagieren, wie wir es tun?

5. **Sensibilität für Kontexte:** Wie gut können wir unsere emotionalen Reaktionen im Hinblick auf den Gesamtzusammenhang, in dem wir uns befinden, regulieren? Wissen wir, wie wir uns in bestimmten Situationen benehmen sollen, oder ecken wir immer wieder an?
6. **Aufmerksamkeit:** Wie geschärft sind unsere Sinne, und wie klar ist unser Fokus? Lassen wir uns leicht ablenken, oder kann es sein, dass wir uns so sehr in etwas vertiefen, dass wir die Bedürfnisse der anderen vergessen?

Unser emotionaler Stil wird bestimmt durch eine Mischung dieser sechs Eigenschaften. Er beeinflusst nicht nur, wie wir durchs Leben kommen, sondern auch unsere Gesundheit. Forschungen im Bereich der Psychoneuroimmunologie und der Psychoneuroendokrinologie bestätigen dies.

Nun gibt es Menschen, die von Geburt an diese unterschiedliche Aktivierung aufweisen. So konnte Davidson schon bei **10 Monate alten Säuglingen** zeigen, dass diejenigen, deren rechte Gehirnhälfte stärker aktiviert war, weinten, wenn die Mutter den Raum verließ. Andere Säuglinge, die diese rechtsfrontale Aktivierung nicht hatten, nahmen das kurzfristige Verschwinden der Mutter gelassen hin.

Davidson sieht den emotionalen Stil als wichtiges **Anzeichen** dafür, wie widerstandsfähig der Mensch gegenüber stressvollen Ereignissen ist, und wie gut er damit umgehen und sich davon erholen kann. Menschen mit einer geringeren Aktivierung im linken Frontalhirn haben aufgrund dieser Veranlagung ein größeres Risiko, im Laufe ihres Lebens depressiv zu reagieren.

Rosenfeld, Professor im Department Neurobiology and Physiology, Northwestern University, ging davon aus, dass man Menschen mit depressiver Symptomatik, die dieses Bild zeigten, so trainieren konnte, dass sich ihr **Hirnstrommuster** wieder demjenigen der Menschen ohne depressive Symptomatik angleicht. Er entwickelte ein entspechendes Protokoll, das er erfolgreich einsetzte, und das von Baehr (2001) wiederholt und bestätigt wurde. Baehr veröffentlichte einen Artikel, in dem sie beschrieb, wie 4 Patienten erfolgreich mit diesem Protokoll behandelt wurden, und wie sie ihre Verbesserungen auch noch nach Jahren beibehielten.

Vorgehen: Alpha-Asymmetrie-Protokoll nach Rosenfeld

Zuerst lernen die Patienten, sich mit tiefer Bauchatmung und Handerwärmungstraining zu entspannen. **Autosuggestionen** wie „Ich fühle mich ganz gelöst", „Wärme fließt durch meine Arme hinab in meine Hände und Finger" helfen, einen Zustand herzustellen, in dem das Training kaum mehr durch Muskelartefakte gestört wird.

Die Patienten werden angewiesen, angenehme, beruhigende Bilder zu visualisieren, während sie es sich in einem Sessel gemütlich machen und ihre Füße hochlegen. Sie sollen ihre Augen schließen und sich so wenig wie möglich bewegen.

Elektroden werden an F3 (links) und F4 (rechts) angebracht, die Referenzelektrode klebt an Cz. Das **Ziel** ist, dass die Patienten links weniger Alpha produzieren als rechts.

Verrechnet werden die **beiden EEG-Kanäle** folgendermaßen:

$(R - L)/(R + L) \times 100$

Beispiel: Rechts werden 15 µV gemessen, links 25 µV

$(15 - 25)/(15 + 25) \times 100 = -25 \rightarrow$ Dies ist ein **A-Score** deutlich **unter 0**

Rechts werden 20 µV gemessen, links 10 µV

$(20 - 10)/(20 + 10) \times 100 = 33 \rightarrow$ Dies ist ein **A-Score über 0**

Nun wird ein Index berechnet, und zwar der prozentuale Anteil der Zeit, die der Patient in der Lage ist, einen A-Score über 0 zu erzeugen. (Rosenfeld und Baehr legten einen Cutoff von 58 % fest. Patienten, die >58 % der Zeit über 0 waren, konnten als nicht depressiv eingeordnet werden.)

Wenn der Patient einen A-Score über 0 erzeugt, hört er einen Ton, der sich mit dem A-Score verändert. Der Patient wird angewiesen, den Ton so lange und so hoch wie möglich zu erzeugen.

Das Training dauert 30–60 Minuten und findet 1- oder 2-mal pro Woche statt.

3.1.10 Hammond: Beta-SMR-Training bei Depression

Hammond, Professor an der University of Utah School of Medicine, berichtet von einer Kombination von Beta- und SMR-Training bei depressiven und medikamentenresistenten Patienten. In Anlehnung an die Erkenntnisse von Davidson entschied er sich für eine **Stimulation der linken Gehirnhälfte**. Er bringt Elektroden an Fp1 (an der linken Stirn) und etwas darüber an F3 an. Dann werden Theta und Alpha unterdrückt (Inhibit; ▶ Abschn. 3.3.1), und Frequenzen im Beta-Bereich von 15–18 Hz werden über 20–22 Minuten verstärkt. Während der letzten 8–10 Trainingsminuten wird SMR (12–15 Hz) verstärkt. Dieses Protokoll wendet Hammond seit Jahren mit gutem Erfolg an.

3.2 Vorgehen beim Frequenzbandtraining

Andreas Krombholz

3.2.1 Technischer Hintergrund

Die Tatsache, dass das dominante Auftreten bestimmter Hirnwellen im Zusammenhang mit körperlichen und geistigen Zuständen steht, bildet die Grundlage des NF-Trainings. So wie der Dirigent des oben angesprochenen Orchesters in der Lage ist, einzelne Instrumente leiser oder lauter spielen zu lassen (durch Handzeichen), erlernt der Patient im NF-Training, **Hirnwellen bestimmter Frequenzbereiche gezielt dominieren zu lassen**, d. h. vermehrt hervorzubringen. Der Patient wird zum Dirigenten seines eigenen Hirnwellenorchesters.

Der Patient nimmt vor einem Monitor Platz, auf dem eine **Animation** oder ein **Computerspiel** zu sehen ist. Auf dem Kopf des Patienten wird nun eine Elektrode angebracht, mit deren Hilfe das EEG-Rohsignal abgeleitet wird. Auf dem Bildschirm des Therapeuten sind zeitgleich das EEG sowie die durch die FFT aufgeteilten Frequenzbänder zu sehen. Hier gibt es je nach Gerät unterschiedliche Darstellungen (◻ Abb. 1.7).

Die bunten, sich immer auf und ab bewegenden **Balken** auf dem Therapeutenbildschirm geben für jede Frequenz in 1-Hz-Schritten die jeweilige Intensität der Hirnwellen an (◻ Abb. 1.8a):

— Geht der Balken nach oben, wird die Frequenz stärker (das Instrument wird lauter),

— geht der Balken nach unten, wird die Frequenz schwächer (das Instrument wird leiser).

Da unser Gehirn permanent aktiv ist, schwanken die Balken immer. Der Therapeut hat nun die Möglichkeit, für jede Frequenz sog. **Schwellenwerte** zu bestimmen, die es im Training zu über- bzw. zu unterschreiten gilt. Die auf dem Patientenbildschirm dargestellte Animation oder das Computerspiel ist nun direkt an bestimmte Hirnfrequenzen gekoppelt.

3

Bei dem in ◼ Abb. 1.8 dargestellten Autorennen ist es die **Aufgabe des Patienten**, den weißen Wagen nur mithilfe seiner Gedanken zu steuern. Damit der weiße Wagen aber überhaupt fahren kann, müssen zunächst alle anderen Wagen stehen bleiben (◼ Abb. 1.8b). Der gelbe Wagen fährt immer dann, wenn eine bestimmte Frequenz zu stark ist, hier z. B. Theta. Der rote Wagen fährt immer dann, wenn eine andere Frequenz zu stark ist, hier z. B. Einstreuungen durch Muskelbewegungen (Artefakte). Diese beiden Frequenzen müssen also zuerst schwächer, d. h. weniger dominant gemacht werden. Gleichzeitig muss aber auch eine andere Frequenz (hier z. B. Low-Beta) verstärkt, bzw. dominanter werden. Hierzu müssen nun vom Therapeuten die **Schwellenwerte** bestimmt werden. Dazu werden die **zu trainierenden Frequenzen** über einen bestimmten Zeitraum (z. B. 1 Minute) in einer vorgegeben Häufigkeit gemessen (z. B. 250-mal/sec):

— Will man nun eine Frequenz „**nach unten** trainieren" (das Instrument soll leiser werden), wählt man aus den gemessenen Werten denjenigen aus, unter dem ungefähr 70 % der anderen Werte gelegen haben.

— Möchte man nun eine Frequenz „**nach oben** trainieren" (das Instrument soll lauter werden), wählt man aus den gemessen Werten denjenigen aus, über dem ungefähr 70 % der anderen Werte gelegen haben.

Wenn nun der weiße Wagen fahren soll, müssen die **EEG-Frequenzen** so erzeugt werden, dass

— Theta einen Wert unterhalb von 6 Mikrovolt (Einheit für die Stärke der Hirnwellen) hat,

— Low-Beta einen Wert oberhalb von 4 Mikrovolt und

— die Einstreuungen durch Muskelaktivität einen Wert unterhalb von 6 Mikrovolt haben.

Da unser Gehirn ständig in mehr oder weniger schwankender Aktivität ist, was sich im EEG in größer oder kleiner werdenden Amplituden sowie in schneller oder langsamer werdenden Frequenzen zeigt, stellt sich dieser gewünschte Zustand der Hirntätigkeit am Anfang eher **per Zufall** ein, d. h., auch ohne gezielte Instruktion an den Patienten fährt der weiße Wagen. Dann stockt er wieder, dann fährt er wieder usw., bis er gewinnt (◼ Abb. 1.8b).

Bei manchen Geräten ist es möglich, die **Schwellenwerte** über eine mehrminütige Baseline-Messung festzulegen. Über 2 oder 3 Minuten wird die Gehirnaktivität gemessen, dabei bewegt sich die Schwelle entsprechend der Amplituden in den ausgesuchten Frequenzbändern. Nach dieser Zeit kann man die Durchschnittswerte, das Minimum und das Maximum der Amplituden (der Lautstärke oder der im jeweiligen Bereich zur Verfügung stehenden Energie) berechnen lassen. Nun kann man sich am Durchschnitt orientieren, und die Schwelle entsprechend einstellen. Bemerkt man im Verlauf der Trainingssitzung, dass die eingestellten Werte gut erreicht werden, wird nachreguliert, sodass der Patient immer weiter gefordert wird (◼ Abb. 1.1).

Da die Schwellenwerte individuell an die momentane Hirnaktivität angepasst werden, erhält der Patient praktisch

von der 1. Minute an eine Belohnung in Form einer erwünschten Veränderung auf dem Bildschirm (hier: der weiße Wagen fährt). Je häufiger die belohnende Rückmeldung wahrgenommen wird, umso mehr lernt unser Gehirn, wie es diese Belohnung bekommen hat, also wie es den gewünschten Zustand erreicht hat. Dabei bleibt es für den Patienten anfangs unklar, wie sein Gehirn den weißen Wagen bewegt hat. Bei vielen Patienten bildet sich im Laufe des Trainings eine Strategie aus, aber dies ist keine Notwendigkeit. Das, was hinter diesen Lernvorgängen steht, wird als operantes Konditionieren (Lernen am Erfolg) bezeichnet und funktioniert auch im Tierreich.

Hier zeigen sich oftmals Schwierigkeiten in dem Sinne, dass es den Patienten schwerfällt, ohne eine Instruktion durch den Therapeuten das Training zu beginnen. Die Frage „was muss ich denn machen" wird häufig gestellt. Sinnvoll ist es Beispiele zu bringen, in denen wir Fertigkeiten gelernt haben und umsetzen, ohne dass wir wissen wie wir das genau im Gehirn steuern (z. b. Fahrradfahren- und das Halten des Gleichgewichtes). Auch beim Erlernen des Fahradfahrens konnte uns niemand explizit sagen wie man das Gleichgewicht hält.

■ **Frequenzbandtraining bei Menschen mit Autismus-Spektrum-Störung**

Das Frequenzbandtraining mit Menschen mit dem Autismus-Spektrum-Störung unterscheidet sich nicht wesentlich vom Frequenzbandtraining bei Menschen mit AD(H)S. Beispielsweise konnten Thompsen et al. (2010) Verbesserungen in Aufmerksamkeitsleistungen bei diagnostiziertem Asperger-Syndrom dadurch erzielen, dass sie eine Theta-Reduktion und eine SMR Erhöhung trainiert haben. Das Training wurde an der Elektrodenposition FCz bei Erwachsenen und Cz bei Kindern durchgeführt.

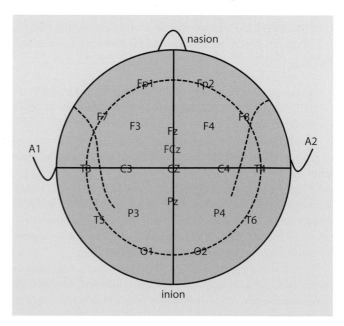

Eigene Arbeiten mit Menschen mit **Autismus-Spektrum-Störung** werden zur Zeit durchgeführt, wobei hier durch eine Theta-Reduktion (4 Hz–7 Hz) ebenfalls eine verbesserte Kommunikation durch einen Rückgang der nach innen gewandten Aufmerksamkeit (hoher Theta–Anteil) angestrebt wird. Gleichzeitig wird der SMR-Anteil (12 Hz–15 Hz) rauf, der High-Beta-Anteil (23 Hz–28 Hz) runter trainiert. Eine nicht selten vorhandene Impulsivität soll durch das Training ebenfalls reduziert werden.

Bei Vorliegen von Zwangshandlungen, die nicht als Sicherheitssignal bestehen bleiben sollten, bietet sich ein Alpha-Training an: Theta runter, Alpha rauf, High Beta runter. Dieses Training wird in der Regel an der Elektrodenposition Pz durchgeführt.

Bei Vorliegen depressiver Begleitsymptomatik bietet sich das unter Punkt 3.1.9.1 beschrieben A-Score-Training an.

Ein weiterer interessanter Ansatz ist die Darstellung psychophysiologischer Zusammenhänge, z. B. Veränderung der High-Beta-Aktivität beim Vorstellen von spontanen Veränderungen im Tagesablauf (BSP.: „Stell Dir vor, dass Dein Bus gleich 20 min Verspätung hat."). Dies lässt sich gut mit peripheren Parametern kombinieren.

Zum jetzigen Zeitpunkt lässt sich sagen, dass das Neurofeedback-Training positive Effekte und eine hohe Akzeptanz zeigt.

■ **Besonderheiten beim Training mit Menschen mit Autismus-Spektrum-Störung**

Nicht selten wird der Kontakt mit der Elektrodenkappe oder des Haarreifens zum Anbringen der Elektrode von Menschen mit dem Asperger-Syndrom als unangenehm empfunden. Daher muss eingeplant werden, dass es zunächst eine Gewöhnungsphase geben kann, in der der Zeitraum, in dem die Kappe oder der Haarreif toleriert wird, langsam gesteigert wird. Allein daraus ergibt sich schon die Tatsache, dass es hier eine deutlich höhere Anzahl an Trainingssitzungen geben kann. Bei der Auswahl der Rückmeldungen zeigen sich ebenfalls häufig Besonderheiten, hier wird z. B. das Rohsignal einem Zeichentrickfilm vorgezogen. Als gute Rückmeldung eignet sich auch die Verlaufsgrafik der zu trainierenden Ratios, z. B. Theta/SMR.

■ **Fallbeispiel**

Christian, 18 Jahre alt, hat vor 3 Jahren die Diagnose Asperger-Syndrom erhalten. Seine Schwierigkeiten treten vor allem in sozialen Interaktionen auf, seine Kommunikationsfähigkeit ist stark eingeschränkt. Er wirkt wie „in seiner eigenen Welt gefangen", seine Aufmerksamkeit scheint nur nach innen gerichtet zu sein. Gespräche mit anderen hält er selten länger als 10 min aus. Ebenfalls stark belastend wirkt eine Zwangshandlung, die darin besteht, dass er, bevor er aus dem Bett steigen kann, bis 100 zählen muss. Störungen, die beispielsweise durch Geräusche verursacht werden, sorgen dafür, dass er immer wieder von vorne beginnen muss und dadurch mittlerweile regelmäßig zu spät oder gar nicht in die Schule kommt. Im ersten Gespräch konnte Christian die Funktionsweise des peripheren Biofeedbacks und des Neurofeedbacks nachvollziehen und als eine Möglichkeit, positiv Einfluss auf seine Zwangshandlung und seine Kom-

munikationsproblematik zu nehmen, verstehen. Zunächst sollte ein Entspannungstraining durchgeführt werden, damit er seine stark ausgeprägte vegetative Symptomatik bei Nichtdurchführung seiner Zwangshandlung (Zählen) regulieren kann. Allerdings war die Vorstellung, einen Haarreif auf den Kopf zu bekommen, für ihn zunächst unerträglich. Aus diesem Grund haben wir zunächst ein Handerwärmungstraining zur Entspannung begonnen. Als Belohnungsreiz, der immer dann präsentiert wurde; wenn die Temperatur über einen Schwellwert erhöht werden konnte, wurden Motorengeräusche getunter Rennwagen gewünscht und eingesetzt. Eine Erhöhung der Temperatur konnte er rasch erlernen, dagegen dauerte es länger, bis er subjektiv das Gefühl der Entspannung spüren konnte. Als er die Entspannungsreaktion spürte, war er bereit, sich auf Transferübungen im Alltag einzulassen. Diese Übungen sehen so aus, dass er zunächst das Zählen täglich um 10 reduziert, bei aufkommender vegetativer Symptomatik soll er versuchen, mithilfe der Motorengeräusche, die er als Datei auf seinem Smartphone gespeichert hat, diese zu reduzieren. Ebenso soll er im Alltag diese Transferübungen einsetzen, wenn er dies benötigt.

3.2.2 Praktisches Vorgehen

■ **Erstes Training**

Das erste NF-Training naht; empfehlenswert ist es, zunächst an Personen zu üben, die einem bekannt sind, und die sich als Übungsobjekt zur Verfügung stellen. Aber auch solche als Übung anzusehende Sitzungen sollten so durchgeführt werden, als handle es sich hier um einen echten Patienten.

❯ Freunde, Familie und Kollegen eignen sich zum Üben.

■ **Aufklärung des Patienten**

Auch wenn man davon ausgeht, dass der Patient (wenn es sich um Kinder handelt, auch die Eltern) bereits in Vorgesprächen über die Hintergründe des NF-Trainings aufgeklärt ist, sollte trotzdem vor der 1. Sitzung nochmals Raum für Nachfragen gegeben werden. Dazu gehört auch das Zeigen der Geräte, Elektroden etc. Abgeklärt sein sollte vor Behandlungsbeginn, ob Epilepsie-typische Potenziale (Anfälligkeit für Krämpfe) bekannt sind, und ob evtl. bestehende Sehstörungen ausgeglichen sind (Brillenträger sollen ihre Brille dabei haben). Wenn mit auditiven Stimuli gearbeitet wird, gilt dies selbstverständlich auch für Hörstörungen.

❗ Sehstörungen, Hörstörungen, Krampfanfälligkeit usw. *vor Trainingsbeginn* abklären!

■ **Elektrodenpositionierung**

Der Patient nimmt nun vor einem Computerbildschirm Platz. Nun muss die richtige Stelle am Kopf gefunden werden, an der die Elektrode angelegt wird. Geht man hier von einem Training mit einer Elektrode an der Ableitposition Cz aus; was und wo ist aber überhaupt Cz?

1958 wurde ein internationales System vorgeschlagen, nach dem EEG-Elektroden standardisiert positioniert werden können, damit eine einheitliche Interpretation der Hirnaktivität mit Bezug auf den Ort des Auftretens möglich ist, das sog. **10-20-System** (◻ Abb. 1.9). Das System ist für 19 Elektroden entwickelt worden, auch wenn beim NF nur 1–2 Elektroden benötigt werden. Die Zahlen 10 und 20 stehen für prozentuale Abstände der Elektroden. Um mit prozentualen Abständen arbeiten zu können, benötigt man Referenzpunkte, auf die sich die Prozentangaben beziehen.

■ **Ausmessen der Elektroden**

Zunächst wird die Strecke in **Längsrichtung** von vorne nach hinten über den Kopf gemessen, in der Fachsprache wird diese Angabe als „von anterior (vorne) nach posterior" (hinten) oder auch als sagittale Richtung bezeichnet. Den vorderen Bezugspunkt bildet das **Nasion**, damit ist der Übergang von der Nase zur Stirn gemeint. Um diesen Punkt zu finden, muss man nur mit dem Zeigefinger den Nasenrücken entlang nach oben fahren und an dem Punkt, wo die Stirn beginnt, ein Messband anlegen (◻ Abb. 1.10).

Nun wird das Messband eng auf den Kopf in gerader Richtung zum Hinterkopf gelegt. Dort angekommen, ist am Hinterhauptknochen ein mehr oder weniger deutlich spürbarer knöcherner Vorsprung, zu ertasten, das **Inion**.

Man kann diesen Punkt auch finden, indem man den Patienten bittet, den Kopf auf die Brust zu ziehen und dann mit dem Zeigefinger die Halswirbelsäule entlang nach oben fährt. Am Inion wird nun das Messband angelegt, und die Strecke zwischen Nasion und Inion wird vermessen. Bei 50 % wird eine Markierung z. B. mit einen Kajalstift gemacht (◻ Abb. 1.11).

Als Nächstes kommt die Messung in **Querrichtung**. In dieser Richtung werden die kleinen knöchernen Vorsprünge vor den äußeren Gehörgängen als Bezugspunkte verwendet, die man als **präaurikuläre Punkte** bezeichnet. Oftmals findet man an dieser Stelle eine Eindellung; es kann dennoch hilfreich sein, den Patienten zu bitten, den Mund zu öffnen und zu schließen, um diesen Punkt zu finden (◻ Abb. 1.12).

Diese Strecke in Querrichtung wird nun ebenfalls mit dem Messband verbunden und bei 50 % eine Markierung gesetzt. An der Stelle, wo sich Quer- und Längsrichtung schneiden, haben wir ungefähr den höchsten Punkt des Schädels, den **Vertex** (◻ Abb. 1.15).

■ **Elektrodenbezeichnungen**

Jetzt wurde herausgefunden, wo **Cz** liegt, aber was bedeutet diese Bezeichnung? Jede Elektrode besteht aus Großbuchstaben, die die Lage über einem bestimmten Hirnareal bezeichnen (◻ Abb. 1.15):
— F: Frontallappen,
— FP: frontopolar,
— T: temporal,
— C: zentral (Gyrus praecentralis),
— P: parietal,
— O: okzipital.

Neben den Großbuchstaben tragen die Elektroden eine **Zahl** in ihrer Bezeichnung, z. B. F3:
— Ungerade Zahlen geben an, dass es sich um eine Lokalisation auf der linken Hirnhälfte (Hemisphäre) handelt,
— gerade Zahlen beziehen sich auf die rechte Hemisphäre.

Die Elektrode F3 befindet sich also links auf dem Frontalkortex (◻ Abb. 1.16).

Eine weitere Lagebezeichnung ist der **Wert der Zahl**: Je größer die Zahl ist, umso weiter liegt die Elektrode nach außen zur Seite hin, nach „lateral". Geht etwas zur Mitte hin, nennt man diese Richtung „medial".

Tragen die Elektroden ein **kleines „z"** anstelle einer Zahl, bedeutet dies, dass die Elektrode genau über der Mittelinie zwischen beiden Hirnhälften liegt – das „z" steht für Zero (engl. Null).

❯ *Cz ist die Zentralregion genau über der Mittelinie.*

■ **Ableiten der Messwerte**

Auch wenn an Cz die meisten Trainingsprotokolle durchgeführt werden können, ist es manchmal ratsam oder notwendig, die Elektrodenpositionen C3 oder C4 zu wählen. Wir wissen nun, dass C3 links von Cz liegt und C4 rechts davon, doch wie weit links/rechts? Jetzt werden die prozentualen Abstände relevant: C3 und C4 liegen genau 20 % der gesamten Querstrecke von Cz entfernt. Ist die Querstrecke 32 cm lang, wird die Elektrode C3 6,4 cm links neben Cz positioniert, die Elektrode C4 6,4 cm rechts von Cz.

Mit diesen **3 Elektrodenpositionen** sind nun die Stellen beschrieben, an denen NF am häufigsten durchgeführt wird. Das Ausmessen weiterer Elektroden erfolgt nach dem 10-20-System. In ► Kap. 9 finden sich bei den jeweiligen Krankheitsbildern und den entsprechenden Protokollen weitere Beschreibungen von Elektrodenpositionen.

Sensorische Besonderheiten bei ASS: Hyposensibilität- und Hypersensibilität-Neurofeedback als Diagnostik und Therapie-

„Hyposensibilität und Hypersensibilität stellen eine Besonderheit bei Menschen mit ASS dar. So zeigt sich eine Hyposensibilität darin, dass sensorische Reize in einer gesteigerten Intensität dargeboten werden müssen, um eine Empfindung bis hin zum Wohlbefinden auszulösen. So kann beispielsweise ein erhöhter Druck auf den Körper, ausgelöst durch eine Gewichtsweste, eine emotionale Erregung reduzieren. Eine Hypersensibilität zeigt sich dagegen in einer übersteigerten Reaktion auf Reize, bis hin zur Unverträglichkeit (z. B. Geräusche, Licht, Stoffe etc.). Hierbei kommt es zu einer physiologischen Stressreaktion, die als sehr unangenehm erlebt wird, also als etwas das man nach Möglichkeit vermeiden möchte. So kann es z. B. für einen Menschen mit ASS und Hypersensibilität im Arbeitsbereich unmöglich sein, bei Wahrnehmung von normalerweise unterschwelligen Geräuschen den Alltag durchzustehen. Vermeidungsverhalten oder emotionale Dekompensation sind häufig die Folge. Erschwerend für die Betroffenen ist es, dass eine solche Unverträglichkeit von der Umwelt häufig nicht ernst genommen wird, kompensatorische Maßnahmen wie eine Reizabschirmung werden daher oftmals nicht zugelassen. Diese Problematik zeigt sich beispielsweise wie oben genannt im Arbeitsbereich, wodurch es häufig Menschen mit ASS nicht ermöglicht wird, einen Arbeitsalltag zu bewältigen. Besonders gravierend wird die Problematik, wenn es z. B. um das Tragen von Arbeits-/Schutzkleidung geht, auf die nicht verzichtet werden kann. Eine Möglichkeit, eine ausgelöste Stressreaktion bei Darbietung der als unangenehm empfundenen Reize zu objektivieren bietet eine Erfassung und Darstellung der physiologischen Parameter. Physiologische Stressreaktion lassen sich sowohl im zentralen Nervensystem wie auch im peripheren Nervensystem erfassen. Als zentraler Parameter kann hier mittels der Elektroenzephalographie eine erhöhte Hi-Beta-Aktivität (25–35 Hz) bei teilweise gleichzeitig reduzierter Alpha-Aktivität (im Bereich 10–12 Hz) sowie reduzierter SMR-Aktivität (12–15 Hz), beobachtet werden. Als peripherer Parameter lässt sich ein Anstieg in der elektrodermalen Aktivität (getriggert durch das sympathische NS) ableiten.

Vorgehen:

- Messung der physiologischen Reaktionen bei gleichzeitiger standardisierter, abgestufter sensorischer Reizdarbietung, z. B. definierte auditive Reize (Frequenz und Dezibel)
- Messung der physiologischen Reaktionen bei Darbietung individueller sensorischer „Stress-Reize"
- Bestimmung der individuellen Stressgrenze

Daran anschließend lassen sich unterschiedliche strukturelle und therapeutische Maßnahmen ableiten:

- Anpassung der sensorischen Gegebenheiten (z. B. Reduktion von Umweltreizen)
- Abschirmung durch z. B. Noise Cancelling

Darüber hinaus lässt sich mittels Neurofeedback oder peripherem Biofeedback eine Desensibilisierung auf Reize durch gezieltes, konfrontatives Training erreichen.

■ **Beispiel: Neurofeedback**

Zur Desensibilisierung und zur Stressreduktion wird zunächst ein Alpha-Training durchgeführt: Theta-Reduktion, Alpha-Erhöhung, High-Beta-Reduktion. Gelingt es dem Trainierenden eine subjektive Entspannung zu erreichen, werden im nächsten Schritt die zuvor ermittelten „Stress-Reize" abgestuft dargeboten, gleichzeitig soll der Trainierende weiterhin das zuvor geübte Alpha-Training durchführen.

■ **Fallbeispiel**

Jens (25 Jahre, Diagnose ASS) fängt eine Ausbildung zum Zerspanungsmechaniker an. Eine Arbeits-/Schutzkleidung wird vom Arbeitgeber gestellt. Schon beim ersten „Befühlen" der Hose äußert Jens, dass er die Hose nicht ertragen kann, der Stoff sei für ihn unerträglich. Er betont, dass er sich nicht nur anstelle, das habe er schon oft hören müssen.

Mit Jens wird daraufhin ein NF-Training vereinbart, wie oben beschrieben. Das Training wird 2-mal pro Woche durchgeführt.

Weiterführende Literatur

Arns M (2010) Historical archives: the beginning. J Neurother 14(4):291–292

Arns et al (2012) A decade of EEG theta/beta ratio research in ADHD: a meta-analysis. J Atten Disord published online 19 October 2012. http://jad.sagepub.com/content/early/2012/10/19/1087054712460087.citation. Zugegriffen am 10.04.2015

Baehr E (2001) Clinical use of an Alpha asymmetry Neurofeedback protocol in the treatment of mood disorders: follow-up study one to five years post therapy. J Neurother 4(4):11–18

Callaway T, Bodenhamer-Davis E (2008) Long-term follow-up of a clinical replication of the Peniston Protocol for chemical dependency. J Neurother 12(4):243–259

Davidson RJ (1998) Affective style and affective disorders: perspectives from affective neuroscience. Cognit Emot 12:307–330

Davidson RJ (2012) The emotional life of your brain. Hudson Street Press, New York. http://www.youtube.com/watch?v=5GMSczR7xrs. Zugegriffen am 06.04.2012

Davidson RJ et al (1990) Approach – withdrawal and cerebral asymmetry: emotional expression and brain physiology. J Pers Soc Psychol 58:330–341

Fairchild MD, Sterman MB (1974) Unilateral sensory-motor rhythm (SMR) training in cats: a basis for testing neurophysiological and behavioral effects of monomethylhydrazine (MMH). Aerospace Medical Research Laboratory:2 (AIR FORCE/56780)

Gotlib I et al (1998) Frontal EEG alpha asymmetry, depression, and cognitive functioning. Cognit Emot 12(3):449–478

Green E (2001) The Ozawkie book of the dead: Alzheimer isn't what you think it is! Philosophical Research Society, Los Angeles

Green E, Green A (1977) Beyond biofeedback. Knoll Publlishing Company, Ft. Wayne

Gruzelier J (2009) A theory of alpha/theta neurofeedback, creative performance enhancement, long distance functional connectivity and psychological integration. Cogn Process 10(1):101–S109

Herbert H. Jasper (1958) The ten-twenty electrode system of the International Federation. In: Electroencephalography and clinical neurophysiology. Band 10:S. 371–375

Hinterberger et al (2005) Neuronal mechanisms underlying control of a brain–computer interface. 2005 Federation of European Neuroscience Societies. Eur J Neurosci 21:3169–3181

Hoedlmoser K et al (2008) Instrumental conditioning of human sensorimotor rhythm (12–15 Hz) and its Impact on sleep as well as declarative learning. Sleep 31:10

Jasper H, Shagass C (1941) Conditioning the occipital Alpha rhythm in man. J Exp Psychol 28:373–387

Kamiya J (1968) Conscious control of brain waves. Psychol Today 1:56–60

Kober et al (2013) Learning to modulate one's own brain activity: the effect of spontaneous mental strategies. Front Hum Neurosci 18. https://doi.org/10.3389/fnhum.2013.00695. Zugegriffen am 10.04.2015

Monastra V (1999) Assessing attention deficit hyperactivity disorder via quantitative electroencephalography: an initial validation study. Neuropsychology 13(3):424–433

Moore P et al (2000) Comparison of Alpha-Theta, Alpha and EMG neurofeedback in the production of Alpha-Theta crossover and the occurrence of visualizations. J Neurother 4(1):29–42

Schomer D, da Silva F (Hrsg) (2011) Niedermeyer's Electroencephalography: basic principles, clinical applications, and related fields, 6. Aufl. Philadelphia, Lippincott Williams & Wilkins

Stokes D (2012) An interview with Elmer Green. J Neurother 16(2):142–148

Tomas Ros T (2009) Optimizing microsurgical skills with EEG neurofeedback. BMC Neurosci 10:87

White N (2008) The transformational power of the Peniston Protocol: a therapist's experiences. J Neurother 12(4):261–265

Zschocke S (2002) Klinische Elektroenzephalographie. Springer, Heidelberg/New York/Tokio

Training der Selbstkontrolle der langsamen kortikalen Potenziale

© Springer-Verlag GmbH Deutschland, ein Teil von Springer Nature 2020
K.-M. Haus et al., *Praxisbuch Biofeedback und Neurofeedback*, https://doi.org/10.1007/978-3-662-59720-0_4

4

4.1   Langsame kortikale Potenziale

Im Kapitel über Frequenzbandtraining (▶ Kap. 3) wurden bereits bestimmte Frequenzbänder besprochen, deren Ausprägung und Verlauf über die unterschiedlichen Zustände des Gehirns eines Menschen Auskunft geben. In diesem Kapitel setzen wir uns mit **den langsamen kortikalen Potenzialen** auseinander (**slow cortical potentials, SCP**), denn ohne diese sind mentale Funktionen wie Selbstbewusstsein, Ich-Gefühl, Erfahrung, Erleben, Exekutivfunktionen usw. nicht möglich.

Erfahrung ist zeitlich und räumlich geordnet, so orientieren wir uns in der Welt. Wir leben in einer fortwährenden Veränderung von Raum und Zeit, einem virtuellen zeitlichen und räumlichen Kontinuum, einem Strom des Bewusstseins.

Alle Lebewesen, von der Amöbe bis zum Menschen, müssen sich in der Umwelt zurechtfinden, um zu überleben. Ohne die Fähigkeit, die Umgebung wahrzunehmen und darin zurechtzukommen, sind weder Überleben noch Entwicklung möglich. Deshalb ist es existentiell notwendig, dass wir Vorgänge und Veränderungen in der Welt spüren und darauf reagieren. In dieser Auseinandersetzung mit der Umwelt entsteht das Bewusstsein. Dazu gehört das Gefühl, dass wir als „Ich" im „Hier und Jetzt", also in Raum und Zeit leben. Das Selbstbewusstsein ist eine raumzeitliche Schaltstelle, mit der wir uns in die Welt integrieren. Es ist die Grundlage für Teilhabe (Northoff 2018).

Dabei hat jeder Mensch seine eigene, ganz besondere Art der Erfahrung und des Erlebens. Sie ist etwas ganz Subjektives und an den Einzelnen gebunden. Das „Selbst" jedes einzelnen Menschen lässt ihn, für sich selbst, bewusst die Welt, in der er existiert, erfahren. Ohne das bewusste Erleben eines „Ich", würden wir überhaupt nicht wissen, dass wir existieren, noch viel weniger, wer wir sind, was wir denken und fühlen, und wie wir mit unseren Mitmenschen umgehen (Northoff 2014).

Wie verarbeiten wir die Eindrücke, die aus der Umwelt und unserem Körper in das Gehirn einströmen? Ganz genau weiß man es noch nicht. Sicher ist, dass die intrinsische Aktivität des Gehirns, also die Signale, die es von sich aus erzeugt, eine grundlegende Rolle dabei spielen.

Selbst wenn wir nichts tun, ist das Gehirn aktiv, auch im Schlaf und in der Narkose. Es verbraucht 20 % der gesamten Energie des Körpers, obwohl es nur 2 % der Masse des Körpers ausmacht (Raichle 2015). Es ist damit beschäftigt, Signale, die es aus dem Körper und der Welt empfängt, zu verarbeiten. Und es registriert zusätzlich seine eigene Aktivität, es führt sozusagen Buch über seine eigenen Verarbeitungsaktivitäten. Diese Aktivität besteht aus sehr langsamen Potenzialveränderungen, den sogenannten langsamen kortikalen Potenzialen.

Langsame kortikale Potenziale nehmen 80 % des Gehirnstoffwechsels in Anspruch. Verglichen mit der Energie, die in den höheren Frequenzen vorhanden ist, ist die Energie der intrinsischen Aktivität riesig. Am ehesten ist sie vergleichbar mit gewaltigen Wellen des Ozeans, deren Auswirkungen bis zum Meeresboden spürbar sind, im Gegensatz zu den kleinen Wellen, die sich an der Oberfläche kräuseln.

Diese kolossale Energie befindet sich zum großen Teil im sogenannten **Default Mode Netzwerk (DMN)**. Dieses ist eine Art Stand-by-Netzwerk, vergleichbar mit den Betriebseinstellungen eines Computers. Das DMN ist immer aktiv. Forschungen haben gezeigt, dass dort Selbstbewusstseinsprozesse zuhause sind (Qin und Northoff 2011).

Wenn diese intrinsische Aktivität gemessen wird, dann zeigen sich sehr langsame Verschiebungen elektrischer Potenziale, sogenannte „up and down states". Man spricht hier nicht mehr von Frequenzen, denn diese Potenzialverschiebungen dauern lange. Bei einer Frequenz von 0,01 Hz dauern sie 100 Sekunden und es gibt noch viel langsamere Verschiebungen.

Die langsamen kortikalen Potenziale steuern die Verschaltung der verschiedenen Areale des Gehirns mit dem Default Mode Netzwerk. Diese Netzwerke verbinden und lösen sich wieder voneinander, je nach den Anforderungen, die gerade gestellt werden. Werden bestimmte Netzwerke als Reaktion auf die Außenwelt und des Körpers aktiv, steigert sich der Energieverbrauch im Gehirn lediglich um etwa 5 % (Raichle 2015). Im Hintergrund ist weiterhin die enorme intrinsische Aktivität vorhanden und stellt für die Verarbeitung äußerer Reize einen Grundstock an Energie zur Verfügung.

Langsame kortikale Potenziale sind die notwendige Voraussetzung für bewusstes Erleben. Wir können sie vergleichen mit einem stetig fließenden Strom mit einer relativ gleichbleibenden Oberfläche. Regentropfen, die auf seine Oberfläche fallen, erzeugen unterschiedliche Muster. So bedingen Reize aus der Umwelt und auch körpereigene Informationen Veränderungen in der Grundaktivität des Gehirns.

Die langsamen kortikalen Potenziale sind Trägerwellen, die schnellere Wellen weitertransportieren und in Sekundenbruchteilen an ihren Bestimmungsort bringen. Hochfrequente Beta- und Gammawellen, die für die Bewusstwerdung notwendig sind, können sich von allein nicht weit verbreiten. Um sich von sich selbst und der Umwelt ein umfassendes Bild machen zu können, müssen in vielen verschiedenen Bereichen unseres Gehirns u. a. Beta- und Gammawellen gleichzeitig aktiv sein. SCPs sind die Grundlage des Prozesses, der die Veränderungen der Nervenzellaktivität in Veränderungen des Bewusstseins umwandelt. Sie stellen die Brücke dar, die die beiden verbindet.

Das bedeutet, dass Ereignisse aus der Umwelt, Signale, die das Gehirn empfängt, in einen bereits stattfindenden Prozess eingebunden, verarbeitet und gespeichert werden. Es ist die Befindlichkeit des Gehirns und seiner intrinsischen Aktivität, die bestimmt, wie die Welt wahrgenommen wird (Bishop 1934). Werden in bestimmten Netzwerken des Gehirns nur wenige langsame Potenziale produziert, dann hat das einen Einfluss auf die Wahrnehmungsfähigkeit, mit der dieses bestimmte Netzwerk zu tun hat. Es hängt daher zu einem sehr großen Teil von der reibungslosen Funktion der langsamen Potenziale ab, wie effektiv wir mit uns selbst und mit der Welt zurechtkommen.

Aus dem Zusammenspiel der intrinsischen langsamen Potenziale und den Veränderungen aus dem Körper und der

Umwelt entsteht das Bewusstsein. Je länger und energiereicher diese langsamen Potenziale sind, desto mehr äußere Informationen können sie in sich aufnehmen und zu einem Gesamtbild zusammenfassen. Um die vielen verschiedenen Reize aus verschiedenen Bereichen des Gehirns zu sammeln, braucht es Zeit. Je länger die langsamen Potenziale dauern, desto mehr Informationen können erfasst und zusammen verarbeitet werden (Birbaumer 2010) und umso stärker sind das Bewusstsein und die Fähigkeit des Gehirns, sich der Umwelt anzupassen.

Die SCPs sind daher wie eine Brücke in der Zeit, die das Nacherleben vergangener Reize und das Antizipieren kommender Reize ermöglicht. So können wir zum Beispiel einzelne Töne zur Melodie zusammenfassen. In die langsamen Fluktuationen (SCPs) werden extrinsische Reize (schnellere Frequenzen) aus Körper und Umwelt eingebettet und dementsprechend verändert sich die Aktivität in der entsprechenden Hirnregion. Dadurch entsteht ein Zusammenspiel zwischen zeitlicher Konstanz und zeitlicher Veränderung. Zeitliche Konstanz und zeitliche Veränderung sind ausgewogen im gesunden Zustand. Je nach Bedarf überwiegen entweder das Default Mode Netzwerk (DMN) oder verschiedene Exekutivnetzwerke.

Selbstbewusstsein ist folglich eine raumzeitliche Struktur, die einerseits konstant und andererseits wandelbar ist. Es wird bestimmt von der Aktivität in den Mittellinienstrukturen des Gehirns. Zentrale Mittellinienstrukturen (Central midline Structures, CMS) und die darin stattfindende Aktivität sind zuständig für das Erleben, wer wir sind, wo wir sind, wie wir mit anderen in Beziehung treten, wie unser Körper mit der Umgebung in Beziehung tritt und wie wir den Fluss der Zeit erleben. Eher peripher gelegene Netzwerke sind für die Verarbeitung von äußeren Reizen zuständig.

Zusammen erzeugen die langsamen Potenziale und die schnelleren Frequenzen, besonders Beta und Gamma, unser Bewusstsein und konstruieren somit auch unser Selbst. William James hat von einem Bewusstseinsstrom gesprochen, einer fortlaufenden Aktivität unseres Gehirns, die es dem Menschen ermöglicht, die Welt und sich selbst im Lauf der Zeit zu erleben, auf Veränderungen zu reagieren und sein Überleben in der Welt zu sichern (James 1890).

Langsame kortikale Potenziale steuern die Verschaltungen der Netzwerke untereinander. (Raichle 2015). Je nach Bedarf werden unterschiedliche Netzwerke entweder aktiviert oder heruntergefahren. So funktioniert das Gehirn nach den Gesetzmäßigkeiten thermodynamischer kritischer Systeme immer „am Rande des Chaos." Es sucht einen sogenannten „Sweet Spot", an dem es optimal funktionieren kann.

Das Gehirn funktioniert dann am besten, wenn die erforderlichen Netzwerke flexibel miteinander verschaltet werden können. Dann kann es zugleich anpassungsfähig und beständig sein und seine Aufgaben optimal erfüllen (Ros 2014).

Heute weiß man, dass vielen psychischen Störungen Netzwerkverschaltungsstörungen zugrunde liegen (Broyd et al. 2009). Nach Ros (2014) sind psychische Störungen Zustände reduzierter Selbstregulation, weil die Flexibilität der Netzwerkverschaltungen gestört ist.

❯ **Die Erfahrung hat gezeigt, dass durch ein Training der Selbstkontrolle der langsamen kortikalen Potenziale viele Störungen positiv beeinflusst werden können. Das gezielte Trainieren der dynamischen Aktivität schafft strukturelle Veränderungen und bewirkt somit eine dauerhafte funktionelle Reorganisation. Hieraus ergibt sich der hohe Stellenwert gut funktionierender langsamer Potenziale. Ohne sie geht nichts. Je besser und schneller sich der Mensch an die Umwelt und ihre Veränderungen anpasst, je besser er darin integriert ist, desto effektiver sein Überleben, sein Zusammenleben mit Anderen, sein Erfolg und seine Teilhabe am Leben.**

4.1.1 Training der Selbstkontrolle der langsamen kortikalen Potenziale

Die intrinsische Aktivität des Gehirns reagiert auf Reize aus dem Körper und der Umwelt. Sie zeichnet sich aus durch langanhaltende Verschiebungen des gesamten EEG-Spektrums in eine elektrisch negative oder positive Richtung. So etwas geschieht, wenn entweder viele Nervenzellverbände gleichzeitig angeregt werden und sich dadurch ihre Bereitschaft erhöht, zu feuern, oder wenn die Aktivierung zurückgefahren wird und/oder bereitgestellte Energie verbraucht wird.

❯ *Ereigniskorrelierte Potenziale* sind die Antwort des Gehirns auf äußere oder innere Reize.

Ereigniskorrelierte Potenziale sind **Reaktionen des Gehirns** auf äußere oder körpereigene Stimulationen. Während das Spontan-EEG das Abbild der ständigen Gehirnaktivität ist, entstehen die ereigniskorrelierten Potenziale als **Antwort auf Reize**, d. h., sie sind an bestimmte Ereignisse zu einer bestimmten Zeit gebunden. Weil diese Reaktionen sehr kleine Amplituden haben, gehen sie im Rauschen des normalen EEGs unter man kann sie nicht identifizieren. Erst wenn man das EEG mittelt, sind sie erkennbar. Dann kann man auch ganz bestimmte Anteile (Komponenten) unterscheiden, die je nach zeitlichem Auftreten und Polarität (negativer oder positiver Ausrichtung) die Verarbeitung der Reize in bestimmten Gehirnarealen widerspiegeln. Sie werden je nach Entstehungsort in **Hirnstamm-** und **kortikale Potenziale** unterteilt. Amplitude (Anteil an Energie, den die einzelnen Komponenten haben) und Latenz (Zeitdauer bis zu ihrem Auftreten) lassen Rückschlüsse auf die Verarbeitungsqualität der Reize durch die verschiedenen Gehirnstrukturen zu. So weiß man, dass bei Menschen mit ADS/ADHS die Latenz bestimmter Komponenten länger ist, und dass ihre Amplituden kleiner sind.

4.1.2 Wie entstehen ereigniskorrelierte kortikale Potenziale?

Alle Eindrücke, die unser Gehirn verarbeitet, kommen entweder von der Außenwelt oder unserer eigenen Innenwelt. Alle Impulse/Eindrücke, mit Ausnahme des Riechens, wer-

4

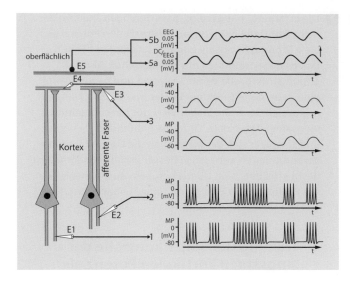

◘ **Abb. 4.1**   Thalamokortikale Salven erzeugen Wellen und langsame kortikale Potenziale. (Aus Niedermeyer und Lopez 2004)

den über das Rückenmark und/oder den Hirnstamm an eine Art Rangierbahnhof unseres Gehirns weitergeleitet. Diese Stelle heißt **Thalamus** und besteht aus vielen Nervenkernen, die sich zu einer größeren Struktur zusammengeschlossen haben. Diese Struktur ist von einer Art Mantel, dem **Nucleus reticularis,** umgeben, der selbst so etwas wie ein „breit gebügelter" Nervenkern ist. Er sorgt dafür, dass alles, was über den Thalamus in verschiedene Richtungen hinausgeht, noch einmal geprüft, zurückgemeldet und, wenn nötig, angepasst wird.

❯ **Der** *Thalamus* **schickt ankommende Reize zur weiteren Verarbeitung in die entsprechenden Gehirnareale.**

Wenn nun der Thalamus Meldungen über die Welt bekommt, sei es etwas, was wir sehen, hören oder fühlen, dann schickt er diese Botschaften an entsprechende Stellen in der Hirnrinde, die diese Botschaften für uns verarbeiten, darauf reagieren und sie, wenn nötig, wahrnehmbar machen. Natürlich wird uns nicht alles bewusst, denn mit einer solchen Informationsflut wären wir überfordert. Vieles wird einfach unbewusst verarbeitet. Dafür ist ein ganz bestimmtes Netzwerk im Gehirn zuständig, das **Default Mode Netzwerk** (▶ Exkurs „Default Mode Network und Salience Netzwerk"). Bei dieser Verarbeitung entstehen, wie Untersuchungen zeigen, Veränderungen in den kortikalen Potenzialen.

Thalamokortikale Fasern (Nervenfasern, die vom Thalamus zur Hirnrinde, dem Kortex, ziehen) docken an den weit verzweigten Dendriten (Ausläufern) der Pyramidenzellen an. Wenn nun viele thalamokortikale Fasern gemeinsam immer wieder kurze Salven von Impulsen an die Dendriten weitergeben, entsteht dort ein elektrisches Potenzial, das als wellenartiges, exzitatorisches, d. h. **erregendes postsynaptisches Potenzial** (EPSP; ▶ Kap. 1) gemessen werden kann, also eine **Welle** im EEG (◘ Abb. 4.1). Diese Potenziale werden über ein **kortikothalamisches** (von der Hirnrinde über die Basalganglien zum Thalamus) **Feedbacksystem** reguliert.

❯ **Schnelle Impulssalven über thalamokortikale Fasern erzeugen** *Potenzialverschiebungen* **(SCPs).**

Werden nun über diese thalamokortikalen Fasern lange am Stück viele Impulse schnell hintereinander an die apikalen Dendriten geschickt, dann erzeugt das im gemessenen EEG keine Welle mehr, sondern eine Art **Plateau mit kleinen Sägezähnchen.** Das geschieht, weil die Impulse so schnell hintereinander kommen und die einzelnen Wellen nicht mehr abklingen können.

Solche Plateaus zeigen negative, langsame kortikale Potenziale an, die bei herkömmlichen EEG-Verstärkern herausgefiltert werden, also überhaupt nicht sichtbar sind.

Ein DC- oder Gleichstromverstärker jedoch macht sie sichtbar. Diese Verstärker filtern im Gegensatz zu herkömmlichen EEG-Verstärkern die langsamen Frequenzen nicht heraus.

In seiner Arbeit über die langsamen Veränderungen im Gehirn stellt Thomas Elbert (1990) eine Reihe von Hypothesen über die Entstehung und Auswirkungen der langsamen kortikalen Potenziale auf:

1. Die elektrischen Quellen der ereigniskorrelierten langsamen Potenziale befinden sich in den Dendritenbäumen der kortikalen Pyramidenzellen.
2. Die an der Oberfläche messbaren negativen Potenziale sind ein Maß für die Erregbarkeit des unter der Messelektrode liegenden Gewebes. Positive Potenziale zeigen einen weitgehenden Mangel an Erregung an.
3. Negative Potenziale werden durch Aufmerksamkeitsprozesse und Gedächtnisabfragen in den jeweiligen neuralen Netzwerken erzeugt. Werden jedoch Inhalte im Gedächtnis abgespeichert oder aktualisiert, dann müssen große Bereiche der Netzwerke heruntergefahren werden, was von ausgedehnten positiven Potenzialen hoher Amplitude begleitet wird.
4. Bewusste Prozesse entstehen oberhalb eines gewissen Grades kortikaler Erregbarkeit; genau dann, wenn Schwellenwerte negativer DC-Veränderungen überschritten werden.
5. Die Regulation der kortikalen Erregbarkeit und damit der langsamen Potenziale wird zum Teil über eine Feedbackschleife erreicht, die durch die Basalganglien und andere subkortikale Strukturen und den Thalamus zurück zur Hirnrinde führt. Diese Feedbackschleife erzeugt fortlaufende Fluktuationen, die als EEG-Wellen sichtbar werden (vgl. Elbert 1990, S. 235–236).

Fazit: Negative kortikale Potenziale sind ein Indiz für Mobilisierung oder Bereitschaft, während positive Potenziale kognitive und neuronale Verarbeitungsleistungen oder die Hemmung neuronaler Aktivität anzeigen.

4.1.3   Aufbau des Feldpotenzials: Gliazellen

Gliazellen, die Stützzellen des Gehirns, haben einen Anteil an der Erzeugung der Feldpotenziale. Gliazellen umgeben die Nervenzellen und auch die Synapsen. Sie haben ein Membranpotenzial, so wie alle anderen Zellen auch, produzieren aber keine Aktionspotenziale und keine postsynaptischen Potenziale. Das **Gliazellmembranpotenzial** bleibt nicht immer gleich, sondern verändert sich, wenn sich die Konzentration der Kalium-Ionen im Extrazellularraum nach der Depolarisierung der Nervenzellmembran erhöht (◘ Abb. 4.2). Das **Aktionspotenzial des Nervs** wird nach der Depolarisierung schnell wieder repolarisiert. Das geschieht, indem sich Kaliumkanäle öffnen und Kalium-Ionen aus dem Zellinneren in den extrazellulären Raum ausschütten. Zwar setzt sofort die Natrium-Kalium-Pumpe ein und bringt einen Teil der Kalium-Ionen wieder in die Zellen, aber die Kaliumkonzentration könnte so hoch werden, dass sie zu einem Funktionsausfall der Neurone führen würde (► Kap. 1). Hier schaffen Gliazellen einen Ausgleich.

❯❯ *Gliazellen* agieren als Puffer für die Kaliumkonzentration im Extrazellularraum und verbreiten das Feldpotenzial.

Sie nehmen das überschüssige Kalium auf, verändern dabei ihre elektrische Ladung und verbreiten die Ladungsveränderungen über ihre weit verzweigten Ausläufer. So können ausgedehnte **Potenzialfelder** entstehen. Es ist sehr wahrscheinlich, dass Gliazellen bei der Entstehung extrazellulärer Feldpotenziale eine verstärkende Rolle spielen. Wie sie den Transmitteraustausch zwischen Nervenzellen beeinflussen, ist noch nicht vollständig untersucht. Doch man weiß, dass sie durch die Aufnahme von Glutamat, einem erregenden Neurotransmitter, die Erregungsweiterleitung im synaptischen Spalt beeinflussen.

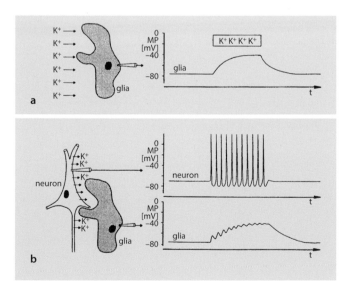

◘ **Abb. 4.2** Wenn sich in der Umgebung von Gliazellen die Kaliumkonzentration erhöht, verändert sich ihr Membranpotenzial. Wenn eine benachbarte Nervenzelle immer wieder feuert und dabei Kalium-Ionen in den Extrazellularraum ausschüttet, werden diese von den Gliazellen aufgenommen, wobei sich das Membranpotenzial, die Ladung der Gliazellen, verändert. Über weit verbreitete Ausläufer der Gliazellen verbreiten sich die Potenzialfelder. (Aus Zschocke 2002)

4.2 Auswirkungen und Ziele des SCP-Trainings

4.2.1 Aktivierung der Gehirnarbeit

SCP-Training ermöglicht die Kontrolle über die Erregungsschwellen des Gehirns. Es kann überall dort eingesetzt werden, wo **veränderte Erregungsschwellen** Probleme verursachen. So wurde es erfolgreich bei der Kontrolle epileptischer Anfälle eingesetzt. Schon früh zeigten Birbaumer et al. an der Universität Tübingen, dass die Selbstkontrolle langsamer kortikaler Potenziale ausgehend von Cz weit ins Gehirn bis zu den Basalganglien und präfrontalen Strukturen, die für die Bewegungssteuerung zuständig sind, wirkt (Birbaumer et al. 1990). **Epileptiker** können lernen, diese Areale gezielt zu beeinflussen und damit Übererregungen und in der Folge Krämpfe zu vermeiden.

❯❯ Beim SCP-Training wird die bewusste *Kontrolle über den Aktivierungszustand* des Gehirns erlernt.

Menschen, die mit **Migräne** belastet sind, können lernen, die Aktivierung ihres Gehirns zu kontrollieren und reduzieren damit erfolgreich die Anfallshäufigkeit und auch das Ausmaß der Schmerzen. Ideal ist eine Verbindung des SCP-Trainings mit einem Vasokonstriktionstraining (► Kap. 2), das hilft, einen beginnenden Anfall abzuwenden.

Eines der ersten Symptome, das sich durch das Erlernen der Selbstkontrolle der langsamen kortikalen Potenziale bessert, sind **Schlafstörungen** (► Abschn. 15.3). Das bedeutet jedoch nicht, dass man deshalb alle Grundsätze einer guten Schlafhygiene vernachlässigen kann.

❯❯ *Schlafstörungen* und *Kopfschmerzen* lassen sich durch SCP-Training abwenden.

Die **verbesserte Verarbeitungsleistung** des Gehirns zeigt sich u. a. in der Veränderung der **Latenz** (Dauer bis zum Auftreten) **der P300-Welle**. Diese ist bei Menschen mit ADS/ADHS verlängert. Die P300-Welle zeigt den Zeitpunkt der Bewusstwerdung eines Reizes an, salopp könnte man sie auch die „Schrecksekunde des Gehirns" nennen. Auch die **kontingente negative Variation** (CNV) bildet die weitere Verarbeitung der Reize und Informationen im Gehirn ab. Die CNV ist ein ereigniskorreliertes Potenzial, das sich einstellt, wenn sich das Gehirn nach einem Warnsignal auf kognitive und/oder motorische Aufgaben vorbereitet.

❯❯ Wer die SCPs kontrollieren kann, ist in der Lage, situationsgerecht ganz gezielt *Energie für die Informationsverarbeitung* zu mobilisieren.

Kinder, die von **ADHS** betroffen sind, haben in verschiedenen Studien eine reduzierte CNV gezeigt, was darauf hindeutet, dass sie weniger Energie zur Bearbeitung einer Aufgabe zur Verfügung stellen können (◘ Abb. 4.3a). Studien haben außerdem gezeigt, dass diese Kinder im Vergleich zu Gleichaltrigen eine größere Latenz der CNV aufwiesen. Das

4

bedeutet, dass sie länger brauchen, um Reize zu verarbeiten. Studien von Gevensleben (2010a, b) und Wangler (2011) zeigen, dass sich Latenz und Amplitude der CNV nach SCP-Training verbessern (■ Abb. 4.3b). Und das nicht nur bei Kindern. Eine Studie von Mayer (2012) über ADHS bei Erwachsenen an der Universität Tübingen zeigt solche Verbesserungen auch bei Erwachsenen schon nach 15 Sitzungen SCP-Training.

Exkurs: Default Mode Network und Salience Netzwerk

Früher dachte man, das Gehirn sei nur aktiv, wenn es bestimmte Aufgaben zu bewältigen hat. In der Zwischenzeit weiß man, dass das Gehirn **immer aktiv** ist, sich laufend mit sich selbst beschäftigt, und dass die Erledigung bewusster Aufgaben, z. B. beim Rechnen, allerhöchstens 5 % mehr an Energie benötigt. Der **Hauptenergieaufwand** im Gehirn besteht darin, eine Anzahl an Netzwerken am Laufen zu halten, die dafür sorgen, dass sich der Körper mit sich selbst und seiner Umwelt zurechtfindet.

Jüngste Untersuchungen zeigen, dass ganz bestimmte Gebiete des Gehirns zusammenarbeiten, wenn bestimmte Aufgaben bearbeitet werden. Zahlreiche solcher Netzwerke wurden schon entdeckt, darunter ein wichtiges Netzwerk, das alle anderen aus dem Hintergrund heraus steuert: das **Default Mode Netzwerk** (DMN), auch Basisnetzwerk oder Ruhenetzwerk genannt.

Im Vergleich mit einem Orchester würde das bedeuten, dass alle Instrumente, so individuell sie auch sein mögen, sich durch einen bestimmten Takt steuern lassen (im Fall des Gehirns durch langsame kortikale Potenziale). Damit dieses Orchester eine schöne Musik macht, braucht es einen **Dirigenten**, das Ruhenetzwerk. Dieses **Ruhenetzwerk** wird aktiv beim Tagträumen, beim Nachdenken über zukünftige und vergangene Ereignisse, bei Erinnerungen – also bei Informationsprozessen, die das **Selbst** betreffen. Es überwacht die äußere und innere Umgebung, verarbeitet emotional bedeutende Inhalte, spielt eine Rolle im Arbeitsgedächtnis und macht auf Fehlleistungen aufmerksam. Es ist zuständig für die soziale Wahrnehmung, für das eigene seelische Befinden und für die Wahrnehmung des Befindens anderer.

Es hilft, zwischen Wissen und Fühlen zu wechseln, und macht das „Bauchgefühl" möglich, weil es enge Verbindungen zum limbischen System hat. Es überwacht gleichzeitig die Außenwelt und ist bereit, Gefahren zu signalisieren und die Aufmerksamkeit und Wachheit entsprechend zu steuern.

Während das Ruhenetzwerk für die **innere Gedankenwelt** zuständig ist, scannt gleichzeitig das **Salience Netzwerk**, ohne dass es dem Menschen bewusst wird, die Umgebung und stellt sicher, dass **keine Gefahr** droht.

Das ist überlebenswichtig. Wahrnehmen von Gefahren darf keine bewussten, zielgerichteten Aufmerksamkeitsleistungen erfordern, sondern diese müssen automatisch und kontinuierlich geschehen. Zeigt das Salience Netzwerk, dass anstelle von Introspektion eine zielgerichtete Aktivität notwendig ist, werden das Default Mode Netzwerk herunter und die Aufmerksamkeitssysteme hochgefahren. Diese **Umschaltprozesse** werden durch langsame kortikale Potenziale gesteuert (Raichle 2001, 2006, 2009, 2010).

Fehlfunktionen der Umschaltprozesse führen zu zahlreichen unterschiedlichen Störungen, wie neueste Forschungen zeigen (► Abschn. 4.2.1, „Studien"). Das erklärt, weshalb die Selbstkontrolle der langsamen kortikalen Potenziale bei so vielen unterschiedlichen Krankheitsbildern mit Erfolg eingesetzt werden kann.

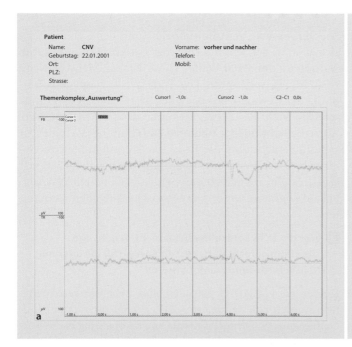

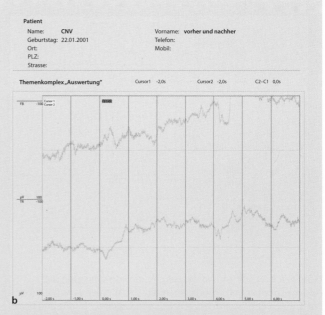

■ **Abb. 4.3 a, b** Beispiel. **a** Zu Beginn des Trainings konnte nur wenig Energie mobilisiert werden. Das zeigt sich am flachen Verlauf der CNV. **b** Nach 6 Monaten mit etwa 20 Trainingssitzungen kann viel Energie zur Verfügung gestellt werden. Die CNVs in der Feedback- und in der Transfersituation zeigen einen guten Verlauf

Mit dieser Verbesserung gehen **Fortschritte** einher bzgl.
- Konzentration,
- Gedächtnisleistung,
- Intelligenz,
- Durchhaltevermögen,
- Motorik und
- Koordination.

Das Aufpassen in der Schule fällt leichter, am Arbeitsplatz werden weniger Fehler gemacht. Bei vielen Kindern und Erwachsenen ändert sich das Schriftbild, wie bei dem Kind in ◻ Abb. 4.4.

Dazu kommen **signifikante Verbesserungen** im Verhalten, beim Selbstwertgefühl, der Frustrationstoleranz und der Selbstorganisation. Diese Verbesserungen zeigen sich ansatzweise schon nach etwa 12–15 Trainingssitzungen, nach 40 Sitzungen hat sich das Verhalten oft signifikant verändert. Kinder und Erwachsene spüren eine Stabilisierung ihres emotionalen Befindens, als Folge ergeben sich positivere Begegnungen mit anderen. Sie regen sich nicht mehr so leicht auf und sind körperlich und verbal weniger aggressiv. Diese emotionale Stabilisierung wurde auch in der o. g. Tübinger Studie mit Erwachsenen gezeigt. Dort verbesserten sich die Ergebnisse im Beck Depressionsinventar bereits nach 15 Sitzungen.

❯ Eine *Stabilisierung des emotionalen Befindens* führt zu Gelassenheit und positivem Umgang mit anderen.

Viele Kinder können nun leichter oder besser Freundschaften eingehen, oft werden sie zum ersten Mal zu Geburtstagsfeiern eingeladen. Manche Menschen merken als Erstes, dass sie viel besser schlafen, weniger Kopfschmerzen haben, besser gelaunt sind. Später sind sie besser organisiert, erinnern sich an Pflichten und Aufgaben und erledigen sie eher. Viele werden zum ersten Mal in ihrem Leben pünktlich. Anderen fällt auf, dass sich ihre sportlichen Leistungen stark verbessern. Viele Leistungssportler machen regelmäßig Neurofeedback, weil es sich so positiv auf ihr sportliches Können auswirkt.

❯ Die *Verbesserungen* beim SCP-Training sind nachhaltig.

Kinder und Erwachsene setzen die erlernten Fertigkeiten im täglichen Leben ein und erhalten reichlich positive Verstärkung dafür. „Das ist wie Radfahren", sagen die Forscher an der Universität Tübingen, dem Entstehungsort dieser Methode. Dort wurden schon einige Studien durchgeführt, mit dem Ergebnis, dass bei etwa der Hälfte der Kinder, die mit Neurofeedback behandelt wurden, nach 2 Jahren keine ADS/ADHS-Symptomatik mehr feststellbar war (Gani et al. 2008).

◻ **Abb. 4.4** Schrift eines Mädchens vor und nach 20 SCP-Trainingssitzungen

4

■ **Studien**

Für die oben beschriebenen Auswirkungen des SCP-Trainings existieren mehrere Studien, die die Wirksamkeit des Trainings belegen. Für andere Anwendungsgebiete gibt es lediglich Fallstudien. Die Erfahrung zeigt: **SCP-Training** ist hilfreich bei

- Angststörungen,
- Panikattacken,
- Depressionen,
- Burn-out,
- Autismus und
- der Rehabilitation nach traumatischer Hirnschädigung und Schlaganfall.

Da es die Selbstregulation verbessert, liegt es auf der Hand, dass SCP-Training einen großen Beitrag zum **Hochleistungstraining** leisten kann.

❯❯ Die Studien zeigen *Verbesserungen* in

- **Konzentration,**
- **Gedächtnis,**
- **Intelligenz und**
- **allgemeinem Verhalten**
- **sowie in der sozio-emotionalen Entwicklung.**

4.2.2   Wie kommen diese Auswirkungen zustande?

Die **langsamen Potenziale** steuern die Netzwerke des Gehirns. Überall dort, wo Nervenzellen arbeiten und Sauerstoff und Glukose (Traubenzucker) verbrauchen, können vermehrt langsame kortikale Potenziale gemessen werden. Überall dort, wo sich bestimmte **Gehirngebiete vernetzen** und miteinander arbeiten, findet man langsame kortikale Potenziale, die wie ein Dirigent dafür sorgen, dass die Zusammenarbeit effektiv und gut abgestimmt verläuft. Langsame kortikale Potenziale sorgen dafür, dass je nach Bedarf die einzelnen Netzwerke miteinander verschaltet und umgeschaltet werden. Ganz besonders wichtig ist die Umschaltung vom Default Mode Netzwerk (▶ Exkurs „Default Mode Network und Salience Netzwerk") in die verschiedenen Aufmerksamkeitsnetzwerke, die immer dann hochfahren, wenn das Gehirn sich mit der Außenwelt und deren Anforderungen auseinandersetzen muss.

Die langsamen Potenziale sind eng verknüpft mit dem **BOLD-Signal**, das bei funktionellen Kernspinmessungen anzeigt, welche Gehirngebiete aktiv sind. Wenn Nervenzellen aktiv sind, wird neben Glukose auch viel Sauerstoff aus dem Blut verbraucht und in der Folge enthält das Hämoglobin (roter Blutfarbstoff) der roten Blutkörperchen weniger Sauerstoff als vorher. Blut, das weniger Sauerstoff enthält, hat andere magnetische Eigenschaften als Blut mit viel Sauerstoff und zeigt sich daher deutlicher im fMRI-Bild (functional Magnetic Resonance Imaging). Deshalb nennt man das Signal „blood level oxygen dependent" (BOLD), abhängig vom Sauerstoffgehalt des Bluts.

Wenn man mit der funktionellen Kernspintomographie den Blutfluss misst, der sich bei **wechselnden Aufgaben im Gehirn** verändert, stellt man fest, dass sich parallel zum BOLD-Signal auch die langsamen kortikalen Potenziale verändern, sodass man sagen kann, dass die SCPs eng mit dem BOLD-Signal verbunden sind. Das heißt: Dort, wo viel geschieht, d. h., wo der Stoffwechsel erhöht ist, sind auch viele SCPs. Sie zeigen **Areale im Gehirn** an, in denen die Zellen verstärkt arbeiten.

Dieser Zusammenhang wurde von He und Raichle (2009), Forschern an der Abteilung für Radiologie und Neurophysiologie an der Washington State University in St. Louis, Missouri eingehend untersucht. Sie schreiben, dass es die SCPs sind, die Bewusstsein, Wahrnehmung und Handeln steuern, und dass sie sich für die Zusammenfassung vieler unterschiedlicher Informationen aus weiten Teilen des Gehirns hervorragend eignen. Sie vertreten die Meinung, dass die SCPs an der Bildung des Bewusstseins maßgeblich beteiligt sind, so wie es Elbert schon 1990 formulierte.

❯❯ *SCPs* steuern

- **das Bewusstsein,**
- **die Aufmerksamkeit,**
- **die Wahrnehmung und**
- **das Handeln.**

Wie jüngst von Northoff (2019) bestätigt, hängt **bewusstes Erleben** davon ab, dass viele Informationen aus verschiedenen, teilweise weit auseinanderliegenden Teilen des Gehirns miteinander verknüpft werden. SCPs können solche Integrationen über weite Teile des Gehirns erreichen, da sie lange genug dauern und somit auch längere Übertragungszeiten kein Hindernis sind.

Fasern, die über weite Teile des Gehirns ziehen, enden in den oberen Schichten der Hirnrinde, dort, wo auch die SCPs entstehen. So tragen ganz **unterschiedliche Inhalte** zu einem umfassenden Erleben und Bewusstsein bei. Von diesen oberen Schichten aus gibt es Verbindungen zu tiefer liegenden Schichten der Hirnrinde und auch zu Strukturen unterhalb des Kortex, zu subkortikalen Strukturen, sodass hier eine Verbindung von bewussten und unbewussten Vorgängen angenommen werden kann.

Fallbeispiel

Aufmerksamkeit (Aktivierung) bestimmt, welche Informationen bewusst wahrgenommen werden. Bei einer **Untersuchung zur Wahrnehmungsleistung**, die von Monto und Palva (2008) an der Universität von Helsinki durchgeführt wurde, sollten die Teilnehmer (TN) angeben, ob sie eine kaum spürbare Berührung am Finger bemerken konnten oder nicht. Die Untersucher fanden zu ihrer Überraschung heraus, dass die TN eine ganze Reihe von Berührungen hintereinander gut bemerkten, dann aber wieder eine ganze Reihe nicht. Diese „Blöcke" wechselten sich mit ziemlicher Regelmäßigkeit ab. Als die Forscher die spontanen Schwankungen der gleichzeitig gemessenen SCPs mit der Wahrnehmungsleistung verglichen, fanden sie heraus, dass die

SCPs einen Einfluss darauf haben, ob ein Reiz wahrgenommen wird oder nicht. Das heißt, die Wahrnehmungsleistung hängt mit der Phase der langsamen kortikalen Potenziale zusammen. Die Wahrscheinlichkeit einer richtigen Reaktion war am höchsten in der aufsteigenden und am niedrigsten in der abfallenden Phase der langsamen kortikalen Potenziale.

Mit der Absicht, eine Handlung auszuführen, ist ein Anstieg der langsamen Potenziale verbunden. Man kann sich das z. B. so vorstellen: Immer, wenn ein Fahrer an einer roten Ampel halten muss, und er dann auf den Signalwechsel wartet, steigen die langsamen kortikalen Potenziale besonders in dem Bereich an, der die Muskulatur der Beine und Füße steuert. Der Fahrer bereitet sich auf das Wegfahren vor. Deshalb nennt man die langsamen Potenziale auch **Bereitschaftspotenzial**, wenn es um die Vorbereitung einer Bewegung geht.

Wird hingegen bei einer Reaktionsüberprüfung ein **Warnsignal** gegeben, das eine Aufgabe ankündigt, z. B. einen Tastendruck bei Erscheinen eines Kreuzes auf einem Bildschirm, dann entsteht ebenfalls eine „Negativierung" (eine Potenzialverschiebung in den elektrisch negativen Bereich), ein Anstieg des Aktivierungsgrads des Gehirns in Vorbereitung auf diese Aufgabe, den man **kontingente negative Variation** (CNV) nennt (◘ Abb. 4.3a, b). Je mehr Energie bereitgestellt wird, desto höher ist die CNV. Bei Menschen mit einer Aufmerksamkeitsstörung ist die Höhe oder Amplitude der CNV nicht so groß wie bei Menschen ohne eine solche Störung.

❯❯ Die *Höhe der CNV* zeigt an, wie viel Energie der Betreffende mobilisieren konnte.

4.2.3 Wie verhalten sich die langsamen Potenziale zu den Frequenzen?

Wenn man die Veränderungen in den Amplituden der verschiedenen Frequenzen untersucht, bemerkt man, dass sie oft spindelartig an- und abschwellen. Eine Verbindung der Amplitudenspitzen ergibt eine **Amplitudenhüllkurve**, auch **Envelope** genannt, die zu- und abnimmt.

❯❯ Der Verlauf der langsamen kortikalen Potenziale bestimmt die *Amplitudenveränderungen* aller Frequenzen.

Betrachtet man den Verlauf solcher Hüllen, fällt auf, dass die Amplituden der Hüllen aller Frequenzen von 1–40 Hz am höchsten sind, wenn die langsamen Potenziale zunehmen und wieder absinken. Man sagt auch, dass **1–40-Hz-Oszillationen** in den langsamen Frequenzen eingebettet sind. Das bedeutet, dass das SCP-Training gleichzeitig alle anderen Frequenzen mittrainiert, weil die SCP-Schwankungen die anderen Frequenzen sozusagen mitziehen. Mit der entsprechenden Software zur Auswertung kann gezeigt werden, wie sich durch SCP-Training z. B. der Theta-Beta-Quotient verändert (◘ Abb. 4.5).

4.3 Vorgehen beim Training der langsamen kortikalen Potenziale

4.3.1 Voraussetzungen für das SCP-Training

Am besten eignet sich das SCP-Training für Kinder ab dem Schulalter Zwar kann man auch mit kleineren Kindern üben, doch kann es Schwierigkeiten mit dem Anbringen der vielen Elektroden und auch mit der Augenkalibrierung geben. Hin und wieder wurde schon mit 4-jährigen Kindern trainiert, dann aber nur spielerisch. Sie wurden langsam an das Gerät und die Vorgehensweise gewöhnt. Für ganz Kleine eignet sich das Frequenzbandtraining (▶ Kap. 3), ILF (▶ Kap. 5) oder HEG (▶ Kap. 6) besser.

Wer nicht stillsitzen kann, wird sich beim SCP-Training schwer tun Wenn zu viele Bewegungen vorkommen, schalten Geräte mit Artefaktkontrolle ab, und der Durchgang wird wiederholt. Das ist bei manchen Personen sehr lehrreich und sie sitzen bei der nächsten Sitzung eher still, aber für manche ist es auch zu schwierig und frustrierend. Diesen Personen ist mit einer anderen Methode besser geholfen; sie können dann später, wenn sie ruhiger geworden sind, das SCP-Training nochmals versuchen.

SCP-Training ersetzt keine Erziehung Es ist so, dass Kinder und Erwachsene viel ruhiger und ausgeglichener werden, aber die Einsicht, dass bestimmte Pflichten einfach erfüllt werden müssen, kommt nicht automatisch. Das fängt mit der regelmäßigen Teilnahme an den Übungssitzungen, auch bei schönem Wetter, an und zeigt sich weiter in der Bereitschaft zum Transfertraining im häuslichen Umfeld.

Ohne Motivation geht nichts Kinder, die nur deshalb Neurofeedback machen, weil die Eltern es so großartig finden, und die ohne Motivation vor dem Bildschirm sitzen, machen kaum Fortschritte. Das merkt man recht schnell und wenn Gespräche und Erklärungen keine Verbesserung bringen, sollte man die Behandlung nach Rücksprache mit den Eltern schon nach wenigen Sitzungen abbrechen.

Ohne ausreichenden Schlaf geht auch nichts Viele Kinder schlafen zu wenig und sind deshalb nicht nur in der Schule, sondern auch beim Training müde. Bei Einschlafproblemen sollten die Kinder mindestens 2 Stunden vor dem Schlafengehen nicht mehr am Computer sitzen und auch nicht fernsehen, denn die Lichtimpulse vom Bildschirm werden über die Rezeptoren in der Netzhaut ins Gehirn geleitet und verhindern dort die Melatoninproduktion (das Hormon Melatonin lässt uns einschlafen).

4.3.2 Bausteine des SCP-Trainings

Da es technisch recht anspruchsvoll ist, **DC-Verstärker** zu bauen, die in der Lage sind, SCPs zu messen und zu zeigen, wurden die SCPs über lange Zeit hinweg nur im Rahmen von Forschungen untersucht. Es gab keine zuverlässigen Geräte für den Neurofeedbacktherapeuten, deshalb wurde das SCP-Training bisher, v. a. in den USA, ignoriert. Mit den neueren Geräten sind SCPs ableitbar.

4

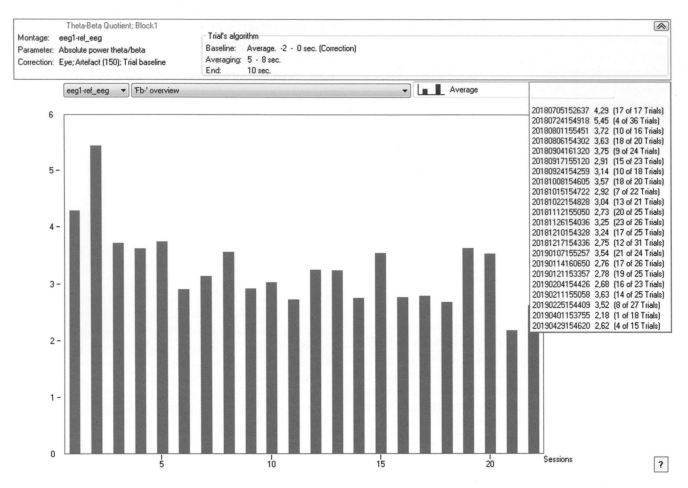

Theta-Beta Quotient; Block1

Montage: eeg1-ref_eeg
Parameter: Absolute power theta/beta
Correction: Eye; Artefact (150); Trial baseline

Trial's algorithm
Baseline: Average. -2 - 0 sec. (Correction)
Averaging: 5 - 8 sec.
End: 10 sec.

eeg1-ref_eeg ▾   'Fb-' overview   ▾   [▮▬▮] Average

20180705152637 4,29 (17 of 17 Trials)
20180724154918 5,45 (4 of 36 Trials)
20180801155451 3,72 (10 of 16 Trials)
20180806154302 3,63 (18 of 20 Trials)
20180904161320 3,75 (9 of 24 Trials)
20180917155120 2,91 (15 of 23 Trials)
20180924154259 3,14 (10 of 18 Trials)
20181008154605 3,57 (18 of 20 Trials)
20181015154722 2,92 (7 of 22 Trials)
20181022154828 3,04 (13 of 21 Trials)
20181112155050 2,73 (20 of 25 Trials)
20181126154036 3,25 (23 of 26 Trials)
20181210154328 3,24 (17 of 25 Trials)
20181217154336 2,75 (12 of 31 Trials)
20190107155257 3,54 (21 of 24 Trials)
20190114160650 2,76 (17 of 26 Trials)
20190121153357 2,78 (19 of 25 Trials)
20190204154426 2,68 (16 of 23 Trials)
20190211155058 3,63 (14 of 25 Trials)
20190225154409 3,52 (8 of 27 Trials)
20190401153755 2,18 (1 of 18 Trials)
20190429154620 2,62 (4 of 15 Trials)

Sessions   [?]

☑ **Abb. 4.5**   Die Auswirkungen eines SCP-Trainings auf den Theta-Beta-Quotienten: Der Quotient verändert sich in die gewünschte Richtung, obwohl die Frequenzen selbst nicht trainiert wurden

■ **Neurofeedbackgerät**

Ein Neurofeedbackgerät für das Training der langsamen Potenziale besteht aus den folgenden **Komponenten**:

− einem PC mit installierter Trainingssoftware (evtl. mit eingebautem Monitor als Therapeutenbildschirm) und einem Therapeutenmonitor,
− einem zweiten Monitor als Patientenbildschirm,
− einem DC- EEG- und Biosignal-Verstärker,
− einer Tastatur und einer Maus zur Dateneingabe,
− mindestens 3 Elektroden zur EEG-Ableitung sowie
− je nach Gerät 2–4 Elektroden zur Kontrolle von Augenartefakten.

Der Trainierende wird über die Elektroden an den DCEEG- und Biosignal-Verstärker angeschlossen. Die Signale werden über den Verstärker gewandelt und an den Therapeutenbildschirm gesendet. Das kann über ein Bluetooth-Signal gemacht werden, oder die Signale werden über ein Glasfaserkabel an den Computer geschickt. Das langsame Potenzial wird aus dem EEG gefiltert und seine Verschiebung als Bild mit der Bewegung eines gewählten Objekts auf dem Patientenbildschirm zurückgemeldet (☑ Abb. 4.6).

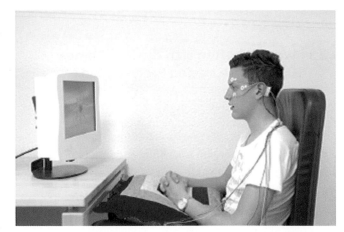

☑ **Abb. 4.6**   Ein Junge beim SCP-Training mit Belohnungssonne

■ **Trainingsblock**

Jeder Trainingsblock beinhaltet **zwei Aufgaben**:

− Zum einen soll eine Absenkung der Erregbarkeitsschwelle (Negativierung, sog. Aktivierungsaufgabe) erlernt werden,
− zum anderen eine Anhebung der Schwelle (Positivierung, sog. Deaktivierungsaufgabe).

Negativierung und Positivierung beziehen sich jeweils auf die Baseline, also die Grundaktivität, die in den 2 Sekunden vor jeder Aufgabe berechnet wird.

- **Aufgabentyp**

Der jeweilige Aufgabentyp wird auf dem Patientenbildschirm in Form eines **Richtungspfeils** angezeigt. Dieser Pfeil in der Bildschirmmitte zeigt bei Aktivierungsaufgaben nach oben, bei Deaktivierungsaufgaben nach unten. Man kann zusätzlich einen hohen oder einen tiefen Ton zur Verdeutlichung der Aufgabe zuschalten. Es werden zu 50 % Negativierungsaufgaben und zu 50 % Positivierungsaufgaben dargeboten. Bei **ADHS** kann man auch zu 80 % Negativierungen einstellen, doch es hat sich in der Praxis gezeigt, dass bei einer 50/50-Einstellung bessere Resultate erzielt werden. Denkbar ist, dass durch den häufigeren Wechsel zwischen den Zuständen die Umschaltung zwischen den Netzwerken effektiver erlernt wird. Bei Menschen mit **Epilepsie** trainiert man natürlich hauptsächlich in die Positivierung, also 80 % Positivierung und 20 % Negativierung. Die Erfahrung bei Kindern mit **Autismus** hat gezeigt, dass ein Training mit 60 % Positivierung, manchmal auch mit 80 % gute Ergebnisse in Bezug auf das Verhalten bringt.

- **Aufgabenbedingungen**

Beide Aufgaben werden in **zwei Bedingungen** angeboten. Je nachdem, ob ein **Feedback** (FB) gegeben wird oder nicht,

- sieht der Übende entweder sein Feedbackobjekt und bekommt so während des gesamten Durchlaufs Feedback oder
- er sieht nur den Aufforderungspfeil und erfährt erst am Ende des Durchlaufs, ob er erfolgreich war oder nicht.

Im letzteren Fall handelt es sich um sog. **Transferaufgaben** (TF). Diese Transferdurchläufe sollen auf die Übertragung des Gelernten auf Alltagssituationen vorbereiten, in denen keine externe Rückmeldung zur Verfügung steht und der Übende sich die Negativierung vorstellen muss, z. B. in der Schule, bei den Hausaufgaben oder beim Sport.

- **Symbol**

Bei den **Feedbackaufgaben** wird dem Übenden seine Hirnaktivität durch das Symbol visuell zurückgemeldet. Es bewegt sich innerhalb von 8 sec von der linken zur rechten Bildschirmseite (diskontinuierliches Training) und wandert dabei nach oben (Aktivierung) oder nach unten (Deaktivierung), je nachdem wie der Trainierende während dieser Zeit seine Hirnaktivität gegenüber der zuvor gemessenen Baseline verändert.

Bei den **Transferaufgaben** sieht der Übende lediglich den Richtungspfeil als Aufforderung und erhält keine visuelle Rückmeldung über die laufende Veränderung des Potenzials. Wenn die Änderung in die geforderte Richtung erfolgreich war, erhält der Übende am Ende jedes Durchgangs bei beiden Aufgabenarten (FB und TF) ein Belohnungssymbol. Die Länge der Durchgänge ist messtechnisch bedingt, da SCPs bis zu 10 sec dauern können.

- **Trainingsform/-dauer**

SCP-Training wird am besten als **diskontinuierliches Training** durchgeführt. Allerdings haben noch nicht alle Geräte die notwendige Software, mit der man ein diskontinuierliches Feedback erzeugen kann, auch die Möglichkeiten einer zuverlässigen Artefaktkorrektur sind nicht überall gegeben.

In den **Pausen** zwischen den Durchläufen kann das Programm immer wieder den momentanen Aktivierungszustand erfassen und die Baseline anpassen. Das Gehirn kann in der Pause nach dem Belohnungssymbol die Belohnung verarbeiten. Sterman, emeritierter Professor für Neurophysiologie, erklärt das folgendermaßen:

》 „Nach jeder Belohnung werden Impulse an das basale Vorderhirn geschickt. Dort werden in der Folge erregende kortikale Verbindungen gehemmt (kortikothalamischer Regelkreis), was wiederum zu thalamokortikalen Salven zum Kortex führt. Solche Salven verursachen Langzeitpotenzierung, also eine Veränderung in der Erregbarkeit der Zellen und eine Verbesserung der synaptischen Weiterleitung von Impulsen." (Sterman 2004)

Insgesamt trainiert jeder Übende über einen Zeitraum von mindestens 20 Minuten. In dieser Zeit kann er bis zu **100 Durchgänge** absolvieren. Je nach Belastungsfähigkeit des Übenden kann das Training kürzer oder auch länger sein. Im Allgemeinen hat sich gezeigt, dass die meisten Kinder 100 Durchläufe gut schaffen, und Erwachsene sind durchaus in der Lage, 120–160 Durchläufe mit evtl. einer kleinen Pause zu schaffen. Nicht jeder möchte eine Pause machen. Für manche Kinder und Erwachsenen ist es schwer, nach einer Pause wieder in das Geschehen hineinzufinden; sie bevorzugen es, das gesamte Training in einem Zug durchzuziehen. Bei manchen Kindern und Erwachsenen ist es so, dass sie sich allmählich hineinarbeiten und im Verlauf der Trainingssitzung immer besser werden. Hier sind längere Übungseinheiten besser.

- **Transferdurchläufe**

Die Transferdurchläufe werden innerhalb der Sitzung erhöht. Innerhalb einer Trainingseinheit werden **beide Aufgaben** (aktivieren, deaktivieren) zu gleichen Teilen angeboten (jeweils 50 Aktivierungs- und 50 Deaktivierungsaufgaben). Dabei bestehen die ersten 50 Aufgaben einer Trainingseinheit zu 30 % aus Transferdurchläufen. In der 2. Hälfte jeder Trainingseinheit werden die Transferdurchläufe auf 70 % der dargebotenen Aufgaben erhöht (◻ Abb. 4.7). Da der Übende bei Trainingsbeginn noch nicht so gut zwischen Negativierung und Positivierung unterscheiden kann, wird mit den Transferdurchläufen i. d. R. erst ab der 2. Trainingseinheit begonnen. Auch hier kann die Häufigkeit der Transferdurchläufe auf den einzelnen Trainierenden abgestimmt werden. Kinder, die sich mit der Vorstellung des Objekts noch schwertun, bekommen anfangs nur 20 % Transferdurchläufe. Kinder, die dazu neigen, bei Feedbackdurchläufen zu mogeln (sie versuchen, das Feedbackobjekt über Augenbewegungen oder Muskelanspannung zu steuern, weil sie unbedingt die Belohnung wollen), bekommen bis zu 80 % Transferdurch-

4

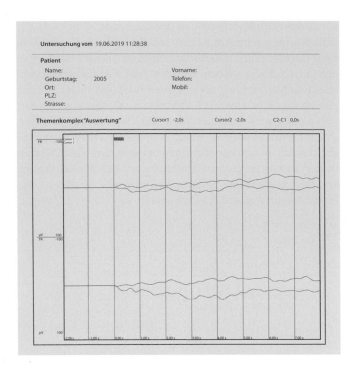

Untersuchung vom 19.06.2019 11:28:38

Patient
Name: Vorname:
Geburtstag: 2005   Telefon:
Ort: Mobil:
PLZ:
Strasse:

Themenkomplex "Auswertung"   Cursor1 -2,0s   Cursor2 -2,0s   C2-C1 0,0s

◘ **Abb. 4.7**   Transferdurchlauf. −2 s–0 entspricht der Baseline. 0–8 s stellt eine Mittelung aller Durchläufe in Feedback und Transfer bei Negativierung und Positivierung dar, eine gut gelungene Differenzierung in Feedback und Transfer. Die Negativierungs- *(blau)* und Positivierungsaufgaben *(rot)* erfolgen im dazugehörenden Bereich. Die obere Darstellung entspricht der Feedbackbedingung (Symbol sichtbar), die untere der Transferbedingung, bei der kein Symbol zu sehen ist. Die *blaue* Linie zeigt den Verlauf der Negativierung an, die *rote* den Verlauf der Positivierung. Der Abstand zwischen den Linien ist ein Maß für die Differenzierung zwischen den beiden Zuständen

läufe, die nicht so leicht manipuliert werden können, um sicherzustellen, dass sie nicht fälschlicherweise lernen, über Muskelspannung oder Augenbewegungen zu steuern.

■ **Verlaufsdokumentation**
Im Verlauf des Trainings kann man beobachten, wie die **Differenzierungsleistungen** immer besser werden. Natürlich sind die Leistungen immer von der Tagesform abhängig. Wenn man schlecht geschlafen oder am Abend vorher zu viel gefeiert hat, verläuft das Training nicht so gut. Im Allgemeinen aber kann man davon ausgehen, dass ca. in der 15. Sitzung deutlich differenziert werden kann (◘ Abb. 4.8). Manche Übenden sind schneller, manche brauchen etwas länger.

Bei **Kindern** kann man schon in der 1. Sitzung sehen, ob sie unterscheiden können oder nicht. Oft ist die 1. Sitzung richtig erfolgreich, denn es ist eine neue und aufregende Situation; die nachfolgenden Sitzungen sind dann schon wieder etwas langweiliger. Hier ist die Kunst des Therapeuten gefragt: Wie motiviere ich, wenn die Erfolge anfangs noch nicht so deutlich sind?

Es ist immer gut, wenn die Kinder am Ende der Sitzung ihre **Leistung** sehen und im Zusammenhang mit den vorherigen Sitzungen **bewerten** können. Es gibt bei jeder Sitzung etwas zu loben und sei es nur die Tatsache, dass das Symbol

von einer Seite zur anderen fliegt, ohne wegen Artefakten abbrechen zu müssen.

Bei Jugendlichen und Erwachsenen ist es oft sehr schwierig, sie von ihrem Leistungsdenken bei diesem Training abzubringen. Man sollte immer wieder betonen, dass das Gehirn ganz vieles einfach ohne jede bewusste Kontrolle schafft, dass bewusste Kontrolle sogar kontraproduktiv sein kann (◘ Abb. 4.9).

■ **Trainingssteigerung**
Umweltfaktoren
Die Trainingsbedingungen werden im Verlauf erschwert. In den ersten Trainingssitzungen werden **störende Umweltfaktoren** wie Umgebungsgeräusche, grelles Licht oder unbequeme Sitzverhältnisse vermieden, um dem Übenden einen möglichst entspannten Einstieg in das Training zu ermöglichen und damit erste Erfolge zu erleichtern (◘ Abb. 4.10).

Dieses klinische Setting spiegelt natürlich nicht den Lebensalltag der ADHS-Kinder und -Erwachsenen wider, die in der Schule oder am Arbeitsplatz ständig Gefahr laufen, aufgrund vorherrschender Umgebungsreize von ihrer begonnenen Tätigkeit abgelenkt zu werden, sei es z. B. durch den Tischnachbarn in der Schule oder den Kollegen am Arbeitsplatz.

Durch die gerätebedingte Einschränkung (keine Bewegung, eingeschränkte Blickrichtung) kann man während des SCP-Neurofeedbacktrainings keine dem Schul- oder Arbeitsplatz vergleichbare Reizumgebung herstellen. Dies wird erst in der Zukunft mit leichten und mobilen Geräten, welche nur eine geringe Artefaktanfälligkeit zeigen, möglich sein. Für fortgeschrittene Patienten, die bereits erfolgreiche Strategien zur Differenzierung zwischen Positivierung und Negativierung im Transfer erzielen konnten, wird das Training durch **Veränderung der Umgebung** erschwert:

— Änderung der Lichtverhältnisse: hellere Beleuchtung;
— Einblenden von ablenkenden Umgebungsgeräuschen: Türöffnen, Gespräche oder Musik/Fernseher im Hintergrund; Gerätegeräusche von Kaffeemaschine, Spülmaschine etc.;
— mehrere Trainierende und Therapeuten im Trainingsraum;
— Hospitation von Angehörigen (zu beachten ist, dass dies zusätzlichen Stress bei den Trainierenden auslösen kann);
— Kombination von Neurofeedback und kognitiven Aufgaben, z. B. stilles Mitzählen der Signaltöne zur Aktivierung des Arbeitsgedächtnisses.

■ ■ **Training von Neurofeedback und Arbeitsgedächtnis**
Klingberg et al. (2002) konnten die Leistungen bei ADHS-Kindern durch gezieltes Training des Arbeitsgedächtnisses signifikant steigern. Bei gleichzeitigem Training von **Neurofeedback** (kortikale Aktivierung) und **Arbeitsgedächtnis** (exekutive Funktionen) werden die Trainierenden auf hohem Niveau gefordert.

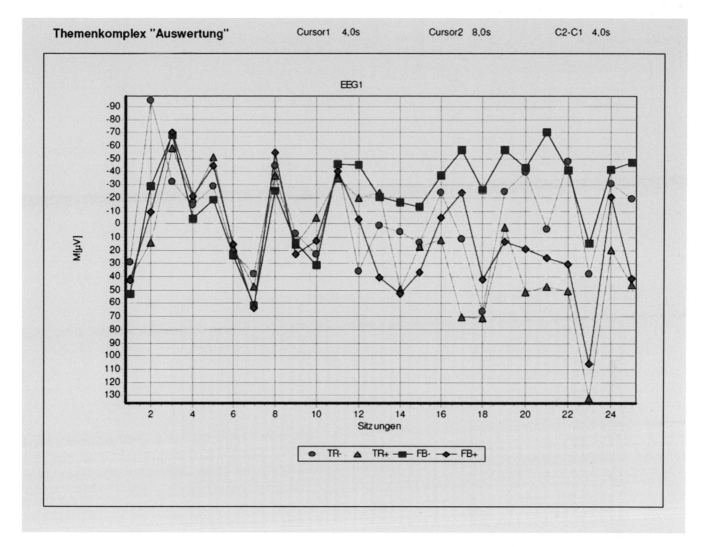

Themenkomplex "Auswertung"   Cursor1 4,0s   Cursor2 8,0s   C2-C1 4,0s

EEG1

TR-   TR+   FB-   FB+

Sitzungen

M[µV]

■ **Abb. 4.8** Im Trainingsverlauf gute Differenzierung zwischen Negativierung und Positivierung. Bis zur 11. Sitzung findet kaum Differenzierung statt. Ab der 12. Sitzung gelingt es dem Trainierenden zunehmend besser. Die 23. Sitzung tendiert insgesamt in den positiven Bereich, aber die Differenzierung bleibt trotz Müdigkeit und mangelnder Konzentration erhalten

> Bei *Fortgeschrittenen* kann das Training durch zusätzliche Aufgaben erschwert werden.

Diese Erweiterung des eigentlichen Neurofeedbacktrainings sollte nur bei Fortgeschrittenen eingesetzt werden, welche die Differenzierung zwischen Negativierung und Positivierung grundlegend beherrschen. Durch die Limitierung des visuellen Feedbacks beim SCP-Training kann das Arbeitsgedächtnis jedoch nur über ein auditives Feedback trainiert werden.

■ **Transfer in den Alltag**
Bereits in den klinischen Studien zum SCP-Neurofeedback von Leins (2007) und Gevensleben et al. (2009) wurden im Anschluss an das eigentliche Neurofeedbacktraining **alltagsrelevante Hausaufgabensituationen** mithilfe von Detektivbögen und Feedbacktransferkarten kombiniert, um das Training im Alltag der Kinder zu verankern. Auf YouTube kann man aus unterschiedlichen Transfervideos wählen.

> Der Transfer des Gelernten *in den Alltag* muss von Anfang an in die Behandlung eingebaut werden.

■ **SCP- und Selbstinstruktionstraining**
Ein weiterer gut geeigneter Therapiebaustein ist das von Meichenbaum und Goodman (1971) beschriebene **verbale Selbstinstruktionstraining**, ein Trainingsinstrument der kognitiven Verhaltenspsychologie. Über das Einüben des sog. **inneren Sprechens** kann in 5 aufeinander aufbauenden Schritten ein **reflexiver Arbeitsstil** erlernt und somit die Impulskontrolle verbessert werden. Diese Methode trägt zu einem strukturierten Vorgehen bei der Bewältigung von Aufgaben und Handlungen bei.

Viele in der psychologischen und ergotherapeutischen Praxis bewährte Therapieprogramme, z. B. das Training für aufmerksamkeitsgestörte Kinder nach Lauth und Schlottke, das Therapieprogramm für hyperaktive Kinder mit oppositionellem Problemverhalten (THOP; Döpfner und Schürmann 2017) oder das Marburger Konzentrationstraining, nutzen diese Technik.

4

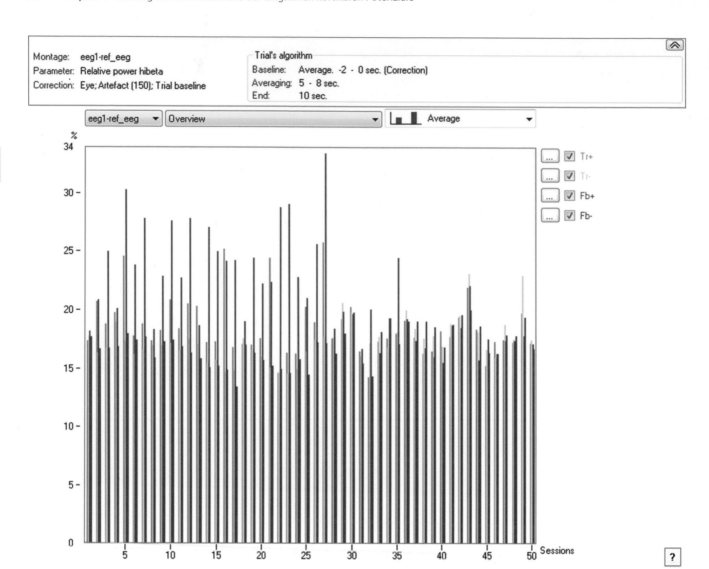

Montage: eeg1-ref_eeg
Parameter: Relative power hibeta
Correction: Eye; Artefact (150); Trial baseline

Trial's algorithm
Baseline: Average. -2 - 0 sec. (Correction)
Averaging: 5 - 8 sec.
End: 10 sec.

eeg1-ref_eeg   ▼   Overview   ▼   ▮▬▮ Average   ▼

☑ Tr+
☑ Tr-
☑ Fb+
☑ Fb-

🔲 Abb. 4.9 Dies ist der Verlauf eines 14 jährigen Jungen, der sehr unter seiner Impulsivität und seinen aggressiven Ausbrüchen litt. Er konnte sehr gut differenzieren, aber im Verlauf der Amplituden der High-Beta Frequenzen sieht man deutlich, dass er mehr als 25 Sitzungen brauchte bis er seine innere Unruhe besiegt hatte. Das gelang ihm erst, als er ganz bewusst entschied loszulassen und mehr auf sich zu achten

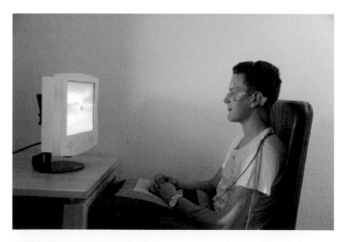

🔲 Abb. 4.10 In einem abgedunkelten Raum kann man sich besser auf den Bildschirm konzentrieren

Vorgehen: Selbstinstruktionstraining in 5 Schritten

1. Aufgabenanalyse: Frage „Was soll ich tun?"
2. Wiederholen des Arbeitsauftrags in eigenen Worten
3. Ausführen des Arbeitsauftrags: Schritt für Schritt zur Lösung, dabei laut denken
4. Selbstkontrolle: „Stopp! Habe ich alles richtig gemacht?"
5. Selbstverstärkung: „Das habe ich gut gemacht!"

Im Anschluss an die Neurofeedbacksitzung wird mit dem Trainierenden mittels einer **Signalkarte** zuerst die Gehirnaktivierung (SCP-Negativierung, d. h. Pfeil nach oben steuern) aus dem Neurofeedback (🔲 Abb. 4.11a–d) und anschließend die verbale Selbstinstruktion für verschiedene alltagsrelevante Aufgabenstellungen erprobt.

Da sich der Einsatz von 5 Karten bei den Hausaufgaben, in der Schule oder am Arbeitsplatz als sehr umständlich er-

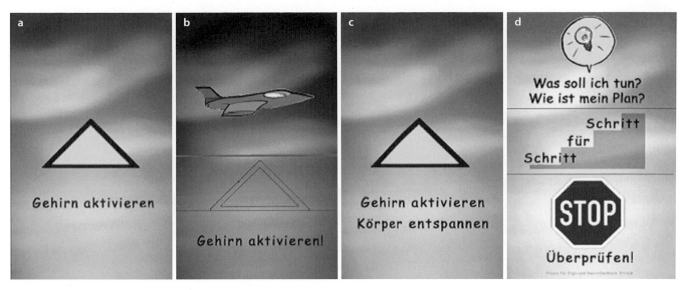

◘ Abb. 4.11   a-d SCP-Neurofeedbacktransferkarte. **a** Vorderseite: Der Pfeil stellt einen einfachen Anker für die Gehirnaktivierung dar und kann bei jedem Trainierenden verwendet werden. Es können natürlich auch individualisierte Karten, je nach Trainingsobjekt verwendet werden, was jedoch den Herstellungsaufwand vergrößert. **b** Transferkarte mit dem Trainingssymbol: individueller, aber aufwändiger in der Herstellung. **c** Transferkarte Gehirn aktivieren/Körper entspannen: Angespannte oder hyperaktive Patienten erhalten eine Karte mit dem Hinweis, sich körperlich zu entspannen. **d** Transferkarte mit Selbstinstruktionshinweisen auf der Rückseite: Diese Abbildungen entsprechen den Trainingsanweisungen aus dem Selbstinstruktionstraining. Aus Gründen der Übersichtlichkeit wurde auf den letzten Teil (Selbstbestätigung) verzichtet

wiesen hat, ist die Reduzierung auf eine Signalkarte sinnvoll. Diese lässt sich leicht im Mäppchen oder im Portemonnaie unterbringen.

◘ Abb. 4.12 zeigt ein Beispiel für den **Einsatz der Transferkarte** in der multimodalen ergotherapeutischen Behandlung in Kombination mit visuellem Wahrnehmungstraining. Das Kind erhält vom Therapeuten die Aufgabe, ein vorgegebenes Muster mit Klötzen nachzubauen.

- **Steigerung der Motivation**

Tokens erhöhen die Mitarbeit des Kindes und können gegen Gegenstände aus der Schatzkiste oder ein Belohnungsspiel eingetauscht werden (◘ Abb. 4.13). Je aktiver auch die Eltern von Beginn an in den Trainingsablauf integriert sind, umso größer ist die Chance, dauerhafte Therapieerfolge zu erzielen. So können die Eltern auch zu Hause bei verschiedenen Punkteprogrammen Tokens einsetzen. Eltern müssen verstehen, dass Tokens nicht nur einfach gegeben, sondern dass sie immer zusammen mit Lob und Zuwendung ausgeteilt werden. Schließlich sind sie nur ein Zwischenschritt auf dem Weg zur Selbstbestätigung und der Freude des Kindes an seinem Erfolg.

❯ Motivation wird mit *Token-Systemen* angeregt.

4.3.3   Was muss beachtet werden?

- **Erklären neurophysiologischer Fakten**

Jugendliche und Erwachsene können neurophysiologische Fakten eher verstehen; ihnen kann man recht detailliert erklären, was beim Training im Gehirn geschieht. Bei **Kindern** ist es ebenfalls einfach, zu erklären, worum es geht. Am besten fragt man die Kinder, ob sie wissen, weshalb sie zur Behandlung kommen. Die meisten können sagen, dass sie Probleme in der Schule haben, und so findet sich dann ein Einstieg ins Gespräch. Zur Erklärung dient das Beispiel eines Trampelpfads, der im Laufe der Zeit durch zunehmenden Gebrauch immer breiter wird, bis er sich schließlich zu einer Autobahn entwickelt hat. Dann wird gefragt, welche Fächer das Kind mag, und bei welchen es Probleme hat. Wichtig ist, herauszufinden, was ein Kind gut kann, und wie es sich dabei fühlt, wenn es diese Tätigkeit ausübt. Noch wichtiger ist es, dass ein Kind sich selbst für das Training entscheidet, und dass es nicht nur deshalb kommt, weil es von den Eltern gebracht wird. Stellt sich innerhalb der ersten Sitzungen heraus, dass das Kind **keinerlei Motivation** aufbringen kann und keiner Aufmunterung zugänglich ist, sollte die Behandlung beendet werden.

❯ Der Übende muss *verstehen*,

— warum er da ist, und
— weshalb er das Training absolvieren soll.

- **Beschreibung des Trainings**

Man sollte darauf hinweisen, dass SCP-Training zwar sehr effektiv, aber auch recht langweilig sein kann. Wichtig ist die Erklärung, dass es mindestens 12–15 Sitzungen dauern wird, bevor Auswirkungen des Trainings deutlich werden, dass aber schon nach dem 1. Training „etwas geschieht" und im Gehirn bereits neue Nervenzellverbindungen entstehen. Das, was geschieht, kann nicht gefühlt und auch nicht beobachtet werden. Es ist vielleicht vergleichbar mit dem Wachsen der Fingernägel, eines Tages werden sie als länger wahrgenommen. Hier lohnt es sich, wenn man **Bilder vom Wachstum**

4

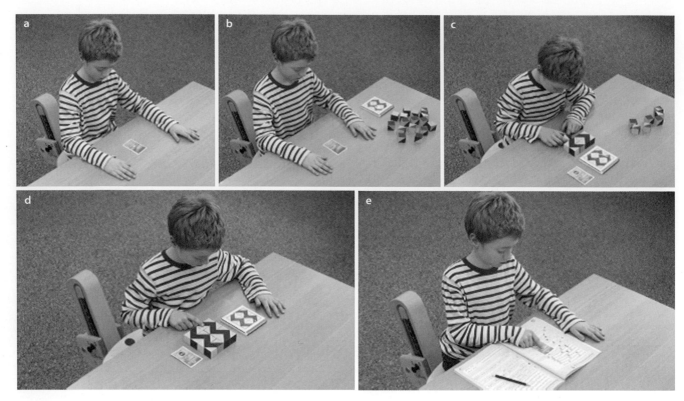

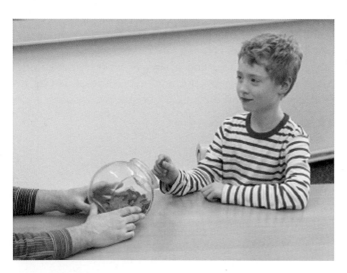

☐ **Abb. 4.12 a–e** Einsatz der Transferkarte. **a** Bevor mit der Aufgabe begonnen wird, aktiviert das Kind sein Gehirn mithilfe der Transferkarte. Dabei soll es sich an die Aktivierungsaufgabe aus dem Neurofeedbacktraining erinnern und die Aufgabe mehrmals in Gedanken durchführen. **b** Nach der Gehirnaktivierung soll sich das Kind überlegen, was genau die Aufgabe ist, und wie sie am effektivsten gelöst werden kann. In diesem Beispiel sollte das Kind die Mustervorlage von links nach rechts und von oben nach unten Schritt für Schritt nachbauen. Diese Vorgehensweise eignet sich auch zur Bearbeitung von Hausaufgaben. **c** Beim Nachbauen wird jeder Stein mit der räumlichen Anordnung im Muster verglichen. Zu Trainingsbeginn erklärt das Kind laut, wie der Stein platziert wird, später soll es zu „innerem Sprechen" übergehen, da das „laute Denken" im Klassenraum den Unterricht stören würde. Bei Fehlern in der Vorgehensweise kann der Therapeut das Kind anhalten, wieder zur Strategie zurückzukehren. **d** Zum Schluss kontrolliert das Kind das gelegte Muster wieder in der vorgegebenen Reihenfolge. Gerade bei Klassenarbeiten hilft dieses Vorgehen ADHS-Kindern, Fehler durch zu frühes Abgeben der Arbeit zu vermeiden. **e** Vorbereitung des Heimtrainings: Um das Erlernte in den Alltag des Kindes zu integrieren, wird die Transferkarte auch beim Bearbeiten von Hausaufgaben eingesetzt

☐ **Abb. 4.13**   Token-Belohnung. Tokens erhöhen die Mitarbeit. Die Kinder sind selbst dafür verantwortlich, dass sie die Tokens sammeln und sich dafür ihre Belohnung eintauschen

von Synapsen zeigen kann, um dem Übenden klarzumachen, dass sich durch das Training auf zellulärer Basis tat-

sächlich etwas verändert, und dass ein solcher Prozess Zeit in Anspruch nimmt.

❯ **Das SCP-Training ist** *anstrengend* **und auf Dauer** *monoton*, **stärkt aber das** *Durchhaltevermögen*.

Da sich das Feedback im 10-Sekunden-Rhythmus wiederholt, also mindestens **100-mal** hintereinander **die gleiche Aufgabe** gestellt wird, kann es sehr ermüdend sein. Hier ist der Therapeut als Motivator, v. a. bei jüngeren Patienten, besonders gefordert, um den Trainingserfolg zu unterstützen. Der Einsatz von Token-Systemen als Belohnung ist sinnvoll. Jugendliche und Erwachsene, die eine ausreichende Eigenmotivation mitbringen, können dagegen auch ohne zusätzliche Belohnung trainieren.

Es ist nicht immer einfach, wenn Eltern den Anspruch haben, ihr Kind solle **spielerisch** lernen. Der Therapeut sollte in diesen Fällen erklären, dass in der Schule auch nicht nur gespielt wird, und dass Kinder lernen müssen, sich einer Aufgabe zu stellen und etwas zu tun, auch wenn sie keine Lust dazu haben. Spätestens dann, wenn sich die Hausaufgaben über Stunden erstrecken, merken auch solche Eltern, dass das Spielerische nicht immer zum Erfolg führt.

Hin und wieder kann man schon nach 3–4 Trainingssitzungen nachschauen, ob das Training eine Tendenz in die gewünschte Richtung zeigt, und es dem Trainierenden präsentieren. Das hilft besonders, wenn jemand sehr skeptisch ist.

■ **Mitgeben von Informationen**

❯ **Es hat sich bewährt, Übenden und Eltern Informationen zu Neurofeedback und SCP-Training auf einem *USB-Stick* mitzugeben.**

Alle Patienten bekommen Informationen über Neurofeedback und SCP-Training im Besonderen. Der Therapeut sollte Informationen für Erwachsene und für Kinder erstellen, die in einfachen Worten erklären, worum es bei dem Training geht. Man kann im Netz viele Informationen finden, auch **Videos** auf YouTube, die Neurofeedback eingängig darstellen. Diese kann man herunterladen und auf einen USB-Stick, den die Patienten mitbringen, aufspielen. Auch das **Transfervideo** wird mitgegeben, um zu Hause regelmäßig üben zu können. Es ist nicht sehr sinnvoll, das Transfervideo gleich in der 1. Sitzung mitzugeben, wenn der Transfer noch nicht geübt wurde. Ab der 2. Sitzung wird der Transfer dazugeschaltet. Danach sind die Übenden mit dem Vorgang vertraut und können zu Hause trainieren. In der Zwischenzeit werden von der NeuroCaregroup mehrere Transfervideos auf YouTube zur Verfügung gestellt.
(▶ https://www.youtube.com/watch?v=pBR0kVSeyM4)

■ **Aufmerksamkeitseinbrüche**

Bei **ADS-Träumer-Kindern**, aber auch bei Jugendlichen, tritt häufig nach ca. 10–15 Minuten ein Einbruch in der Aufmerksamkeitssteuerung ein. Die Trainierenden zeigen sichtbare Ermüdungserscheinungen wie Gähnen, beginnende motorische Unruhe und kurzzeitiges Wegnicken. Durch das entspannte Sitzen wird dies noch verstärkt. Mittels einer **kurzen tonisierenden Motorikübung** vor der Neurofeedbacksitzung kann die Aufmerksamkeitsspanne bei dieser Patientengruppe erhöht werden (◘ Abb. 4.14). Ein **HRV-Training** ist in diesem Fall kontraindiziert, da die tiefe Bauchatmung zu einer allgemeinen Muskelentspannung führt und die Wachheit herabgesetzt wird.

❯ **Wer schnell müde wird, kann sich vor dem Training durch *tonisierende Bewegungsübungen* aktivieren.**

■ **Allergische Reaktionen**

Hin und wieder gibt es allergische Reaktionen auf die **Reinigungs-** oder **EEG-Paste**. Gesicht und Kopfhaut sind empfindliche Körperstellen. Sollten die Trainierenden nach dem Reinigen der Kopfhaut über **Juckreiz** klagen, ist eine Fokussierung auf das Neurofeedbacktraining erschwert oder sogar unmöglich. Da sich die Zusammensetzung der Inhaltsstoffe und der Körnungsgrade bei den Reinigungspasten unterscheidet, sollten immer mehrere Pasten in der Praxis zur Auswahl vorhanden sein. Es ist durchaus möglich, die Elektroden auf Kosmetikpads getränkt mit NaCl mit einem Netzverband anzubringen.

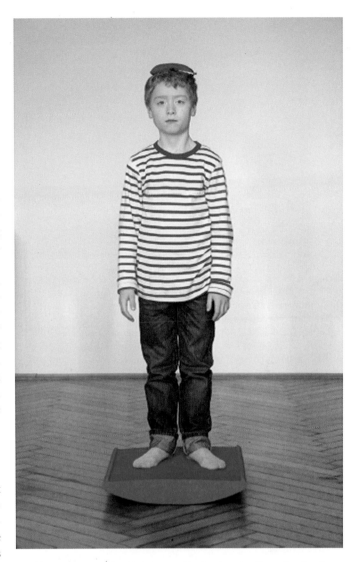

◘ **Abb. 4.14**   Tonische Aktivierung. Vor Beginn des Neurofeedbacktrainings soll das Kind mehrere Minuten auf einer flexiblen Unterlage stehen, was zu einer tonischen Aktivierung der Rumpfmuskulatur mit feinen Stell- und Gleichgewichtsreaktionen führt und den Wachheitsgrad erhöht. Als Steigerung kann das Kind noch ein Säckchen oder einen Radiergummi auf dem Kopf balancieren, ohne dass dieser herunterfällt. Diese Übung führt zu einer Stabilisierung der Nackenmuskulatur und hilft den Kindern, den Kopf z. B. bei den Hausaufgaben länger aufrecht zu halten

❗ **Auf zarte und empfindliche Haut Rücksicht nehmen!** Bei *kleinen Kindern* und Menschen mit sehr *dünner Haut* kann man auch auf das Reinigen mit Alkohol und der Reinigungspaste im Gesicht verzichten. Die Messungen gelingen trotzdem.

■ **Berührungsempfindlichkeit**

Hypersensible Menschen empfinden **Berührungen am Kopf** oder das **Anbringen der Elektroden** als höchst unangenehm. Um einer Trainingsverweigerung vorzubeugen, sollte man alle Tätigkeiten am Kopf zuerst genau besprechen, bevor diese durchgeführt werden (◘ Abb. 4.15). Gegebenenfalls kann ein Spiegel als visuelle Kontrolle dienen.

4

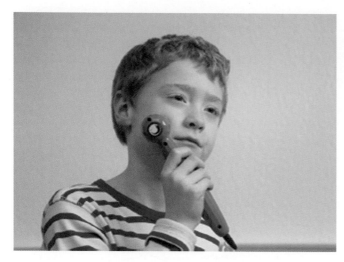

Abb. 4.15 Massage. Eine tiefensensible Eigenmassage im Gesicht oder am Körper in Anlehnung an das Konzept der sensorischen Integrationstherapie nach Jean Ayres, kann, sofern vor dem eigentlichen Neurofeedbacktraining ausgeführt, einen beruhigenden Effekt ausüben. Die Massage mit einem Massagegerät oder einer weichen medizinischen Bürste hilft dem Kind, seine Berührungsüberempfindlichkeit zu hemmen und das Anbringen der Elektroden am Kopf besser zu tolerieren

Man kann dem Patienten (auch schon Kindern) das angefeuchtete und mit Paste versehene Kosmetikpad selbst in die Hand geben, die entsprechenden Stellen nur mit einer leichten Berührung anzeigen und ihn diese selbst reinigen lassen.

> Auf *Berührungsempfindlichkeit* des Patienten achten und behutsam vorgehen!

4.3.4 SCP-Training: Vorgehen Schritt für Schritt

- **Sitzhaltung**

Zum Üben sollten die Patienten möglichst **aufrecht** und **entspannt sitzen**. Manche brauchen eine Nackenstütze. Kinder bekommen ein Kissen auf den Schoß, auf das sie ihre Arme legen können, denn bei vielen Stühlen sind die Armlehnen zu hoch, sodass Kinder die Schultern hochziehen, wenn sie die Arme auf die Armlehnen legen.

- **Aufklärung**

Allen Patienten wird erklärt,
- dass sie keinen Strom verabreicht bekommen,
- nichts weh tun wird, und
- man ihre Gedanken nicht lesen kann.

Man zeigt ihnen die Elektroden, alle Pasten, Cremes und Desinfektionsmittel, die verwendet werden, man lässt sie diese berühren und beschnuppern. Man erklärt, dass ihre Haare nach dem Training wieder gesäubert werden.

- **Elektrodenplatzierung**

Nun muss der richtige Platz für die Elektroden gefunden werden. SCP-Training wird traditionell an **Cz** gemacht, aber man kann auch andere Positionen nehmen. Cz findet man, indem man von Nasion zu Inion misst (Abb. 4.16a) und die Mitte anzeichnet. Danach wird vom Präaurikularpunkt des einen Ohrs zum anderen gemessen und ebenfalls die Mitte angezeichnet (Abb. 4.16b). Am Schnittpunkt der beiden Linien befindet sich Cz.

- **Säuberung der Elektrodenstellen**

Nun säubert man alle Stellen, an denen Elektroden angebracht werden. Es lohnt sich, sorgfältig vorzugehen und aus Rücksicht auf den Patienten und den Therapeuten hygienisch und mit Einmalprodukten zu arbeiten (Abb. 4.17 und 4.18).

Außerdem müssen alle Hautstellen von alten Hautschuppen befreit werden denn diese wirken wie eine Isolierung und verhindern die Weiterleitung der feinen Ströme. Bei kleinen Kindern und Menschen mit sehr feiner Haut muss man vorsichtig arbeiten. Eventuell reicht es, im Gesicht nur kurz zu wischen.

- **Anlegen der Elektroden**

Für das Anlegen der Elektroden gibt es eine bestimmte **Reihenfolge**. Die Erde oder **Ground-Elektrode** ist für eine gute Messung sehr wichtig, sie sollte zuerst angelegt werden, am besten am linken Mastoid (Knochen hinter dem Ohr). Dann folgt die **Referenzelektrode** am rechten Mastoid (Abb. 4.19). So vermeidet man am besten, dass EKG-Einstreuungen die Ableitung stören. Für die **restlichen Elektroden** spielt es keine Rolle, in welcher Reihenfolge sie angebracht werden. Es bietet sich jedoch an, die **Augenelektroden** zuletzt zu kleben (Abb. 4.20).

Wichtig ist, dass man noch eine Weile wartet, bevor man die Messung startet (empfohlen werden 5 Minuten). Wenn Elektroden mit der Elektrodenpaste und der Haut in Verbindung gebracht werden, entsteht eine sog. **DC-Drift**. Zwischen der Elektrodenoberfläche, der Paste und der Haut finden chemische Reaktionen statt, Ionen beginnen zu wandern – ähnlich wie in einer Batterie. Erst wenn sich diese Ströme ausgeglichen haben, kann nach einem Impedanz-Check mit der Messung begonnen werden. Eine **Zugentlastung** der Elektroden hilft, Artefakte zu vermeiden. Dazu eignen sich kleine Haarklammern, mit denen die Elektroden an der Kleidung befestigt werden (Abb. 4.21).

- **Kontaktüberprüfung**

Nur wenn der Kontakt gut ist, kann man mit der Messung beginnen. Dazu gibt es den **Impedanz-Check**, der schon vor der Augenkalibrierung gemacht wird. Erst wenn alle Elektroden eine gute Verbindung haben, wird gemessen. Wenn eine schlechte Verbindung angezeigt wird, z. B. durch ein rotes Signal, muss der Kontakt der Elektrode verbessert und dann noch einmal mit dem Impedanz-Check überprüft werden.

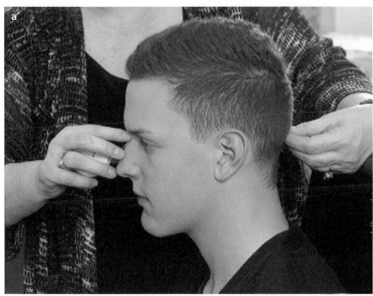
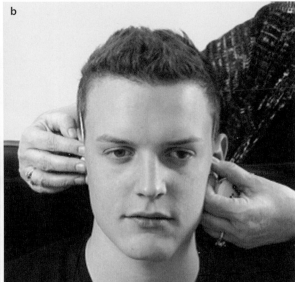

◻ **Abb. 4.16   a, b** Anlegen der Elektroden. **a** Messen von Nasion zu Inion: Dort, wo die Nase in die Stirn übergeht, ist das Nasion. Das Inion findet man am besten, wenn man den Trainierenden den Kopf etwas

beugen lässt und dann mit dem Finger sanft an der Halswirbelsäule hochfährt, bis man dort, wo der Schädel beginnt, eine Erhebung spürt. **b** Messen von Ohr zu Ohr

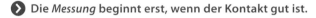

❯ Die *Messung* beginnt erst, wenn der Kontakt gut ist.

■ **Aufklärung über Artefakte**

In der 1. Sitzung zeigt man dem Trainierenden das EEG und lässt ihn ausprobieren, wie man durch Muskelspannung und Augenbewegungen **Artefakte** produzieren kann. Das macht besonders den Kindern großen Spaß. Dann wird erklärt, dass Artefakte die Messungen stören, und es wird betont, wie wichtig es ist, dass alle erreichten Veränderungen nur vom Gehirn kommen. Geräte, die über eine **Artefakt-kontrolle** verfügen, die online den Trainingsdurchlauf unterbricht, wenn die Muskelspannung oder die Augenbewegungen zu groß werden, sind hilfreich, denn die Konsequenz des Abschaltens kommt vom Gerät, nicht vom Trainer.

4.3.5 Artefaktverhinderung

Um eine **genaue Messung** zu bekommen, muss man Artefakte am besten verhindern, durch
- gute und entspannte Sitzhaltung des Übenden,
- guten Kontakt der Elektroden zur Kopfhaut,
- gute Elektroden,
- angenehme Temperatur (Vermeiden von Schwitzartefakten) und
- möglichst ruhiges Sitzen.

Bei einer Vielzahl von Geräten ist deshalb eine EMG-Artefakt-Unterdrückung eingebaut. Es ist zudem sinnvoll, jedem Trainierenden im Roh-EEG **Muskel-** und **Bewegungsartefakte** bewusst zu machen. Sie sollen z. B.
- auf die Zähne beißen,
- Muskeln anspannen und
- die Augen bewegen,

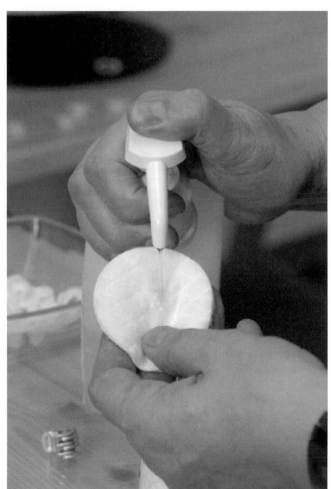

◻ **Abb. 4.17**   Säuberung der Elektrodenstellen. Es bietet sich an, Kosmetikpads zu verwenden, die fusseln nicht. Sie werden mit Händedesinfektionsmittel angefeuchtet. Es riecht besser als Alkohol und ist sanfter für die Haut

4

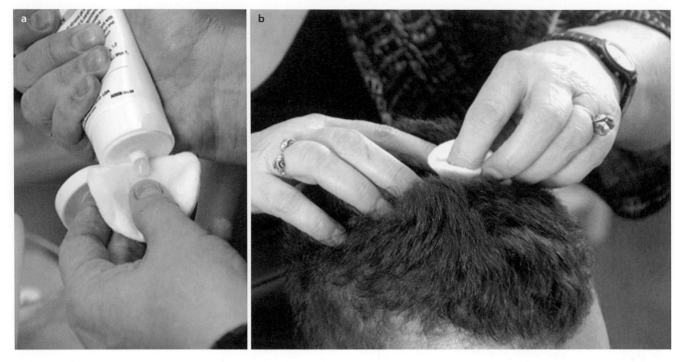

◨ **Abb. 4.18   a, b** Vorbereitung der Haut. **a** Auf das angefeuchtete Kosmetikpad wird Reinigungspaste gegeben. So kann man die Stellen säubern und gleichzeitig alte Hautschuppen entfernen. **b** Säubern der Stelle „Cz". An dem Punkt, an dem sich die gedachten Linien „Inion zu Nasion" und „Ohr zu Ohr" schneiden, befindet sich Cz

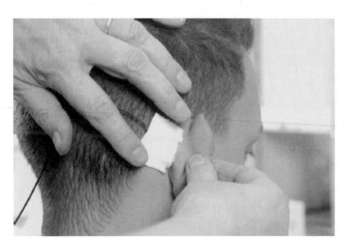

◨ **Abb. 4.19**   Die Elektroden hinter den Ohren werden mit einem gerissenen Tupfer abgedeckt, so bleiben die Haare sauber, und man kann seine Finger leichter von der Elektrode lösen. Die gerissene Seite des Tupfers zeigt zur Ohrmuschel, das fühlt sich für den Patienten weich an und piekst nicht

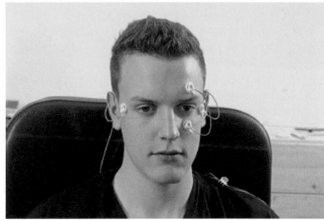

◨ **Abb. 4.20**   Kleben der Augenelektroden

um zu sehen, wie sich das EEG verändert.

Hyperaktiven Kindern kann zur Unterstützung ein Kissen oder ein Kirschkernsack zur Verbesserung der Körpereigenwahrnehmung (Propriozeption) auf den Schoß gelegt werden. Gegebenenfalls kann dem eigentlichen SCP-Training ein gezieltes EMG-Artefakt-Training oder ein Atem- bzw. Herzratenvariabilitätstraining (einige Sitzungen) vorangestellt werden (◨ Abb. 4.22).

Ein weiteres Problem bei der artefaktfreien Ableitung der SCPs sind die **Augenbewegungen** des Trainierenden,

da diese die Darstellung und Rückmeldung der Potenzialverschiebung stark beeinflussen. Insbesondere **Kinder** müssen häufig angeleitet werden, nicht nach oben oder unten zu sehen, um das Feedbackobjekt mit den Augen zu steuern. Ebenso sollte mit den Kindern geübt werden, während der Durchgänge nicht zum Therapeuten oder auf den Therapeutenmonitor zu schauen. (Deshalb stellt man den Therapeutenmonitor am besten im 90°-Winkel zum Patientenmonitor auf). Gute SCP-Neurofeedbackgeräte verfügen über eine **automatische Augenartefaktkorrektur** (Elektrookulogramm), die vor Trainingsbeginn auf die individuellen Augenmuskelbewegungen kalibriert werden muss.

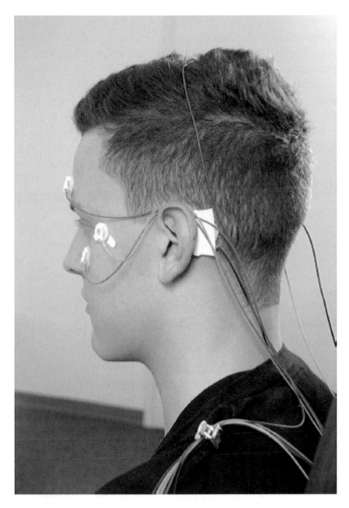

Abb. 4.21 Zugentlastung. Die Elektroden werden mit einer kleinen Klammer an der Kleidung befestigt. So können sie sich nicht unter ihrem eigenen Gewicht lockern und bleiben besser kleben

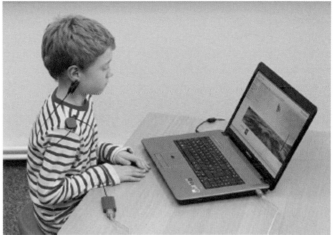

Abb. 4.22 Herzratenvariabilitätstraining. Bei besonders angespannten oder motorisch unruhigen Trainierenden kann es sinnvoll sein, vor Beginn des eigentlichen SCP-Trainings ein Herzratenvariabilitätstraining (▶ Kap. 2) zur Regulation des vegetativen Nervensystems durchzuführen und durch die entspannte Bauchatmung eine körperliche Beruhigung und Entspannung zu erzielen

4.3.6 Beobachtung und Motivierung

Besonders **zu Anfang des Trainings** müssen die Übenden sorgfältig beobachtet werden. Es könnte sein, dass der Übende aus Eifer die Sache gut zu machen,
— die Muskeln anspannt,
— die Augenbrauen hebt,
— die Luft anhält oder besonders tief atmet,
— die Augen zukneift u. v. m.

Wenn solche Manöver durch positives Feedback belohnt werden, lernen die Übenden etwas Falsches; sie haben dann zwar gut aussehende Ergebnisse, aber keine klinische Veränderung.

Ein SCP-Training ist anstrengend. Wenn es den Übenden gelingt, die Anforderungen zu erfüllen, werden sie gelobt. Auch wenn es nur beinahe gelungen wäre, wird gelobt. Eine **aufmunternde Begleitung** des Trainierenden ist gerade am Anfang oder bei „Durststrecken" notwendig, um die Motivation aufrechtzuhalten. Der Therapeut kann z. B. erfolgreiche Trials durch zusätzliche Verstärkung hervorheben oder in der Nachbesprechung positive Tendenzen im Trainingsver-

lauf besonders hervorheben. Eltern kann man die Anstrengungsbereitschaft des Kindes zeigen oder nach dem Training berichten.

> Am Ende der Sitzung wird der aufgezeichnete *Trainingsverlauf* gezeigt und erklärt, was positiv war.

Eine aktuell beendete Sitzung wird im Vergleich zu den vorhergehenden gezeigt und die Ergebnisse werden kommentiert. War eine Sitzung weniger erfolgreich, wird über mögliche Ursachen gesprochen (zu spät eingeschlafen, aufgeregt sein, weil man bald Geburtstag hat usw.) und wie sie eventuell geändert werden können. Die Übenden lernen sehr schnell, ihre Leistungen einzuschätzen. Bei Erwachsenen ist es oft wichtig, sie von zu starker Selbstkritik abzuhalten.

Wenn die Übenden dann selbst spüren können, dass sie sich besser regulieren können, weniger vergessen, sich besser konzentrieren können, besser schlafen oder weniger Kopfschmerzen haben, ist es leicht für den Trainer, denn nun motivieren der Erfolg und die Selbstwirksamkeit (das Erkennen, dass man selbst etwas verändern kann).

> Nicht nur die technische Seite ist wichtig, sondern auch die *Motivation* des Übenden und die *therapeutische Beziehung*.

4.3.7 Anleitung zur Selbstwahrnehmung

SCP-Neurofeedback ist ein **Training der Selbstwahrnehmung**. Durch das Echtzeit-Feedback lernen die Trainierenden, Zustände ihrer kortikalen Erregung wie
— Müdigkeit,
— Ablenkbarkeit,
— Übererregung oder
— motorische Unruhe

4

wahrzunehmen und dann gezielt zu verändern. Viele Trainierenden zeigen zu Trainingsbeginn hohe Trefferquoten bei der Aktivierung und haben Schwierigkeiten mit der Deaktivierung. Im Trainingsverlauf (Daueraufmerksamkeit) kehrt sich dieses Verhältnis häufig um, was zu höheren Treffern bei der Deaktivierungsaufgabe bei weniger Treffern in der Aktivierung führt. Der Therapeut kann dem Trainierenden solche Schwankungen in der Aufmerksamkeitsteuerung sowohl während der Trainings als auch in der anschließenden gemeinsamen Analyse der Trainingssitzung bewusst machen und so die Selbstwahrnehmung unterstützen.

Angefangen mit der Frage „Sitzen Sie bequem?" wird der Übende immer wieder darauf hingewiesen, zu spüren, wie es ihm geht. Wenn deutlich wird, dass die Trainingsdurchläufe nicht mehr ganz so erfolgreich sind, kann gefragt werden, ob eine Pause erwünscht ist. Wenn dann eine Pause gemacht wird, kann man fragen, wie sich der Betreffende fühlt, ob sich seit Beginn der Sitzung etwas verändert hat oder wie sich die heutige Sitzung von den vorherigen unterscheidet.

In Bezug auf die Anwendung bestimmter **Strategien** zeigt die Erfahrung, dass erfolgreiche Durchläufe wenig mit bestimmten Strategien zu tun hatten. Wenn Kinder gefragt wurden „An was hast Du gedacht, damit Du nach oben/unten gekommen bist?", kam meistens die Antwort „An nichts!". Es sind eher die Erwachsenen, die bestimmte Strategien entwickeln, weil sie schnell die Kontrolle haben wollen.

4.3.8   Transfer in den Alltag

Die Effekte durch ein reines Neurofeedbacktraining sind – wie schon in den vorangegangenen Kapiteln beschrieben – in vielen Studien nachgewiesen worden. Innerhalb der Studiensituation erhalten die Trainierenden oft mehrere Trainingsstunden in der Woche mit anschließenden Transferübungen. Im therapeutischen Praxisalltag ist dieses Setting sowohl aus organisatorischen Gründen (Schule, betriebliche Vorgaben etc.) seitens der Patienten als auch aus ökonomischer Sicht durch die Budgetbegrenzungen der Kostenträger im Gesundheitssystem praktisch nicht durchführbar.

Um auch mit einem niederfrequenten Training signifikante Therapieergebnisse zu erzielen, ist die konsequente Durchführung des **Heimtrainings** besonders wichtig. Daher sollte die **Transferkarte** regelmäßig vor (Aktivierungsseite) und während (Selbstinstruktionsseite) der Hausaufgaben/ des konzentrierten Arbeitens eingesetzt werden. Bei regelmäßigem Einsatz stellt sich bald eine Automatisierung ein. In Absprache mit dem Lehrer kann die Karte im Unterricht, z. B. vor Klassenarbeiten, eingesetzt werden.

Als weiterer Trainingsbaustein erhalten die Trainierenden ein ca. 8-minütiges **Gehirnfitness-Video** mit dem Transfertraining (Pfeil) des SCP-Neurofeedbacks als

„Trockenübung", jedoch ohne die damit verbundene Belohnungsanimation. Dieses zusätzliche Training sollte mindestens 2- bis 3-mal in der Woche durchgeführt werden. Jugendliche und Erwachsene können sich die **Transferkarte** und das Video auf ein Smartphone laden und so jederzeit trainieren.

Auch beim Heimtraining mit Karte und Video können Hintergrundmusik, Fernseher oder andere ablenkende Reize als **Störfaktoren** eingesetzt werden. Dies sollte den Eltern jedoch nur in Absprache mit dem Kind als zusätzliche Herausforderung empfohlen werden.

Eine sinnvolle Ergänzung zum Trainingsvideo bieten PC-gestützte **Hirnleistungstrainingsprogramme**. Es sind preiswerte Programme erhältlich, die kognitive Übungen zu verschiedenen neuropsychologischen Trainingsbereichen (z. B. Arbeitsgedächtnis, selektive- und Daueraufmerksamkeit, Flexibilität, Vigilanz etc.) enthalten. Über eine Export-Import-Funktion, in der die Trainingsdaten und -ergebnisse erfasst werden, können Trainingshäufigkeit und -resultate wöchentlich mit dem Therapeuten reflektiert werden.

4.3.9   Eingangs- und Ausgangstests/ Fragebögen

Zur Messung des Trainingserfolgs sollten bei bestimmten Störungsbildern wie ADHS, Schädel-Hirn-Trauma, Entwicklungsstörungen und vor Beginn des eigentlichen SCP-Neurofeedbacktrainings spezifische neuropsychologische Fähigkeiten mittels einer Testbatterie (z. B. Testbatterie zur Aufmerksamkeitsprüfung von Zimmermann und Fimm) erfasst werden. Besonders geeignet und in mehreren Studien durchgeführte **Tests** sind:

- Go-Nogo-Test,
- Alertness-Test,
- Arbeitsgedächtnistest,
- Flexibilitätstest,
- Test der geteilten Aufmerksamkeit und
- Testung der Daueraufmerksamkeit bei Erwachsenen.

Als **Fragebögen** eignen sich
- die DISYPS-Fragebögen zur Selbst- und Fremdbeobachtung (Döpfner et al. 2008) für Kinder mit ADHS und
- der FEA-Fragebogen (Döpfner et al. 2008) für Erwachsene mit ADHS,
- der HASE-Fragebogen für Erwachsene o. Ä.

Nach Beendigung des Trainings werden die Eingangstests erneut durchgeführt und zusammen mit den Ergebnissen der Fragebögen gemeinsam mit den Trainierenden sowie deren Angehörigen besprochen.

> Anhand der Eingangs- und Ausgangstests sowie der zusätzlichen Fragebögen kann die *Wirksamkeit des Trainings* belegt werden.

4.4 Studien und neue Forschungen

4.4.1 Wirksamkeit von SCP-Training

Schon 2004 wurden die Ergebnisse eines SCP-Trainings von Heinrich et al. (2004) veröffentlicht. Im Rahmen der Studie trainierten 13 Kinder 25-mal im Verlauf von 3 Wochen und zeigten danach im Vergleich zu einer Gruppe von ADHS-Kindern auf einer Warteliste signifikante Verbesserungen im **Verhalten** und in **Aufmerksamkeitsleistungen.**

Strehl et al. veröffentlichten 2006 die Ergebnisse ihrer Studie. Im Rahmen der Studie wurden 3 Blöcke à 10 Sitzungen innerhalb von 2 Wochen bei jeweils 19 Kindern durchgeführt. Beide Neurofeedbackgruppen konnten ihre kortikale Aktivität regulieren, zeigten Fortschritte in der Aufmerksamkeit und im IQ. Eltern und Lehrer berichteten von bedeutenden Verbesserungen im **Verhalten** und in den **schulischen Leistungen.** Diese Verbesserungen waren auch nach 6 Monaten noch nachweisbar.

Drechsler et al. (2007) zeigten, dass SCP-Training zu einer verbesserten kortikalen Kontrolle und damit einhergehenden Verbesserungen der **Aufmerksamkeit** und **kognitiven Leistungen** führt.

Beeindruckend sind auch die Ergebnisse von Gevensleben et al. (2009, 2010), die über die Auswirkungen eines Neurofeedbacktrainings in Form von Theta-Beta-Training und SCP-Training berichten. Beim Theta-Beta-Training zeigte sich eine Verbesserung der **ADHS-Symptomatik** durch eine Reduktion der Thetaamplitude. Für das SCP-Training wurde mittels Attention Network Test eine Erhöhung der kontingenten negativen Variation beobachtet, was darauf hinweist, dass die Mobilisierung von Ressourcen bei Aufgaben verbessert wurde. Nachuntersuchungen zeigten jeweils, dass die Verbesserungen erhalten blieben, und dass sie sich im Verlauf von 2 Jahren sogar noch weiter verbesserten.

> In der Tübinger Studie konnte nach 2 Jahren bei der Hälfte der Kinder keine *ADS/ADHS-Symptomatik* mehr festgestellt werden. Diese Kinder hatten kein diagnostizierbares ADS/ADHS mehr (Gani et al. 2008).

Arns et al. veröffentlichten 2009 eine Metaanalyse über die Wirksamkeit der Neurofeedbackbehandlung bei ADHS und ihre Auswirkungen auf Unaufmerksamkeit, Impulsivität und Hyperaktivität. Das Resultat der Analyse zeigt, dass Neurofeedback bei ADHS eine klinisch sinnvolle Behandlung mit einer großen Effektstärke für Unaufmerksamkeit (1), Impulsivität (0,93) und mit einer mittleren Effektstärke für Hyperaktivität (0,7) ist.

Das Positionspapier der Amerikanischen Gesellschaft für Neurofeedback und Forschung, **ISNR**, verfasst von Sherlin et al. (2010), macht deutlich, dass Neurofeedback die gleiche Effektstärke hat wie **Methylphenidat** bei Impulsivität und Unaufmerksamkeit. Lediglich bei Hyperaktivität ist Methylphenidat dem Neurofeedback überlegen. Der Effekt von Methylphenidat ist laut einer großen amerikanischen Langzeitstudie, der MTA, nach einem Jahr jedoch nicht mehr nachweisbar, wobei Neurofeedback seinen positiven Effekt behält.

Die Veröffentlichung der Zwischenergebnisse der Studie „ADHS bei Erwachsenen", die an der Universität Tübingen über SCP-Training bei Erwachsenen durchgeführt wurde, erschien 2012 im Frühjahr. Mayer et al. (2012) berichten, dass die Teilnehmer nach 15 SCP-Trainingssitzungen eine signifikante Verbesserung ihrer **ADHS-Symptomatik** angaben. Es war auch ein Trend zur Verbesserung der CNV-Amplitude zu erkennen. Außerdem verbesserten sich die Werte im Beck Depressionsinventar. Diese Verbesserungen nach nur 15 Sitzungen ließen auf weitere positive Entwicklungen hoffen. Die endgültigen Ergebnisse dieser Studie wurden online veröffentlicht (Mayer et al. 2015) und zeigen, dass SCP-Training mittlere bis große Effektstärken bei **allen gemessenen Parametern** hatte. Diese waren Items von drei ADHS-Fragebögen, neurophysiologische Parameter wie zum Beispiel die Amplitude der CNV (contingente negative Variation, einem Maß, das zeigt, wie gut Energie mobilisiert werden kann) und u. a. Fragebögen zu komorbider Depression. Reaktionszeiten und die Streuung der Reaktionszeiten verbesserten sich signifikant.

Eine Studie von Konicar et al., die im Frühjahr 2015 in den Scientific Reports von Nature veröffentlicht wurde, zeigt, dass SCP-Training auch bei Psychopathen erfolgreich ist und eine Reduktion von aggressivem und impulsivem Verhalten sowie eine Verbesserung der Zurückhaltung zur Folge hatte. Zusätzlich wurde eine verbesserte Wahrnehmung von Fehlern beobachtet.

Ergebnisse der großen multizentrischen Studie, die an 5 Universitäten durchgeführt wurde, (Strehl et al. 2017) zeigen, dass SCP-Training im Vergleich zu einem Training zur Veränderung von Muskelspannung signifikant bessere Ergebnisse bezüglich der ADHS-Symptomatik zeigt. Diese Veränderungen sind nachhaltig. Noch ist die Studie nicht komplett ausgewertet und weitere Nachuntersuchungen werden Aufschluss darüber geben, wie sich die beiden Trainingsmethoden über einen längeren Zeitraum auswirken.

Eine Praxisstudie von Schanz und Schneider (2014) zur Untersuchung des Einflusses von Neurofeedbacktraining auf die sozio-emotionale Entwicklung zeigte bereits nach 9 Trainingssitzungen signifikante Verbesserungen in mehreren Bereichen wie z. B. Empathie, Verhalten in der Familie, Umgang mit Gefühlen, Umgang mit Freunden und eine Verbesserung der Lebensqualität. Hier zeigte sich deutlich, dass Veränderungen im unmittelbaren Umfeld viel schneller auffielen als in der Gleichaltrigengruppe und in der Schule.

Diese neuen Erkenntnisse haben zweifellos dazu beigetragen, dass seit Juli 2018 Neurofeedback (SCP-Training, SMR-Training und Theta/Beta-Training) in den neuen S3 Leitlinien zur Behandlung von ADS/ADHS von Kindern, Jugendlichen und Erwachsenen als Therapiemethode empfohlen wird.

4.4.2 Unterschiedliche Ergebnisse in den Studien und in den Einzelverläufen in der Praxis

Die Studien zeigen, dass Neurofeedback in den Studien eine Erfolgsquote zwischen 50 und 70 % aufweist. Manchen Neurofeedbackanwendern erscheint das zu gering.

4

In den Studien wird viel zu wenig trainiert und die Leute werden über einen zu kurzen Zeitraum beobachtet. 20 bis 30 Sitzungen reichen bei vielen nicht aus. Je nach Schwere der ADHS kann es bis zu 60 Sitzungen dauern, bis gute Erfolge erzielt werden. Besonders bei „Träumerchen" dauert es oft bis zu 20 Sitzungen bis sie Energien mobilisieren können. (Bei anderen Krankheitsbildern, z. B. Autismus, muss man von viel längeren Behandlungsdauern ausgehen, wenn man bleibende Erfolge erzielen will.)

Es kommt auch vor, dass bei den Studien Protokolle angewandt werden, die man einem Patienten nie zumuten würde, wie z. B. ein Training über 2 Stunden hinweg oder Sitzungen mit bis zu 500 Durchläufen. Dass hier Ermüdungserscheinungen die Ergebnisse verfälschen, liegt auf der Hand.

In der Praxis ist das anderes. Wir begleiten die Menschen über etwa ein Jahr, oft auch länger. Kinder und Erwachsene haben Zeit, neue Verhaltensweisen auszuprobieren, sich in ihren Peergruppen zu bewähren. Die positiven Effekte dieser Interaktionen brauchen viel Zeit, um sich zu manifestieren. Lauter Dinge, die in kurzen Studien nicht beachtet werden. Auch bei Follow-ups kann es sein, dass unter Umständen die Effekte wieder verloren gingen, weil der ursprüngliche Trainingszeitraum zu kurz war und sich die Verhaltensänderungen nicht stabilisieren konnten.

Verhaltensänderungen, besonders die im sozialen Umfeld, brauchen Zeit und konstante Verstärkung, um sich zu stabilisieren. Bis die Menschen in der Umgebung realisieren, dass sich bei einem Kind oder Erwachsenen etwas dauerhaft verbessert hat und dann ihr Verhalten diesem Menschen gegenüber entsprechend anpassen, vergehen oft Monate. In dieser Zeit ist ein wichtiger Teil des Trainings die Reflektion der stattgefundenen Veränderungen mit dem Therapeuten und das immer wiederkehrende bewusste Darauf-Achten und Verstärken der positiven Veränderungen.

4.4.3   Auswirkungen auf Netzwerkfunktionen

Gestörte Verschaltungen in und zwischen den verschiedenen Netzwerken verursachen sehr wahrscheinlich eine Anzahl von Störungen, u. a. Alzheimer, ADHS, Autismus, Schizophrenie, Depressionen und Angststörungen; das ergeben die Forschungen von Sonuga-Barke und Castellanos (2007); Broyd (2009) u. a.

❯❯ *Neurologische* und *psychische Störungen* können auf gestörte Netzwerkfunktionen zurückgeführt werden.

So weiß man heute, dass das Ausmaß an Energie im Default Mode Netzwerk (DMN) die Intensität bestimmt, mit der das Gehirn auf Reize antwortet. Dieser Energielevel ist bei **Menschen mit Aufmerksamkeitsstörungen** nicht so hoch wie bei der Normalpopulation. Doch nicht nur die Stärke der Aktivitäten im DMN spielt eine Rolle, auch das Zusammenspiel, das Um- und Verschalten der Netzwerke untereinander muss reibungslos verlaufen.

So kann es geschehen, dass man mitten in einer Aufgabe ist, die viel Aufmerksamkeit erfordert, und dass das DMN dazwischenfunkt und von der Arbeit ablenkt. Das kann als Folge eines Motivationsmangels auftreten, aber auch ein Symptom bei Menschen mit ADS/ADHS sein. Es kann auch geschehen, dass der Wechsel zwischen den verschiedenen Netzwerken nicht klappt und man einfach „nicht ganz bei der Sache ist".

❯❯ Wenn das *Default Mode Netzwerk* herunterfährt, dann fahren aufgabenorientierte Netzwerke hoch. Diese Antikorrelation zwischen dem Default Mode Netzwerk und den aufmerksamkeitsorientierten Netzwerken ist eine *Voraussetzung für die normale Funktion* (◙ Abb. 4.23).

Es wird angenommen, dass Störungen in dieser reziproken Zusammenarbeit zu psychischen Störungen führen. So gibt es Untersuchungen, die bei **Schizophrenie** eine zu starke Antikorrelation gefunden haben, während sich bei einer Gruppe von Patienten mit **Autismus** eine Dysbalance zwischen den Netzwerken zeigte. Bei **ADHS** funktioniert der Wechsel von DMN und Aufmerksamkeitsnetzwerken nicht glatt, da sich die Netzwerke wahrscheinlich gegenseitig in ihrer Funktion behindern.

Gestörte Verschaltungen wurden bei Patienten mit **Depression** und **Angststörungen** gefunden. Auch Patienten mit **Alzheimer-Demenz** haben Störungen der Netzwerkfunktionen, sogar schon in sehr frühen Stadien. Woher die Funktionsstörungen kommen, ist noch nicht bekannt. Genetische Ursachen werden angenommen, auch Neurotransmitter scheinen eine Rolle zu spielen.

Neueste Untersuchungen von Palva (2012) geben Anlass zu der Annahme, dass den langsamen kortikalen Potenzialen, den BOLD-Signalen, den neuronalen Aktivierungszuständen und den zeitgebundenen Verhaltensausprägungen ein gemeinsames Phänomen zugrunde liegt, eine **Superstruktur von ISFs** (Infra-slow Fluctuations).

❯❯ Die *ISFs* sind sehr langsame Schwingungen, sie regulieren die Verbindungen und Trennungen von gemeinsam agierenden neuronalen Verbänden.

Wenn man davon ausgeht, dass SCP-Training nicht nur zu einer Vermehrung und Regulierung der Energie, die zur Verarbeitung von Reizen und Aufgaben zur Verfügung steht, sondern auch zu einem effektiveren Hin- und Herschalten zwischen den Netzwerken führt, kann man verstehen, weshalb dieses Training bei so vielen unterschiedlichen Störungen helfen kann.

Auch beim Hochleistungstraining im Sport, in der Kunst und in vielen anderen Lebensbereichen kann eine Verbesserung des Zusammenspiels der einzelnen Netzwerke zu Spitzenleistungen führen. Ein **Neuroenhancement** („Gehirntuning") ohne Pillen ist allemal der bessere und gefahrlosere Weg.

4.5   Fallbeschreibungen

Die folgenden Fallbeispiele verdeutlichen, wie variabel ein SCP-Training eingesetzt werden kann.

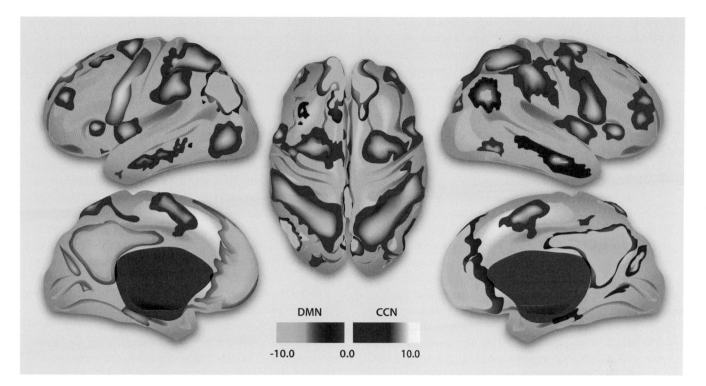

DMN   CCN

-10.0   0.0   10.0

◘ Abb. 4.23 Antikorrelation zwischen dem Default Mode Netzwerk (DMN)und dem Netzwerk für kognitive Kontrolle (Cognitive Control Network, CCN). Die blauen und grünen Gebiete gehören zum DMN; die rot-gelben Gebiete kennzeichnen Areale im Gehirn, die bei Aufmerksamkeitsleistungen aktiv sind

Fallbeispiel

SCP-Training bei Konzentrations- und Gedächtnisstörungen

Die Patientin litt an einer posttraumatischen Belastungsstörung, einem Schädel-Hirn-Trauma durch Misshandlung, sexuellem Missbrauch und konsekutiv an Konzentrations- und Gedächtnisstörungen.

Die junge Frau wurde von ihrer Psychotherapeutin überwiesen, da sie kaum Fortschritte machte. Sie konnte sich nicht über ihre Gefühle und Gedanken äußern, klagte nur, dass sie große Schwierigkeiten habe, sich an Gelerntes zu erinnern, und dass sie sich große Sorgen mache, eine im nächsten Jahr anstehende Prüfung nicht zu bestehen. Über ihre Vergangenheit wollte sie nicht sprechen, hin und wieder kamen Andeutungen. Sie kam regelmäßig zum Training, machte jedoch kaum sichtbare Fortschritte (◘ Abb. 4.24). Sie war weiterhin nicht in der Lage, über ihre Gefühle zu sprechen. Mehrmals wurde sie darauf hingewiesen, dass Neurofeedback vielleicht doch nicht die richtige Therapieform für sie wäre. Trotzdem wollte sie nicht mit dem Training aufhören, sie hoffte immer auf eine Verbesserung, und mit der Zeit würde diese schon kommen, meinte sie.

Nach mehr als 1 Jahr und 50 Trainingssitzungen erschien sie freudestrahlend. Sie hatte ihre Prüfung mit hervorragenden Noten abgeschlossen. Im vergangenen Jahr hatte sie mehrere belastende Situationen gut bewältigt.

Sie war selbstbewusst geworden und war in der Lage, sich von ihrem Freund, der unangemessene Anforderungen an sie stellte, zu trennen. Das machte ihr zwar zu schaffen, aber sie war nicht mehr bereit, in einer Beziehung zu bleiben, in der sie als Mensch nicht geachtet wurde.

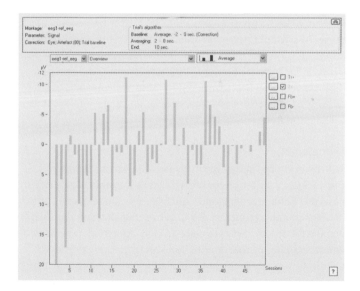

◘ Abb. 4.24 Verlauf der Negativierung. Die junge Frau lernte erst nach 20 Sitzungen zu negativieren, machte danach jedoch kontinuierlich Fortschritte

Die Traurigkeit ist verschwunden, sie kann jetzt lachen. Sie ist voller Zukunftspläne und strebt eine zusätzliche Qualifizierung in ihrem Ausbildungsberuf an.

Fallbeispiel

SCP-Training nach Hirnblutung

Herr A., ca. 55 Jahre alt, erlitt 2 Jahre vor Beginn der Neurofeedbackbehandlung eine Hirnblutung, die zu einer Hirnstammkompression führte. Nach 1 Jahr ergotherapeutischer

4

Behandlung hatte sich die Merkfähigkeit etwas gebessert. Handfunktionen, Gleichgewicht und Gehen waren weiterhin beeinträchtigt. Nach mehr als 1 Jahr logopädischer Behandlung bestand weiterhin eine Dysarthrie mit eingeschränkter Zungenfunktion, verwaschener Artikulation und monotoner, verlangsamter Sprechweise.

Herr A. wurde von seiner Logopädin auf die Möglichkeit einer Neurofeedbackbehandlung hingewiesen und stellte sich in der Praxis vor. In letzter Zeit sei ein Stillstand in der Verbesserung seiner Symptomatik eingetreten. Von einer Neurofeedbackbehandlung erhoffe er sich weitere Fortschritte.

Herr A. lernte im Rahmen seiner Behandlung die Selbstkontrolle der langsamen kortikalen Potenziale, um neben Motorik und Gleichgewicht vor allem die Aufmerksamkeit und Sprachproduktion zu verbessern. Das Training machte ihm anfangs Schwierigkeiten, da er noch sehr um Kontrolle bemüht war und sich daher immer wieder verspannte. Allmählich lernte er, sich auf sein Gehirn zu verlassen und das Training entspannter durchzuführen. Schnell stellten sich erste Verbesserungen ein. Sein Gehirn wurde insgesamt schneller; Thalpha (das sind langsame Wellen im Bereich von 6–10 Hz) nahm ab (◘ Abb. 4.25a) und die schnellen Betawellen nahmen zu (◘ Abb. 4.25b). Der Anteil der Deltawellen, die auf verletztes Gewebe hinwiesen, wurde geringer (◘ Abb. 4.25c).

Nach 20 Sitzungen hat Herr A. mit einer Wiedereingliederung in seinen Beruf begonnen und ist nun nach weiteren 20 Sitzungen in der Lage, die volle Stundenzahl zu arbeiten. Er fährt wieder Auto. Er kann sehr viel besser gehen und hat keine Einschränkungen der Handfunktion mehr. Die Gartenarbeit fällt ihm leichter. Allgemein hat sich die Motorik verbessert. Er spricht flüssiger, langsam kommt die Prosodie (Sprachmelodie). Die Doppelbilder sind verschwunden. Insgesamt ist er wieder viel interessierter an seiner Umwelt und selbstständiger geworden.

Fallbeispiel

SCP-Training bei schwerer Autismus-Spektrum-Störung

Der Junge, L., ist schon mehrere Jahre in Behandlung. Zu Beginn der Behandlung ging L. noch in den Kindergarten und die Einschulung stand an. Da L. sehr schwierig und launisch war und Wut- und Schreianfälle an der Tagesordnung waren, wurde er im Kindergarten nur von wenigen Kindern toleriert. L. konnte sehr schlecht mit Frustrationen umgehen, auf Termine musste er sorgfältig vorbereitet werden. Er hatte zahlreiche Ticks, durch die er in der Öffentlichkeit immer wieder auffiel. Er schlief sehr schlecht, weckte seine Eltern mehrmals in der Nacht, wodurch beide sehr erschöpft waren. Eine Einschulung im Regelbereich erschien fraglich. Dennoch wollten seine Eltern ihm keine Medikamente geben und suchten nach anderen Möglichkeiten, um L. zu helfen.

Mit L. wurde ein SCP-Training durchgeführt. Im Rahmen dieser Behandlung erlernte L. die Selbstkontrolle der langsamen kortikalen Potenziale, um seine Impulsivität zu regulieren, sein Verhalten, seine Aufmerksamkeitsleistung und sein Durchhaltevermögen zu verbessern. Beim Training der Selbstkontrolle der langsamen kortikalen Potenziale bekam L. die

Aufgabe, ein Symbol auf dem Bildschirm entweder nach oben oder unten zu steuern. Konzentriert man sich, steigt das Symbol, und lässt man sein Gehirn langsam werden, sinkt es. Durch die Bewegung des Symbols bekam L. **Feedback in Echtzeit** über die Tätigkeit seines Gehirns und konnte so lernen, dessen Aktivierung zu steuern. Üblicherweise werden 80–120 Durchläufe durchgeführt, die jeweils 8 Sekunden dauern. Anfangs war es schon bemerkenswert, wenn L. 40 Durchläufe schaffte.

Ab der 3. Sitzung des SCP-Trainings bekam L. zusätzlich **Transferdurchläufe** zugeschaltet. Bei den Transferaufgaben sieht man nur einen Pfeil, der die Anweisung gibt, ob man negativieren oder positivieren soll. Hierbei bekommt man aber kein unmittelbares Feedback, sondern erfährt erst am Ende des Durchlaufs, ob man erfolgreich war oder nicht. Diese Transferdurchläufe sollten sicherstellen, dass L. die langsamen kortikalen Potenziale auch in anderen Situationen kontrollieren lernt, z. B. in der Schule oder während der Hausaufgaben.

In ◘ Abb. 4.26 wird deutlich, wie wechselhaft L.'s Leistungen waren und z. T. immer noch sind (etwa 10 Sitzungen wurden wegen extremer Artefakte nicht abgebildet).

Besonders erfreulich war die Trainingssitzung, bei der er zum ersten Mal 100 Durchläufe geschafft hatte; die Negativierung bewegte sich im negativen Bereich und die Positivierung verlief im positiven Bereich. Es fiel ihm nicht schwer, die 20 Trainingsminuten durchzuhalten.

Diese positive Entwicklung zeigte sich auch in seinen schulischen Leistungen. Die Grundschule schloss er mit einer Realschulempfehlung ab. In der Zwischenzeit besucht er die siebte Klasse einer Gemeinschaftsschule. Hier arbeitet er in manchen Bereichen wie Mathematik und in den naturwissenschaftlichen Fächern auf Gymnasiumniveau.

Noch hat er hin und wieder Schwierigkeiten, sich in eine Gruppe einzufügen und zu akzeptieren, dass andere Menschen anders denken und fühlen als er. Aber er macht gute Fortschritte, hat Freunde gefunden, kann erkennen, wie es andern geht, ist in die Klasse integriert. Er ist in der Lage, seine Wünsche und Bedürfnisse auf sozial akzeptable Art und Weise zu äußern. Er kann in der Zwischenzeit emotional schwierige Situationen meistern, zeigt Verständnis und Mitgefühl für andere. Der Junge selbst fasst es so zusammen: „Ich kann mich besser konzentrieren, sehe mehr, ob Menschen traurig oder lustig sind, kann besser mit anderen reden und kann mich auch auf Dinge, die für mich schwierig sind, eher einlassen. Es geht mir eigentlich allgemein viel besser, seit ich Neurofeedback mache. Und ich will es noch lange machen, denn ich will ein Superhirn!"

Jetzt, nach insgesamt 10 Jahren Training hat Leo die Gemeinschaftsschule mit einer glatten Zwei und einer Belobigung abgeschlossen. Dieses Jahr hat Leo seinen Realschulabschluss geschafft! Ganz ohne Schulbegleitung. Und er hat eine Lehrstelle als Gemüsegärtner bekommen. Heute merkt keiner mehr, dass Leo Autist ist. Darüber freut er sich besonders. Er will jetzt seinen Führerschein machen und seinen Schwerbehindertenausweis zurückgeben. „Ich bin nicht behindert. Darauf habe ich viele Jahre lang hingearbeitet." sagt er stolz.

4.5 · Fallbeschreibungen

▪ Abb. 4.25   a-c Therapieverlauf. **a** Die Amplitude von Thalpha (Zusammenfassung langsamer Wellen im Frequenzbereich von 6–10 Hz, so benannt von Prof. Joel Lubar, einem Pionier des Neurofeedbacks) nimmt ab. Das ist ein Hinweis, dass das Gehirn wieder schneller arbeitet. **b** Der relative Anteil von schnellen Wellen, hier Beta, nimmt zu. **c** Deltawellen bei Erwachsenen zeigen sich u. a. über verletztem Gewebe. Im Verlauf der Behandlung ist ein starker Rückgang parallel zu den positiven Veränderungen zu sehen

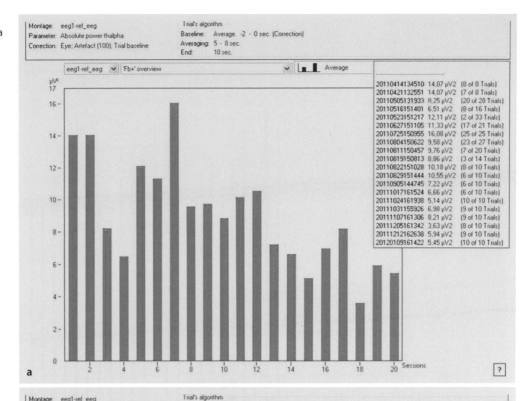

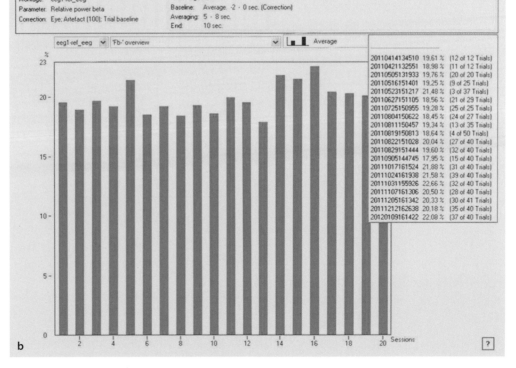

4

◨ **Fig. 4.25**   (Fortsetzung)

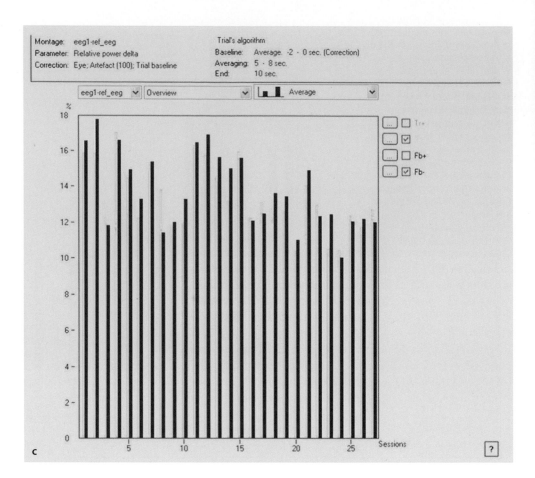

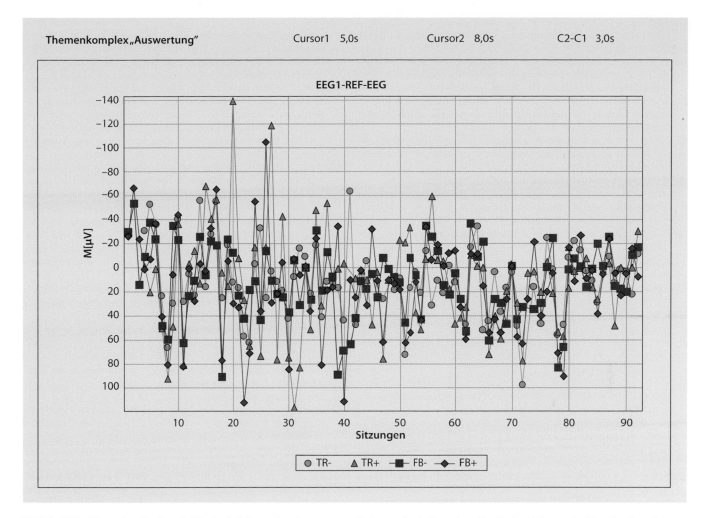

Abb. 4.26 Therapieverlauf von L. Die dunkelblauen Quadrate stehen für seine Leistungen beim Negativieren in der Feedbacksituation, die hellblauen beziehen sich auf die Negativierung im Transfer. Die roten Rauten bezeichnen die Positivierung im Feedback, die hellroten Dreiecke stehen für die Positivierung im Transfer. Deutlich zu sehen ist, wie die hohe Anspannung allmählich nachlässt und die extremen Schwankungen zurückgehen. Die letzten 20 Sitzungen bewegen sich „im Rahmen", so wie L. auch

Weiterführende Literatur

Andrews-Hanna JR et al (2007) Disruption of large-scale brain systems in advanced aging. Neuron 56:924–935

Arns M et al (2009) Efficacy of neurofeedback treatment in ADHD: the effects on inattention, impulsivity and hyperactivity: a metaanalysis. Clinical EEG and Neuroscience 40:180–189

Assaf M et al (2010) Abnormal functional connectivity of default mode sub-networks in autism spectrum disorder patients. NeuroImage 53:247–256

Bishop GH, Bartley SH (1934) A functional study of the nerve elements of the optic pathway by means of the recorded action currents American Journal of Ophthalmology. 17(2):995-1007

Birbaumer N, Schmidt RF (2010) Biologische psychologie, 7. Aufl. Springer, Berlin/Heidelberg/New York

Birbaumer N et al (1990) Slow potentials of the cerebral cortex and behavior. Physiol Rev 70:1–41

Broyd SJ et al (2009) Default-mode brain dysfunction in mental disorders: a systematic review. Neurosci Biobehav Rev 33:279–296

Castellanos FX et al (2005) Varieties of attention-deficit/hyperactivity disorder-related intraindividual variability. Biol Psychiatry 57:1416–1423

Castellanos FX et al (2008) Cingulate-precuneus interactions: a new locus of dysfunction in adult attention-deficit/hyperactivity disorder. Biol Psychiatry 63:332–337

Cole M et al (2010) Identifying the brain's most globally connected regions. NeuroImage 49:3132–3148

Deutsche Gesellschaft für Kinder- und Jugendpsychiatrie, Psychosomatik und Psychotherapie (DGKJP), Deutsche Gesellschaft für Psychiatrie und Psychotherapie, Psychosomatik und Nervenheilkunde e.V. (DGPPN), Deutsche Gesellschaft für Sozialpädiatrie und Jugendmedizin e.V. (DGSPJ). (2017) Langfassung der Leitlinie „ADHS bei Kindern, Jugendlichen und Erwachsenen". Veröffentlicht am 2.5.2017 https://www.awmf.org/leitlinien/detail/ll/028-045.html Zugegriffen am 12.03.2019

Döpfner M et al (2008) DISYPS-11. Diagnostisches System für psychische Störungen nach ICD-10 und DSM-IV für Kinder und Jugendliche – II. Hogrefe, Göttingen

Döpfner M, Schürmann S (2017) Wackelpeter & Trotzkopf: Hilfen für Eltern bei ADHS-Symptomen, hyperkinetischem und oppositionellem Verhalten. Mit Online-Material und App. Beltz Verlag Weinheim

Drechsler R, Straub M, Doehnert M et al (2007) Controlled evaluation of a neurofeedback training of slow cortical potentials in children with Attention Deficit/Hyperactivity Disorder (ADHD). Behav Brain Funct 3, 35 https://doi.org/10.1186/1744-9081-3-35

Elbert T (1990) Slow cortical potentials reflect the regulation of cortical excitability. In: McCallum WC (Hrsg) Slow potential changes in the human brain. Proceedings of a NATO Advanced Research Workshop on Slow Potential Changes in the Human Brain II Ciocco, Italy, May 13–16. Plenum Press, New York, S 235–251

Fox M et al (2005) The human brain is intrinsically organized into dynamic anticorrelated functional networks. Proc Natl Acad Sci 102(27): 9673–9678

Gani C et al (2008) Long term effects after feedback of slow cortical potentials and of theta-beta-amplitudes in children with attentiondeficit/hyperactivity disorder (ADHD). Int J Bioelectromagnetism 10(4):209–232

Gevensleben H et al (2009a) Distinct EEG effects related to neurofeedback training in children with ADHD: a randomized controlled trial. Int J Psychophysiol 74:149–157

Gevensleben H et al (2009b) Is neurofeedback an efficacious treatment for ADHD? A randomised controlled clinical trial. J Child Psychol Psychiatry 50:780–789

Gevensleben H et al (2010a) Neurofeedback-Training bei Kindern mit Aufmerksamkeitsdefizit-/Hyperaktivitätsstörung (ADHS) Effekte auf Verhaltens – und neurophysiologischer Ebene. Z Kinder Jugendpsychiatr Psychother 38(6):409–420

Gevensleben H et al (2010b) Neurofeedback training in children with ADHD: 6-month follow-up of a randomised controlled trial. Eur Child Adolesc Psychiatry 19:715–724

Greicius MD et al (2009) Resting-state functional connectivity reflects structural connectivity in the default mode network. Cereb Cortex 19:72–78

He B, Raichle ME (2009) The fMRI signal, slow cortical potential and consciousness. Trends Cogn Sci 13:302–309

He B et al (2008) Electrophysiological correlates of the brain's intrinsic large-scale functional architecture. Proc Natl Acad Sci 105(41):16039–16044

Heinrich H et al (2004) Training of slow cortical potentials in attention-deficit/hyperactivity disorder: evidence for positive behavioral and neurophysiological effects. Biol Psychiatry 55:772–775

Helps S et al (2008) Very low frequency EEG oscillations and the resting brain in young adults: a preliminary study of localisation, stability and association with symptoms of inattention. J Neural Transm 115:279–285

Helps S et al (2010) Altered spontaneous low frequency brain activity in attention deficit/hyperactivity disorder. Brain 13:134–143

Holtmann M et al (2004) Neurofeedback in der Behandlung der Aufmerksamkeitsdefizit-Hyperaktivitätsstörung (ADHS) im Kindes- und Jugendalter. Z Kinder Jugendpsychiatr Psychother 32:187–200

James W. (1890) The Principles of Psychology, 2 vols. Dover Publications 1950, vol. 1: ISBN 0-486-20381-6, vol. 2: ISBN 0-486-20382-4

Klingberg T et al (2002) Training of working memory in children with ADHD. J Clin Exp Neuropsychol 24(6):781–791

Konicar L et al (2015) Brain self-regulation in criminal Psychopaths. SCIENTIFIC REPORT 5:9426. https://doi.org/10.1038/srep09426

Kotchoubey B et al (2001) Modification of slow cortical potentials in patients with refractory epilepsy: a controlled outcome study. Epilepsia 42:406–416

Leins U et al (2006) Neurofeedback der langsamen kortikalen Potenziale und der Theta/Beta Aktivität für Kinder mit einer ADHS: ein kontrollierter Vergleich. Prax Kinderpsychol Kinderpsychiatr 55:384–407

Leins U et al (2007) Neurofeedback for children with ADHD: A comparison of SCP- and theta/beta-protocols. Appl Psychophysiol Biofeedback 32:73–88

Mayer K et al (2012) Neurofeedback for adult attention-deficit/hyperactivity disorder: investigation of slow cortical potential neurofeedback – preliminary results. J Neurother 16(1):37–45

Mayer K, Blume F, Wyckoff SN, Brokmeier LL, Strehl U (2015) Neurofeedback of slow cortical potentials as a treatment for adults with attention deficit-/hyperactivity disorder. Clin Neurophysiol. https://doi.org/10.1016/j.clinph.2015.11.013

Meichenbaum D, Goodman J (1971) Training impulsive children to talk to themselves: a means of developing self-control. J Abnorm Psychol 77:115–126

Monto S et al (2008) Very slow EEG fluctuations predict the dynamics of stimulus detection and oscillation amplitudes in humans. J Neurosci 28(33):8268–8272

Northoff G, Wainio-Theberge S, Evers K (2019) Is temporo-spatial dynamics the „common currency" of brain and mind? In Quest of „Spatiotemporal Neuroscience". Phys Life Rev. 2019 May 23. pii: S1571-0645(19)30073-9. https://doi.org/10.1016/j.plrev.2019.05.002. [Epub ahead of print] Review.

Northoff G (2018) Why Do We Need Psychopathology? From the Brain's Resting State to "Spatiotemporal Psychopathology" of Depression. In: Kim YK (eds) Understanding Depression. Springer, Singapore https://www.ncbi.nlm.nih.gov/pubmed/?term=Northoff%20G%5BAuthor%5D&cauthor=true&cauthor_uid=25299946

Northoff G (2014) Do cortical midline variability and low frequency fluctuations mediate William James' „Stream of Consciousness"? „Neurophenomenal Balance Hypothesis" of „Inner Time Consciousness". „https://www.ncbi.nlm.nih.gov/pubmed/25299946" Conscious Cogn. 2014 Nov;30:184-200. https://doi.org/10.1016/j.concog.2014.09.004. Epub 2014 Oct 6.

Northoff G et al (2010) The brain and its resting state activity – experimental and methodological implications. Prog Neurobiol 92:593–600

Otti A et al (2010) I know the pain you feel – how the human brain's default mode predicts our resonance to another's suffering. Neuroscience 169:143–148

Otti A et al (2012) Default Mode Netzwerk des Gehirns. Nervenarzt 83:16–24

Palva JM (2012) (vorab online veröffentlicht) Infra-slow fluctuations in electrophysiological recordings, blood-oxygenation-level-dependent signals, and psychophysical time series. http://www.researchgate.net/publication/221687749_Infra-slow_fluctuations_in_electrophysiological_recordings_blood-oxygenation-level-dependent_signals_and_psychophysical_time_series. Zugegriffen am 28.02.2012

Qin P, Northoff G (2011) „https://www.ncbi.nlm.nih.gov/pubmed/21609772" How is our self related to midline regions and the default-mode network? Neuroimage. **2011** Aug 1;57(3):1221–33. https://doi.org/10.1016/j.neuroimage.**2011**.05.028. Epub **2011** May 15. Review.

Raichle ME (2001) Cognitive neuroscience. Bold insights. Nature. 2001 Jul 12;412(6843):128–30

Raichle ME et al (2001) A default mode of brain function. Proc Natl Acad Sci 98:676–682

Raichle ME (2006) Neuroscience. The brain's dark energy. Science. 2006 Nov 24;314(5803):1249–50

Raichle ME, Mintun MA (2006) Brain work and brain imaging. Annu Rev Neurosci 29:449–476

Raichle ME (2009) A paradigm shift in functional brain imaging. J Neurosci 29(41):12729–12734

Raichle ME (2010) Two views of brain function. Trends Cogn Sci 14(4):180–190

Raichle ME (2015) The brain's default mode network. Annu Rev Neurosci. 2015 Jul 8;38:433–47. https://doi.org/10.1146/annurev-neuro-071013-014030. Epub 2015 May 4

Rothenberger A (2009) Brain oscillations forever – neurophysiology in future research of child psychiatric problems. J Child Psychol Psychiatry 50:79–86

Ros T et al (2014) Tuning pathological brain oscillations with neurofeedback: a systems neuroscience framework. Front Hum Neurosci. 2014 Dec 18;8:1008. https://doi.org/10.3389/fnhum.2014.01008. eCollection 2014.

Schanz J, Schneider E (2014) ADHS und die sozio-emotionale Entwicklung -Verbesserungen durch Neurofeedback. Praxis Ergotherapie 6:325–330

Schomer DL, da Silva FHL (2011) Niedermeyer's electroencephalography: basic principles, clinical applications, and related fields, 6. Aufl. Lippincott Williams & Wilkins, Philadelphia

Shelien Y et al (2009) The default mode network and self-referential processes in depression. Proc Natl Acad Sci 106:1942–1947

Sherlin L et al (2010) A position paper on neurofeedback for the treatment of ADHD. J Neurother 14(2):66–78

Sonuga-Barke EJ, Castellanos FX (2007) Spontaneous attentional fluctuations in impaired states and pathological conditions: a neurobiological hypothesis. Neurosci Biobehav Rev 31:977–986

Sterman M (2004) What's it all about alpha? 35th anniversary meeting of the association for applied psychophysiology and biofeedback. Colorado Springs, Colorado

Strehl U et al (2006) Self-regulation of slow cortical potentials: a new treatment for children with attention-deficit/hyperactivity disorder. Pediatrics 118:1530–1540

Strehl U et al (2017) Neurofeedback of slow cortical potentials in children with attention-deficit/hyperactivity disorder: a multicenter randomized trial controlling for unspecific effects front. Hum. Neurosci. 31.03.2017. https://doi.org/10.3389/fnhum.2017.00135

Universität Trier Fachbereich I – Psychologie Psychophysiologische Methodik (2003) Ereigniskorrelierte Potentiale. http://www.neurolabor.de/ereigniskorreliert.pdf. Zugegriffen am 17.07.2012

Wangler S et al (2011) Neurofeedback in children with ADHD: specific event-related potential findings of a randomized controlled trial. Clin EEG Neurosci 22(5):942–950

Zang YF et al (2007) Altered baseline brain activity in children with ADHD revealed by resting-state functional MRI. Brain and Development 29:83–91

Zhang D, Raichle ME (2010) Disease and the brain's dark energy. Nat Rev Neurol 6:15–28. https://doi.org/10.1038/nrneurol.198

Zschocke S (2002) Klinische Elektroenzephalographie. Springer, Heidelberg/New York/Tokio

Infra Low Frequency (ILF-) Neurofeedback

© Springer-Verlag GmbH Deutschland, ein Teil von Springer Nature 2020
K.-M. Haus et al., *Praxisbuch Biofeedback und Neurofeedback*, https://doi.org/10.1007/978-3-662-59720-0_5

5.1 Funktionsweise des Infra-Low-Frequency (ILF) Trainings

Das ILF-Training wurde von der Arbeitsgruppe von Sue und Siegfried Othmer in den USA entwickelt, deshalb wird es auch häufig als **Othmer-Methode** bzw. Othmer-Verfahren, bezeichnet. Das Training in den ganz niederen Frequenzen, also das **Infra Low Frequency** (ILF-)**Training**, ist zwar Hauptbestandteil, aber nicht alleiniges Werkzeug des Othmer-Verfahrens. Das ILF-Training ist aus der klinischen Arbeit heraus über die letzten 30 Jahre entstanden Im Prinzip bildet es eine Brücke zwischen dem ursprünglichen Frequenzbandtrainings (siehe ▶ Kap. 3), aus dem heraus es ursprünglich entstanden ist und dem Training der langsamen kortikalen Potenziale (siehe SCP-Training ▶ Kap. 4), aus dem es gleichwohl Anteile enthält. Daraus ergibt sich der etwas unglückliche Begriff der Infra-Low-Frequenzen. Als Weiterentwicklung der ursprünglichen Neurofeedback-Standardprotokolle unterscheidet sich das moderne ILF-Neurofeedback von den zuvor beschriebenen Neurofeedbackverfahren hinsichtlich der verwendeten Ableitungen, Elektrodenpositionierungen, der Signalverarbeitung und der Anpassung der Feedbackanimationen an aktuelle Multimedia Standards.

Beim ILF-Training wird nicht versucht, von bestimmten Frequenzen willentlich mehr oder weniger zu produzieren, sondern es geht vielmehr darum, dem Gehirn spezifische Parameter sowohl aus dem Bereich der langsamen kortikalen Potenziale ($\leq 0,1$ Hz) als auch aus den höheren Frequenzbereichen (1–40 Hz) , wie in einer Art **Spiegel** zu präsentieren, damit das Gehirn diese Information sinnvoll nutzen kann, um den eigenen Erregungslevel selbst besser zu regulieren. Die Trainingsparameter wie Elektrodenposition und Trainingsfrequenz werden für jeden Patienten symptomorientiert individuell angepasst. Das kann beim Patienten zurecht schnellen, spezifischen Zustandsänderungen führen, die vom Therapeuten richtig interpretiert werden müssen, um das Training für jeden einzelnen Patienten optimal anzupassen. In dieser Hinsicht ist das ILF-Training eine therapeutisch recht anspruchsvolle, interaktive Arbeit.

5.1.1 Ableitungen für das 2-Kanal-ILF-Training

Für das ILF-Training werden andere Ableitungen verwendet als für das klassische Frequenzbandtraining. Bei letzterem werden in den meisten Fällen **unipolare Ableitungen** verwendet (▶ Kap. 3), d. h., ein Eingang des Verstärkers ist mit einer Referenzelektrode am Ohrläppchen oder einer anderen elektrisch inaktiven Stelle des Körpers verbunden. Bei Messung mit einem Differenzverstärker, wie sie für die EEG-Messung verwendet werden, ist das resultierende Signal die Differenz zwischen einer aktiven Stelle der Schädeloberfläche und einer „quasi" Nulllinie an einem elektrisch neutralen Punkt. Tatsächlich gibt es keine einzige Stelle am Körper, an der keine Potenzialänderungen zu messen sind. Alle elekt-

risch aktiven Zellen des Körpers, v. a. Nervenzellen, Muskelzellen, Herzzellen, bilden durch ihre Aktivität ständig wechselnde elektrische Felder aus, die sich überlagern und bis zur Körperoberfläche ausbreiten. Am Ohrläppchen beispielsweise sind diese Spannungsänderungen in der Amplitude allerdings recht gering und gelten daher als vernachlässigbar.

Bipolare Ableitung beim ILF-Training

Für das ILF-Training bedient man sich der sog. bipolaren Ableitung, bei der beide Elektroden an elektrisch aktiven Stellen der Schädeloberfläche ableiten. Bei dieser Messung

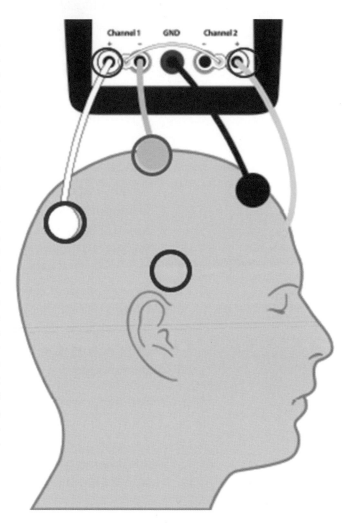

☐ **Abb. 5.1**   Elektroden-Anordnung für das 2-Kanal-ILF-Training am Beispiel der Ableitung T4-P4. Die aktiven Elektroden (*rot* umrandet) sind an T4 und P4 des internationalen 10/20-Systems, die gemeinsame Referenz an Cz und die Erdelektrode an der Stirn platziert. (Mit freundl. Genehmigung der Fa. Bee Medic GmbH) Mittlerweile wird für das ILF-Training standardmäßig eine 2-Kanal-Ableitung verwendet. Das hat den Vorteil, dass die gemessenen Signale in der Software auf unterschiedliche Art und Weise verrechnet und verarbeitet werden können (siehe 5.1.2). Für die 2-Kanal-ILF-Messung werden 4 Elektroden verwendet. Die aktiven Elektroden, die jeweils als Elektrodenposition benannt sind (z. B. T4-P4), werden an den Plus-Eingängen des Verstärkers eingesteckt. Die Minuseingänge werden durch ein kleines Kabel (Jumper) miteinander verbunden. Die verbundene Referenzelektrode für beide Kanäle wird auf der Mitte des Kopfes an Cz platziert. Die Erdelektrode kann irgendwo am Kopf angebracht werden. Im angegebenen Beispiel ist sie auf der oberen Stirn platziert.

◻ Abb. 5.2 Spektrale Darstellung und Verrechnung der Kanäle für die Signalverarbeitung. Oben: Spektralanalyse der beiden einzelnen Kanäle. Mitte: Differenz der beiden Kanäle. Unten: Summation der beiden Kanäle

Spektralanalyse der beiden einzelnen Kanäle

Differenz der beiden Kanäle für das Trainingssignal

Summe der beiden Kanäle für das Inhibit Signal

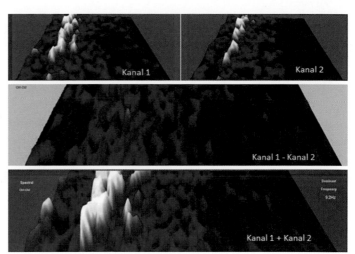

bildet man die **Differenz** zwischen den beiden aktiven Positionen (◻ Abb. 5.2). Während der Entwicklung der ILF-Methode zeigte sich vor allem beim Training der instabilen Gehirne, dass die bipolare Ableitung oft schon während des Trainings viel schnellere und deutlichere Effekte bringt als das unipolare Training.

5.1.2 Signalverarbeitung

Die Entwicklung einer Methode hängt auch immer mit der Entwicklung der verwendeten Technik zusammen. Dazu zählt die gesamte **Signalübertragung** von den Elektroden bis hin zur Darbietung des Feedbacks, also nicht nur die Spezifikationen des EEG-Verstärkers, sondern auch die Signalverarbeitung und Feedbacksteuerung in der Software sowie die verwendeten Elektroden. Aufgrund der klinischen Ergebnisse und Notwendigkeiten wurde die Technik vor allem so weiterentwickelt, dass mittlerweile auch die ganz **langsamen Frequenzen** mit in das Training einbezogen werden können. Frühere Techniken, die sich auf die klassischen Frequenzbänder (Delta, Theta, Alpha, Beta) konzentrierten, und die gängigen **Spektralanalyseverfahren**, wie z. B. die Fast-Fourier-Transformation (FFT-)Analyse, konnten nur in Frequenzbereichen >1 Hz sinnvoll verwendet werden. Für darunterliegende Frequenzbereiche wurden Gleichspannungsverstärker wie für die SCPs, die slow cortical potentials, benutzt (▶ Kap. 4).

Die in 2.5.4 beschriebene 2-Kanal-Technik erlaubt eine differenzierte Verarbeitung der Signale (siehe ◻ Abb. 5.1). Das ILF-Trainingssignal wird rechnerisch als Differenzsignal dargestellt, sodass sich für dieses Signal an Cz aus der Gleichung heraus kürzt: (T4-Cz) – (P4-Cz) = T4-P4. Für das Inhibit-Signal hingegen ist das Cz-Signal von Bedeutung, da das Inhibit-Feedback aus der Summe der beiden Kanäle abgeleitet wird: (T4-Cz) + (P4-Cz) = T4 +P4-2Cz.

Für das ILF-Verfahren wird eine Technik eingesetzt, die selbst in den **niedrigen Bereichen** spezifisch messen und rückmelden kann. Dafür eignet sich die herkömmliche FFT-Analyse nicht. Das Feedback über die Zustandsänderungen

im Gehirn würde viel zu spät eintreffen. Aus diesem Grund werden beim ILF-Training andere Verfahren zur Signalverarbeitung eingesetzt, die viel direkter an das Auf und Ab der langsamen kortikalen Potentiale gekoppelt sind. Trotz aller Komplexität der Signalverarbeitung ist für Therapeuten die **einfache Bedienbarkeit** (◻ Abb. 5.3) der Software essentiell, damit der Therapeut sich voll und ganz auf die therapeutische Arbeit konzentrieren kann und nicht von zu vielen Einstellungsmöglichkeiten der Software überfordert wird.

5.1.3 ILF-Trainingsfrequenzen

Beim ILF-Training werden Trainingsfrequenzen im Bereich von 0,0001–10 mHz verwendet (◻ Abb. 5.3). In diesen niedrigen Bereichen stellt sich die Frage, ob der Begriff Frequenz überhaupt noch passend ist.

> Das Wort *Frequenz* wird historisch für die Einstellung des Trainingssignals verwendet.

Darunter darf man sich beim ILF-Training jedoch keine Welle mit der eingestellten Frequenz vorstellen, denn 0,0001 Hz (= 0,1 mHz) wäre z. B. eine Welle mit einer Dauer von fast 3 Stunden. Beim ILF-Training versucht das Gehirn vielmehr, eine **Balance zu halten**, am besten vergleichbar mit einem Surfer, der sich darin übt, auf der Mitte der Welle zu bleiben, wo seine Geschwindigkeit am größten wird. Kommt er zu weit nach unten oder oben, wird er langsamer. Im ILF-Training wird diese Balance in den Feedbackanimationen durch die Geschwindigkeit von Rakete, Auto, Jet-Boot etc. genau dargestellt. Ein Balanceakt ist immer ein **Regelkreis**, der optimal eingestellt sein muss, damit die Balance gehalten werden kann. Das Fahrradfahren bietet einen guten Vergleich: Reagieren wir zu heftig auf eine Schieflage, fangen wir an, hin und her zu schleudern und werden schließlich stürzen. Reagieren wir zu wenig, werden wir auch umfallen. Heftigkeit und Geschwindigkeit der Reaktion müssen also genau stimmen, damit die Balance gehalten werden kann.

Diese „richtige Reaktion" wird beim ILF-Neurofeedback mit der **Trainingsfrequenz** eingestellt. Der Begriff „Beloh-

5

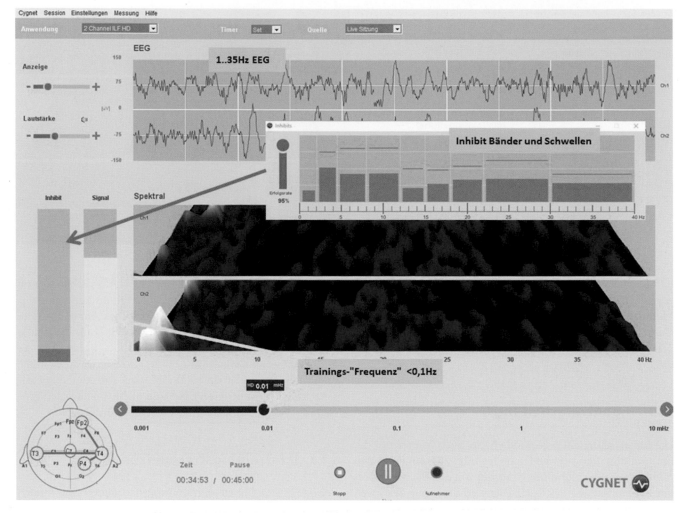

● **Abb. 5.3**   Therapeutenbildschirm für das 2-Kanal-ILF-Training. (Mit freundl. Genehmigung der Fa. Bee Medic GmbH)

nung" („reward") wird nicht mehr verwendet, da nicht das vermehrte Auftreten von bestimmten Parametern direkt belohnt wird, sondern eher die **momentanen Zustandsänderungen** in den eingestellten Frequenzbereichen zurückgemeldet und wertfrei beobachtet werden. Die Trainingsfrequenz ist eher als der **eingestellte Frequenzwert** zu verstehen, also der Ausschnitt aus dem gesamten EEG, auf den man – ähnlich wie bei einem Zielfernrohr – den Fokus richtet und genau diesen Ausschnitt zurückmeldet. Aufgrund der historischen Entwicklung wird aber der etablierte Begriff „Frequenz" beibehalten, wohlwissend, dass dieser Ausdruck aus rein technischer Sicht nicht unbedingt passend ist.

5.1.4 Management sprunghafter Amplitudenanstiege im Spektrum

Die Festlegung der **Inhibitbänder**", also denjenigen Frequenzbändern, in denen die Amplitude unterhalb eines bestimmten Schwellenwerts liegen soll, erfolgte über die Jahre empirisch mit stetiger Anpassung. Beim klassischen Frequenzbandtraining werden bestimmte Frequenzbänder (meist Theta und

High Beta) gehemmt (▶ Kap. 3). Die Othmers arbeiten mit Inhibitbändern über das gesamte Spektrum von 1–40 Hz, um schnelle, sprungartige Synchronisationen im gesamten EEG-Spektrum abzufangen. Zunächst wurden dazu 2 breite Inhibitbänder von 2–13 Hz und 14–30 Hz verwendet. Mit der Zeit entwickelten sich daraus sog. **multiple Inhibits**, bei denen das gesamte Frequenzspektrum in 10 schmale Bänder aufgeteilt ist (● Abb. 5.3). Die Schwellenwerte für die Inhibits werden ständig automatisch angepasst, der Therapeut muss dafür keine Einstellungen vornehmen.

5.1.5 Spezifische Effekte durch spezifische Elektrodenplatzierung

Es zeigte sich immer deutlicher, dass die **Trainingseffekte** umso spezifischer wurden, je mehr man von den klassischen zentralen Elektrodenplatzierungen abwich:
- Ein Training in den **frontalen** Bereichen führt zu signifikanten Verbesserungen im Bereich der exekutiven Funktionen, der Aufmerksamkeit und der Impulskontrolle.

- Ein Training in den **posterioren** Bereichen verbessert die sensorische Integration sowie Körperwahrnehmung und wirkt körperlich beruhigend.
- Das Training der **linken** Hemisphäre führt zu anderen Effekten als das Training der **rechten** Hemisphäre (◘ Abb. 5.12 ▸ Abschn. 1.2.2).

Auf diesen Hinweis folgte natürlich die weitere Erforschung der Effekte verschiedener Elektrodenplatzierungen im 10-20-System.

❯ Oft sind *wenige* grundlegende *Elektrodenpositionierungen,* die den Grunderregungslevel regulieren, ausreichend, um einen Trainingseffekt zu erzielen. Falls noch spezifische Symptome bestehen bleiben, können diese zusätzlich mit spezifischen Elektrodenplatzierungen angegangen werden.

5.1.6 Feedbackmodalitäten beim ILF-Training

Das Training in den tiefen Frequenzen erfordert natürlich andere Arten von Feedbackmodalitäten. Im klassischen Frequenzbandtraining gibt es jeweils Feedback, wenn die Amplitude in einem Frequenzband einen eingestellten Schwellenwert übersteigt. Beim ILF-Training, bei dem sich der volle Signalzyklus einer Frequenz über mehrere Stunden erstreckt, macht eine solche Art von Feedback keinen Sinn. Vielmehr ist das Feedback – ähnlich wie beim SCP-Training

(▸ Kap. 4) – viel **direkter an das Auf und Ab des Originalsignals** gebunden. Beim Trainingssignal gibt es daher keine Schwelle, allerdings aber auch keine Anweisung wie z. B. beim SCP-Training, in welche Richtung das Signal verschoben werden soll.

❯ Beim ILF-Training bekommt der Patient *Feedback*, indem er einfach die Veränderungen im Feedbacksignal beobachtet.

Man kann auch nicht davon ausgehen, dass die Verschiebung in die eine Richtung besser wäre als eine andere. So geht es bei diesem Feedback auch nicht darum, ein besonderes Ziel zu erreichen, sondern sich einfach nur darauf einzulassen.

Beispiele

Feedbackmöglichkeiten beim ILF-Training (◘ Abb. 5.4). sind
- Raketen, die durch verschiedene Tunnellandschaften fliegen,
- Autos oder Jet-Boote, die eine bestimmte Rennstrecke fahren,
- Arcade-Spiele-Sammlung,
- verschiedene Animationen in Virtual-Reality-Welten,
- Züge oder Muster, die sich bewegen, oder
- Filme, die durch das Feedback variiert werden.

In einigen Feedbackanimation sind **bis zu 15 Parametern** aus dem Bereich des visuellen, taktilen und auditiven Feedbacks durch die aus dem EEG gefilterten Inhibit- und Trainingssignale gesteuert.

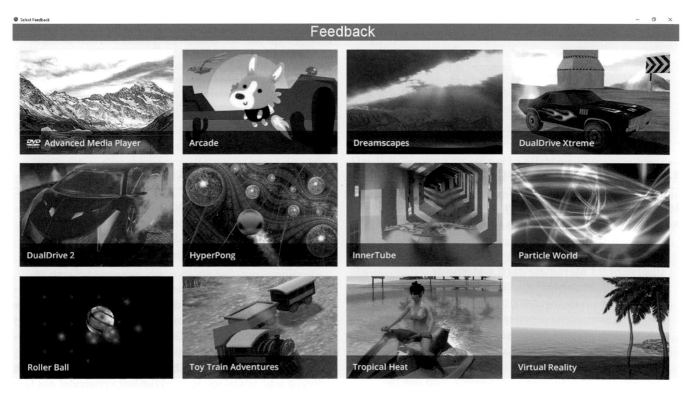

◘ **Abb. 5.4**　Beispiele für Feedbackanimationen beim ILF-Training.

erklären, warum er das Training für mindestens 20 Sitzungen durchhalten soll. Diese ersten 10–20 Sitzungen sollten auch möglichst ohne größere Unterbrechungen durchgezogen werden. Nach 20 Sitzungen findet dann i. d. R. eine **Neubewertung** statt. Patient und Therapeut besprechen die bisherigen Ergebnisse und entscheiden gemeinsam, ob die gesteckten Ziele schon alle erreicht wurden und das Training beendet werden kann, oder ob es sinnvoll ist, das Training für weitere 10 oder 20 Sitzungen fortzuführen und dann erneut zu bewerten. Das Training sollte mindestens 1-mal, besser jedoch **2- bis 3-mal wöchentlich** stattfinden. Für viele Patienten, v. a. für diejenigen, die von weiter anreisen, ist es schwierig, mehrmals pro Woche zu den Neurofeedbacksitzungen zu kommen. Wenn Patienten es nicht schaffen, 1-mal pro Woche zu erscheinen, ist zu überlegen, das Training über 2 Wochen mit 2–3 Sitzungen (mind. 2–3 Stunden Abstand) pro Tag als **Intensivtraining** durchzuführen. Wenn die Patienten nicht bereit sind, diese Vorgaben zu akzeptieren, sollte man lieber von einem Neurofeedbacktraining absehen. Es wäre absolut vertane Zeit und Energie, wenn eine Sitzung nach 1 Woche stattfindet, die nächste nach 2 oder gar 3 Wochen.

Man kann das Training gut mit dem **Erlernen eines Musikinstruments** vergleichen: Tägliches Training ist das Optimum und eine Probe pro Woche das absolute Minimum, um überhaupt einen Fortschritt zu erzielen.

Tägliches Neurofeedbacktraining bringt natürlich schnelle Erfolge, ist allerdings im Praxisalltag meistens unrealistisch und lässt sich in der Form wohl am besten in einer Klinik bei einem stationären Aufenthalt durchführen. Manche Patienten haben die Vorstellung, 3–5 Sitzungen auszuprobieren, dann eine Pause zu machen und abzuwarten, bis sie später wieder etwas Zeit haben. Man kann niemanden dazu zwingen, für 20 Sitzungen eine Zusage zu geben, aber man muss auf die geringen Erfolgschancen eines sporadischen Trainings hinweisen und davon abraten.

5.3.3 Erfolgskontrolle

Die Erfolgskontrolle ist ein extrem **wichtiger Bestandteil des ILF-Trainings**. Das Feedback und die **Berichte der Patienten über Veränderungen** sind wichtig, um das Training zu optimieren und die effektivste Trainingsfrequenz und die effektivsten Elektrodenplatzierungen zu finden. Es wird keine wertvolle Zeit verschwendet und Platzierungen oder Frequenzen trainiert, die keinen Effekt haben. Es werden nur diejenigen Trainingsprotokolle verwendet, die Erfolge bringen. Dafür ist es allerdings sehr wichtig, den **Erfolg** auch **zu erkennen**. Das hört sich trivial an, erweist sich in der Praxis aber als nicht einfach. Oft kommen die Patienten mit wagen Vorstellungen ihrer Ziele oder sind speziell nur auf ein Problem fixiert. Daher

ist die **Frage nach der positiven Veränderung** (Ziel) für jede Art von Therapie essenziell und gehört zu jedem Eingangsgespräch. Für die gewünschten Veränderungen sollten dann auch konkrete Punkte gefunden werden, wie diese Veränderungen von wem bemerkt werden. Auf diese konkreten Punkte sollte dann im Verlauf des Trainings eingegangen werden, um zu erkennen, wie weit sich der Ist-Zustand dem Zielzustand nähert.

Die Tatsache, dass beim Neurofeedbacktraining eine ganze Menge Daten aufgezeichnet und abgespeichert werden, verführt leicht zu der Annahme, man könnte den Erfolg des Trainings an den Zahlen ablesen. Das trifft für das ILF-Training mit den bipolaren Elektrodenableitungen allerdings überhaupt nicht zu.

> ❯ Der *klinische Erfolg* des ILF-Trainings korreliert nicht mit den Veränderungen, die eventuell im EEG messbar sind!

Es wird also eine andere Art der Erfolgskontrolle benötigt. Dazu werden die Parameter, in denen man Veränderungen erwartet, so gut wie möglich quantifiziert und über den Verlauf des Trainings dokumentiert. Hierfür können Aufmerksamkeitstestungen verwendet werden:

- computergestützte Aufmerksamkeitstests wie z. B. der **T.O.V.A.** (Test of Variable Attention) oder
- computerunabhängige Reiz-Reaktion-Tests wie der **QIK-Test** " (Schnelltest) (◘ Abb. 5.5).

Diese Tests sind vor allem geeignet für die Veränderungen im Bereich **Aufmerksamkeit** und **Impulskontrolle**.

Für das Verfolgen von Instabilitäten bietet sich an, die Anzahl der Attacken pro Woche zu dokumentieren. Für die **Migräne** wäre aufzuzeichnen,

- wie viele Migräneanfälle pro Woche oder Monat auftreten,
- wie viele Stunden die Attacken andauern,
- wie stark die Schmerzen waren,
- wie viele und welche Tabletten nötig waren.

Bei **Panikattacken** wird ähnlich verfahren,

- Anzahl der Panikattacken pro Woche,
- wie lange, wie heftig,
- ging die Panikattacke so lange, bis der Patient die vermeintliche Gefahrensituation verlassen hatte, oder hörte sie noch in der „Gefahrensituation" auf.

> ❯ Es ist absolut wichtig, die typischen Verlaufsmuster solcher Attacken (Migräne, Panik) zu kennen und jede *Veränderung dieser Muster* zu bemerken.

Diese **Veränderungen** müssen jeweils von Sitzung zu Sitzung erfragt werden. Man sollte sich nicht zu schnell mit kurzen, allgemeinen Antworten abspeisen lassen. Was heißt das konkret? Im nachfolgenden Beispiel wird ein Patient zu Beginn der Sitzung nach seinem **Ohrgeräusch** gefragt.

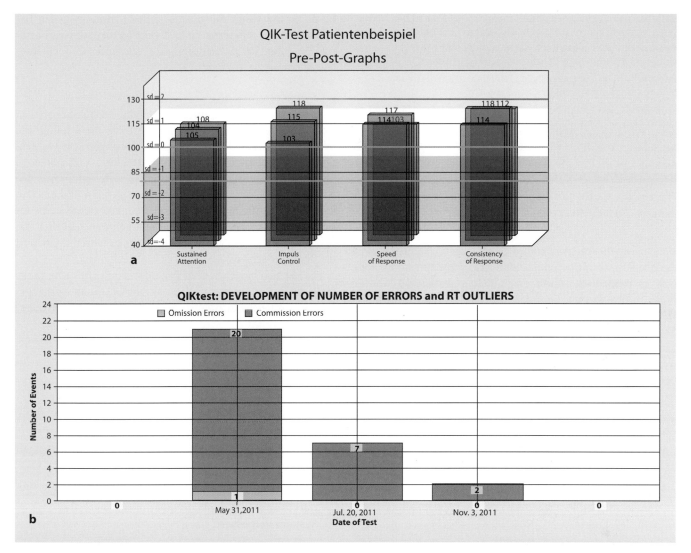

QIK-Test Patientenbeispiel
Pre-Post-Graphs

a Sustained Attention · Impuls Control · Speed of Response · Consistency of Response

QIKtest: DEVELOPMENT OF NUMBER OF ERRORS and RT OUTLIERS

b

□ **Abb. 5.5 a, b** QIK-Test". Beispiel eines Vergleichs der QIK-Test-Ergebnisse zu verschiedenen Testzeitpunkten (vor dem Neurofeedbacktraining, nach 20 und nach 40 Neurofeedbacksitzungen). **a** Überblick über verschiedene Parameter des QIK-Tests. Die erste Messung ist vorne, die letzte hinten. Pre-Post Graphs: Vorher-Nachher; Sustained Attention: Aufrechterhaltung der Aufmerksamkeit; Impulse Control: Impulskontrolle, Speed of Response: Reaktionszeit; Consis-tency of Response: Konstanz im Antwortverhalten. **b** Verlauf der Fehleranzahl zu den verschiedenen Testdaten. Es ist eine deutliche Reduktion der Fehler über die verschiedenen Testzeitpunkte zu erkennen. Number of Events: Anzahl der Ereignisse; Development of Numbers of Errors: Verlauf der Fehleranzahl; Omission Errors: Auslas-sungsfehler; Commission Errors: Kommissionsfehler (Reaktion auf irrelevante Testfrequenz)

Fallbeispiel

Therapeut: - „Haben Sie seit der letzten Sitzung Veränderungen bezüglich Ihrer Ohrgeräusche feststellen können?"

Patient: - „Ach, mit meinem Ohrgeräusch war ich diese Woche sehr zufrieden."

→ Super, Patient zufrieden, Therapeut zufrieden? Nein, der Therapeut fragt weiter.

Therapeut: - „Was genau meinen Sie damit, können Sie mir ein Beispiel nennen?"

Patient: - „Am Wochenende waren wir mit Freunden sehr lange in einem Restaurant mit sehr hohem Geräuschpegel. Normalerweise ist das für mich immer sehr anstrengend, und die Ohrgeräusche sind danach deutlich schlimmer. Ich brauche dann 2–3 Tage, um mich wieder davon zu erholen."

Therapeut: - „War das vor Beginn des Neurofeedbacktrainings wirklich immer so, wenn Sie für längere Zeit einem hohen Geräuschpegel ausgesetzt waren?"

Patient: - „Früher nicht, da war es nur manchmal. Aber seit meiner letzten Operation vor 1 Jahr war es jedes Mal so, wenn ich längere Zeit in einer lauten Umgebung war."

Therapeut: - „Was genau war dieses Wochenende anders als gewohnt?"

Patient: - „Ich habe den ganzen Abend sehr leicht und entspannt empfunden. Ich habe während des ganzen Abends überhaupt nicht mehr an meine ganzen Krankheiten gedacht. Das gab es eigentlich schon lange nicht mehr."

Therapeut: - „Wie war der Tag darauf?"

Patient: - „Irgendwie richtig unbeschwert."

Therapeut: - „Das heißt, Sie haben nicht wie früher 2–3 Tage gebraucht, um sich von dem Abend zu erholen?"

Patient (überlegt): - „Nein, überhaupt nicht, es war ein richtig schönes Wochenende."

Therapeut: - „Sehr gut. Wie waren denn die Nächte? Sie hatten zu Anfang berichtet, dass Sie in der Vergangenheit die Ohrgeräusche nachts als besonders störend empfunden haben?"

Patient: - „Oh, das kann ich schwer sagen. Ich habe die letzten Nächte sehr gut geschlafen, deshalb weiß ich das jetzt gar nicht."

Therapeut: - „Was genau bedeutet `gut geschlafen`? Sind Sie schneller eingeschlafen, oder haben Sie besser durchgeschlafen?"

Patient: - „Ich bin sehr schnell eingeschlafen, schon nach einigen Minuten, und ich bin weniger oft aufgewacht."

Therapeut: - „Sie hatten berichtet, dass Sie in den letzten Monaten nachts ca. 5- bis 7-mal aufwachen und davon 2- bis 3-mal Schwierigkeiten haben, wieder einzuschlafen. Wie war das in den letzten beiden Nächten?"

Patient: - „Da bin ich 2-, höchstens 3-mal aufgewacht und jedes Mal schnell wieder eingeschlafen."

Therapeut: - „Na, das hört sich ja schon mal ganz gut an."

Patient: - „Stimmt, das ist eigentlich wirklich gut!"

Was bringt dieses „penetrante" Nachfragen? Natürlich führt es dem Patienten nochmal seinen Erfolg vor Augen. Er sieht, was er tatsächlich schon erreicht hat. Außerdem werden diese Informationen benötigt, um das **Training zu optimieren**. Im obigen Beispiel hat der Patient über die **Qualität des Schlafs** gesprochen. Der Ausdruck „gut geschlafen" oder „schlecht geschlafen" ist zur Optimierung des Trainings zu wenig Information. Durchschlafstörungen sind anders zu behandeln als Einschlafstörungen:

- Bei **gestörten Schlafzyklen** verwendet man eher interhemisphärische Elektrodenplatzierungen (T3-T4).
- Bei **Einschlafstörungen** ist zu unterscheiden, ob es sich eher um einen zu wachen und angespannten Körper handelt, dann trainiert man T4-P4, oder ob es mehr der Kopf ist, der ständig weiterarbeitet und kreisende Gedanken den Patienten am Einschlafen hindern. In einem solchen Fall wäre die richtige Elektrodenplatzierung T3-Fp1.

In dieser Art und Weise muss jedes Symptom genau beschrieben und möglichst quantifiziert werden, um Verbesserungen oder Verschlechterung zu erkennen und entsprechend darauf zu reagieren.

■ **Symptomtracking**

Die meisten Symptome, die die Patienten beschreiben, lassen sich allerdings nicht objektiv messen. Trotz allem sollten alle Symptome mit zur Erfolgskontrolle herangezogen werden. Dazu eignet sich ein sog. **Symptomtracking** " (❏ Abb. 5.6). Für das ILF-Training ist es wichtig, so viele Symptome wie möglich zu erfassen, anhand derer man sich ein Bild machen kann, ob sich die Selbstregulationsfähigkeit des Systems im Laufe des Trainings verbessert. Dazu gehören natürlich die Symptome, die der Patient von sich aus beschreibt. Oft sind das aber nur sehr wenige.

Es hat sich bewährt, dem Patienten zu Beginn eine ganze **Liste mit Symptomen** zu geben, auf der er seinen Ausgangszustand zu jedem Symptom auf einer **Skala von 0–10** angeben soll:

- Die Zahl **0** bedeutet, dass es für den Patienten überhaupt nicht zutrifft,
- die Zahl **10** ist das für den Patienten größte anzunehmende Problem.

Für den Schmerz z. B. bedeutet das, 0 = überhaupt kein Schmerz und 10 = der größte Schmerz, den er kennt.

Aus **welchem Grund** sollte man so viele Symptome verfolgen wie möglich?

❯ Mittels ILF-Trainings werden keine Symptome „repariert", sondern die Selbstregulationsfähigkeit des Systems verbessert.

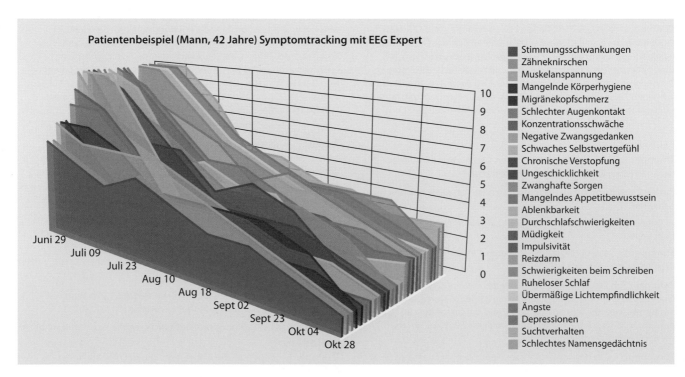

❏ **Abb. 5.6**   Patientenbeispiel: Symptomtracking. Beim online-Portal EEGExpert

Dieses Verständnis hat i. d. R. Regel ganz vielfältige Konsequenzen und wirkt sich nicht nur auf ein Symptom aus. Leidet ein Patient z. B. unter **Migräne** und hat ansonsten keine weiteren Symptome, die es zu verfolgen gibt, und die Migräne tritt vielleicht unregelmäßig, nur alle 3–4 Wochen auf, dann wird das Training zu einer Art Blindflug. Das heißt nicht, dass es deshalb aussichtslos ist. Allerdings kann es passieren, dass man 10- bis 20-mal mit dem Patienten trainiert, ohne in dieser Zeit zu wissen, ob man mit dem Training auf dem richtigen Weg ist. Gibt es allerdings **noch andere Symptome** zu verfolgen, wie etwa Einschlafstörungen, Muskelverspannungen, Spannungskopfschmerzen, kann man i. d. R. viel **früher Anzeichen** dafür sehen, ob sich die Selbstregulationsfähigkeit schon verbessert hat. Ein weiterer Grund, weshalb es sinnvoll ist, die Liste zum Symptomtracking ausfüllen zu lassen, ist, dass Patienten meist wegen **eines bestimmten Symptoms** oder Symptomenkomplexes zum Neurofeedbacktraining kommen. Sie machen sich i. d. R. keine Gedanken darüber, was mit Neurofeedback noch alles zu beeinflussen ist und sprechen deshalb auch nicht darüber. Schließlich kommen sie wegen der Migräne und nicht wegen der Verdauungsprobleme oder der Konzentrationsschwierigkeiten. Das heißt, wenn man zu Beginn jeder Sitzung nach den Veränderungen seit der letzten Sitzung fragt, werden diese anderen Symptome nicht erwähnt. Weder, wenn sie sich bessern, noch, wenn sie sich verschlechtern, denn der **Fokus** liegt auf dem Problem, von dem der Patient glaubt, dass es sich mit Neurofeedback ändert. Es ist ein bekanntes Phänomen, dass wir nur die Dinge wahrnehmen, auf die wir achten. Wenn man nun also den Patienten eine ganze Liste mit Symptomen ausfüllen lässt, dann wird seine Aufmerksamkeit auch darauf gelenkt. Ansonsten könnten dem Patienten, und damit auch dem Therapeuten, **Veränderungen** in diesen Bereichen entgehen.

Fallbeispiel

In der Praxis berichtet eine Mutter: „Ich glaube ja nicht, dass das was mit dem Neurofeedback zu tun hat, aber mein Sohn **nässt** seit dem letzten Termin **nachts wieder ein**. Sie haben ja gesagt, ich soll jede Veränderung berichten, und es stand ja auch auf dieser Liste mit den Symptomen."

Solche Veränderungen können durchaus mit dem Neurofeedback zusammenhängen, nämlich dann, wenn die Trainingsfrequenz zu niedrig gewählt war. Also weiß der Therapeut, er muss die Frequenz einen Schritt erhöhen und beim nächsten Termin nachfragen, ob das Problem damit wieder behoben ist. Wenn nicht, muss das Training weiter angepasst werden. Gleiches passiert manchmal auch mit **positiven Veränderungen**.

Fallbeispiel

Patient: - „Meine Kopfschmerzen sind jetzt verschwunden. Das hat aber überhaupt nichts mit dem Neurofeedbacktraining zu tun!"

Therapeut: - „Verraten Sie mir, wie Sie das geschafft haben?"

Patient: - „Ja, das war ganz einfach. Ich habe einfach beschlossen, ich rege mich nicht mehr so auf und reagiere jetzt sehr viel gelassener."

Therapeut: - „Sehr gut!"

In diesem Fall ist das für den Patienten natürlich sehr positiv, weil er das Gefühl hat, es alleine geschafft zu haben, was letztlich auch stimmt. Es sind nicht die Therapeuten oder das Neurofeedback, die die Kopfschmerzen reduzieren, sondern durch das Neurofeedback lernt das Gehirn, selbst einen besseren Weg zu finden.

▪▪ Wie funktioniert das Symptomtracking?

Die Symptome, die in ▶ Übersicht 5.2 beschrieben sind, werden zu Beginn als Anfangswert aufgenommen. Je nach Fall kann die Liste auch von nahestehenden Personen ausgefüllt werden, wie z. B. Eltern, Lehrer, Betreuer, Ehepartner. Alle bewerteten Symptome werden dann in eine Tabelle eingetragen und die Befragung wird alle 5 oder 10 Sitzungen wiederholt. Für die **Dokumentation** gibt es verschiedene Möglichkeiten: Entweder legt der Therapeut selbst eine Tabelle an, in die dann jedes Mal die Werte eingetragen werden, oder er nutzt ein entsprechendes Online-Angebot. Online-Angebote kosten zwar i. d. R. einen gewissen Betrag pro Patient, haben aber den Vorteil, dass man dem Patienten Zugangsdaten zu seinen Tabellen geben kann und er alle 5 Sitzungen die Listen selbst ausfüllt. Er kann dann jeweils nur seine neuen Daten eingeben, aber nichts verändern und auch keine anderen Daten einsehen. Das spart Zeit und liefert auch schöne Übersichtsgraphen über die **Entwicklung der Symptome**, sowohl insgesamt als auch für jedes einzelne Symptom. Letztendlich ist es Geschmacksache, ob man selbst Tabellen und Graphen anlegt oder lieber Online-Angebote (◘ Abb. 5.6) nutzt.

Übersicht 5.2 Symptomtracking: Symptomkategorien und Symptome
Schlaf
Alpträume, Beinbewegungen, Durchschlafstörungen, Schlafapnoe, Schnarchen, unregelmäßige Schlafzyklen, unruhiger Schlaf, Aufwachschwierigkeiten, Bruxismus, Einschlafschwierigkeiten, nächtliches Einnässen, Schlafwandeln

Aufmerksamkeit und Lernen
Ablenkbarkeit, langsames Denken, schlechte Konzentration, schlechte Zeichenfähigkeit, schlechtes Zuhören; Schwierigkeiten, Aufgaben zu beenden; Schwierigkeiten, Unterhaltungen zu verstehen; Schwierigkeiten, die Aufmerksamkeit zu wechseln; unsaubere Handschrift, Leseschwierigkeiten, schlechte Aufrechterhaltung der Konzentration, schlechte Wortfindung, schlechtes Kurzzeitgedächtnis, schwaches Ausdrucksvermögen; Schwierigkeiten, Aufgaben zu wechseln; schlechtes Namensgedächtnis, unmotiviert

Sensorisch/Wahrnehmung
Auditive Hypersensibilität, mangelndes Körperbewusstsein, Schwindel, taktile Hypersensibilität, visuelle Defizite, chemische Sensibilität, motorische Schwäche,

5

somatosensorische Defizite, Tinnitus, visuelle Hyper-
sensitivität

Verhalten

Aggressives Verhalten, exzessives Verhalten, Impulsivi-
tät, Mangel an sozialen Interessen, manipulatives
Verhalten, Nägelkauen, selbstverletzendes Verhalten,
Suchtverhalten, unordentlich, Wutanfälle, zwanghaftes
Verhalten, autistische Stimulation, Hyperaktivität,
Klassen-Clown, mangelnder Augenkontakt, motori-
sche oder vokale Tics, oppositionelles Verhalten,
unflexibel

Emotional

Ängste, Befürchtungen, emotionale Reaktivität, leicht
verlegen, Manien, schwer zu beruhigen, suizidale
Gedanken, paranoide Gedanken, zwanghafte negative
Gedanken, Depressionen, dissoziative Episoden,
Reizbarkeit, Panikattacken, Stimmungsschwankungen,
Ungeduld, Zorn

Körperlich

Allergien, chronische Verstopfung, Hautreizungen,
Hitzewallungen, Immundefizite, Krampfanfälle,
Muskelanspannungen, prämenstruelle Symptomatik,
Reizdarm, schlechte feinmotorische Koordination,
schlechtes Gleichgewicht, Asthma, Einkoten, Herzklop-
fen, Herzrasen, hoher Blutdruck, Erschöpfung, Muskel-
schwäche, niedriger Muskeltonus, Sodbrennen,
schlechte grobmotorische Koordination, Tremor,
Spastik, Übelkeit

Schmerzen

Abdominale Schmerzen, chronischer Schmerz,
Gelenkschmerzen, Kieferschmerzen, Migränekopf-
schmerzen, Spannungskopfschmerzen, chronische
Nervenschmerzen, Fibromyalgieschmerzen, Magenschmerzen, Muskelschmerzen, Trigeminusneuralgie

■ **Wie schnell ist Erfolg zu erwarten?**

Was die **Lernkurven** der einzelnen Personen angeht, findet
man ein breites Spektrum unter den Patienten:
- Bei einigen sind Veränderungen von Sitzung zu Sitzung
  zu beobachten,
- bei anderen braucht es einige Sitzungen, und plötzlich
  gibt es einen sprunghaften Anstieg positiver Veränderungen.

Teilweise kommen die Verbesserungen auch recht schlei-
chend. In solchen Fällen ist es oft schwierig, die Veränderungen wahrzunehmen. Das ist ähnlich dem normalen Wachstum und der Entwicklung in unserer Kindheit. Manchmal
gibt es richtige Entwicklungsschübe, bei anderen Dingen
können wir gar nicht sagen, wann wir diese gelernt haben.
Das fällt dann z. B. der Oma oder der Tante auf, die das Kind
lange nicht gesehen hat.

Fallbeispiel

Eine Mutter berichtet: „Ich hatte es die letzten Male gar nicht
erwähnt, aber neulich waren meine Schwiegereltern zu Besuch und haben viel mit unserer Tochter (Patientin) unternommen. Dabei ist ihnen aufgefallen, dass sie klarer und or-
dentlicher schreibt und beim Basteln viel geschickter ist und
Figuren und Muster mit der Schere viel besser ausschneiden
kann. Ich habe dann nochmal die Schulhefte von der Zeit vor
dem Neurofeedbacktraining angeschaut und muss wirklich
sagen, da gibt es tatsächlich einen **riesigen Unterschied in
der Schrift**, und auch beim Malen und Zeichnen."

Aus diesem Grund gilt es, das Feedback nicht nur bei den Patienten und deren Eltern einzuholen, sondern auch so viele
Informationen wie möglich **aus dem Umfeld** zu bekommen.

❯ **Eine *Erfolgskontrolle* ist wichtig für Patient und
Therapeut.**

Man sollte damit rechnen, dass Erfolge von den Patienten
nicht so offensichtlich wahrgenommen werden wie Misser-
folge. Oft muss man als Therapeut sehr genau und bohrend
nachfragen. Viele Veränderungen **erfährt man nebenbei**, sie
werden aber bei den Fragen nach den positiven Veränderungen gar nicht von den Patienten erwähnt. Deshalb kann es
manchmal gut sein, den Patienten einfach etwas berichten zu
lassen und genau zuzuhören.

5.3.4 Medikamenteneinnahme

Bei der **Anamnese** wird u. a. erfragt,
- welche Behandlungen der Patient schon hinter sich hat,
- welche Behandlungen im Moment der Aufnahme noch
  laufen,
- welche Medikamente in der Vergangenheit eingenommen wurden, und welchen Effekt diese hatten,
- welche Medikamente zurzeit eingenommen werden und
  welchen Vorteil sie dem Patienten bringen.

❯ **Welche Medikamente oder Drogen einen positiven
Effekt auf die Symptome des Patienten hatten, gibt oft
Hinweise darauf, welche *Elektrodenpositionierungen*
hilfreich sein könnten.**

Beispiele

- **Antikonvulsiva** oder **Marihuana** haben einen stabilisierenden Effekt. Wenn diese Substanzen in der Vergangenheit für
  den Patienten hilfreich waren, kann man davon ableiten, dass
  ein **interhemisphärisches Training** sinnvoll sein kann.
- Berichten Patienten von der Wirksamkeit von Substanzen, die
  in den **Dopaminstoffwechsel** eingreifen, deutet das darauf
  hin, dass **im linken vorderen Quadranten** – trainiert werden soll.
- Sind Substanzen, die neuromodulatorisch in das **Norepine-
  phrinsystem** eingreifen, wirksam, ist eher **ein rechtsseitiges** Training indiziert.

Dies sind nur einige Beispiele dafür, was man als Therapeut aus der Medikamentengeschichte des Patienten für das Training lernen kann.

Viele Patienten nehmen Medikamente, wünschen sich aber, langfristig auf Medikamente, wie z. B. Psychopharmaka, verzichten zu können oder sie zumindest so weit wie möglich zu reduzieren.

> Es ist selbstverständlich, dass jede *Veränderung der Medikation* durch den verordnenden Arzt zu entscheiden ist und nur in Absprache mit diesem erfolgen darf.

Zu Beginn eines ILF-Trainings sollte auf jeden Fall darauf geachtet werden, dass **die Dosis der Medikamente** stabil gehalten wird, keine anderen Medikamente hinzugenommen und keine einfach weggelassen werden. Dies schließt natürlich nicht aus, dass solche Schritte unternommen werden, falls es medizinisch absolut notwendig ist. Sie sollten aber auf jeden Fall dem Neurofeedbacktherapeuten mitgeteilt werden. Warum ist das absolut wichtig? Wie gesagt, das ILF-Training soll stets optimiert werden, je nach Veränderung der Symptome, die die Patienten beschreiben. Dafür sollten so viele **Parameter** wie möglich **konstant** gehalten werden. Das ist im normalen Leben ohnehin schwierig genug, denn täglich gibt es **Ereignisse**, die unsere Emotionen und unser Verhalten ins Schwanken bringen:
- Bei **Kindern** kann das z. B. der eigene Geburtstag sein, der Beginn oder das Ende der Ferien, der Besuch von Verwandten, Streitereien mit Freunden.
- Bei **Erwachsenen** vergleichbar sind Ereignisse in der Familie, berufliche Veränderungen, neue Projekte, private oder berufliche Ereignisse, Hormonschwankungen, Wechsel zwischen Urlaubszeit oder extremen beruflichen Belastungen.

Die wenigsten Symptome sind konstant, sondern schwanken meist in Stärke und Häufigkeit. Nur in wenigen Fällen kann man solche Schwankungen bewusst mit bestimmten Ereignissen oder Auslösern in Verbindung bringen. Wird dazu noch die Medikamenteneinnahme verändert, erschwert es die Arbeit des Therapeuten ungemein. Daher sollte den Patienten wirklich von Anfang an eindringlich kommuniziert werden, wie wichtig die Konstanz der Medikamenteneinnahme zu Beginn des Trainings ist. Im weiteren Verlauf kann es dann natürlich angemessen sein, in **Rücksprache** und mit **Anleitung des behandelnden Arztes** Medikamente zu reduzieren.

5.3.5 Weitere Maßnahmen und ärztliche Abklärungen

So hilfreich und effektiv das ILF-Neurofeedback auch ist, es ist natürlich **kein Allheilmittel** und in den meisten Fällen eher als ein **Baustein einer multimodalen Therapie** zu sehen, denn als alleinige Therapiemethode. Bevor mit dem Neurofeedback die Funktionsfähigkeit des zentralen Nervensystems auf funktioneller Ebene angegangen wird, müssen selbstverständlich **organische Ursachen ausgeschlossen** bzw. auf andere Art und Weise mitbehandelt werden.

Darüber hinaus sollte auch an den Hormonhaushalt und Nahrungsmittelunverträglichkeiten gedacht werden. An dieser Stelle sei v. a. auf die **Schilddrüsenhormone** hingewiesen, da sie einen großen Einfluss auf die Erregbarkeit des Nervensystems haben. Bestehen hier große Ungleichgewichte, dann kommt man mit dem Neurofeedback kaum dagegen an und sollte den Patienten zunächst zu einem Schilddrüsenspezialisten überweisen, um evtl. die Hormonsubstitution genau einzustellen. Auch **Nahrungsmittel**, die wir zu uns nehmen, können je nach Konstitution des Patienten einen Einfluss auf die Erregungsregulierung haben. Daher ist es für jeden Neurofeedbacktherapeuten wünschenswert, ein entsprechendes **Netzwerk mit Spezialisten** aufzubauen und Patienten zur weiteren Abklärung an entsprechende Stellen zu vermitteln.

Besonders erwähnt sollen an dieser Stelle das Histamin und das Krankheitsbild der **Histaminose** sein, weil die Existenz dieser Unverträglichkeit noch nicht so sehr in das Bewusstsein der Ärzte und Therapeuten getreten ist. Unter Histaminose bzw. Histaminintoleranz versteht man die Unverträglichkeit von Histamin, das mit der Nahrung aufgenommen wird. Solch eine Unverträglichkeit wird auf den Mangel des histaminabbauenden Enzyms Diaminoxidase (DAO) zurückgeführt. Die Symptome sind vielfältig und werden hier nicht weiter in der Tiefe diskutiert. In der Neurofeedbackpraxis begegnen sie dem Therapeuten am ehesten als Migräne, Magen-Darm- und Verdauungsstörungen. Wenn also ein Neurofeedbacktraining bei einem Migränepatienten nicht wie gewohnt anschlägt, sollte man die Histaminintoleranz im Hinterkopf behalten und mit dem Patienten die Möglichkeit einer DAO-Testung besprechen.

5.3.6 Praktisches Vorgehen von Sitzung zu Sitzung

Zu Beginn der ersten Sitzung sollte man sich nochmal vor Augen führen, dass das Training **nicht diagnosespezifisch** ist.

- **Elektrodenpositionierung**
Begonnen wird mit einem allgemeinen Ansatz, um den Grunderregungslevel zu regulieren. Bei Bedarf können später noch spezifische Elektrodenpositionierungen hinzugefügt werden. Für die **1. Trainingssitzung** wird bei einer einzigen Elektrodenpositionierung die Trainingsfrequenz anhand der Trainingseffekte optimiert. Anamnese, Befunderhebung, Testung und Erklärung der ILF-Methode finden vor der 1. Sitzung statt. Daher sollten die bestehenden Symp-

5

tome und Muster der Patienten bekannt sein. Für das Auffinden der **optimalen Trainingsfrequenz** ist es sinnvoll, herauszuarbeiten,

— was für den jeweiligen Patienten im Alltag Symptome bei **Übererregung** sind, und
— welche Symptome bei Zuständen von **Untererregung** auftreten.

An diesen Symptomen für Über- und Untererregung orientiert man sich, um die optimale Trainingsfrequenz zu finden. Die Informationen, die bis dahin über den Patienten gesammelt wurden, geben eine Einschätzung, wie der Patient auf das Training reagieren wird.

Für die 1. Sitzung muss entschieden werden, auf welche der folgenden **Kategorien** die Symptome hauptsächlich zutreffen:

— **Entwicklungs-/Bindungsstörungen oder Trauma** (z. B. bei Störungen des autistischen Spektrums, Zerebralparese, Suchterkrankungen, posttraumatische Belastungsstörungen),
— **Instabilitäten** (z. B. Migräne, Vertigo, Epilepsie, Panikattacken, Stimmungsschwankungen, Reizdarm, Immundefizite, Narkolepsie),
— **Aktivierungs-** und **Erregungsdefizite** (z. B. ADS/ADHS, mentale Unruhe, Hyperaktivität, emotionale Unruhe).

◳ Abb. 5.7 zeigt, wie die Elektroden dann positioniert werden.

In der Praxis kommt es häufig vor, dass Symptome aus allen 3 Kategorien beschrieben werden. In einigen Fällen müssen deshalb von Anfang an 2 Positionen (T4-P4 und T3-T4) verwendet werden.

Alle Protokolle, die hier vorgestellt werden, bieten Ansätze und Richtlinien, keine festen Regeln.

■ **Anbringen der Elektroden**

Ist der Patient nun entsprechend verkabelt, ist noch ein **Impedanz-Check** durchzuführen, um sicherzugehen, dass alle Elektroden einen guten Kontakt zur Schädeloberfläche haben. Jedes gute Neurofeedback-System hat entweder direkt

am Gerät oder in der Software eine Möglichkeit die Impedanz zu prüfen.

❯ **Für das ILF-Training eignen sich nur** *gesinterte Elektroden***! Die herkömmlichen** *Gold-* **oder einfachen** *Silber-/ Silberchlorid-Elektroden* **sind für das ILF-Training nicht geeignet!**

Je nach Symptomen startet man entweder an T3-T4 mit einer Trainingsfrequenz von 0,5 mHz oder an T4-P4 mit einer Trainingsfrequenz von 0,1 mHz und einem Feedback, das dem Patienten gefällt und das er als angenehm empfindet. Je nachdem, wie der Patient auf das Training reagiert, muss die Trainingsfrequenz während der Sitzung angepasst werden, um die Trainingseffekte zu optimieren. Der Prozess der Frequenzanpassung wird im Folgenden beschrieben.

■ **Erfragen des momentanen Zustands**

Bevor das Feedback gestartet wird, muss der **Ausgangszustand** des Patienten festgestellt werden. Dazu sollten möglichst einfache und neutrale Fragen gestellt werden. Man sollte zunächst mit offenen Fragen beginnen, und wenn darauf keine konkreten Antworten folgen, müssen die **Fragen** spezifischer gestellt werden. Nachfolgend werden einige Beispiele genannt. Die Fragen müssen jeweils an den Patienten angepasst werden. Für den Therapeuten gilt es, das richtige Gleichgewicht zu finden, um einerseits genügend Informationen zu bekommen und andererseits dem Patienten mit der „Fragerei" nicht auf die Nerven zu gehen.

Fallbeispiel

— Sind Sie im Moment eher müde oder eher wach?
— Wie fühlen Sie sich gerade körperlich?
— Gibt es irgendwelche Stellen im Körper, die sich derzeit unangenehm anfühlen?
— Haben Sie jetzt gerade irgendwelche Schmerzen? Wenn ja, wo am Körper und welche Stärke auf einer Skala von 0–10?
— Haben Sie An-/Verspannungen? Wenn ja, wo und wie stark?
— Sind im Moment die Symptome vorhanden, wegen denen Sie in Behandlung sind? Wenn ja, können Sie das auf einer Skala von 0–10 einordnen?

◳ **Abb. 5.7** Welche Platzierung und welche Frequenz? Optionen für die 1. Trainingssitzung. T4-P4 zur Beruhigung, T3-T4 zur Stabilisierung oder beides? (Mit freundl. Genehmigung der Fa. EEG Info)

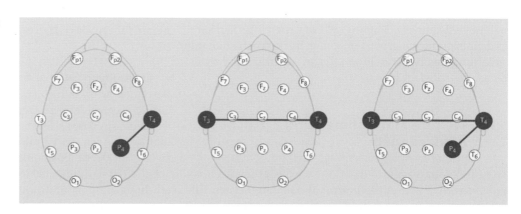

▪ Feedback

Nun kann das **Feedback**" gestartet werden. Es wird immer wieder gefragt, was das „beste Feedback" sei. Das ist nicht pauschal zu beantworten. Es gibt kein Feedback, das klinisch per se besser ist als ein anderes. Beim ILF-Training wird Wert darauf gelegt, dass der Patient sich gut auf das Feedback einlassen kann.

> **Das Feedback sollte dem Patienten gefallen.**

Der Patient sollte nicht versuchen, mit viel Anstrengung das Feedback zu beeinflussen, sondern es vielmehr einfach anschauen und auf sich wirken lassen, während der **unbewusste Lernprozess** stattfindet. Für die 1. Sitzung jedoch sollte das Feedback nicht zu aufregend sein. Das heißt, die ganzen Möglichkeiten der Joysticksteuerung für die diversen Fahrzeuge (Auto, Jet-Boot, Rakete, Schmetterling, Flugzeug oder gar VR-Brille) sollten nicht gleich in der 1. Sitzung, wenn nach der richtigen Frequenz gesucht wird, zum Einsatz kommen. Es empfiehlt sich, langsam anzufangen. Von dem Moment an, in dem das Feedback angeschaltet wird, sollte man die **Physiologie des Klienten** genau im Auge behalten:

- Welche Anzeichen sind zu erkennen, und wie sind diese im Sinne von Über- und Untererregung, von „angenehm" und „unangenehm" zu interpretieren?
- Wie ist die Mimik, angespannt oder entspannt?
- Wie ist die Atmung? Oberflächlich, schnell oder tief und langsam?
- Fängt der Patient an zu zappeln oder anzuspannen?
- Wie ändern sich Gesichtsfarbe und Gesichtsausdruck, wie die Körperhaltung?

Nach 2–4 Minuten wird eine kurze **Pause** eingelegt und **der Patient gefragt**, wie er den Durchgang empfunden hat, und ob ihm irgendetwas aufgefallen ist, egal, ob körperlich oder geistig. Wenn er nicht von selbst darauf eingeht, fragt man nach, wie sich die Symptome verändert haben, die eingangs beschrieben wurden. Nachfolgend sind einige Beispiele genannt.

Fallbeispiel

- Sind Sie jetzt müder oder wacher als zu Beginn?
- Sie hatten vorhin eine Muskelanspannung im Nacken beschrieben, hat sich da irgendetwas verändert?
- Was ist mit dem Druck an der Stirn, den Sie vorhin beschrieben hatten?
- Zu Beginn hatten Sie über Herzrasen gesprochen? Wie fühlt sich das jetzt an?
- Haben Sie die Übung als anstrengend empfunden oder eher als entspannend?

Manche Patienten merken Veränderungen schon während der ersten paar Minuten. Andere werden an dieser Stelle von keinen Veränderungen berichten. In der ersten Sitzung wird dann schrittweise ein bestimmter Frequenzbereich von der Startfrequenz beginnend nach unten abgescannt und alle paar Minuten nach Veränderungen gefragt. Bekommt man eine Antwort, fragt man weiter, ob diese Veränderung als angenehm empfunden wird, und was sie im **Kontext des Klienten** bedeutet. Ziel der ersten Sitzung ist eine möglichst als angenehm empfunden Frequenz zu finden und negative Effekte zu vermeiden.

▪ Frequenzanpassung während des Trainings

In ▶ Übersicht 5.4 sind Symptome aufgeführt, die während des Trainings auftreten können. Wie der Patient auf das Training reagiert, gibt Hinweise, ob die gewählte Trainingsfrequenz zu hoch oder zu niedrig ist.

Übersicht 5.4 Symptome während des Trainings

Typische Symptome für eine zu niedrige Frequenz:
- Groggy, sediert
- Bleierne Schwere
- Schwindel
- Übelkeit
- Schwierigkeiten, tief durchzuatmen
- Dumpfe Kopfschmerzen

Typische Symptome für eine zu hohe Frequenz:
- Erhöhte Muskelspannung (Schulter, Nacken, Kiefer)
- Herzrasen
- Unruhe
- Spannung oder Druck in Brust oder Magengegend
- Angestrengte Augen (Drücken/Brennen)
- Spitze, stechende Kopfschmerzen

Anzeichen für eine passende Frequenz:
- Angenehm entspannt
- Angenehm ruhig
- Aufmerksam
- Kann sich gut auf das Feedback einlassen
- Leichter
- Angenehm schläfrig
- Angenehmes Kribbeln z. B. in Händen und Füßen, verbunden mit einem angenehmen Wärmegefühl

---

▪ Vorgehen bei Symptomen niedriger Erregung

Wenn der Patient während des Trainings von Symptomen niedriger Erregung berichtet, wie z. B. **Schwindel** oder **Übelkeit**, dann erhöht man die Trainingsfrequenz um einen Schritt, wartet einige Minuten und schaut, ob die Symptome sich bessern. Falls dann nach mehreren Minuten immer noch Symptome niedriger Erregung vorhanden sind, wird die Frequenz nochmals einen Schritt erhöht.

▪ Vorgehen bei Symptomen hoher Erregung

Zeigt der Patient während des Trainings Symptome von zu hoher Erregung, dann muss die Frequenz so lange schritt-

5

weise nach unten angepasst werden, bis die Symptome verschwinden.

Was kann man tun, wenn der Patient schon **bei der niedrigsten Frequenz** ist und immer **noch Symptome hoher Erregung** beschreibt? Für manche Patienten kann selbst die niedrigste Frequenz bei einer Platzierung an T3-T4 zu aktivierend sein. In solchen Fällen sollte die Platzierung auf T4-P4 gewechselt werden, was i. d. R. einen noch stärker beruhigenden Effekt hat.

■ **Kein Trainingseffekt während der Sitzung?**

Wenn der Patient während der Sitzung selbst bei konkretem Nachfragen bei keiner der gewählten Trainingsfrequenzen einen Trainingseffekt beschreiben kann, dann bleibt man bei der niedrigsten Frequenz des zu scannenden Frequenzbereiches und der gewählten Platzierung. Kein Effekt während der Sitzung bedeutet nicht, dass der Therapeut in Panik ausbrechen und wild die Platzierungen und Frequenzen ändern sollte. Menschen reagieren unterschiedlich auf das ILF-Training. Teilweise gibt es deutliche Effekte während der Sitzung, die sich dann auch meistens über die nächsten paar Sitzungen reproduzieren lassen. Bei vielen kommen die Effekte jedoch erst nach der Trainingssitzung zum Vorschein. Dann muss man sich bis zur nächsten Sitzung gedulden, in der man dann die konkreten Veränderungen erfragen kann.

5.3.7 Bewertung der Ergebnisse und Platzierung weiterer Elektroden

■ **Bewertung der Ergebnisse**

Wie geht es in der nächsten Sitzung weiter? Zu **Beginn** jeder Sitzung wird der Patient gefragt,
— wie das letzte Training vertragen wurde,
— welche positiven Veränderungen aufgetreten sind und
— ob es evtl. eine Verschlechterung der Symptome oder unangenehme Effekte gab.

Dem Patienten soll zunächst die Möglichkeit gelassen werden, darüber frei und in seinen eigenen Worten zu berichten. Der Therapeut kann anhand der Symptomliste entsprechende Fragen ergänzen und sollte darauf achten, möglichst die Worte des Patienten und keine medizinischen Fachausdrücke zu benutzen. Die berichteten Veränderungen müssen zur **Bewertung** möglichst im Kontext des Patienten gesehen werden.

Fallbeispiel

Berichtet der Patient, er habe 30 Minuten zum **Einschlafen** gebraucht, ist es natürlich wichtig zu wissen, ob er üblicherweise 2 Stunden oder nur 5 Minuten braucht. Um wirklich einordnen zu können, ob die berichtete Veränderung auf das ILF-Training zurückzuführen ist, muss der Therapeut weiter erfragen, ob sonstige Ereignisse wie z. B. ein vorangegangenes Streitgespräch oder außergewöhnlicher Alkoholkonsum

bei einer Party zu einem veränderten Einschlafmuster geführt haben.

■■ **Veränderungen**

Sind nach der 1. Trainingssitzung Verschlimmerungen der Symptome oder unerwünschte Veränderungen eingetreten, muss die Trainingsfrequenz angepasst werden:
— Berichtet der Patient über vermehrte oder neue Symptome von **Übererregung**, die nach der letzten Sitzung aufgetreten sind, muss mit einer niedrigeren Frequenz trainiert werden.
— Bei Symptomen von **Untererregung** verfährt man in umgekehrter Weise.

▶ Übersicht 5.5 gibt eine Hilfestellung zur Beurteilung der Symptome.

Übersicht 5.5 Anpassung der Trainingsfrequenz
Erhöhen der Trainingsfrequenz, falls nach dem ILF-Training vermehrt auftreten:
— Mangel an Tiefschlaf
— Schwierigkeiten, aufzuwachen
— Tagsüber benebeltes Gefühl
— Tagsüber Müdigkeit
— Traurigkeit
— Emotionale Überempfindlichkeit
— Unreifes Verhalten
— Schlafwandeln
— Inkontinenz
— Symptome niedrigen Blutzuckers
— Schnarchen

Senken der Trainingsfrequenz, falls nach dem ILF-Training vermehrt auftreten:
— Schwierigkeiten, einzuschlafen
— Impulsivität
— Aggressivität
— Emotionale Reaktivität
— Physische Anspannung
— Erschöpfung
— Aufregung
— Zwanghaftigkeit
— Alpträume
— Ticks oder nervöse Angewohnheiten
— Herzflattern
— Stottern

(Othmer 2019)

■■ **Keine Veränderungen**

Werden **keine Veränderungen** berichtet, muss in der 2.Sitzung die Trainingsfrequenz weiter gesenkt werden. Sind bei keiner Trainingsfrequenz Effekte zu erzielen, sollte die Elektrodenplatzierung überdacht werden.

Bei Frequenzanpassungen und neuen Elektrodenplatzierungen ist unbedingt darauf zu achten, dass immer nur ein Parameter pro Sitzung verändert wird, da sich die Effekte sonst nicht mehr zuordnen lassen.

❯ Immer nur *einen Parameter* pro Sitzung verändern!

Für einige Patienten braucht es einfach einige Wiederholungen und evtl. mehrere Sitzungen mit der niedrigsten Frequenz, bis sie Effekte bemerken.

■ **Grundplatzierungen der Elektroden**

Insgesamt sollte nicht zu sehr mit verschiedenen Elektrodenpositionierungen experimentiert werden. Für die meisten Patienten reicht eine überschaubare Anzahl von Positionierungen für das gesamte Training. Nur in seltenen Fällen müssen weitere spezifische Platzierungen hinzugenommen werden. ◘ Abb. 5.8 zeigt einen Gesamtüberblick über die Positionierungen, die am häufigsten gebraucht werden. Diese werden **einzeln** hinzugenommen und nicht auf einmal verwendet; man braucht auch nicht für jeden Patienten jede Platzierung. Grundsätzlich werden aber alle Elektrodenpositionen, die gute Effekte erbracht haben, beibehalten, selbst wenn sich Symptome schon reduziert haben. Die jeweiligen Elektrodenplatzierungen werden nach den berichteten Symptomen und Zielen des Patienten ausgesucht. Werden im Verlauf des Trainings mehrere Positionierungen trainiert, muss die Trainingszeit einer Sitzung auf die verschiedenen Positionierungen aufgeteilt werden.

5.3.8 Regeln für die Frequenzanpassung weiterer Elektrodenplatzierungen

Werden im Laufe des ILF-Trainings **weitere Elektrodenplatzierungen** hinzugenommen, ist es teilweise notwendig, die Frequenz anzupassen. Dazu gibt es aus Erfahrung einige Regeln,

die für einen Großteil der Patienten zutreffen. Allerdings sind auch diese Regeln nur als Leitfaden zu sehen, im Einzelfall kann es durchaus zu Abweichungen kommen. Wie bei neuen Elektrodenplatzierungen gilt es bei der Frequenzanpassung, die **Reaktionen des Patienten** auf das Training genau zu beobachten und zu hinterfragen, um das Training danach einstellen zu können:

━ Für alle **rechts**hemisphärischen Platzierungen ist – i. d. R. – dieselbe Frequenz wie an T3-T4 passend.
━ Für alle **links**hemisphärischen Platzierungen muss in vielen Fällen die Frequenz von T3-T4 bzw. T4-P4 verdoppelt werden.

Ausnahmen gibt es bei der niedrigsten Frequenz (0,0001 mHz). Wenn 0,0001 mHz die optimale Frequenz an T3-T4 oder T4-P4 ist, kann es bei einigen Patienten effektiver sein, diese Frequenz auch in der linken Hemisphäre beim untersten Wert zu belassen.

Zur besseren Übersicht wird das weitere Vorgehen der Frequenzanpassung in die ▶ Abschn. 2.8 beschriebenen **3 Kategorien** eingeteilt:
━ Entwicklungsstörungen/Trauma,
━ Instabilitäten und
━ Aktivierungs-/Erregungsdefizite.

Weiteres Vorgehen bei Entwicklungs- und Bindungsstörungen, Trauma

Bei dieser Kategorie wird die Frequenz für jeden Patienten an T4-P4 optimiert (▶ Abschn. 2.8). Häufig wird als 2.Positionierung **T4-Fp2** hinzugefügt. In diesem Fall kann die gleiche Frequenz trainiert werden wie an T4-P4, da es sich um dieselbe Hemisphäre handelt. Ist anhand der Symptome ein Training an **T3-T4** notwendig, wird hierzu i. d. R. die gleiche Frequenz verwendet, wie für das rechtshemisphärische Training. Der Erfahrung nach muss in dieser Kategorie jedoch hauptsächlich **rechts trainiert** werden, da linkshemisphärisches Training oft zu aktivierend wirkt und dann zu Symptomen von Übererregung führt; daher sollte

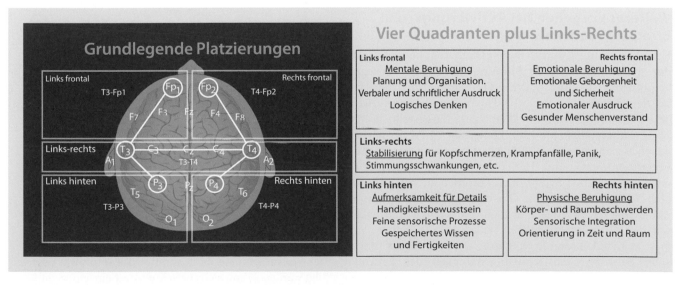

◘ **Abb. 5.8** Grundplatzierungen der Elektroden im ILF-Training. (Mit freundl. Genehmigung der Fa. EEG Info)

auf die linken Positionierungen verzichtet werden. Sollte es im Verlauf des weiteren Trainings doch notwendig werden, Platzierungen auf der linken Seite zu nutzen, muss die Frequenz hierfür evtl. verdoppelt werden. Viele Patienten in dieser Kategorie trainieren jedoch sowieso bei der niedrigsten Frequenz; daher muss im Einzelfall getestet und an der Reaktion des Patienten beurteilt werden, ob es wirklich bessere Effekte bringt, die Frequenz auf der linken Seite zu erhöhen, oder ob dann wieder Symptome von Überregung entstehen.

In ◘ Abb. 5.1 ist eine mögliche Kombination von Elektrodenpositionen für das ILF-Training dargestellt, wie sie z. B. bei Entwicklungsstörungen und Traumata Art zur Anwendung kommen könnte.

Weiteres Vorgehen bei Instabilitäten

Bei Instabilitäten beginnt man mit interhemisphärischen Elektrodenplatzierungen, i. d. R. an T3-T4. Patienten mit Instabilitäten (z. B. Migräne, Epilepsie, Fibromyalgie, bipolare Störungen, Asthma, Narkolepsie) reagieren häufig **sehr empfindlich** auf das Training. Von diesen Patienten erhält der Therapeut i. d. R. sehr gutes Feedback über den Effekt jeder einzelnen Sitzung. Daher gelingt es meist leicht, die optimale Frequenz und Positionierung zu finden. Allerdings reagieren sie auch am empfindlichsten, wenn die Frequenz nicht optimiert ist. Rechts- oder linksseitiges Training hat meist sehr starke Effekte und kann destabilisierend wirken, daher sollte man bei Patienten mit Instabilitäten besonders vorsichtig vorgehen.

Als **Anfangsplatzierung** bietet sich **T3-T4** an. Je nach vorhandenen Symptomen können weitere Platzierungen hinzugefügt werden (◘ Abb. 5.9 und 5.10):

Wenn mehrere Platzierungen in einer Sitzung verwendet werden, sollte am Ende der Trainingssitzung ein interhemisphärisches Training stehen.

Für **rechtsseitige** Platzierungen passt i. d. R. die gleiche Frequenz wie für T3-T4. Für die **linke** Seite sollte die Frequenz verdoppelt werden.

Weiteres Vorgehen bei Aktivierungs- und Erregungsdefiziten

Bei Aktivierungs- und Erregungsdefiziten, bei denen **weder Instabilitäten noch Bindungsstörungen** vorliegen, beginnt das Training und die Frequenzoptimierung, wie bei den Instabilitäten mit T3-T4. Weitere häufig verwendete Platzierungen sind in ◘ Abb. 5.11 dargestellt.

In weiteren Schritten werden häufig **T4-P4** zur körperlichen Beruhigung und **T3-Fp1** zur mentalen Beruhigung, Impulshemmung und Handlungsplanung eingesetzt. Je nach vorhandenen Symptomen kommen auch **T3-P3** und/oder **T4-Fp2** zum Einsatz. Obwohl es für viele Symptome weitere effektive Platzierungen gibt, versucht man zunächst mit den Grundplatzierungen (s. o.) auszukommen, weil diese v. a. helfen, den Erregungslevel zu regulieren und zu einer besseren Selbstregulationsfähigkeit des Patienten führen.

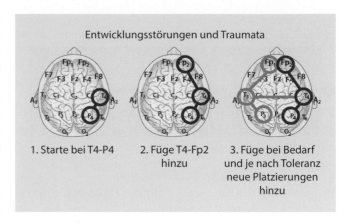

◘ **Abb. 5.9**   Ein Beispiel für das Hinzufügen von ILF-Trainingspositionen bei Entwicklungsstörungen und Traumata. (Mit freundl. Genehmigung der Fa. EEG Info)

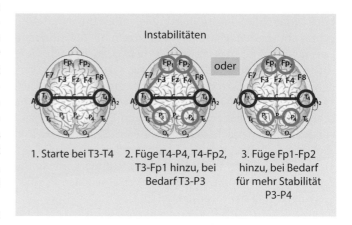

◘ **Abb. 5.10**   Ein Beispiel für das Hinzufügen von ILF-Trainingspositionen bei Instabilitäten. (Mit freundl. Genehmigung der Fa. EEG Info)

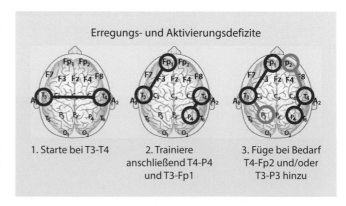

◘ **Abb. 5.11**   Ein Beispiel für das Hinzufügen von ILF-Trainingspositionen bei Erregungs- und Aktivierungsdefiziten. (Mit freundl. Genehmigung der Fa. EEG Info)

> **Bei Aktivierungs- und Erregungsdefiziten sollte man möglichst mit *wenigen Grundplatzierungen* beginnen! Damit werden viele Symptome gleichzeitig gelindert.**

Der Verlauf kann am besten mittels **Symptomtracking** verfolgt werden. Wenn sich abzeichnet, dass einzelne Symptome

◧ **Abb. 5.12** Grundplatzierungen *(weiß)* und weitere spezifische Elektrodenplatzierungen *(blau)*. TLE: Temporallappenepilepsie. (Mit freundl. Genehmigung der BeeMedic GmbH)

T3-Fp1 Kontrolle über Denken und Handeln ADS und Zwänge		T4-Fp2 Kontrolle von Emotionen Angst, Ärger und Bindung	
T3-F7 Verbaler Ausdruck	**T3-F3** Feinmotorische Aktivierung und Ablauf	**T4-F4** Bewegung durch den Raum Bewegungskoordination	**T4-F8** Emotionaler Ausdruck
T3-C3 Rechte Seite somatosensorische und motorische Defizite	**T3-T4** Instabilitäten einschließlich: Migräne, Krampfanfälle, Panik, Asthma, Dissoziation, TLE (C3-C4 Motorische Krämpfe)		**T4-C4** Linke Seite somatosensorische und motorische Defizite
(T3-T5) (Objekterkennung)	**T3-P3** Links-Rechts und Handbewusstsein	**T4-P4** Physische Entspannung Körperbewusstsein	**T4-T6** Mustererkennung Emotionales Bewusstsein
	T3-O1 Visuelles Detail, Defizite im rechten Gesichtsfeld	**T4-O2** Visueller Kontex, Defizite im linken Gesichtsfeld	

sich nicht im gewünschten Maß reduzieren, werden weitere spezifische Elektrodenplatzierungen (◧ Abb. 5.13, blau hinterlegt) hinzugefügt. ◧ Abb. 5.11 gibt einen groben Überblick, welche Platzierungen bei welchen Symptomen hilfreich sein können. (Eine detailliertere Beschreibung der Symptomkategorien würde den Rahmen dieses Kapitels sprengen, hierzu sei auf den Protokollleitfaden von Susan Othmer 2019 hingewiesen.)

5.3.9 Beendigung des Trainings

Eine wichtige Frage ist, wann und wie das Training beendet werden soll, damit gewährleistet ist, dass die **Trainingserfolge dauerhaft** erhalten bleiben. Wie schon in ▶ Abschn. 5.3.2 beschrieben, sollte das ILF-Training 20 Sitzungen nicht unterschreiten. Nach 20 Sitzungen findet i. d. R. eine Neubewertung statt und gemeinsam mit dem Patienten wird entschieden, ob und in welcher Weise das Training fortgeführt wird. Für viele Anwendungsbereiche reichen 20–40 Sitzungen, um zufriedenstellende und langfristige Ergebnisse zu erreichen. In der Behandlung von Entwicklungsstörungen oder in der Rehabilitation kann eine deutlich höhere Anzahl von Sitzungen notwendig sein.

In vielen Fällen kann das Training nach 20, 30 oder 40 Sitzungen zu einem erfolgreichen Abschluss kommen. Ein Ende des Trainings ist dann anzustreben, wenn **alle Symptome** erwartungsgemäß reduziert bzw. verschwunden und alle Ziele erreicht oder übertroffen sind. Das Training sollte jedoch **nicht abrupt** abgebrochen, sondern die Abstände zwischen den Sitzungen sukzessive vergrößert werden. Das Training wird zuerst auf 1-mal wöchentlich reduziert; danach sollte eine Sitzung nach 2 Wochen, dann nach 3 Wochen stattfinden, um zu überprüfen, ob die erreichten Ergebnisse ohne weiteres Training bestehen bleiben. Wird das Training **zu früh** beendet, besteht die Gefahr, dass sich die neuen Erregungsmuster noch nicht genügend gefestigt haben und die Symptome zurückkehren. In manchen Fällen wird auch von den Patienten gewünscht, das Training weiterzuführen, obwohl alle Symptome verschwunden sind. Dies ist dann nicht mehr im Sinne einer Behandlung zu sehen, sondern als eine Art **High-Performance-Training**. Das ILF-Training kann wie jede Art von Bio- und Neurofeedback auch hervorragend bei Personen ohne spezifische Beschwerden eingesetzt werden. Ein Training zur besseren Selbstregulation ist für jeden Menschen von Vorteil und führt zu einer Steigerung der Leistung- und Erholungsfähigkeit, und dadurch zwangsläufig zu einer deutlich besseren Lebensqualität.

5.4 Indikationen und Anwendungsgebiete

Basierend auf dem Fehlregulierungsmodell (▶ Abschn. 5.2) eignet sich Neurofeedback, um jede Art von Fehlregulierung im ZNS anzugehen. Im Vordergrund stehen dabei nicht – wie beim üblichen medizinischen Vorgehen – die Diagnosen wie z. B. ADHS, Migräne, Depressionen, Schlafstörungen o. Ä., sondern die **allgemeine Verbesserung der ZNS-Funktion**. Die „Fehlfunktion" evtl. in Form einer Diagnose hilft allerdings, den Verlauf des Trainings zu bewerten. In diesem

Sinne könnte man das Neurofeedbacktraining immer als eine Art **High-Performance-Training** sehen.

> Trainiert wird die *Funktion des Gehirns*, um diese zu verbessern und Fehlregulationen zu vermeiden.

Man könnte das Neurofeedbacktraining mit der Vorbereitung eines Orchesters auf eine Aufführung vergleichen. Der Dirigent und das Orchester arbeiten darauf hin, bei der Aufführung eine möglichst gute Leistung zu erzielen. Das tun sie jedoch nicht, indem sie Disharmonien ausmerzen, sondern vielmehr dadurch, dass sie **stetig üben, die Leistung zu verbessern**. Das trifft im Prinzip auf jede Art von Neurofeedback zu.

5.4.1 ILF-Training mit Kindern

Besonders empfehlenswert ist diese Vorgehensweise, um Fehlregulationen in **früher Kindheit** entgegenzuwirken, die unbehandelt im späteren Leben zwangsläufig zu weiteren Störungen führen würden. Eine besondere Stärke der Othmer-Methode ist, dass sie schon bei **sehr kleinen Kindern** angewendet werden kann, da das Training nicht zwangsläufig bewusst verstanden werden muss. Immer wieder wird behauptet, Neurofeedback eignet sich nicht für das Training mit kleinen Kindern oder Menschen mit geistigen Behinderungen, da sie die Aufgabenstellung nicht verstehen würden. Das trifft für das ILF-Training in keiner Weise zu. Das Feedback ist intuitiv und jedes Gehirn, selbst das eines Babys, hat den Wunsch, Einfluss auf seine Umwelt (in dem Fall auf das Feedback) zu nehmen, und jedes Gehirn interessiert sich für Veränderung und Bewegung.

> Für das ILF-Neurofeedbacktraining ist es nicht notwendig, dass der Patient die Theorie hinter dem Training versteht oder bestimmte Aufgaben erfüllt. Solange er mit der Aufmerksamkeit beim *Feedback* (egal, ob visuell, auditiv, kinästhetisch) bleibt, funktioniert das Verfahren auf unbewusster Ebene.

Im Gegenteil, es ist sogar eher kontraproduktiv, wenn der Patient versucht, das Feedback bewusst zu steuern. Das macht das Training gegenüber anderen Therapieformen attraktiv und **für sehr kleine** oder **behinderte Kinder** mit schweren Entwicklungsstörungen zugänglich. Es müssen nicht die frühen Jahre abgewartet werden, bis das Training beginnen kann.

Fallbeispiel

In der Praxis rufen oft **Eltern autistischer Kinder** an, die sich für ein Neurofeedbacktraining interessieren. Sie haben jedoch große Bedenken, ob das mit ihrem Kind funktionieren kann. Sie haben gehört, dass das Kind ruhig im Stuhl sitzen muss, sich nicht bewegen darf und sich für 20 oder 30 Minuten konzentrieren muss. Für viele autistische Kinder sind das Dinge der Unmöglichkeit.

Solche Eltern sollten auf jeden Fall ermutigt werden, mit ihren Kindern speziell das ILF-Training zu testen. Es dauert i. d. R. nicht länger als 3–5 Sitzungen, bis die Kinder die Elektroden am Kopf akzeptieren. Wenn die richtige Elektroden-

platzierung und Frequenz gefunden sind, sitzen selbst Kinder, die sonst motorisch sehr agil sind und zu Hause ein Video nicht länger als 2 Minuten anschauen, plötzlich freiwillig für 20 oder mehr Minuten still und schauen gebannt auf das Feedback. Offensichtlich spüren die Kinder den beruhigenden Effekt, den Erwachsene oft beschreiben.

Kinder sind generell dankbare Probanden für das ILF-Training. Sie versuchen i. d. R. nicht so verkrampft wie die Erwachsenen eine gute Leistung zu erzielen. Den meisten fällt es relativ leicht, sich auf das Feedback einzulassen und es ähnlich wie ein Werkzeug, ein Sportgerät oder ein Instrument als **Teil des Systems** zu benutzen, ohne sich darüber Gedanken zu machen. Das ist im Prinzip auch Normalität und entspricht der Art und Weise, wie unser Gehirn arbeitet. Ähnlich wie beim Fahrradfahren: Hilft es uns, wenn wir darüber nachdenken, wie wir das Gleichgewicht halten? Nein, wir tun es einfach. Sobald unser Körper das Feedback bringt, dass wir kippen, steuern wir dagegen. Denken wir darüber nach, was wir tun? Überlegen wir uns eine Strategie? Nein, wir üben und wenn wir das nächste Mal aufs Fahrrad steigen, denken wir darüber nach, wie wir das beim letzten Mal gemeistert haben? Hoffentlich nicht!

5.4.2 ILF-Training in der Rehabilitation

In der Anwendung von Neurofeedback nach Hirnschädigungen, seien es Unfallverletzungen oder hypoxisch-ischämische Ereignisse, steht Neurofeedback für eine rehabilitative Technik, die es ermöglicht, die vorhandene **Neuroplastizität** optimal zu nutzen. Die Mechanismen sind wahrscheinlich relativ ähnlich der spontanen Neuorganisation der neuronalen Netze, die durch das Trauma zerstört oder fehlreguliert wurden. Neurofeedback kann die **Reorganisation** der kortikalen und subkortikalen Netzwerke effektiv unterstützen oder wieder in Gang bringen, wenn die spontane Reorganisation zum Stillstand gekommen ist.

5.4.3 ILF-Training bei funktionellen Störungen

Besonders attraktiv ist Neurofeedback natürlich für jegliche Art der Fehlregulierung, für die es in der klassischen Medizin noch keine befriedigende Lösung gibt, wie z. B.
- Schlafstörungen,
- Folgen von Schädel-Hirn-Verletzungen,
- posttraumatische Belastungsstörungen (PTBS),
- chronische Schmerzen oder bei
- Patienten (bzw. deren Eltern), die einer möglichen medikamentösen Lösung kritisch gegenüberstehen (z. B. bei ADS/ADHS, Angststörungen, Depressionen).

Mit klassischen psychiatrischen und psychotherapeutischen Behandlungsmethoden ist z. B. die **PTBS** sehr schwierig und langwierig zu behandeln. Für diese Patientengruppe hat sich speziell das ILF-Neurofeedback als Ergänzung bewährt. Mit dem ILF-Training reduzieren sich viele der typischen PTBS-Symptome relativ rasch, ohne dass sich die Patienten dabei verbal und gedanklich mit dem auslösenden Trauma beschäftigen müssen. Dies schafft eine erhebliche Erleichterung für die Betroffenen und ebnet den Weg für eine weitere psychologische Bearbeitung des Traumas, die zusätzlich mit **Alpha-Theta-Training**" (▶ Kap. 3) unterstützt werden kann. Das Alpha-Theta-Training darf allerdings erst eingesetzt werden, wenn das Nervensystem zuvor hinreichend mit dem ILF-Training stabilisiert wurde, ansonsten kann es zu unerwünschten Re-Traumatisierungen kommen.

5.4.4 High-Performance-Training

Selbstverständlich eignet sich auch das ILF-Training – wie jede Form von Bio- und Neurofeedback – für diejenigen, die ihre **Funktionsfähigkeit verbessern** wollen, ohne explizit an Symptomen zu leiden. Im High-Performance-Training kann das ILF-Training, in Kombination mit Alpha-Theta-Training, phantastisch eingesetzt werden. Die Vorgehensweise ist im Prinzip ähnlich wie für die Störungsbilder. Tatsächlich könnte man jede Art von Neurofeedbacktraining als ein High-Performance-Training betrachten, da es in jedem Fall zu einer besseren Funktionsfähigkeit der Klienten führt. Naturgemäß ist jedoch der Ausgangszustand von Person zu Person unterschiedlich.

5.5 Grenzen und Kontraindikationen

Es ist selbstverständlich, dass **vor einer Behandlung** mit Neurofeedback organische Ursachen von Symptomen ärztlich abgeklärt werden müssen. Dies trifft im Besonderen für alle akut auftretenden Schmerzen und neurologische Symptome zu. Jeder Praktizierende sollte hier seine Grenzen, entsprechend seiner Ausbildung sowie den diagnostischen und therapeutischen Möglichkeiten seiner Praxis oder Klinik kennen. Gleiches gilt für die Behandlung psychiatrischer Störungen. Insbesondere sollte bei akuter Schizophrenie und akuter Suizidalität im ambulanten Setting auf ein Neurofeedbacktraining verzichtet und stattdessen entsprechende Maßnahmen zur Patientensicherheit eingeleitet werden. Für viele psychiatrische Störungen ist Neurofeedback alleine nicht ausreichend. Vielmehr sollte es als ein Werkzeug in einem multimodalen Behandlungskonzept verstanden werden.

5.5.1 Schnelle Zustandsänderungen

Obwohl die Erfahrung in der Praxis zeigt, dass das Gehirn in den meisten Fällen durch das Training der ILF-Frequenzen Zustandsänderungen in die gewünschte Richtung vollzieht und in einen ruhigeren und geordneten Zustand findet, muss man sich doch bewusst sein, dass diese **Zustandsänderungen oft recht schnell** und ungewohnt für den Patienten sein können. In der Praxis hat man i. d. R. eine Klientel mit einer An-

häufung von Instabilitäten. Denn diejenigen, deren Nervensysteme im Alltag alle Veränderungen tolerieren, anpassungsfähig sind und Fehlregulierung gut kompensieren können, werden weniger Symptome entwickeln und naturgemäß seltener in der Praxis erscheinen. Ein instabiles Gehirn, wie es in der täglichen Praxis oft anzutreffen ist, reagiert i. d. R. sehr empfindlich auf das ILF-Training. Wenn man also in einem instabilen Gehirn durch das Training Zustandsänderungen bewirkt, kann dies natürlich das Risiko erhöhen, dass dieses Gehirn kurzfristig in einen **noch labileren Zustand wechselt**. So wie sich z. B. auch bei Epileptikern die Anfallsbereitschaft während Zustandsänderungen der Erregung erhöht, wie etwa beim Wechsel zwischen verschiedenen Schlafphasen. Das bedeutet für die Praxis, dass bei Migränepatienten eine ILF-Sitzung z. B. einen Migräneanfall auslöst, oder beim Epileptiker, dass sich während der Zustandsänderungen die **Anfallsbereitschaft** erhöhen kann. In der Praxis kommt das zum Glück **selten** vor. Allerdings muss diese Möglichkeit auf jeden Fall mit den entsprechenden Patienten besprochen werden, ohne dass dabei Ängste geschürt werden. Obwohl die meisten Patienten am erfolgreichsten mit sehr niedrigen Frequenzen (0,0001–1 mHz) trainieren, gibt es Patienten, die die besonders tiefen Frequenzen nicht vertragen. Ein **labiler Zustand** könnte sich bemerkbar machen durch

- Schwindel,
- Übelkeit,
- extreme Müdigkeitsgefühle oder
- Niedergeschlagenheit.

Die gute Nachricht ist, dass sich diese **Nebeneffekte** nicht dauerhaft festigen können, weil die Patienten im Leben dafür keine positive Rückmeldung bekommen und der Transfer in den Alltag somit ausbleibt. Falls unerwünschte Nebeneffekte auftreten, **verschwinden** sie in den meisten Fällen **innerhalb eines Tages von alleine**. Im besten Fall kommt die Reaktion direkt während des Trainings in der Praxis, dann kann der Therapeut sofort mit einer **Frequenzanpassung** reagieren, und der Patient verlässt die Praxis in einem guten Zustand. Mit den unerwünschten Trainingseffekten verhält es sich von Patient zu Patient genauso unterschiedlich wie mit den erwünschten. Manche Patienten spüren die Effekte schon direkt während des Trainings und andere erst im Laufe des Tages, am Tag darauf. Dann müssen die Trainingseffekte von Sitzung zu Sitzung beurteilt und das Training entsprechend angepasst werden.

5.5.2 Ausbildung für die ILF-Methode

Aus den genannten Gründen ist es – wie im Prinzip für jede Therapieform – unerlässlich, dass sich Therapeuten, die das ILF-Training anwenden möchten, eine **qualifizierte Ausbildung** zukommen lassen. Denn der **Erfolg des Trainings** wird nicht zuletzt auch davon bestimmt, wie die einzelnen Trainingsergebnisse vom Therapeuten bemerkt und bewertet werden, um das Training hinsichtlich Trainingsdauer, Elektrodenplatzierung und Trainingsfrequenz zu optimieren.

Durch den rasanten Fortschritt in der Computertechnologie – der sich sowohl in der Hardware als auch in der Softwareentwicklung in immer schnelleren Rechnern mit größeren Speicherkapazitäten, besserer visueller Darstellung des Feedbacks und komplexen Softwaremodulen widerspiegelt – ist es seit wenigen Jahren möglich geworden, auch neue, aufwändige Bio- und Neurofeedbackanwendungen in den therapeutischen Praxen einzusetzen.

Im Folgenden werden einige **Neurofeedbacktechniken**, wie

- das Z-Wert-Training,
- das LORETA- (Low Resolution Brain Electromagnetic Tomography-)Neurofeedback oder
- das Phänotyp-geleitete EEG-Training

vorgestellt. Ihnen geht meist eine quantitative und/oder qualitative EEG-Analyse voraus und bietet den erfahrenen Neurofeedback-Anwendern die Möglichkeit, **EEG-Auffälligkeiten** in bestimmten Hirnregionen zielgenauer zu lokalisieren und die Trainingsprotokolle entsprechend anzupassen.

Da diese Verfahren erst in den letzten Jahren entwickelt wurden, ist die Studienlage noch nicht ausreichend, um zum jetzigen Zeitpunkt die Effektivität dieser Ansätze zu beurteilen.

Die funktionelle Magnetresonanztomographie (fMRT) als Neurofeedbacktrainingsmethode wird in der ambulanten Praxis aufgrund der hohen Kosten auch in den nächsten Jahren wahrscheinlich nicht einsetzbar sein.

6.1 Quantitative EEG-Analyse

In einer medizinischen Beurteilung einer EEG-Messung geht es meist um die Pathologie, d. h. die Qualität der EEG-Wellen. Es wird nach morphologischen Veränderungen der Wellencharakteristik oder im Seitenvergleich gesucht, die auf Schädigungen oder Krankheiten wie z. B. Epilepsie hindeuten könnten.

Im Gegensatz hierzu wird in der quantitativen EEG-Analyse (QEEG) die Menge und Verteilung der einzelnen Frequenzbänder im EEG, d. h. die Quantität, mit einer **Normdatenbank** verglichen.

Seit den 1970er-Jahren gab es Forschungen zu solchen Normdatenbanken für den klinischen Einsatz. Erst in den 1990er-Jahren wurden die Computer ausreichend schnell und die Entwicklung der Software gut genug, um ein QEEG über verschiedene Systeme hinweg standardisieren zu können.

Die wohl bekannteste Datenbank NeuroGuide (▶ www.appliedneuroscience.com) wurde von Dr. Robert W. Thatcher, einem amerikanischen Chemiker und Neurobiologen, erstellt. Als Grundlage der Datenbank dient die statistische Auswertung der erhobenen **EEG-Daten** von 625 Personen (Neugeborene bis 82 Jahre). Diese Personen mussten strenge Kriterien erfüllen, so durfte z. B. keinerlei Vorgeschichte von neurologischen Erkrankungen oder Verhaltensstörungen vorliegen. Ein problemloses Durchlaufen der Schule war Vo-

raussetzung. Zur Messung und Auswertung wurden die Personen in verschiedene Altersgruppen unterteilt und in Konditionen wie „Augen offen" und „Augen geschlossen" gemessen. Beides, Alter und der Zustand der Augen, hat Einfluss auf das EEG. Geschlecht oder ethnische Unterschiede hingegen verändern die Normen nicht (Thatcher und Lubar 2009).

Andere Datenbanken sind z. B. HBI (▶ www.hbimed.com/de), BrainDX (▶ www.braindx.net) oder QEEGpro (▶ https://qeegpro.eegprofessionals.nl/database/). Es gibt leichte Unterschiede in der Personenzahl, der Altersverteilung und den Voraussetzungen der ausgewählten Personen.

Bei allen Datenbanken wurde die **Normalverteilung (Gauß'sche Verteilung)** der gemessenen EEG-Daten bzw. einzelner Maße des EEGs ermittelt. Der Mittelwert der Stichprobe entspricht 0, das bedeutet keine Abweichung von der Norm. Der Z-Wert, d. h. die Standardabweichung in 1er Schritten nach oben und unten (+/−), gibt die Abweichung vom Mittelwert 0 an. Das Wort Normalverteilung legt nahe, dass es eine **Spannbreite an Normalität** gibt (Thatcher und Lubar 2009). Wichtig ist zu beachten, dass man erst Z-Werte von über +/−2 als auffällig bewerten sollte.

6.1.1 Funktionsweise der QEEG-Analyse

Für eine QEEG-Analyse wird das EEG des Patienten mit allen 19 Kanälen des standardisierten 10-20-Systems in den Konditionen „Augen offen" und „Augen geschlossen" in Ruhe gemessen. Hierzu ist eine genaue Kenntnis des EEG, der möglichen Störquellen und EEG-Veränderungen notwendig.

Zur Auswertung gibt es heute einige, meist englischsprachige Auswertungsdienste, z. B. von QEEGpro oder NewMindMaps, sodass der Therapeut nur die Dateien einschicken muss und eine ausführliche Auswertung erhält.

Es gibt aber auch die Möglichkeit, die Auswertung mit einer Software, wie z. B. von Neuroguide, selbst durchzuführen (◘ Abb. 6.1).

6.1.2 Wichtige Maße im QEEG

Wichtige Maße im QEEG sind für alle Frequenzbänder absolute Power, relative Power, Asymmetrie, Coherence und Phase lag. Jedes Maß, für jedes Frequenzband, wird bei der Auswertung mit der Normdatenbank verglichen und hierzu in Relation gesetzt.

1. **Absolute Power**
   Sie gibt die elektrische Aktivität (oder Amplitude) jeder Position an. Dies zeigt auf, welche Hirnregion im Vergleich zur Altersnorm normal aktiviert, über- oder unteraktiviert ist, d. h. welche normal, zu viel oder zu wenig arbeitet. Aufgrund ständiger Potenzialveränderungen in Richtung positiver oder negativer Ladung durch ununterbrochene Aktivität der Neuronen (Pyramidalzellen) kann man einen Wechselstrom messen, die EEG-Welle.

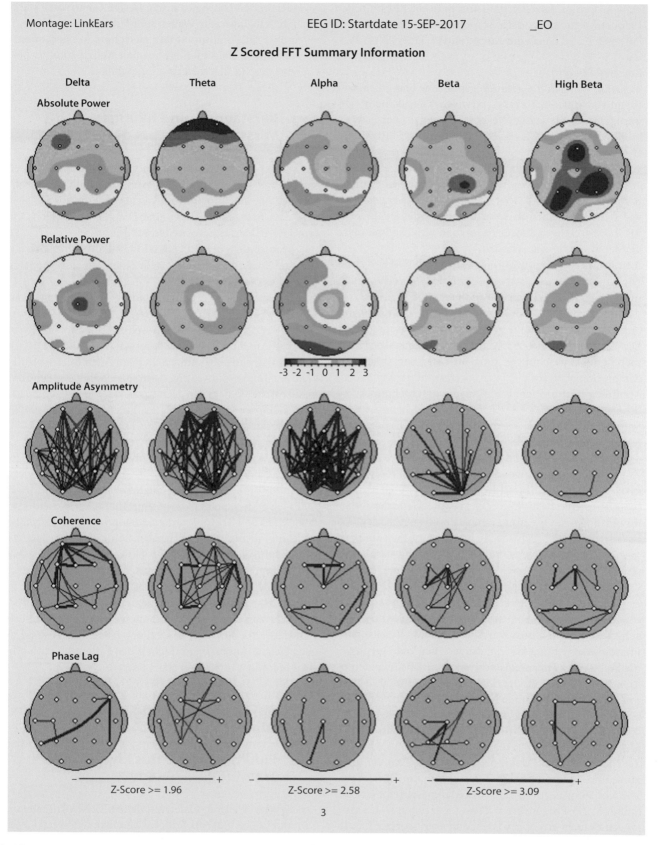

Montage: LinkEars   EEG ID: Startdate 15-SEP-2017   _EO

Z Scored FFT Summary Information

Delta   Theta   Alpha   Beta   High Beta

Absolute Power

Relative Power

-3 -2 -1 0 1 2 3

Amplitude Asymmetry

Coherence

Phase Lag

–――――+   –――――+   –――――+
Z-Score >= 1.96   Z-Score >= 2.58   Z-Score >= 3.09

3

◨ **Abb. 6.1**   Auswertung der QEEG-Analyse eines 9-jährigen Mädchens mit ADS mit dem Programm von Neuroguide. Die Brain-maps stellen den Kopf von oben dar, die Farben die Abweichungen von den Normdaten. *Orange-rote* Stellen bedeuten somit eine Abweichung von über 2 Standardabweichungen (SD), *blau* von -2 SD. In diesem Fall passen eine frontale Verlangsamung (zu viel Delta und v. a. Theta), etwas wenig Alpha occipital sowie viel High Beta mit den Symptomen der Störung zusammen. Weiter liegt eine verminderte Kommunikation (Coherence/Kohärenz) frontal und zentral vor

Je mehr Pyramidalzellen gemeinsam in einer bestimmten Frequenz schwingen, desto stärker werden die messbaren Potenziale und damit die Amplituden (Höhe) dieser Wellen.

2. **Relative Power**
   Sie zeigt, wie sich die gesamte gemessene Energie auf alle Frequenzbänder verteilt, d. h. welches Band mehr oder weniger dominiert. Die Werte zeigen an, wo der Schwerpunkt bezogen auf die Gesamtenergie im Gehirn liegt. Die Werte in den einzelnen Frequenzbändern der relativen Power sind deshalb nicht völlig unabhängig voneinander, steigt z. B. Beta, sinkt im Gegenzug ein anderer Frequenzbereich, z. B. Theta. Die relative Power zeigt uns, wie sehr das Gehirn in einer **Balance oder Dysbalance** ist. In der relativen Power muss man sich alle Frequenzbänder als Ganzes anschauen.

3. **Amplitude Asymmetry**
   Die absolute Power ist beim gesunden Menschen nicht immer symmetrisch verteilt, d. h. es gibt Asymmetrien, die innerhalb der Norm liegen. Man geht z. B. davon aus, dass die linke Hirnhälfte schneller arbeitet als die rechte. Die Werte im Bereich Asymmetrie zeigen auf, wo es symmetrische Abweichungen gibt, die nicht der Altersnorm entsprechen.

4. **Kohärenz (Coherence)** und **Phasenverschiebung (Phase lag)**
   Sowohl die Kohärenz als auch Phasenverschiebung sind Maße, die Kommunikation zwischen Hirnarealen beschreiben. Beide Begriffe stammen aus der Wellenphysik. Zwei synchron schwingende Wellen sind in Phase. Findet man dies an zwei verschiedenen Punkten im Gehirn, braucht es eine bestimmte Zeit, bis die Welle die Entfernung vom ersten bis zum zweiten Punkt zurückgelegt hat. Es entsteht eine Phasenverschiebung (phase lag). Man geht davon aus, dass solche, mit einer Phasenverschiebung schwingende Wellen eine Verbindung haben und somit ein Datenaustausch zwischen diesen Regionen möglich ist.

   Der Abstand dieser Phasenverschiebung sagt etwas über die Verarbeitungsgeschwindigkeit zwischen Hirnarealen aus. Die Altersnorm im Bereich der Phasenverschiebung gibt an, mit welcher Verzögerung die Welle eines Hirnareals normalerweise beim anderen ankommt. Ist die Verzögerung länger als normal, geht man von einer langsamen Verarbeitungsgeschwindigkeit aus. Ist die Verzögerung zu kurz, kommunizieren diese schneller als die Norm. Beides spricht dafür, dass die Gehirnkommunikation nicht optimal ist.

   Die Kohärenz (Coherence) ist das Maß für Vernetzung und Zusammenarbeit verschiedener Hirnareale. Die Kohärenz als physikalisches Maß beschreibt die Stabilität der Phasenverschiebung. Für einen Datenaustausch braucht es ein gewisses Maß an Kohärenz, damit die Wellen eine zeitlang gemeinsam in Phase schwingen können, denn nur dann ist eine Kommunikation zwischen ihnen möglich. Ist die Kohärenz zu schwach, d. h. das gemeinsame Schwingen zu kurz, haben die Regionen nicht lange genug Kontakt und wohl kaum oder keinen Datenaustausch. Ist die Kohärenz zu stark, d. h. schwingen die Wellen sehr lange stabil in Phase, kann zwar **Kommunikation zwischen den Regionen** stattfinden, aber über das normale Maß hinaus. Es entsteht eine Starrheit und Inflexibiliät.

6.1.3 Verständnis und häufiges Missverständnis bei der QEEG-Analyse

Die QEEG-Analyse ist heute ein gutes Hilfsmittel, um eine Vorstellung von den **Verhältnissen innerhalb des Gehirns** zu erhalten. Häufig wird missverständlich davon ausgegangen, dass man damit allein eine Diagnose erstellen könne, ohne Berücksichtigung weiterer klinisch-relevanter Faktoren. Dies ist nicht der Fall, ein QEEG alleine eignet sich nicht für eine Diagnose, sondern stellt einen Baustein einer umfassenden Diagnostik dar.

Um ein QEEG verantwortungsvoll zu nutzen, braucht es die Berücksichtigung weiterer Faktoren, wie z. B. das Analysieren der EEG-Wellen selbst, um Störungen von außen, die nicht vom Gehirn kommen (Artefakte), von Hirnfunktionsstörungen zu unterscheiden. Auch ist eine ausführliche Anamnese notwendig, denn nur dann kann der Therapeut entscheiden, ob Abweichungen zu einer Störung passen oder nicht. Sie könnten auch ein Zeichen einer besonderen Leistungsfähigkeit sein oder die Folge eines Traumas. Bei letzterem stellen bestimmte Abweichungen einen für den Patienten wichtigen Kompensationsmechanismus dar (Hoffman et al. 1999; Collura 2013)

Unter Berücksichtigung aller Faktoren unterstützt das QEEG den Therapeuten dabei, eine Therapieentscheidung zu fällen oder den Therapieverlauf zu kontrollieren. Es zeigt die Richtung, in die trainiert werden könnte, und bei welchen Abweichungen man vorsichtig sein muss, da es sich um einen Kompensationsmechanismus handeln könnte. Abweichungen, die keine Probleme oder Symptome nach sich ziehen, sind auch nicht therapiewürdig.

Nicht zu vergessen ist, dass diese Bilder einen Statusbericht über die Situation des Patienten im Ruhezustand zeigen. Welche Anpassungsfähigkeit der Patient in Aktion hat, wird hier nicht unbedingt abgebildet.

6.2 Live-Z-Score-Training (Echtzeit-Z-Wert-Training)

6.2.1 Funktionsweise des Live-Z-Score-Training

Das Z-Wert-Training basiert auf den QEEG-Normdatenbanken und ist seit 2006 als Addon-Datenbank für verschiedene Neurofeedbacksysteme erhältlich.

Es ermöglicht während des Neurofeedbacktrainings eine **Echtzeitvergleichsmessung** der EEG-Werte des Patienten mit der Datenbank einer Normpopulation – es wird also getestet, wie ähnlich die EEG-Aktivität an einer bestimmten

Elektrodenpositionierung der EEG-Aktivität bei einer Normgruppe mit ähnlichem Alter ist.

❯ Bei der Echtzeitvergleichsmessung der EEG-Werte des Patienten wird angegeben, wie viele *Standardabweichungen* (SD) ein Rohwert vom Mittelwert einer Stichprobe entfernt liegt, wobei der Mittelwert bei 0 und die Standardabweichung bei +/−1 liegt.

Das bedeutet z. B.:
- Bei einem **Theta-Z-Wert** von +2.0 liegen die Werte des Patienten 2 Standardabweichungen über seiner Altersnorm (Mittelwert) und
- bei einem **Beta-Z-Wert** von −2.0 liegen sie 2 Standardabweichungen unter seiner Altersnorm.

Vor Beginn des Trainings muss der Therapeut das **Alter** des Patienten, die **Elektrodenpositionierung** nach dem 10-20-System und die **Durchführungsart** des Trainings (mit offenen oder geschlossenen Augen) festlegen, da es hierfür analog zur Erfassung der QEEG-Daten unterschiedliche Normwerte gibt.

Die Besonderheit beim Z-Wert-Training ist, dass parallel zum Training bestimmter Amplitudenwerte (Absolute Power, Relative Power, Power Ratios) zusätzlich die **Konnektivitätsmaße** (Kohärenz, Phase, Asymmetrie) der verschiedenen Positionen (z. B. Fz/Pz) trainiert werden können, mit dem Ziel, die Zusammenarbeit dieser Hirnareale zu verbessern:

- Bei einem **4-Kanal-Z-Wert-Training** (◨ Abb. 6.2) können dann insgesamt 248 Echtzeitwerte gleichzeitig trainiert werden,
- bei einem aufwändigeren **19-Kanal-Training** bis zu 5130 Werte.

Parallel zu den Z-Werten können zusätzlich die **Amplituden** ausgewählter Frequenzbänder, z. B. Theta-Reduktion oder Beta-Erhöhung an Cz, trainiert werden, oder man kann beim Frequenzbandtraining den Verlauf der Z-Werte beobachten, ohne diese zu trainieren.

6.2.2 Trainingsziel

Das Ziel des Z-Wert-Trainings liegt nicht im Erreichen vorgegebener Normwerte, sondern in der **dynamischen Anpassung** des Gehirns in Richtung dieser Normwerte, also in der Flexibilisierung neuronaler Verarbeitung.

Sichtbar für den Therapeuten und Patienten wird dieser dynamische Anpassungsprozess durch die sich ständig in Echtzeit aktualisierenden Z-Werte der Datenbank.

6.2.3 Therapeutisches Vorgehen

Auf den ersten Blick scheint die Trainingsdurchführung wegen der vorgegebenen Normwerte einfach in der Anwen-

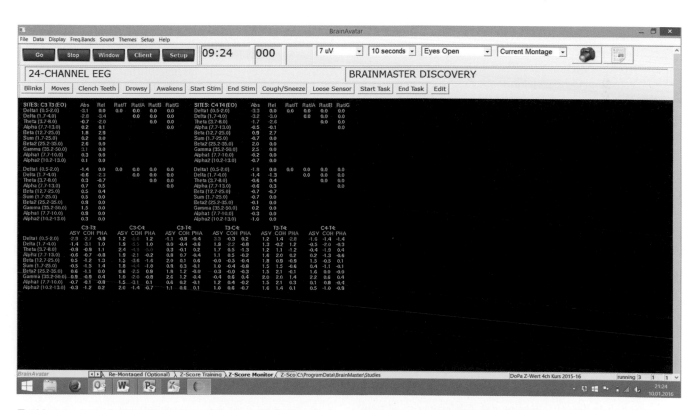

◨ **Abb. 6.2** 4-Kanal-Z-Wert-Therapeutenbildschirm (Fa. Brainmaster). Die hier sichtbaren Abweichungen von mindestens einer SD in verschiedenen Bändern werden durch die bunten Zahlen, analog zu den Brainmaps bei der QEEG-Analyse, visualisiert. Sollten sich die Z-Werte wieder in den Bereich unterhalb einer SD bewegen, werden die Zahlen erneut weiß. In diesem Fall handelt es sich um die Datenbank von BrainDX. Sites: Ableitstellen

dung zu sein, aber ohne genaue Kenntnis der Funktionen und Lokalisationen sollte auch dieses Training nicht an Patienten durchgeführt werden.

■ **Auswahl der Trainingspositionen**

Thatcher (2008) weist ausdrücklich auf die Übereinstimmung der **Trias** von

— Symptomen des Patienten,
— Untersuchungsbefund durch eine quantitative EEG-Analyse und
— zugrunde liegender Lokalisation der betreffenden Hirnfunktionen

bei der Auswahl der Elektrodenplatzierung hin.

Vor dem eigentlichen Training sollte der Patient eine **Symptomliste** ausfüllen und, wenn möglich, sollte ein **QEEG** aufgezeichnet und ausgewertet werden. Das bedeutet z. B., dass ein Kind mit Problemen in der Aufmerksamkeitssteuerung abweichende Werte (z. B. erhöhtes Theta- und vermindertes Beta-/Highbeta-Band) im QEEG an fronto-zentralen Positionen zeigen könnte, da diese für die Regulierung der Aufmerksamkeitssteuerung eine entscheidende Rolle spielen.

Mithilfe der QEEG-Daten des Patienten können so zielgenauere Trainingsprotokolle erstellt werden, indem diese Daten, die Symptome und die Funktionen der relevanten Elektrodenpositionen miteinander abgeglichen werden.

■ **Einstellen des Zielbereichs der Z-Werte**

Für das Training legt der Therapeut einen Zielbereich fest, d. h. er entscheidet, ob er ein breites (z. B. +/−2 SD) oder ein enges **Zielfenster** (z. B. +/−0.8 SD) wählt:

— Das **breitere** Zielfenster erfasst viele abweichende Z-Werte (sog. Outliers), kann aber nicht verhindern, dass sich Z-Werte, die ursprünglich innerhalb einer SD liegen, unerwünscht aus dem Normbereich bewegen.
— Umgekehrt kann ein **kleineres** Zielfenster diese Abweichung vom Zielbereich verhindern, lässt dafür aber einige Z-Werte unbeachtet.

Bei manchen Herstellern gibt es zusätzliche Protokolle, die die unbeachteten Z-Werte besser erfassen.

Da die Z-Wert-Datenbank für verschiedene Geräte, die unterschiedlichste Protokolle nutzen, erworben werden kann, sollte man sich vor einem Kauf über die gerätespezifischen Protokolle und deren Einstellungen genau informieren.

■ **Anpassungen während des Trainings**

In vielen Protokollen gibt es die Möglichkeit, folgende **Parameter** (◘ Abb. 6.3) zu verändern:

— die Größe des Zielfensters (upper and lower threshold),
— den Prozentsatz der Z-Werte, die innerhalb des Zielfensters liegen sollen (grüne Linie[1]) oder
— die Schwelle der Abweichung der Z-Werte vom Mittelwert.

Hierdurch kann man das Training phasenweise leichter oder schwerer gestalten und so die Anpassungsfähigkeit des Gehirns fördern. Wie bei den anderen Neurofeedbacktechniken sollte dies in fundierten Fortbildungen ausführlich gelernt und geübt werden, da die Gefahr besteht, die Patienten während des Trainings zu über- oder unterfordern, wodurch ein Behandlungserfolg ausbleiben würde. Die kontinuierliche Beobachtung und Begleitung des Patienten während des Trainings hat auch beim Z-Wert-Training oberste Priorität.

■ **Auswahl des Feedbacks**

Im Gegensatz zu den feststehenden Werten einer quantitativen EEG-Analyse auf Basis einer Fast-Fourier-Transformation (FFT) fluktuieren die Werte beim Echtzeit-Z-Wert-Training kontinuierlich über die Zeit. Aus diesem Grund eignet sich vor allem ein **dynamisches Videofeedback** im Unterschied zu einem statischen Start-Stopp-Video oder anderen Feedbackformen. Der Bildschirm wird immer dann größer oder heller, wenn sich die Z-Werte in Richtung des gewünschten Bereichs bewegen.

■ **Trainingsanweisung**

Da die Z-Werte ohne gezielte Aufgaben (z. B. Lesen oder Rechnen) erhoben wurden, ist ein aufgabenspezifisches Training nicht möglich. Hierzu gibt es keine Normwerte. Als **Trainingsanweisung** für den Patienten könnte der Therapeut folgende Aufforderung geben: „Schauen Sie auf das Bild, hören Sie auf den Ton!". Das sind Belohnungen.

■ **Überprüfung der Trainingsergebnisse**

Anhand der vom Patienten beschriebenen Veränderungen aus der Symptomliste, einer erneut durchgeführten QEEG-Analyse und eventuell durchgeführten neuropsychologischen Tests können Trainingseffekte erhoben werden.

6.2.4   **Kontraindikationen**

Das Z-Wert-Training ist nicht für ein **Peak-Performance-Training** oder für Menschen mit besonderen Begabungen geeignet, da hier bestimmte Fähigkeiten hin zu einer Norm trainiert würden. Eine erhöhte SMR-Aktivität (= sensomotorische Rhythmusaktivität) an C3/C4 ist beispielsweise abweichend von der Norm, aber im Peak-Performance-Training ein gewünschter Trainingseffekt bzw. bei einem anderen Klienten sogar eine Begabung, die nicht wegtrainiert werden sollte.

Vorsichtig ist ebenfalls geboten bei einer **posttraumatischen Belastungsstörung**. Es besteht die Gefahr, dass die für den Patienten wichtigen Kompensationsmechanismen durch das Z-Wert-Training reduziert werden. Es besteht aber die Möglichkeit, spezifischen Bereiche oder Frequenzen nicht zu trainieren. Hierzu gehört ein fundiertes Wissen.

6.2.5   **Evidenznachweis**

Außer wenigen Einzelfallbeschreibungen gibt es bisher **noch keine Studien** zur Effektivität des Z-Wert-Trainings. Ob sich

---

1   Bei Brainmaster bzw. in der Abbildung

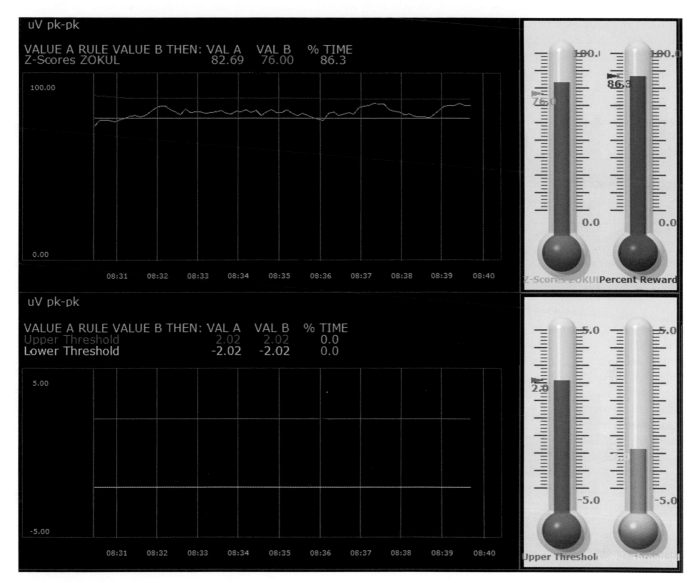

■ **Abb. 6.3** Beispiel aus dem Z-Wert-Therapeutenbildschirm (Fa. Brainmaster). Das Zielfenster wird aus der oberen und unteren Grenze (upper and lower threshold) gebildet. Der Wert entspricht dabei den Standardabweichungen, in diesem Fall wurde ein breiteres Fenster mit +/−2 SD gewählt. Im oberen Teil des Bildschirmes stellt die *türkisene* Linie eine Summenlinie aus allen trainierten Z-Werten (siehe ■ Abb. 6.2) dar, während die *grüne* Linie angibt, wie viel Prozent dieser Z-Werte im Zielfenster liegen müssen, um eine Belohnung zu erhalten. Bei einem breiten Zielfenster kann dieser Wert hoch sein. Je kleiner das Zielfenster, desto weniger Z-Werte werden innerhalb diesem liegen. *Rot* zeigt, zu wie viel Prozent dies über die Zeit erreicht wird (Percent Reward) und damit auch, wie schwer das Training für den Patienten gerade ist

durch dieses Training die Anzahl der Trainingsstunden signifikant reduzieren lässt, kann zum jetzigen Zeitpunkt nicht beurteilt werden.

6.3 LORETA-Neurofeedback

6.3.1 LORETA – Ein EEG-basiertes dreidimensionales bildgebendes Verfahren

Die Neurofeedback-Methode unterliegt ständigen Weiterentwicklungen und häufig kommen die wissenschaftlichen Studien diesen technischen Veränderungen kaum hinterher. Mit der Entwicklung von (s)LORETA-Neurofeedback

(aber auch fMRI-Neurofeedback) können im Gehirn **dreidimensional** ganz gezielt bestimmte Hirnareale trainiert werden.

Bei einer **EEG-Messung an der Schädeloberfläche** erfasst eine einzelne Elektrode die elektrische Aktivität aus vielen unterschiedlichen Hirnregionen, die dann an der Hautoberfläche unter der Elektrode gemeinsam gemessen werden. So misst z. B. die Cz-Elektrode ein Gemisch aus elektrischer Aktivität, die ihren Ursprung in frontalen, temporalen, okzipitalen und parietalen Regionen hat. Wenn man also das EEG an der Oberfläche misst, weiß man noch nicht, wo genau das Signal herkommt.

Mit LORETA (Low Resolution Brain Electromagnetic Tomography) wurde an der Universität Zürich eine **mathematische Methode** entwickelt, mit der es möglich ist, diese

6

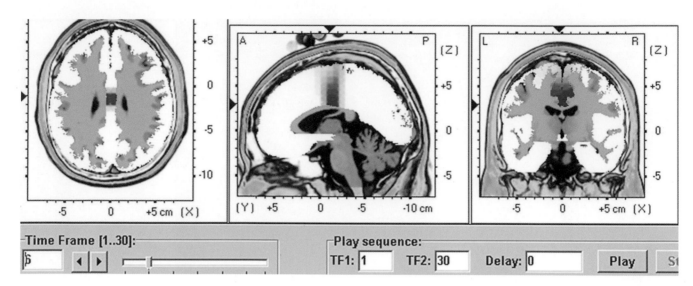

Abb. 6.4   LORETA-3D-Blick auf die linke Gehirnhälfte mit Theta-Erhöhung im vorderen Teil des Gyrus cinguli

Mischung der elektrischen Quellen zu entschlüsseln. LO-RETA erlaubt so eine dreidimensionale Quellenanalyse der gemessenen EEG-Daten, mit einer sehr detaillierten Auflösung von weniger als einem Kubikzentimeter (zu den mathematischen Details und Validierungen siehe Pascual-Marqui et al. 1994; Pascual-Marqui 1999) (■ Abb. 6.4 und 6.5). Mit dem LORETA-Verfahren kann man die Quelle dieses Oberflächensignals mathematisch berechnen und Rückschlüsse auf das Hirnareal ziehen, das für die Aktivität verantwortlich ist. LORETA kann damit als eine EEG-basierte bildgebende Methode zur Darstellung der elektrischen Hirnaktivität verstanden werden.

6.3.2   Multiple Perspektiven auf das Gehirn mit LORETA

Mit dem LORETA-Verfahren können verschiedene Aspekte des Gehirns analysiert werden. Die Arbeitsgruppe um Pascual-Marqui an der Universität Zürich hat ihre Verfahren und auch ihre Analysemethoden in mehrerer Hinsicht weiterentwickelt.

Aktuell verfügbare **Versionen** sind:

— **sLORETA** (Standardized Low Resolution Brain Electromagnetic Tomography, Pascual-Marqui 2002) und
— **eLORETA** (Exact Low Resolution Brain Electromagnetic Tomography, Pascual-Marqui 2007, 2009; Pascual-Marqui et al. 2011).

Mit sLORETA wurde eine Standardisierung geschaffen, die die Aktivität in den Hirnarealen mit einem standardisierten MRT-Atlas in Verbindung brachte, sodass eine Vorhersage der Aktivität in subkortikalen Strukturen (also z. B. im Zingulum oder im Hippokampus) möglich wurde. Die Einteilung erfolgt mithilfe der Brodmann-Areale, eine Einteilung der Großhirnrinde und tieferen Hirnstrukturen, die auf den Neuroanatomen und Psychiater Korbinian Brodmann (1909) zurückgeht. Mit eLORETA wurde diese Me-

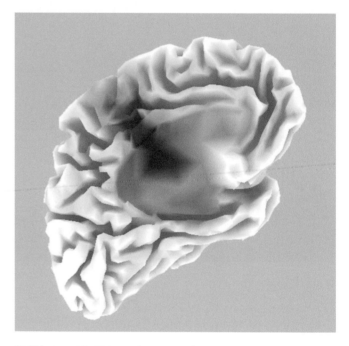

Abb. 6.5   LORETA-Ansichten einer Theta-Erhöhung (bei 6 Hz) im vorderen Teil des Gyrus cinguli (Brodman-Area 24)

thode noch in ihrer Auflösung verbessert, sodass die Quelle der Aktivität genauer vorhergesagt werden kann (Jatoi et al. 2014). Beim Neurofeedback wird vor allem das sLORETA verwendet.

6.3.3   Analyse von neuronalen Netzwerken mit LORETA

Mit den verschiedenen LORETA-Verfahren ist es erstmals möglich, tiefere Hirnstrukturen zu beobachten. Diese sind somit auch in den Fokus des Neurofeedbacks gerückt. Ergänzend dazu können jetzt neuronale Netzwerke analysiert und mit Neurofeedback trainiert werden.

Hebb (1949) postulierte schon 1949 die berühmte **hebbsche Lernregel**: „What fires together wires together.", in der er beschrieb, dass neuronale Zellen, die wiederholt miteinander in Erregung sind, sich durch Wachstumsprozesse und metabolische Veränderungen besser vernetzen. Auf diese Art und Weise entstehen im Gehirn neuronale Netze, die damit die Basis von Lernprozessen und so auch der neuronalen Plastizität bilden.

Für neuronale Netzwerke finden sich in den letzten Jahren zunehmend Studien, die deren Existenz belegen. Dabei werden neben dem EEG auch fMRI (Kernspin) oder DTI (Diffusion Tensor Imaging) als bildgebende Methoden eingesetzt. Insgesamt steckt die Forschung hier aber noch in den Anfängen. Je nach Methode und auch Untersuchungsdesign, finden die Forschungsgruppen unterschiedliche Netzwerkareale. Dies liegt unter anderem auch daran, dass unterschiedliche Aspekte der Vernetzung untersucht werden (Übersichtsartikel z. B. bei Petersen und Sporns 2015; Park und Friston 2013). So kann beispielsweise die Vernetzung über die gemeinsame Aktivierung verschiedener Hirnareale im Ruhezustand betrachtet werden oder es steht die Vernetzung unter Anforderungsbedingungen (also bei verschiedenen Aufgaben) im Fokus. Genauso kann der Blutfluss betrachtet werden, bei anderen Untersuchungen die elektrische Aktivität im Netzwerk.

Insbesondere das Ruhezustandsnetzwerk (englisch **Default Mode Network**) hat in den letzten Jahren viel Aufmerksamkeit erfahren. Die Arbeitsgruppe um Raichle (Raichle und Snyder 2007) hat ihren Versuchspersonen verschiedene kognitive Aufgaben gegeben, um die neuronalen Unterschiede zwischen Ruhezustand und Aufgabenbewältigung zu untersuchen. Die Forscher waren überrascht, dass zwischen beiden Zuständen weniger Unterschied als erwartet zu finden war. Nach erneuter Datenanalyse stießen Raichle und Kollegen auf das Ruhezustandsnetzwerk, das u. a. dann aktiviert ist, wenn wir tagträumen, und das gravierende Bedeutung für die grundsätzliche Funktionsfähigkeit unseres Gehirns hat (Buckner et al. 2008). Das Default Mode Network konnte inzwischen auch im EEG nachgewiesen werden (Mille et al. 2009). Wichtig für das Neurofeedback ist auch, dass diese Netzwerke in einer sehr langsamen Frequenz, ähnlich dem ISF (infraslow Signal), schwingen (Buckner et al. 2008). Auch die Gliazellen und der Blutfluss im Gehirn schwingen in **infra-slow-Frequenzen** (Palva und Palva 2012), sodass man spekulieren kann, dass beim Neurofeedback evtl. auch hier eine Einflussmöglichkeit bestehen könnte.

Inzwischen wurde eine Vielzahl von unterschiedlichen Netzwerken nachgewiesen. Laird et al. 2011 fanden durch Auswertung einer Vielzahl von Studien insgesamt 20 Netzwerke, darunter Netzwerke zur emotionalen Gesichtserkennung, zur motorischen Steuerung und zur Handlungsplanung. Hagman et al. (2008) konnten mit MRI und DTI 7 Netzwerke nachweisen, die aber bei verschiedenen Individuen höchst unterschiedlich ausfielen. Die einzelnen Netzwerke sind in Abhängigkeit von der Untersuchungsmethoden ähnlich, aber nicht identisch.

Auch das LORETA-Verfahren entwickelt sich in Richtung der Netzwerkforschung. Die Netzwerke werden häufig durch **Netzwerkknoten** definiert, sogenannten HUBs. **HUBs** beschreiben Verbindungen zwischen neuronalen Strukturen, die bei der Ausführung spezifischer Aufgaben im Gehirn funktionell zusammenarbeiten (z. B. das Aufmerksamkeits-HUB oder das visuelle HUB) (◘ Abb. 6.4 und 6.5). Die HUBs sind dabei polyvalent, d. h. sie kommen in mehreren Netzwerken vor und haben unterschiedliche Aufgaben (Laird et al. 2011). Diese HUBs entsprechen den Arealen, die auch mit dem LORETA-Verfahren analysiert werden können.

Inzwischen arbeiten Pascual-Marqui und seine Arbeitsgruppe noch an einigen weiteren Betrachtungsperspektiven, vor allem in Hinblick auf die Gehirnvernetzung (z. B. Kohärenz und Phasensynchronisation, die Hinweise auf die Vernetzung und die Verarbeitungsgeschwindigkeit geben, Pascual-Marqui et al. 2014a, b und auch zum Cross frequency coupling, Pascual-Marqui et al. 2017). Diese könnten in Zukunft im Hinblick auf Neurofeedback noch zusätzliche Möglichkeiten eröffnen. Das hängt aber davon ab, inwiefern die Hersteller und Softwareentwickler diese Methoden technisch umsetzen können. Erste Ansätze gibt es bereits.

6.3.4 Verschiedene Verfahren und therapeutisches Vorgehen

Die für die Analyse der EEG-Daten erforderliche **Software** (LORETA-Key) wurde von Roberto D. Pascual-Marqui am KEY Institute for Brain-Mind Research (University Hospital of Psychiatry, Zürich, Schweiz) entwickelt und ist über die Institutshomepage erhältlich (▶ www.uzh.ch/keyinst/loreta.htm).

sLORETA kann inzwischen auch zum Neurofeedbacktraining verwendet werden, indem man dem Klienten ein Feedback zum sLORETA-Signal gibt. Hierzu ist eine mindestens **19-kanalige Elektrodenableitung** – wie man sie auch für das Erstellen eines QEEGs oder beim 19-Kanal-Z-Wert-Training verwendet – erforderlich. Von Rob Thatcher (Neuroguide) und Tom Collura (Brainmaster) wurden inzwischen Trainingsmöglichkeiten auf der Basis von Normierungen entwickelt, die angeben können, ob die gemessenen sLORETA-Werte (analog zu den Oberflächen-z-Werten) im Normbereich liegen.

Mit sLORETA können verschiedene Neurofeedbacktrainings durchgeführt werden:

▪ **ROI-Training:**

Als ROIs (Regions of Interest) bezeichnet man die **Hirnareale**, die mit sLORETA analysiert und auch mit Neurofeedback trainiert werden können. Beim ROI-Training trainiert der Klient – analog zum Oberflächenfrequenzbandtraining – die Amplitude des sLORETA-Signals hoch oder runter. Dabei wird das Signal ebenfalls in Frequenzbänder eingeteilt. Auch ein Training der ganz langsamen Frequenzen (Infraslow-Signal nach Mark Smith) ist im ROI-Trainig möglich (Leong et al. 2018). (◘ Abb. 6.6)

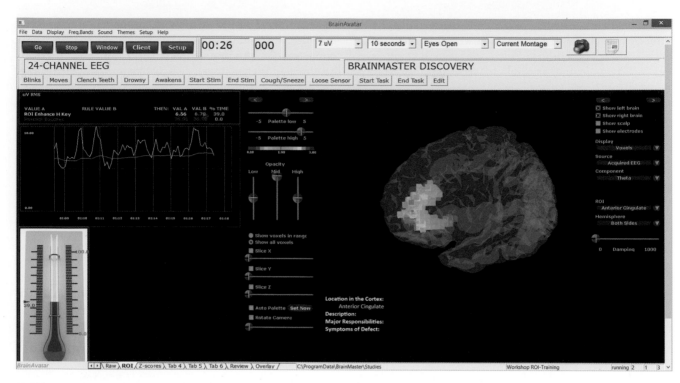

Abb. 6.6   sLORETA-ROI-Training (Fa. Brainmaster) des anterioren Cingulums

■ **Netzwerk-Training:**

Beim sLORETA-Neurofeedback können auch mehrere ROIs trainiert werden. Nach der Hebbschen Regel trainiert man damit auch **Netzwerke**. Das Training kann so programmiert werden, dass der Klient nur dann ein positives Feedback erhält, wenn alle eingestellten Hirnareale (ROIs) die ausgewählten Bedingungen erfüllen. Dies bietet die Möglichkeit, die in Studien nachgewiesenen Netzwerke gezielt zu trainieren, wenn sie klinisch relevant sind und zur Symptomatik passen. Man kann hier also beispielsweise die Signalstärke bestimmter Frequenzbänder des Default Mode Netzworks hoch- oder runtertrainieren. Die zugrunde liegende Idee besteht aber vor allem darin, diese Netzwerke flexibler zu machen.

■ **sLORETA-Z-Wert-Training**

Mit einer z-Wert-Datenbank für sLORETA-Neurofeedback können analog zum Oberflächentrainig **z-Werte in tieferen Hirnstrukturen** trainiert werden. Auch hier können einzelne Areale oder aber ganze Netzwerke trainiert werden. Die Signalstärke in einem ausgewählten Hirnareal wird dabei mit der Altersnorm verglichen und der Klient erhält das Feedback, die Aktivität in Richtung der Normwerte zu trainieren.

Zur Auswahl der **Trainingspositionen** ist, wie beim oben beschriebenen Z-Wert-Training, die von Thatcher (2008) postulierte Zusammenführung der Symptome des Patienten, der QEEG-Analyse und der Lokalisation der betreffenden Hirnfunktionen zwingend erforderlich. Man kann die Hirnareale nach klinischen Gesichtspunkten auswählen (z. B. bei ADHS ist häufig das Exekutivnetzwerk betroffen) oder aber QEEG-basiert vorgehen und die Areale auswählen, die Auffälligkeiten aufweisen.

Inzwischen können außerdem noch **konnektive Maße** (Kohärenz, Phase und Konnektivität) direkt trainiert werden, also Maße, die Hinweise geben auf die Vernetzung im Gehirn oder auf die Verarbeitungsgeschwindigkeit (Neuroguide, Brainmaster).

Insgesamt sind sowohl die zugrunde liegende Forschung als auch die LORETA-Neurofeedback-Methode noch in den Kinderschuhen. Studien gibt es deswegen noch recht wenige und wenn, dann vor allem Einzelfallstudien (Koberda 2012; Koberda et al. 2012, 2013a, b, 2014a, b). Die erwähnte Studie von Leong et al. (2018) stellt dabei eine der wenigen randomisierten, doppelblinden und Placebo-kontrollierten Studien. Die klinischen Erfahrungen zeigen aber erstaunliche und häufig auch sehr schnelle Erfolge selbst bei schwertherapierbaren Störungsbildern.

6.4 Phänotyp-geleitetes Neurofeedbacktraining

Bei dem an Phänotypen geleiteten Neurofeedbacktraining handelt es sich im eigentlichen Sinne nicht um ein eigenständiges Verfahren, sondern eher um **Hilfen zur Behandlungsplanung** im Rahmen eines Frequenzbandtrainings nach vorangegangener quantitativer EEG-Analyse.

❯ Nach Johnstone et al. (2005) beschreiben *Phänotypen* Anhäufungen gemeinsam auftretender EEG-Muster in der Gesamtbevölkerung.

Die Autoren gehen davon aus, dass diese Muster genetisch bedingt sind und als Vermittler zwischen genetischer Veranlagung und Verhalten wirken. Johnstone et al. (2005) gehen ebenfalls davon aus, dass die Phänotypen dem Therapeuten hoch verlässliche Messwerte zur Planung von Neurofeedbackbehandlungen liefern und sich mit vielen psychiatrischen Diagnosen, die auch im DSM-5-Manual (Falkai und Wittchen, 2018) ausgeführt sind, überschneiden.

Zur Identifizierung der verschiedenen Phänotypmuster sind gute **EEG-** und **QEEG-Kenntnisse** des Therapeuten unbedingte Voraussetzung; daher ist die Durchführung des Trainings nur für fortgeschrittene Neurofeedback-Therapeuten geeignet, die eine quantitative EEG-Messung und Auswertung in ihrer Praxis durchführen können.

Folgende **EEG-Muster** wurden bisher von Johnstone et al. (2005) beschrieben:

- diffuse langsame Aktivität mit/ohne niederfrequentem Alpha,
- fokale, nicht epileptiforme Anomalien,
- gemischte langsame und schnelle Aktivität,
- frontale Hirnstörungen,
- frontale Asymmetrien,
- erhöhtes Temporallappen-Alpha,
- epileptiforme Aktivität,
- schnelle Alpha-Varianten, nicht niederfrequent,
- schnelle Beta-Spindeln,
- generell niedrige Amplituden (Low Voltage-EEG),
- anhaltende Alpha-Aktivität beim Augenöffnen.

(Ausführliche Beschreibung der identifizierten Phänotypen in Kombination mit Trainingsempfehlungen für das Neurofeedback siehe Johnstone et al. 2005.) Inzwischen werden die Phänotypen auch störungsbildspezifisch verwendet. Zum Beispiel gibt es Phänotypen für ADHS (Arns et al. 2008) oder für Autismus (Coben et al. 2010)

6.5 HEG-(Hemoenzephalographie-) Training

6.5.1 Funktionsweise des HEG-Trainings?

Durch das HEG-Training soll die **bewusste Kontrolle der Durchblutung** und **des Stoffwechsels** im Gehirn erlernt werden. Eine lokale neuronale Aktivität ist immer mit einer erhöhten Durchblutung der entsprechenden Areale verbunden. Da die neuronale Aktivität einen erheblichen Verbrauch an Stoffwechselenergie verursacht, muss über das Blut vermehrt Sauerstoff und Glukose in die entsprechenden Bereiche transportiert werden. Dies führt zu einer erhöhten zerebralen Durchblutung dieser Bereiche. Vergleichbar mit fMRT kann durch HEG eine Erhöhung bzw. Verminderung des lokalen zerebralen Blutflusses gemessen werden.

> Mithilfe des HEG-Feedbacks kann der Patient lernen, die *Durchblutung* in den entsprechenden Bereichen zu *verändern*.

HEG-Biofeedback ist deutlich kostengünstiger als eine komplette Neurofeedbackausstattung und wird bereits in vielen Praxen eingesetzt.

Die derzeitig erhältlichen HEG-Sensoren können jedoch nur die **Aktivität direkt unter der Schädeloberfläche** im Präfrontalhirnbereich erfassen, wohingegen mit fMRT-Neurofeedback auch tiefer liegende Strukturen trainiert werden können.

Der Vorteil gegenüber dem EEG-Neurofeedback liegt in der **geringen Artefaktanfälligkeit**, z. B. durch Muskelanspannung oder Augenbewegungen, wodurch dieses Training auch die Behandlung von **motorisch unruhigen Patienten** ermöglicht. Auch das bei der EEG-Ableitung erforderliche Anbringen von Elektroden an der Schädeloberfläche ist beim HEG-Training nicht notwendig.

■ **Optische Biosensorensysteme**

Die Veränderungen des zerebralen Blutflusses können beim HEG-Training durch **zwei** unterschiedliche **Systeme** von optischen Biosensoren gemessen werden.

Das near-infra-Red (niR) HEG-Biofeedback Das near-infra-Red (niR) HEG-Biofeedback wurde 1994 von Hershel Toomim aus der Infrarot-Spektroskopie entwickelt. In den vom ihm durchgeführten Studien gelang es seinen Versuchspersonen, die Sauerstoffzufuhr in präfrontalen Hirnarealen aktiv zu verändern. Toomim hat eigene Geräte und Sensoren entwickelt, die für verschiedene Biofeedbacksysteme erhältlich sind (◻ Abb. 6.7).

Ein an einem Band an der Stirn befestigter Sensor schickt **Rot-** und **Infrarotlicht** durch den Schädel. Das Licht wird dann zerstreut und rückgemeldet. Im Gegensatz zu Knochen-, Haut- und Gehirngewebe, die für diese Spektralwellen durchlässig sind, wird das Infrarotlicht vom Blut der Hirngefäße absorbiert. Sobald sich die neuronale Aktivität des Gehirnbereichs ändert, ändert sich der **Sauerstoffgehalt des Blutes**. Diese Veränderung wird durch das Gerät rückgemeldet und kann dann vom Patienten wahrgenommen und verändert werden.

Die Erfassung von Normwerten ist mit dem Sensor wegen der unterschiedlichen Dicke des Schädelknochens nicht möglich, sodass nur individuelle Vergleichsmessungen möglich sind.

Das passive infra-Red (piR) HEG-Biofeedback Das passive infra-Red (piR) HEG-Biofeedback wurde von 1998 von Jeffrey Carmen vorgestellt. Hierbei filtert ein in der Thermoskopie entwickelter **Infrarotsensor** die Ausstrahlung einer bestimmten Wellenlänge innerhalb eines definierten Teils des Infrarotspektrums. Diese Infrarotausstrahlung ist Wärme, die die lokale metabolische Aktivität reflektiert, d. h., dass eine vom Sensor gemessene **lokale Temperaturerhöhung** eine erhöhte kortikale Aktivität im trainierten Bereich anzeigt (◻ Abb. 6.8).

> Die Aufgabe des Patienten beim piR-HEG ist es, die *lokale Temperatur* in den präfrontalen Arealen zu erhöhen.

> Bei der Durchführung des Trainings ist immer darauf zu achten, dass sich *keine Haare* unter dem Sensor befinden, da ansonsten die Messung ungenau wird.

Carmen (2004) konnte Effekte des piR-HEG insbesondere bei **Migränepatienten** schon nach 6 Sitzungen nachweisen. Das Training eignet sich ebenso wie das niR-HEG zur Be-

6

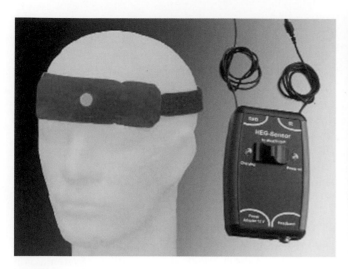

□ **Abb. 6.7**   niR-HEG-Sensor. (Mit freundl. Genehmigung der Fa. Medi-TECH Region Hannover 2012; ▶ www.heg.meditech.de)

handlung aller Frontalhirnsymptomatiken, wie z. B. **ADS** und **ADHS** oder auch **Depressionen**. Zur Anwendung kommt meistens ein Stirnsensor, der die Biosignale an FPz erfasst und zurückmeldet (□ Abb. 6.9).

Viele Therapeuten setzen HEG-Biofeedback auch als **Starter-Training** zur Aktivierung vor dem eigentlichen Neurofeedbacktraining ein. Während des Trainings kann dem Patienten je nach System visuelles, auditives oder taktiles Feedback angeboten werden. Durch die geringe Artefaktanfälligkeit ist es beim HEG-Training sogar möglich, **im Stehen** zu trainieren, was bei unteraktivierten Patienten durch die verbesserte Körperspannung auch die kortikale Aktivierung unterstützt.

6.6   Neurostimulation

Neurofeedback ermöglicht dem Gehirn, sich durch die Beobachtung seiner eigenen Tätigkeit, mithilfe einer Rückmeldung über diese, zu verändern und anzupassen. Es kann dabei lernen, sich besser zu steuern, selbst zu regulieren und flexibler zu werden. Wichtig hierbei ist, dass generell **beim Neurofeedback** über die Elektroden **kein Input** von außen erfolgt und das Gehirn selbst entscheiden kann, ob es mit dem Feedback arbeiten will oder nicht und es muss selbst herausfinden, was und wie es sich dabei verändert.

Anders verhält es sich bei der **Neurostimulation**. Hier wirken **nicht-invasive Reize** von außen auf das Gehirn ein. Ziel in der klinischen Anwendung ist eine Verbesserung von neurologischen Störungen oder kognitive Verbesserungen. Hirnregionen, die sich in der Diagnostik, wie z. B. einem QEEG, passend zur Symptomatik, zu aktiv oder inaktiv zeigen, können hierduch reguliert werden. Das Gehirn bekommt mithilfe der Stimulation eine Art Anleitung, wie es arbeiten könnte, und muss es nicht selbst herausfinden. Hierzu gibt es unterschiedliche Wege, die sich leicht in der Wirkung unterscheiden und im Folgenden etwas genauer beschrieben werden.

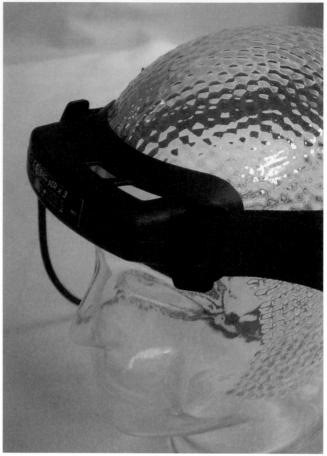

□ **Abb. 6.8**   piR-HEG Sensor. (Mit freundl. Genehmigung der Fa. EEG Info)

Diese Stimulationsverfahren sind **kein Neurofeedback**, aber für Neurofeedback-Therapeuten interessant. Die Verfahren werden seit einiger Zeit kombiniert, um dadurch schnellere und zielgerichtetere Erfolge zu erzielen bzw. das Neurofeedback positiv zu unterstützen.

6.6.1   Wirkungs- und Funktionsweisen der verschiedenen Stimulationsverfahren

In der therapeutischen Praxis sind eher Systeme mit schwachen Stimulationen relevant. Die Stimulation kann mit Strom, Magnetfeldern oder Licht im Infrarotbereich stattfinden. Der Unterschied in ihrer offensichtlichen Wirkung scheint teilweise gering, v. a., wenn die Stimulation rhythmisch in einer Frequenz erfolgt.

1. **Elektrische Stimulation (tES – transkranielle elektrische Stimulation)**

Ein schwacher, ungefährlicher Strom fließt als Gleichstrom oder Wechselstrom mit einer Frequenz oder einem ganzen Frequenzsprektum durch den Körper. Klinisch ergeben sich hierdurch unterschiedliche Möglichkeiten, wie das Gehirn beeinflusst werden kann.

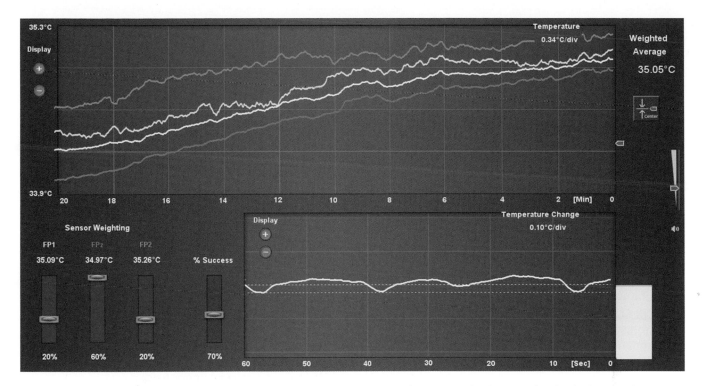

Abb. 6.9 Therapeutenbildschirm piR-HEG. Im oberen Fenster kann man die Temperaturerhöhung an den 3 trainierten präfrontalen Positionen (FP1/FPz/FP2) im Verlauf einer 20-minütigen Trainingssit-zung gut erkennen. *Weighted Average*: beschreibt den gewichteten Mittelwert der Temperatur an den gemessenen Positionen

■ **tDCS (transkranielle Gleichstromstimulation)**

tDCS beeinflusst vor allem die **Erregbarkeit der Nervenzellen**. Man kann z. B. bei **Depressionen** den dorsolateralen präfrontalen Kortex (DLPFC) **anregen**, der eine wichtige Rolle spielt für Prozesse der Antriebs- und Willensbildung, der Integration kognitiver und emotionaler Informationen sowie deren Vernetzung mit tiefer liegenden Strukturen des limbischen Systems (Aust et al. 2015). Studien zeigten einen signifikanten Rückgang der depressiven Symptomatik um 40 % (Aust et al. 2015).

Beim tDCS fließt Gleichstrom (direct current) immer in eine Richtung, von einer **Anode (positive Elektrode)** hin zu einer **Kathode (negative Elektrode)**. Dies verändert das Ruhepotenzial einer Nervenzelle in Richtung einer **De- oder Hyperpolarisation** (Nitsche und Paulus 2000). Eine Depolarisation durch die Anode wirkt erregend, sodass sich das spontane Feuern von Neuronen bzw. aktiver Einheiten unterhalb der Elektrode erhöht. Die Kathode hingegen hyperpolarisiert und hemmt, d. h. es wird schwerer, Aktionspotenziale auszulösen, die spontane Aktivität der Neuronen nimmt ab (Das et al. 2016; Aust et al. 2015). Das tDCS selbst kann keine Aktionspotenziale auslösen. Das muss weiterhin durch andere Nervenzellen geschehen (Antal und Herrmann 2016), wird aber durch die Anordnung von Anode und Kathode in bestimmten Hirnregionen erleichtert und in anderen erschwert, d. h. die Elektrodenposition ist entscheidend (Nitsche und Paulus 2000). Um bei einer Störung wie im o. g. Beispiel die gewünschte Wirkung zu erzielen, ist es wichtig, welche Region aktiviert (z. B. DLPFC) und welche gleichzeitig deaktiviert werden kann oder sollte.

Weitere wirkungsrelevante Faktoren sind die **Stromstärke**, die **Stromdichte** (Verhältnis der Stromstärke zur Elektrodengröße), aber auch die **Entfernung** der Neuronen zur jeweiligen Elektrode, da sich die Wirkung auf dem Weg von der Anode zur Kathode irgendwann umkehrt (Aust et al. 2015; Das et al. 2016). Die meisten handelsüblichen Geräte stimulieren mit höchstens 2,5 mA. Als „Nebenwirkung" kann eine leichte Rötung der Haut vorkommen, meist aber nur, wenn die Elekrode nicht fachgerecht angebracht wurde (Matsumoto und Ugawa 2016).

Wie tDCS in den Nervenzellen wirkt, ist noch nicht ausreichend erforscht. Viele Ergebnisse stammen aus Einzelfallstudien, Tierversuchen oder kleinen klinischen Trials. Allerdings ist es schwierig, in diesem Bereich gute Doppelblind-Studien durchzuführen, denn viele Menschen spüren, ob sie stimuliert werden oder sich in der Sham-Gruppe befinden und sind nicht mehr unbefangen (Palm et al. 2013; Woods et al. 2016).

Aus den Reviews dieser Studien aber resultiert, dass tDCS in den Kalziumhaushalt der Neuronen eingreift, d. h., dass sich die **intrazelluläre Kalziumkonzentration** erhöht, vermutlich auch in den Astrozyten (Monai et al. 2016). Dies verbessert durch Langzeitpotenzierungen Lernvorgänge, z. B. im Hippocampus, und die Plastizität des Gehirns (Das et al. 2016).

Veränderungen im **Neurotransmitterhaushalt** werden bei den Langzeiteffekten ebenso diskutiert (Roche et al. 2015) sowie Auswirkungen auf die **Reorganisation funktioneller Hirnnetzwerke durch tDCS** (Kunze et al. 2016). Viel Hoffnung liegt in der Behandlung neurologischer und psychiatrischer Erkrankungen (Palm et al. 2013).

■ tACS (transkranielle Wechselstromstimulation)

Beim tACS geht es um die **Manipulation von Hirnrhythmen**, d. h. in Amplitude, Frequenz, Phase und Kohärenz, und nicht um eine generelle Erregbarkeit des Gehirns (Vosskuhl et al. 2018).

Im Gegensatz zum tDCS wechselt hierbei die Stromrichtung, d. h. die Elektroden sind abwechselnd **Anode und Kathode**. Durch den Wechsel der Stromrichtung ergibt sich eine meist sinusuidale Welle, die in einer bestimmten Frequenz (z. B. in Alpha – 10 Hz) schwingt. Erregung und Hemmung heben sich immer wieder auf, sodass die veränderte Erregbarkeit der Zellen kaum eine Rolle spielt. (Antal und Herrmann 2016).

Vosskuhl et al. (2018) nehmen an, dass die **Oszillationen der Gehirnwellen** sich mit den Oszillationen der externen Stimulation **synchronisieren**, d. h., dass sie sich auf diese einschwingen oder sie nachahmen. Diesen Effekt nennt man **Entrainment**. Grundsätzlich ist das nur möglich, wenn in einer Frequenz stimuliert wird, die im Gehirn auch vorkommt, das Gehirn also überhaupt fähig ist, in dieser Frequenz zu schwingen bzw. diese zu produzieren. Zum Entrainment kommt es streng genommen nur während der Stimulation, der Entrainmenteffekt verschwindet aber nicht plötzlich, sondern hält noch eine kurze Zeit nach der Stimulation an (Vosskuhl et al. 2018).

Langanhaltende Effekte des tACS werden daher mit daraus resultierender **Neuroplastizität** in Verbindung gebracht. Voraussetzung, dass es zur synaptischen Plastizität kommt und damit zu **dauerhaften Effekten**, ist ein zuvor erfolgreiches Entrainment (Vosskuhl et al. 2018).

Das Gehirn mit seinen verschiedenen Oszillationen ist ein **fortlaufendes, komplexes dynamisches System**. Zusätzlich zu den Wirkfaktoren wie Stromstärke, Stimulationsfrequenz und -dauer, Ausrichtung und Geometrie der Neuronen, hat der Zeitpunkt, an dem die Stimulation in dieses System eingreift, Auswirkungen. Weiter kann man davon ausgehen, dass die Stimulation in einer bestimmten Frequenz und einem bestimmten Ort auch Auswirkungen auf andere Frequenzen (Cross-Frequency Coupling) hat oder sich über die Netzwerkverbindungen ausbreitet (Antal und Herrmann 2016).

Vermutlich können abnormale Oszillationsmuster, wie sie z. B. bei Parkinson oder Schizophrenie, eine Rolle spielen, abgeschwächt oder unterbrochen werden (Antal und Paulus 2013) und neue Oszillationsmuster durch Entrainment und Neuroplastizität angebahnt werden.

Es eröffnen sich aber noch vielfältige weitere Möglichkeiten, wie das im klinischen Alltag angewendet werden kann. Hier besteht weiterer Forschungsbedarf, sodass diese Vielfalt an Möglichkeiten auf die mit der höchsten, physiologischen Relevanz reduziert werden kann (Antal und Paulus 2013).

■ tRNS (transkranielle random noise-Stimulation)

tRNS hat das Potenzial, normale und pathologische kortikale Rhythmen zu desynchronisieren (Antal und Paulus 2013),

um anschließend z. B. mittels Entrainment mit Stimulation oder mit Neurofeedback gesündere Muster zu provozieren.

Es ist eine Sonderform des tACS und stimuliert in einem **Frequenzspektrum außerhalb des normalen EEG-Spektrums** („noise", z. B. 0,1–640 Hz oder 100–640 Hz). Diese Frequenzen werden zufällig und mit schwacher Intensität dargeboten. Es wird vermutet, dass dadurch eine höhere Erregbarkeit, ähnlich der Anode bei tDCS, entsteht. Allerdings ist die Wirkungsweise noch unklar (Antal und Herrmann 2016).

Zusammenfassend vermuten Antal und Herrmann (2016), dass tRNS wohl nur die neuronale Aktivität, die schon vor der Stimulation vorhanden war, verstärkt, während tACS die fortlaufenden Oszillationen beeinflusst und deren Frequenz ändern kann.

2. Magnetische Stimulation

Im medizinischen Bereich ist in Bezug auf die rTMS (transkranielle Magnetstimulation) bekannt, das mit recht starken Magnetfeldern (bis 3 Tesla) Bereiche des Gehirns stimuliert oder hemmt. In der therapeutischen Praxis nutzt man eher **pEMF (pulsed electromagnetic field)** .

Ihm werden viele heilende und regenerative Funktionen im Zellstoffwechsel zugesprochen, wenn auch die genaue Wirkung noch nicht verstanden wird (Funk 2017).

Verschiedene klinische Studien beschreiben Erfolge, z. B bei Depressiven, die gegenüber einer medikamentösen Behandlung resistent waren (Martiny et al. 2010) oder bei Schmerzpatienten (Robertson et al. 2009).

Bei pEMF wird mit einem schwachen elektromagnetischen Feld stimuliert, das in einer Spule mittels Wechselstroms erzeugt wird. Dieses Feld weist aufgrund der Taktfrequenz des Stromes selbst eine Frequenz auf. Vermutlich wirkt pEMF daher ähnlich dem tACS auch als Entrainment.

Die Stärke des Magnetfeldes wird in Microtesla gemessen. Bei der Firma Neurofield z. B. hat das Magnetfeld eine Stärke von höchstens 50 mT und ist in einem Abstand von 15 bis 20 cm zur Spule am stärksten. Der Strom fließt hier nur durch die Spule, nicht durch den Körper.

Im Gegensatz zu tES, die örtlich begrenzter wirken und gezielter eingesetzt werden können, erreicht pEMF eine größere Ausdehnung.

3. Lichtstimulation

Transkranielle Photobiomodulation (tPBM) , auch Low Level Laser-Therapie (tLLLT) genannt, arbeitet mit red/NIR (near infrared) Licht zur Stimulation.

Bei dieser Stimulation dringen die Photonen des Lichtes bis in die Nervenzellen ein und wirken dort in den Mitochondrien. Sie sollen u. a. zu einem **Anstieg des ATP-Levels** führen, was die **Funktion der Mitochondrien** und **den Zellstoffwechsel verbessert**.

Weitere beobachtete Wirkungen von Photobiomodulation ist **Schutz, Heilung und Reparatur von Gewebe**, auch bei Neuronen im Gehirn. Schon länger wurde es zur **Wundheilung** eingesetzt. PBM hat **entzündungshemmende** Effekte, verbessert den **Blutfluss** und wirkt sich positiv bei **oxidativem Stress** aus (Hennessy und Hamblin 2016).

Einer der wichtigsten Wirkungen auf das Gehirn ist vermutlich die Fähigkeit von tPBM, die **Synapto- und Neurogenese** zu erhöhen (Hamblin 2016; Hennessy und Hamblin 2016).

Sollten diese Wirkungen bestätigt werden können, ist die Methode eine sinnvolle Möglichkeit für Krankheiten wie Schlaganfall, Schädel-Hirn-Trauma, Alzheimer, Parkinson, Depression und vieler anderer psychiatrischer Erkrankungen (Hamblin 2016).

Das Licht, das teils im sichtbaren und im infraroten Wellenbereich (von 600–690 nm oder 760–900 nm) liegt, durchdringt die äußeren Strukturen wie Haut, Schädel und Hirnhäute, wird von den Neuronen absorbiert und wirkt dort. Die beste Wirkung hat eine Wellenlänge von ca. 810 nm, welche ca. 4 bis 5 cm tief eindringt. Weitere Faktoren, die die Wirkung beeinflussen, sind Bestrahlungsstärke, Energiedichte und Behandlungsdauer. Die Stärke des Lasers ist dabei so niedrig, dass keine Gefahr besteht, Gewebe zu erwärmen oder zu verbrennen (Hennessy und Hamblin 2016).

tPBM kann als kontinuierliche Stimulation oder in gepulster Form (in einer bestimmten Frequenz) angewendet werden. Einige Untersuchungen legen nahe, dass die gepulste tPBM effektiver ist (Hennessy und Hamblin 2016).

Die Technik steht noch am Anfang der Entwicklung und es fehlen wissenschaftlich fundierte Studien. Die bisherigen in Tierversuchen oder kleinen klinischen Fallstudien beschriebenen Effekte klingen vielversprechend.

Die Prozesse und Wirkungsweisen dieser Techniken sind noch nicht voll verstanden. Aber wie so oft, kommt die Entwicklung innovativer Techniken über ein experiementelles Stadium zustande und die Forschung dem Fortschritt nicht hinterher. Die klinischen Erfahrungen zeigen deutliche positive Veränderungen und Berichte über Erfolge mithilfe von Stimulationstechniken.

6.6.2 Kombination mit Neurofeedback

Auch Kombinationen mit Neurofeedback sind vielversprechend. Mit diesen Techniken können bestimmten Hirn- oder Frequenzbereiche und damit Symptome noch gezielter anvisiert werden, als dies beim Neurofeedback alleine der Fall ist. Vorreiter in diesem Bereich der Kombination ist die Firma Neurofield von Nicholas Dogris Ph.D. (► www.neurofield. org) oder aktuell das Vielight von Lew Lim (► www.vielight. com), z. B. in Kombination mit den Geräten von Brainmaster.

Beim Neurofeedback allein kann das Gehirn sich ein stückweit selbst aussuchen, was es verändern möchte. Gerade starre Muster, die zu hartnäckigen Symptomen führen, bleiben dann oft erhalten. Mit Stimulation, wie z. B. dem tDCS, können diese aufgelöst werden. In einem nachfolgenden Neurofeedbacktraining werden neue, gesündere Regula

tionen gefördert. Das Gehirn ist durch die vorausgegangene Stimulation freier, diese Ideen anzunehmen.

Manchmal ist das Gehirn auch nicht bereit, sich nur mit Neurofeedback zu ändern, da auf Zellebene andere Prozesse, wie z. B. Entzündungen, dies verhindern. Durch vorgeschaltete Stimulationen könnte das Gehirn besser für Neurofeedback **vorbereitet werden**.

Eine weitere Idee ist, dass man mit parallelen Stimulationen durch **Entrainment** dem Gehirn im Neurofeedback zeigt, welche Veränderung man gerne hätte, und es so dem Gehirn leichter macht, Lösungen zu finden. Simultane Stimulationen funktionieren nicht mit allen Techniken und Geräten, da eine Stromzufuhr Einfluss auf das Messen des EEGs hat. Dann können die Techniken im Wechsel stattfinden.

Selbstverständlich sollte auch bei diesen Techniken und Kombinationen klar sein, dass wir nicht versuchen, eine Person oder ihren Charakter zu ändern, sondern dass man versucht, der Person zu helfen, besser zu funktionieren, auch auf Zellebene.

6.6.3 Gefahren

In einer Metastudie von Bikson et al. (2016) wurde die Sicherheit hauptsächlich von tDCS untersucht. Basierend auf Nebeneffekten aus klinischen Versuchen, aber auch irreversiblen Schäden bei Tierversuchen, kam man zu dem Ergebnis, dass eine Stimulation von kleiner 4 mA, weniger als 40 min und einer Energiedichte von kleiner 7,2 C sicher sind.

Selbstverständlich sollte sein, dass bei Implantaten oder Schrittmachern eine Stimulation mit Strom oder Magnetfeld lebensgefährliche Störungen hervorrufen könnte.

Das Empfinden für solche Techniken ist sehr individuell. Der Behandlungsprozess **muss** daher ständig kontrolliert und evtl. angepasst werden. Manche Menschen sind sehr sensibel und reagieren schon auf kleinste Stimulationen, andere vertragen mehr. Oft ist weniger auch mehr. Eine Stimulation braucht nicht alles überlagern, meist reicht ein kleiner Hinweis für das Gehirn. Wichtiger als die reine Stärke der Stimulation, ist hier die Position am Kopf und welche Art der Stimulation gewählt wird.

Zu beachten ist auch, dass sensible Therapeuten pEMF bei der Behandlung von Patienten spüren können und sich dementsprechend schützen sollten, z. B. durch entsprechenden Abstand. Anders ist dies bei tACS und tDCS, die von außen nicht spürbar sind.

6.6.4 Rechtliches

Auch wenn diese Techniken als nicht-invasiv gelten, sollte man sich Gedanken machen, wer diese anwenden darf und wer es besser nicht tun sollte. Klare Regelungen hierzu gibt es noch keine. Gerade deshalb ist es selbstverständlich, dass trotz des aktuell noch sehr experimentellen Stadiums eine fundierte Ausbildung wichtig ist.

6.7 Funktionelle Magnetresonanztomographie (fMRT)

6.7.1 Funktionsweise des fMRT-Neurofeedback?

Die funktionelle Magnetresonanztomographie (fMRT) misst, in welchen Hirnregionen **sauerstoffreiches Blut** zirkuliert. Ein fMRT-Scanner kann Schwankungen der **Hirndurchblutung in Echtzeit** (mit einer halben Sekunde Verzögerung) darstellen und gibt so Aufschluss über den erhöhten Sauerstoffverbrauch, was gleichbedeutend ist mit einer erhöhten Aktivierung der Nervenzellen in bestimmten Hirnregionen. Abhängig vom Sauerstoffgehalt des Blutes wird das Magnetfeld des fMRT unterschiedlich beeinflusst.

❯ Beim fMRT-Neurofeedbacktraining versucht der im Scanner liegende Patient, die über einfaches visuelles Feedback (z. B. Balken) zurückgemeldeten Veränderungen in der *Hirndurchblutung aktiv zu beeinflussen*. Die Hirnareale werden vorher festgelegt.

Bereits 2005 behandelte Christopher deCharms von der Stanford University in Kalifornien Probanden, die unter **chronischen Schmerzen** litten, mit fMRT-Neurofeedback. Nach einem Training des vorderen Teils des Gyrus cinguli reduzierte sich das Schmerzempfinden der Probanden.

Neben Niels Birbaumer (Institut für Medizinische Psychologie, Tübingen) forschen aktuell in Europa nur wenige Neurowissenschaftler, wie Rainer Göbel und Kollegen (Psychologisches Institut der Universität Maastricht), mit dem Echtzeit-Scanner. 2014 hat Birbaumer zusammen mit Kollegen eine erste Pilotstudie zu fMRT-Neurofeedback bei Psychopathen veröffentlicht (Sitaram et al. 2014), die Hoffnung macht, dass damit auch hartnäckige Störungsbilder behandelt werden könnten.

Die Technik könnte zur Behandlung von **Depressionen**, **Nikotinsucht** oder **Bewegungsstörungen** helfen. Bisher gibt es nur eine geringe Anzahl von behandelten Probanden, sodass die Effektivität dieses Verfahrens noch unklar ist.

Weiterführende Literatur

Allgemein

Sherlin L, Arns M, Lubar J, Sokhadze E (2010) A position paper on Neurofeedback for the treatment of ADHD. J Neurotherapy 14(2):66–78

QEEG

Collura TF (2013) Technical foundations of neurofeedback, 1. Aufl. Routledge, New York

Hoffman DA, Lubar JF, Thatcher RW, Sterman B, Rosenfeld P, Striefel S, Trudeau D, Stockdale S (1999) Limitations of the American Academy of Neurology and American Clinical Neurophysiology Society paper on qEEG. J Neurophysiol Clin Neurosci 11:401–407

Thatcher RW, Lubar JF (2009) History of the scientific standards of QEEG normative databases. Introd Quant EEG Neurofeedback 2009:29–59. https://doi.org/10.1016/b978-0-12-374534-7.00002-2

Thatcher RW, Walker R, Biver C, North D, Curtin R (2003) Sensitivity and specificity of an EEG normative database: validation and clinikcal correlation. J Neurotherapy 7(3/4):87–121

Z-Wert-Training

Collura TF (2008a) Whole-head normalization using live Z-scores for connectivity training (Part 2). NeuroConnections Newsl:9–12

Collura TF (2008b) Whole-head normalization using live Z-scores for connectivity training, Part 1. NeuroConnections Newsl 18–19 (S 12, 15)

Collura TF (2009) Neuronal dynamics in relation to normative electroencephalography assessment and training. Biofeedback 36:134–139

Collura TF, Guan J, Tarrant J, Bailey J, Starr F (2010) EEG biofeedback case studies using live Z-score training and a normative database. J Neurotherapy 14(1):22–46

Smith M (2008) A father finds a solution: Z-score training. NeuroConnections Newsl 24–25 (S 22)

Thatcher RW (2008) Z-score EEG biofeedback: conceptual foundations. NeuroConnections Newsl 20 (S 9, 11)

LORETA-Neurofeedback

Brodmann K (1909) Vergleichende Lokalisationslehre der Grosshirnrinde. In ihren Principien dargestellt auf Grund des Zellenbaues. Johann Ambrosius Barth Verlag, Leipzig

Buckner RL, Andrews-Hanna JR, Schacter DL (2008) The brain's default network – anatomy, function, and relevance to disease. Ann N Y Acad Sci 1124:1–38

Cannon R, Lubar J (2007) EEG spectral power and coherence: Differentiating effects of spatial-specific neuro-operant learning (SSNOL) utilizing LORETA neurofeedback training in the anterior cingulate and bilateral dorsolateral prefrontal cortices. J Neurotherapy 11(3):25–44

Cannon R, Lubar J, Thornton K, Wilson S, Congedo M (2005) Limbic beta activation and LORETA: can hippocampal and related limbic activity be recorded and changes visualized using LORETA in an affective memory condition? J Neurotherapy 8(4):5–24

Cannon R, Lubar J, Gerke A, Thornton K, Hutchens T, McCammon V (2006) EEG spectral-power and coherence: LORETA neurofeedback training in the anterior cingulate gyrus. J Neurotherapy 10(1):5–31

Cannon R, Lubar J, Congedo M, Thornton K, Towler K, Hutchens T (2007) The effects of neurofeedback training in the cognitive division of the anterior cingulate gyrus. Int J Neurosci 117(3):337–357

Cannon R, Lubar J, Sokhadze E, Baldwin D (2008) LORETA neurofeedback for addiction and the possible neurophysiology of psychological processes influenced: a case study and region of interest analysis of LORETA neurofeedback in right anterior cingulate cortex. J Neurotherapy 12(4):227–241

Cannon R, Congredo M, Lubar J, Hutchens T (2009) Differentiating a network of executive attention: LORETA neurofeedback in anterior cingulate and dorsolateral prefrontal cortices. Int J Neurosci 119(3):404–441

Congedo M, Lubar JF, Joffe D (2004) Low-resolution electromagnetic tomography neurofeedback. IEEE Trans Neural Syst Rehabil Eng 12(4):387–397

Hagmann P, Cammoun L, Gigandet X, Meuli R, Honey CJ, Wedeen VJ et al (2008) Mapping the structural core of human cerebral cortex. PLoS Biol 6(7):e159. https://doi.org/10.1371/journal.pbio.0060159

Hebb D (1949) The organisation of behaviour. Wiley, New York

Jatoi MA, Kamel N, Malik AS, Faye I (2014) EEG based brain source localization comparison of sLORETA and eLORETA. Australas Phys Eng Sci Med 37:713–721

Koberda JL (2012) Autistic spectrum disorder (ASD) as a potential target of Z-score LORETA neurofeedback. The Neuroconnection- winter 2012, edition (ISNR), S 24

Koberda JL, Moses A, Koberda L, Koberda P (2012) Cognitive enhancement using 19-electrode Z-score neurofeedback. J Neurotherapy 16(3):224–230

Koberda JL, Koberda L, Koberda P, Moses A, Bienkiewicz A. (2013a) Alzheimer's dementia as a potential targer of Z-score LORETA 19-electrode neurofeedback. Neuroconnection, S 30–32, Winter 2013

Koberda JL, Koberda P, Bienkiewicz A, Moses A, Koberda L (2013b) Pain management using 19-electrode Z-score LORETA neurofeedback. J Neurotherapy 17:179–190

Koberda JL, Koberda P, Moses A, Winslow J, Bienkiewicz A, Koberda L (2014a) Z-score LORETA Neurofeedback as a potential therapy of ADHD. –summer-Special Edition-Biofeedback Magazine

Koberda JL, Koberda P, Moses A, Winslow J, Bienkiewicz A, Koberda L (2014b) Z-score LORETA Neurofeedback as a Potential Therapy in Depression and Anxiety. Spring-Neuroconnection, S 52–55

Laird AR, Fox PM, Eickhoff SB et al (2011) Behavioral interpretations of intrinsic connectivity networks. J Cogn Neurosci 23:4022–4037

Leong SL, Vanneste S, Lim J, Smith M, Manning P, De Ridder D (2018) A randomised, double-blind, placebo-controlled parallel trial of closed-loop infraslow brain training in food addiction. Sci Rep 8:11659. https://doi.org/10.1038/s41598-018-30181-7

Lubar J, Congedo M, Askew JH (2003) Low-resolution electromagnetic tomography (LORETA) of cerebral activity in chronic depressive disorder. Int J Psychophysiol 49(3):175–185

Mille KJ, Weaver KE, Ojemann JG (2009) Direct electrophysiological measurement of human default network areas. PNAS 106(29):12174

Palva JM, Palva S (2012) Infra-slow fluctuations in electrophysiological recordings, blood-oxygenation-level-dependent signals, and psychophysical time series. Neuroimage 62(4):2201–2211

Park HJ, Friston K (2013) Structural and functional brain networks: from connections to cognition. Science 342:1238411. https://doi.org/10.1126/science.1238411

Pascual-Marqui RD (1999) Review of methods for solving the EEG inverse problem. Int J Bioelectromagnetism 1(1):75–86

Pascual-Marqui RD (2002) Standardized low-resolution brain electromagnetic tomography (sLORETA): technical details. Methods Find Exp Clin Pharmacol 24(Suppl D):5–12

Pascual-Marqui RD (2007) Discrete, 3D distributed, linear imaging methods of electric neuronal activity. Part 1: exact, zero error localization. arXiv: 0710.3341. http://arxiv.org/pdf/0710.3341

Pascual-Marqui RD (2009) Theory of the EEG inverse problem. In: Tong S, Thakor NV (Hrsg) Quantitative EEG analysis: methods and clinical applications. Artech House, Boston, S 121–140

Pascual-Marqui RD, Michel CM, Lehmann D (1994) Low resolution electromagnetic tomography: a new method for localizing electrical activity in the brain. Int J Psychophysiol 18(1):49–65

Pascual-Marqui RD, Lehmann D, Koukkou M, Kochi K, Anderer P, Saletu B, Tanaka H, Hirata K, John ER, Prichep L, Biscay-Lirio R, Kinoshita T (2011) Assessing interactions in the brain with exact low-resolution electromagnetic tomography. Philos Trans A Math Phys Eng Sci 369(1952):3768–3784

Pascual-Marqui RD, Biscay R, Bosch-Bayard J, Lehmann D, Kochi K, Yamada N, Kinoshita T, Sadato, N (2014a) Isolated effective coherence (iCoh): causal information flow excluding indirect paths. arXiv preprint arXiv:1402.4887. http://arxiv.org/abs/1402.4887

Pascual-Marqui RD, Biscay R, Bosch-Bayard J, Lehmann D, Kochi K, Yamada N, Kinoshita T, Sadato N (2014b) Assessing direct paths of intracortical causal information flow of oscillatory activity with the isolated effective coherence (iCoh). Front Hum Neurosci 8, 448 https://doi.org/10.3389/fnhum.2014.00448.eCollection2014.

Pascual-Marqui, Faber, Ikeda, Ishii, Kinoshita, Kitaura, Kochi, Milz, Nishida, Yoshimura (2017) The cross-frequency mediation mechanism of intracortical information transactions. arxiv.org/abs/1703.07654. https://doi.org/10.1101/119362

Petersen SE, Sporns O (2015) Brain networks and cognitive architectures. Neuron 88(1):207–219

Raichle ME, Snyder AZ (2007) A default mode of brain function: a brief history of an evolving idea. Neuroimage 37:1083–1090

Thatcher RW (2008) Z-score EEG biofeedback: conceptual foundations. NeuroConnections Newsl 20 (S 9, 11)

Phänotyp-geleitetes Neurofeedbacktraining

Arns M, Gunkelman J, Breteler M, Spronk D (2008) EEG phenotypes predict treatment outcome to stimulants in children with ADHD. J Integr Neurosci 7:421–438

Coben R, Linden M, Myers TE (2010) Neurofeedback for autistic spectrum disorder: a review of literature. Appl Psychophysiol Biofeedback 35:83–105

Falkai P, Wittchen HU (2018) Diagnostisches und statistisches Manual Psychischer Störungen DSM-5. Hogrefe.

Gunkelman J (2006) Transcend the DSM using phenotypes. Biofeedback 34(3):95–98

Johnstone J, Gunkelman J, Lunt J (2005) Clinical database development: characterization of EEG phenotypes. Clin EEG Neurosci 36(2):99–107

Neurostimulation

Antal A, Herrmann CS (2016) Transcranial alternating current and random noise stimulation: possible mechanisms. Neural Plast 2016:3616807

Antal A, Paulus W (2013) Transcranial alternating current stimulation (tACS). Front Hum Neurosci 7:317

Aust S, Palm U, Padberg F, Bajbouj M (2015) Transkranielle Gleichstromstimulation bei depressiven Störungen. Nervenarzt 86:1492–1499

Bikson M, Grossman P, Thomas C, Zannou AL, Jiang J, Adnan T, Mourdoukoutas A, Kronberg G, Truong D, Boggio P, Brunoni A, Charvet L, Fregni F, Frisch B, Gillick B, Hamilton R, Hampstead B, Jankord R, Kirton A, Knotkova H, Liebetanz D, Liu A, Loo C, Nitsche M, Reis J, Richardson J, Rotenberg A, Turkeltaub P, Woods A (2016) Safety of transcranial direct current stimulation: evidence based update 2016. Brain Stimul 9:641–661

Das S, Holland P, Frens MA, Donchin O (2016) Impact of transcranial direct current stimulation (tDCS) on neuronal functions. Front Neurosci 10:550

Funk R (2017) Does electromagnetic therapy meet an equivalent counterpart within the organism? J Transl Sci 3:1–6

Hamblin M (2016) Shining light on the head: photobiomodulation for brain disorders. Biochom Biophys Acta Clin 6:113–124

Hennessy M, Hamblin M (2016) Photobiomodulation and the brain: a new paradigm. J Opt 19:013003

Kunze T, Hunold A, Haueisen J, Jirsa V, Spiegler A (2016) Transcranial direct current stimulation changes resting state functional connectivity: a large-scale brain network modeling study. Neuroimage 140:174–187. https://doi.org/10.1016/j.neuroimage.2016.02.015

Martiny K, Lunde M, Bech P (2010) Transcranial low voltage pulsed electromagnetic fields in patients with treatment-resistant depression. Biol Psychiatry 68:163–169. https://doi.org/10.1016/j.biopsych.2010.02.017

Matsumoto H, Ugawa Y (2016) Adverse events of tDCS and tACS: a review. Clin Neurophysiol Pract 2:19–25. https://doi.org/10.1016/j.cnp.2016.12.003

Monai H, Ohkura M, Tanaka M, Oe Y, Konno A, Hirai H, Mikoshiba K, Itohara S, Nakai J, Iwai Y, Hirase H (2016) Calcium imaging reveals glial involvement in transcranial direct current stimulation-induced plasticity in mouse brain. Nat Commun 7:11100. https://doi.org/10.1038/ncomms11100

Nitsche M, Paulus W (2000) Excitability changes induced in the human motor cortex by weak transcranial direct current stimulation. J Physiol 527:633–639

Palm U, Reisinger E, Keeser D, Kuo M, Pogarell O, Leicht G, Mulert C, Nitsche M, Padberg F (2013) Evaluation of sham transcranial direct current stimulation for randomized, placebo-controlled clinical trials. Brain Stimul 6:690–695

Robertson JA, Théberge J, Weller J, Drost DJ, Prato FS, Thomas AW (2009) Low-frequency pulsed electromagnetic field exposure can alter neuroprocessing in humans. J Roy Soc Interf 7:467–473

Roche N, Geiger M, Bussel B (2015) Mechanisms underlying the effects of transcranial direct current stimulation. Ann Phys Rehabil Med 58:214–219. https://doi.org/10.1016/j.rehab.2015.04.009

Vosskuhl J, Strüber D, Herrmann CS (2018) Non-invasive brain stimulation: a paradigm shift in understanding brain oscillations. Front Hum Neurosci 12:211. https://doi.org/10.3389/fnhum.2018.00211

Woods A, Antal A, Bikson M, Boggio P, Brunoni A, Celnik P, Cohen L, Fregni F, Herrmann CS, Kappenman E, Knotkova H, Liebetanz D, Miniussi C, Miranda P, Paulus W, Priori A, Reato D, Stagg C, Wenderoth N, Nitsche M (2016) A technical guide to tDCS, and related non-invasive brain stimulation tools. Clin Neurophysiol 127:1031–1048

HEG-Biofeedback

Carmen JA (2004) Passive infrared hemoencephalography: four years and 100 migraines. J Neurotherapy 8(3):23–51

Coben R, Pudolsky I (2007) Infrared imaging and neurofeedback: initial reliability and validity. J Neurotherapy 11(3):3–13

Friedes D, Aberbach L (2003) Exploring hemispheric differences in infrared brain emissions. J Neurotherapy 8(3):53–61

Mize W (2004) Hemoencephalography a new therapy for attention deficit hyperactivity disorder (ADHD): case report. J Neurotherapy 8(3):77–97

Sherrill R (2004) Effects of hemoencephalography (HEG) training at three prefrontal locations using EEG ratios at Cz. J Neurotherapy 8(3):63–76

Toomim H, Mize W, Kwong PC, Toomim M, Marsh R, Kozlowski GP, Kimball M, Remond A (2004) Intentional increase of cerebral blood oxygenation using hemoencephalography (HEG). J Neurotherapy 8(3):5–21

fMRT-Neurofeedback

Bray S, Shimojo S, O'Doherty JP (2007) Direct instrumental conditioning of neural activity using functional magnetic resonance imagingderived reward feedback. J Neurosci 27:7498–7507

Caria A, Veit R, Sitaram R, Lotze M, Weiskopf N, Grodd W, Birbaumer N (2007) Regulation of anterior insular cortex activity using real-time fMRI. Neuroimage 35:1238–1246

Caria A, Sitaram R, Veit R, Begliomini C, Birbaumer N (2010) Volitional control of anterior insula activity modulates the response to aversive stimuli. A real-time functional magnetic resonance imaging study. Biol Psychiatry 68(5):425–432

DeCharms RC (2007) Reading and controlling human brain activation using real-time functional magnetic resonance imaging. Trends Cogn Sci 11:473–481

DeCharms RC (2008) Applications of real-time fMRI. Nat Neurosci 9:720–729

DeCharms RC, Christoff K, Glover G, Pauly J, Whitfield S, Gabrieli J (2004) Learned regulation of spatially localized brain activation using real-time fMRI. Neuroimage 21:436–443

DeCharms RC, Maeda F, Glover GH, Ludlow D, Pauly JM, Soneji D, Gabrieli JD, Mackey SC (2005) Control over brain activation and pain learned by using realtime functional MRI. Proc Natl Acad Sci 102:18626–18631

Fetz EE (2007) Volitional control of neural activity: implications for brain-computer interfaces. J Physiol 579:571–579

Johnston SJ, Boehm SG, Healy D, Goebel R, Linden DEJ (2010) Neurofeedback: a promising tool for the self-regulation of emotion networks. Neuroimage 49(1):1066–1072

Rota G, Sitaram R, Veit R, Erb M, Weiskopf N, Dogil G, Birbaumer N (2009) Self-regulation of regional cortical activity using real-time fMRI: the right inferior frontal gyrus and linguistic processing. Hum Brain Mapp 30:1605–1614

Sitaram R, Caria A, Veit R, Gaber T, Ruiz S, Birbaumer N (2014) Volitional control of the anterior insula in criminal psychopaths using real-time fMRI neurofeedback: a pilot study. Front Behav Neurosci 8:344

Weiskopf N, Veit R, Erb M, Mathiak K, Grodd W, Goebel R, Birbaumer N (2003) Physiological self-regulation of regional brain activity using real-time functional magnetic resonance imaging (fMRI): methodology and exemplary data. Neuroimage 19:577–586

Weiskopf N, Scharnowski F, Veit R, Goebel R, Birbaumer N, Mathiak K (2004) Self-regulation of local brain activity using real-time functional magnetic resonance imaging (fMRI). J Physiol Paris 98:357–373

Weiskopf N, Sitaram R, Josephs O, Veit R, Scharnowski F, Goebel R, Birbaumer N, Deichmann R, Mathiak K (2007) Real-time functional magnetic resonance imaging: methods and applications. Magn Reson Imaging 25:989–1003

Yoo S, Jolesz FA (2002) Functional MRI for neurofeedback: feasibility study on a hand motor task. Neuroreport 13:1377–1381

Yoo S, O'Leary H, Fairneny T, Chen N, Panych L, Park H, Jolesz F (2006) Increasing cortical activity in auditory areas through neurofeedback functional magnetic resonance imaging. Neuroreport 17:1273–1278

HEMI-KINEMATICS-BIO-CONTROL (H.B.B.C)

Elektronisches Zusatzmaterial Die elektronische Version dieses Kapitels enthält Zusatzmaterial, das berechtigten Benutzern zur Verfügung steht https://doi.org/10.1007/978-3-662-59720-0_7. Die Videos lassen sich mit Hilfe der SN More Media App abspielen, wenn Sie die gekennzeichneten Abbildungen mit der App scannen.

© Springer-Verlag GmbH Deutschland, ein Teil von Springer Nature 2020
K.-M. Haus et al., *Praxisbuch Biofeedback und Neurofeedback*, https://doi.org/10.1007/978-3-662-59720-0_7

7.1 Einführung: EMG-Biofeedback

> Das Biofeedback (= Rückmeldung biologischer Körpersignale) ist ein Verfahren, das körperliche Prozesse wie z. B. Muskelanspannung, Herzrate, Hauttemperatur, Schweißdrüsenaktivität etc., die eigentlich nicht dem Bewusstsein unterliegen, erfahrbar macht.

Mittels EMG-Biofeedback können wir die unter ▶ Abschn. 7.2.1 – 1. SMRK und ▶ Abschn. 7.3 – 2. SMRK beschriebenen, i. d. R. bewusstseinsfernen Prozesse des RMs, erfahrbar machen. Das Ziel des/der Biofeedbacktrainings/-therapie liegt dabei in der **bewussten Beeinflussung dieser Körperprozesse**.

> Das Verständnis physiologischer, kompensatorischer und pathologisch enthemmter sensomotorischer Prozesse des „bewusstseinsfernen" Rückenmarksgraus bilden die Grundlage für die funktionelle, alltagsrelevante Bewegungsanbahnung innerhalb der H.B.B.C-Methode!

EMG-Biofeedback: Über ein exterozeptiv wahrnehmbares Signal wie z. B. Töne (auditiv) und/oder graphische Animationen (visuell) werden diese i. d. R. unbewussten vegetativen (autonomen) Prozesse dem Individuum zurückgemeldet und rücken somit in dessen Bewusstsein. Damit stellt Biofeedback eine technisch ermöglichte **Erweiterung der menschlichen Sinnesorgane** dar und dient der Wahrnehmungserweiterung und gezielten Beeinflussung physiologischer Prozesse (Rief und Birbaumer 2006). Zudem ermöglicht es den Zusammenhang körperliche Prozesse darzustellen und deren Reaktionen auf physische und/oder emotionale Belastung zu erfahren (Bruns und Praun 2002). Die Biofeedbacktherapie gehört zu den **nicht-invasiven Verfahren**, was bedeutet, dass i. d. R. keine Nebenwirkungen auftreten.

7.1.1 Elektromyogramm, Elektromyographie (EMG)

Innerhalb der Muskelfasern eines gesunden quergestreiften und normal innervierten Muskels finden permanent elektrische Potenzialverschiebungen statt, deren Ausmaß im Zuge einer Muskelaktivität zunimmt. Die daraus resultierenden bioelektrischen Signale nennt man **Elektromyogramm** (◻ Abb. 7.3a, b), das dazu korrespondierende Messverfahren **Elektromyographie** (**EMG**). Somit ermöglicht die Elektromyographie die nicht-invasive Registrierung und Rückmeldung elektromyographischer Aktivität. Die Innervation der quergestreiften Muskulatur obliegt dem somatischen Nervensystem, womit jede bewusste/willentliche Aktion eines Muskels sichtbar wird. Zudem lassen sich unbewusste Reaktionen, emotionales Erleben und psychische Anspannung, z. B. das Hochziehen der Schultern bei Angst, als EMG-Aktivität nachweisen, wodurch sich das enge Zusammenspiel zwischen psychischem, somatischem und vegetativem Nervensystem eindrucksvoll darstellt. Man geht davon aus, dass eine erhöhte

Anspannung mit einer Sympathikusaktivität korrespondiert, während eine Abnahme derselben mit parasympathischer Aktivität einhergeht (Bruns und Praun 2002).

EMG-Signal

Die beschreibenden **Parameter** des EMG-Signals sind die Amplitude und die Frequenz. Ähnlich wie das EEG (Elektroenzephalogramm) hat auch das EMG-Rohsignal einen bipolaren Verlauf (elektrische Spannungen). Aus der Kurve zwischen den Messwerten, d. h. von Spitze zu Spitze (Peak-to-Peak) resultiert die **Amplitude**. Die Anzahl der Amplituden innerhalb einer Sekunde beschreibt die **Frequenz**. Abgeleitet werden die elektrischen Potenziale über **3 Elektroden**, 2 aktive Plus-Minus-Elektroden und 1 Referenzelektrode, wobei die Messung in Mikrovolt erfolgt (1 µV = 1 Millionstel Volt).

Die **Amplitudenstärke** steht in direktem Zusammenhang mit der biomechanischen Funktion, d. h.: „Je stärker die Kontraktion des Muskels, umso höher ist die Amplitude des von diesem Muskel abgeleiteten EMG-Signals." (Bruns und Praun 2002). Umso schneller die Frequenz (Amplituden pro Sekunde), desto mehr phasische Innervation findet statt (hierauf wird weiter unten näher eingegangen)

Elektrodenplatzierung

Mittels Oberflächen-EMG lassen sich **Muskelaktivitäten** am besten an den Muskelbäuchen ableiten, die nahe unter der Haut lokalisier- und palpierbar (tastbar) sind. Die beiden aktiven Elektroden (+/−) werden parallel zu den Muskelfasern positioniert, die Referenzelektrode wird mittig dazwischen oder an einen messtechnisch neutralen Punkt (z. B. auf einen Knochen) gesetzt. Neben der Muskelkontraktion spielt auch der **Elektrodenabstand** (+/− Elektrode) eine Rolle für die Amplitudenstärke. Daher ist eine möglichst exakte, einheitliche Elektrodenplatzierung wichtig, vor allem, wenn die Messwerte miteinander verglichen werden. Der Abstand sollte stets **2 cm** betragen. Dreifach-EMG-Elektroden, sog. **Trioden**, besitzen stets einen Abstand von 2 cm. Bei einzelnen Standardelektroden kann sich der Außenrand berühren, was in etwa auch 2 cm entspricht. Vor dem Aufbringen der Elektroden sollten die Ableitungsstellen mittels spezieller Pasten gründlich entfettet werden.

7.1.2 Ableitungspositionen

Als Ableitungsstellen dienen in der H.B.B.C(Hemi Kinematic Bio Control)-**Muskelgruppen** (▶ Abschn. 7.1.3), die auch im Normalfall bei zu hoher physischer und/oder psychischer Beanspruchung **zu Verspannungen neigen** (◻ Abb. 7.2). Dazu zählen typischerweise:

- die Nackenmuskulatur (M. trapezius pars descendens),
- die lumbale Rückenmuskulatur (M. latissimus dorsi),
- die Ellenbogenflexoren,
- der Daumen- und Kleinfingerballen sowie
- die dorsalen Muskeln um das Kniegelenk.

In der H.B.B.C wird entsprechend der sensomotorischen Entwicklung von kranial nach kaudal und von proximal nach distal gearbeitet.

7.1.3 Hemi Kinematic Bio Control (H.B.B.C)

EMG-Biofeedback heilt nicht, es spiegelt lediglich muskuläre Spannungszustände wider! Um diese zu deuten und EMG-Biofeedback entsprechend zu nutzen, sind Kenntnisse über zentrale Steuerungszentren und deren neuromuskuläre Innervation notwendig. Zusammenhänge zwischen der Phylo- und Ontogenese, der sensomotorischen Entwicklung, normaler alltäglicher, meist automatisierter Bewegungsprozesse sowie neuromuskulärer Veränderungen während unseres Lebens sind daher unabdingbar. Es gibt nicht den Schalter, den wir drücken, und die Spannung normalisiert sich! Es existieren 100 Milliarden Neuronen (Schaltern), die in jeder Sekunde des menschlichen Tuns 656 Muskeln entsprechend der jeweiligen Anforderung höchst sensibel adaptieren. Es gibt „nicht" den einen Schalter, den wir drücken, und es wird bei jedem besser! Dennoch gibt es gewisse grundlegende Vorgehensweisen, die charakteristisch für den Einsatz der H.B.B.C-Methode sind. Diese werden als entsprechende Textbausteine, „**Roter Faden**", beschrieben.

> **Wir versuchen, das Nervensystem (zentral, vegetativ) zu verstehen, um es zu beeinflussen!**

Vorab werden neurophysiologische und neuropathologische Prozesse beschrieben, um aufbauend anhand praktischer Fälle – unter Ressourcen- und ICF-orientierter Zielsetzung – die Methode „H.B.B.C" innerhalb einer reflektierenden Vorgehensweise erfolgreich in den Praxisalltag zu übertragen.

Die **H.B.B.C** ist eine neurophysiologische Therapiemethode zur Behandlung neurologischer Störungsbilder, wie **H**emiplegie/Hemiparese, Morbus Parkinson, MS, ALS etc.

Mittels EMG-**B**iofeedback werden dabei an Muskelgruppen mit hoher physio- u./o. psychoreaktiven Komponente kompensatorische (assoziierte) Bewegungsstrategien und/oder pathologische enthemmte Bewegungsreaktionen („**k**inematics") erfahrbar, kontrollierbar („**c**ontrol") und veränderbar gemacht, wodurch der Betroffene die Möglichkeit zur physiologischen Ausführung funktioneller Alltagsaktivitäten (= Betätigung) erfährt.

> **Mittels EMG-Biofeedbacks werden neuromuskuläre Prozesse, die nicht dem direkten Bewusstsein unterliegen, erfahrbar. Dadurch fließen in der H.B.B.C neben den klassischen sensomotorischen Inhalten auch psychoreaktive und vegetative Parameter in die neurorehabilitative Therapie mit ein.**

7.2 Neurophysiologie vs. Neuropathologie

Während der **Alltagsbewegungen** tätigt unser ZNS eine Vielzahl hochkomplexer sensomotorischer Prozesse, die i. d. R. nicht unserem Bewusstsein unterliegen. Neokortikale Strukturen dienen z. B. der visuellen, akustischen oder taktilen Reizaufnahme sowie der Assoziation/Interpretation mit gespeicherten Erfahrungen. Sie unterliegen eher den „bewussten", distal betonten, v. a. phasisch innervierten, handlungsorientierten, fein- und grafomotorischen Bewegungsprogrammen (■ Abb. 7.1a1). Der Neokortex, v. a. der Frontallappen, ist das evolutionär, jüngste Hirnareal. Seine Neurogenese vollzieht sich bis über das 21 Lj. und ist u. a. Sitz der emotionalen, sozialen und kreativen Intelligenz (Persönlichkeit).

Unterhalb der Großhirnrinde befinden sich die Kerngebiete der Basalganglien, Zentren zum Speichern und Abrufen von Informationen (Hippocampus) sowie limbische Strukturen. Sie gestalten v. a. automatisierte, phasisch variable, schnelle, kraftvolle, harmonische Bewegungsabläufe etc. Neben der Sensomotorik erfüllen sie aber auch kognitive und emotional betonte Funktionen (■ Abb. 7.1a2)

Tiefer liegende und phylogenetisch ältere Zentren wie z. B. der Hirnstamm, steuern mit meist automatisierten Haltungs- und Gleichgewichtsreaktionen die permanente Adaption unserer Körperanspannung gegen die sich ständig verändernden Gravitationskräfte (Schwerkraft). Neben den koordinativen Leistungen des Kleinhirns aktiviert der Hirnstamm eher tonisch geprägte, ausdauernde Reaktionen zur Haltungsbewahrung (■ Abb. 7.1a3).

Aber v. a. das evolutionär ältestes zentrale Steuerungszentrum, das **Rückenmarksgrau**, verfügt über ein reichhaltiges reflexhaftes Repertoire an sensomotorischen Programmen, wie z. B. elementare Prozesse der Lokomotorik, Schutzreaktionen sowie den Spannungsaufbau „**gegen die Schwerkraft**" (■ Abb. 7.1a4).

Jedes an Land lebende Lebewesen entwickelt bzw. adaptiert sich entsprechend der Schwerkraft (■ Abb. 7.1b), umso leichter, harmonischer, ökonomischer, graziler … (■ Abb. 7.1c), desto komplexer ihre neuromuskuläre Innervation. Daher ist das Zusammenspiel aller o. b. Steuerungszentren notwendig, um ein unendlich variationsreiches Spektrum zwischen kraftvollen, schnellen, anstrengenden … und leichten, harmonischen, flüssigen … Bewegungsabläufen in unserem Alltagsleben zu ermöglichen.

7.2.1 Rückenmarksgrau: 1. *Senso*motorischer *Regel*kreis (1. SMRK)

> **Die „Schwerkraft" oder Gravitationskraft bildet eine allgegenwärtige Konstante, mit der sich unser ZNS von der Geburt bis zum Tode auseinandersetzt**

Afferenzen: Die Rezeptoren zur **Tonusaktivierung gegen die Schwerkraft** liegen in der Gewebstiefe (= **Tiefensensibilität/Propriozeption**), d. h. v. a. Muskel- und Sehnenspindeln (■ Abb. 7.2b). Sie liefern dem ZNS permanent Informationen über die Position und den Aktivitätszustand unseres Körpers, wodurch Bewegung im Raum erst möglich wird (**Kraft-, Stellungs- u. Bewegungssinn/Kinästhesie**). Muskeln mit einer hohen Rezeptordichte bzw. hoher Sensibilität (■ Abb. 7.2a) sind:

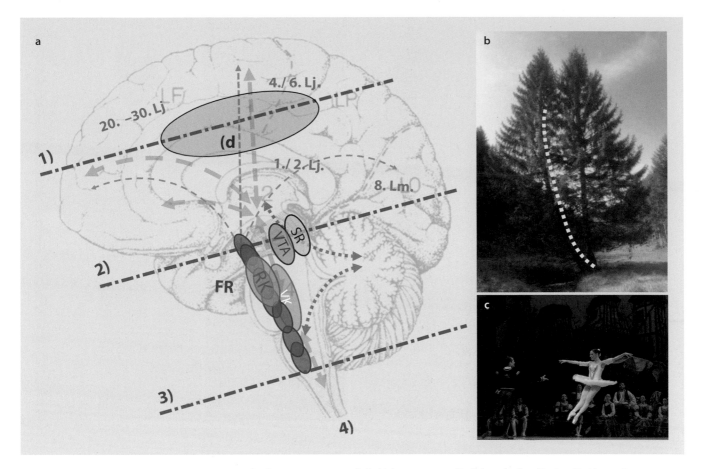

Abb. 7.1 Das ZNS verstehen – **a** Sensomotorische Steuerungszentren. **b** Aufrichtung gegen die Schwerkraft. **c** Neokortikal innervierte harmonische, grazile … Bewegungsabläufe. **d** Versorgungsgebiet der A. cerebri media

- die **Augenmuskeln** (Visuomotorik) zur Exploration des externen Feedbacks im Raum (Blickfixierung, Umwelterfassung);
- die **Nackenmuskulatur** (M. trapezius, pars descendens) mit seiner hohen vegetativen, physio- und psychoreaktiven Komponente;
- die **lumbale Rückenmuskulatur**, v. a. zur Haltungsbewahrung im Stand und Gang;
- die **Handmuskulatur** (Daumen- u. Kleinfingerballen) zur Ausführung leichter, harmonischer fein- und grafomotorischer Hantierfunktionen.

Propriozeptive Afferenzen werden über das Hinterstrangbahnsystem zu den neokortikalen Rindenfeldern projiziert, was unter Punkt ▸ Abschn. 7.2.2 genauer beschrieben wird.

Efferenzen: Auf RM-Segmentebene bilden diese Afferenzen im Verbund mit spinomuskulären Efferenzen (2. motorisches Neuron) einen elementaren Reflexbogen (■ Abb. 7.2b, Synonyme: **Monosynaptischer Reflexbogen**, Antischwerkraftreflex, Patella-Sehnenreflex …), der in 652 Muskeln, je nach Körperposition, reflexhaft **Tonus gegen die (Schwer-)Kraft** aktiviert. Diese evolutionär frühe haltungsbewahrende Innervation ist eher stereotyp und bedingt eine tonische Innervation = eher tonische Muskulatur.

Im Stand entspräche diese kopfwärts beginnende (Nacken/HWS-Extension) Statomotorik im Rumpf und der unteren Extremität einem Extensionsmuster. In der oberen Extremität hingegen dominieren gegen die Schwerkraft die Beuger (■ Abb. 7.2c). Um nun physiologisch, locker, leicht im Raum aufrecht „im Lot" zu stehen, brauchen wir neben den beschriebenen agonistischen, meist dorsalen tonischen Haltemuskeln, ein ventrales Widerlager durch die antagonistisch, phasischen Bewegungsmuskeln (■ Abb. 7.2c). Im lockeren Stand findet dabei ein ständiger Wechsel zwischen den ventralen und dorsalen Muskelketten statt – es kommt zu einm permanenten Suchen und Finden der Körpermitte bzw. des Körperlots = **Equilibriumsreaktionen.** Es sind minimale tonische Anpassungsreaktionen, die nicht der bewussten Steuerung unterliegen.

❯ **Selbsterfahrung**
Diese „feinsten", reaktiven, für unser Auge nicht wahrnehmbaren, Justierbewegungen fühlen wir, wenn wir die Anforderung erhöhen und uns möglichst weit auf unsere Zehenspitzen stellen und die Augen schließen.

Durch den permanenten Wechsel zwischen dorsalventralen Muskelgruppen spricht man daher im aufrechten Sitz und/oder Stand, wenn sich der Körperschwer-

7

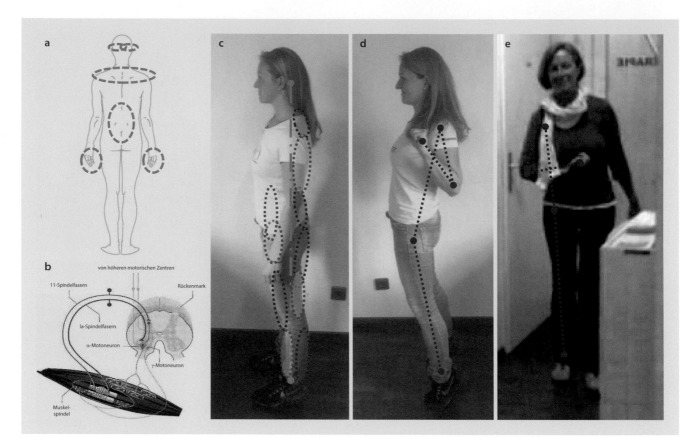

◼ **Abb. 7.2   a** Muskelgruppen mit hoher Rezeptordichte. **b** 1. Sensomotorischer Regelkreis, Muskelspindeln. **c Sagittale Balance** zwischen ventralen phasischen Bewegungsmuskeln und überwiegend dorsal tonischen Haltemuskeln. **d** StereotyperTonus gegen die Schwerkraft. **e** Pathologisch enthemmte Bewegungsmuster

punkt (KSP) im Lot befindet, auch von einer geschlossenen kinematischen Kette. Diese **Feinstjustierung zur sagittale Balance** bedingt eine sehr hohe neuromuskuläre Innervation.

> ❯ Umso komplexer die neuromuskuläre Innervation, desto niedriger die muskuläre Anspannung und desto leichter der aufrechte Sitz bzw. Stand und harmonischer die Bewegung (◼ Abb. 7.2c)

Motorik

Isoliert gesehen wäre eine reine Rückenmarksaktivität „Tonus gegen die Schwerkraft" jedoch **bewegungsfeindlich**. Im Stand entspräche diese „enthemmte" Hirnstamm- und Rückenmarksaktivität einer kranial eingeleiteten Streckung von Kopf, Rumpf und Beinen bzw. einem Beugemuster in den Armen (◼ Abb. 7.2d, e)! Diese statisch fixierende Haltungsbewahrung macht harmonische und ökonmische „normale" Alltagsbewegungen unmöglich. Daher obliegen diese Prozesse der neuromuskulären Integration und Kontrolle kortikaler Zentren, d. h., sie sind stets in die kortikale Zielvorgabe eingebunden (= **hemmende kortikale Kontrolle**).

> ❯ Der Tonus wird so viel wie nötig eingesetzt, um sich adäquat mit der Schwerkraft auseinanderzusetzen, und so wenig wie möglich, um z. B. die harmonische

Bewegungsfreiheit und feinmotorischen Hantierfunktionen nicht zu behindern (in Anlehnung an K. Bobath).

Neuropathologie: Kommt es zu einem kortikalen Kontrollverlust z. B. durch einen Apoplex, sehen wir dieses Bild bei einer spastischen Hemiplegie (◼ Abb. 7.2e).

> ❯ Spastik = enthemmter Tonus gegen die Schwerkraft

7.2.2 Assoziierte Bewegungen (AB) vs. assoziierte Reaktionen (AR)

Assoziierte Bewegungen

Kommt es im Alltagsgeschehen zu **hohen sensomotorischen Anforderungen bzw. gerät das neokortikale Steuerungszentrum unter Stress**, so reagiert das ZNS mit einer entsprechend hohen kompensatorischen Anstrengung, die als **assoziierte Bewegungen** beschrieben werden. Dabei wird ein hohes Maß an Aufmerksamkeit auf die Bewegung gelenkt. Die Muskelspannung steigt und die Ausführung verliert an Harmonie. Man kann das z. B. bei Kleinkindern beobachten, die bei feinmotorischen Anforderungen mit einer starken Zungen- und Mundmotorik reagieren und/oder bei Daumen-/Fingeropposition bzw. Diadochokinese starke Mitbewegungen auf der kontralateralen Seite zeigen.

> **Selbsterfahrung**
> Assoziierte Bewegungen zeigen sich, wenn wir z. B. eine unbeteiligte Person bitten, mit einem Auge (das andere geschlossen!) in ein umgedrehtes Fernglas zu schauen und dabei einen Hindernisparcours zu bewältigen. Der freie Arm/die freie Hand soll(te) locker herunterhängen. Bedingt durch die neokortikale Einschränkung (Fernglas) und je nach Schwere der Hindernisse gerät das ZNS unter Stress. Subkortikale und spinale Zentren übernehmen die Steuerung und die Körperspannung steigt an (s. o.). Die herunterhängende Hand zieht ins Beugemuster bzw. das Schwungbein wird mittels hohem Extensionstonus über die Zirkumduktion nach vorn gesetzt ähnlich (�"ª Abb. 7.2e)

Assoziierte Reaktionen/Spastizität

1. Ein **Schlaganfall**, meist ein Medianinfarkt (70–80 %), schädigt v. a. sensomotorische Zentren, woraus je nach Schwere der Läsion eine Hemiparese bzw. Hemiplegie resultiert (◼ Abb. 7.1d und 7.2d, e). Es entsteht ein neuronales **Chaos/Stress**, was neben dem **Innervationsverlust auch die neokortikale Kontrolle (Hemmung) subkortikaler und spinaler Zentren der kontralateralen Körperseite** beeinträchtigt. Sowohl assoziierte Bewegungen wie auch assoziierten Reaktionen sind **Merkmale einer sensomotorischen Überforderung**. Da diese Reaktionen jedoch nicht mehr der kortikalen Kontrolle unterliegen und (falls überhaupt) nur noch bedingt gehemmt werden können, sprechen wir auf der betroffenen Seite von „assoziierten Reaktionen". Das heißt von einer nachhaltigen, pathologisch, enthemmten Tonusanspannung gegen die Schwerkraft (**Spastizität**).

> — Assoziierte Bewegungen = physiologische Ausgleichsbewegungen, bei hoher sensomotorischer Anforderung, meist auf der kontralateralen Seite.
> — Enthemmte assoziierte Bewegungen = assoziierte Reaktionen (immer auf der betroffenen Seite, immer pathologisch).
> — Permanente assoziierte Reaktionen = Spastizität.

> **Das primäre Ziel der H.B.B.C liegt darin, mittels EMG-Biofeedback den dünnen Grad zwischen Kompensation und Pathologie zu finden, um dem ZNS das Gefühl für die „normale Bewegung" (wieder) zu geben!**

Mediainfarkt: Wenn auch die Symptombilder unendlich variieren und selbst eine hypotone Hemiplegie (Flexibilität) je nach Bewegungsanforderung in die spastische Hemiplegie wechseln kann (und umgekehrt), so reagiert das ZNS dennoch mit **zwei Grundarten** körpereigener funktionaler **Strategien**:

Unmittelbar nach der Läsion kommt es zum Innervationsverlust der kontralateralen Körperseite, was von einer schlaffen Hemiparese/-plegie geprägt ist. Diese Phase ist von einer hohen kompensatorischen Anspannung (= assoziierten Bewegungen) geprägt und besitzt keine zeitliche Begrenzung, d. h. sie kann Stunden, Tage, Monate … dauern (s. Punkt ▶ Abschn. 7.2.8)

> **Umso höher die kompensatorische Anspannung (AB), desto hypotoner die betroffene Seite und umgekehrt!**

> **Tip**
> — Das Gehirn projiziert efferente Aktionspotenziale zur Bewegungsanbahnung auf die „gesunde" Körperseite (selbst wenn diese augenscheinlich keine Bewegung tätigt).
> — Dies wird spürbar, wenn man versucht, die Extremitäten der „gesunden" Seite leicht und locker zu faszilitieren. Die Bewegungen gestalten sich eher fixierend und unharmonisch.
> — Mittels beidseitiger EMG-Ableitung wird dies mess- und kontrollierbar.
> — Vor der Bewegungsanbahnung muss die „gesunde" Seite gelockert und auf assoziierte Mitbewegungen geachtet bzw. vermieden werden.

Kompensatorische Funktionshemmung (Schockphase)

Fallbeispiel
Frau W. erlitt vor knapp 2 Jahren einen **Schlaganfall** (◼ Abb. 7.3b). Sie zeigt eine rechtsseitige hypotone Grundsymptomatik in Bein, Rumpf und Schultergürtel/-gelenk (Subluxationsspalt ca. 1,5 cm, ◼ Abb. 7.3c), während in Ellenbogen, Hand und Fingern eine Beugespastik dominiert. Im klassischen Sinne (Bobath, FBL etc.) beginnt Frau W. mit **Armstützfunktionen** zur Gewichtsübernahme (Stützreaktionen) auf der rechten, betroffenen Körperseite.

Physiologisch ausgerichtete **Stützaktivitäten** sind die ersten funktionalen Bewegungen der Extremitäten (◼ Abb. 7.3b, Ellenbogenstütz). Der Arm- bzw. Ellenbogenstütz ermöglicht einerseits einen hohen propriozeptiven Input, andererseits werden alle Muskelgruppen zur physiologischen Stabilität des Schultergürtels auf dem Thorax aktiviert (u. a. Rotatorenmanschette). Voraussetzung ist jedoch, dass die Belastung höher ist als das Eigengewicht des Arms!

> **Übernimmt die obere Extremität (Schulter, Arm, Hand) keine Stützfunktion, so wird sie sich nicht frei im Raum bewegen können.**

Die **EMG-Ableitung** erfolgte am betroffenen distalen Oberarm (M. biceps) sowie am proximalen ventralen Unterarm (◼ Abb. 7.3a). Anhand der EMG-Amplitude ist erkennbar, dass die betroffene Hand trotz augenscheinlicher Stützbelastung/Streckaktivität den Stuhl nicht wirklich fixiert. Vielmehr steigt mit zunehmender Gewichtsverlagerung der (pathologische) Beugetonus (>7,16 µV, >4,51 µV) (◼ Abb. 7.3a) sowie die kompensatorische Anspannung auf der **„weniger betroffenen" Seite** (Schulter, Arm, Rumpf, Bein = Distress) (◼ Abb. 7.3b), die der Einfachheit halber in der weiteren Beschreibung: **„Gesunde" Seite** genannt wird. Dieses Bild ist häufig bei **hypotoner Grundsymptomatik**

7

■ **Abb. 7.3   a–c** Reduktion der kompensatorischen Schulteraktivität und Bahnung von physiologischen Stützreaktionen bei Frau W. **a** EMG-Ableitung am betroffenen Ober- und Unterarm. **b** Ellenbogenstütz: Spannung lässt nach. **c** M. deltoideus zu Beginn (Hand aufliegend) und gegen Ende der Therapie (im Stand, Arm neben dem Körper hängend). (Aus Haus et al. 2013)

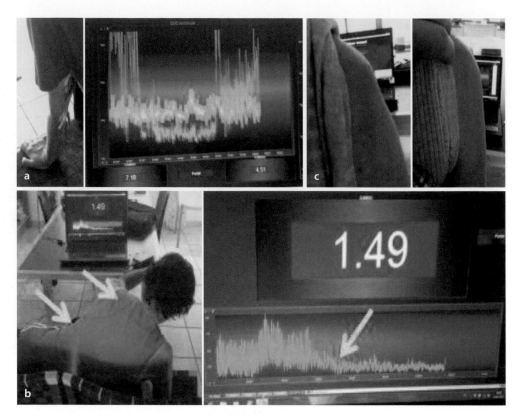

(z. B. Schulter) zu sehen und wird dahingehend interpretiert, dass das ZNS unter Belastung/Stress die spannungsaktivierenden Potenziale auf die **besser wahrnehmbare „gesunde" Seite** projiziert.

Um die betroffene, rechte Seite stärker zu repräsentieren, wechselte Frau W. in den **Ellenbogenstütz.** Doch erst, als sich auch die Spannung in der linken, „gesunden" Seite (Schulter, Arm, Bein) reduzierte (■ Abb. 7.3b, gelbe Pfeile), zeigte sich eine physiologische Gewichtsübernahme und Spannungszunahme im rechten Schultergürtel, Rumpf und Becken. Zudem kam es zu einer „schlagartigen" Verbesserung der pathologischen distalen Anspannung (= Spastikreduktion). Bereits nach der 1. Behandlung zeigten sich signifikante Tonusveränderungen der rechtsseitigen Schultergürtel- und Schultergelenkmuskulatur, was sich u. a. durch eine verbesserte Schulterstabilität und Verringerung des Subluxationsspalts äußerte. ■ Abb. 7.3c zeigt die Haube des M. deltoideus zu Beginn (Hand aufliegend) und gegen Ende der Therapie (im Stand, Arm neben dem Körper hängend).

Neuronale Reorganisation: Mit dem verstärkten Einsatz und Gebrauch der „gesunden Hemisphäre, Körperseite" etc. verlagert sich auch das Bewusstsein, Gesichtsfeld und der Körperschwerpunkt (KSP) zunehmend auf die „gesunde" Seite, sodass kompensatorische Strategien zur Haltungsbewahrung nicht mehr ausreichen. Das ZNS muss nun auf (jetzt) **enthemmte Hirnstamm- und RM-Funktionen** zurückgreifen. Die noch intakten subkortikalen und spinalen Zentren aktivieren den Tonus gegen die Schwerkraft (AR/Spastik) zur (eher fixierend geprägten) Haltungsbewahrung, was kopfwärts beginnend im Stand einer erhöhten (pathologisch enthemmten) Streckaktivität in Rumpf und Bein bzw. einem Beu-

■ **Tab. 7.1**   Assoziierte Bewegungen vs. assoziierte Reaktionen

Assoziierte Bewegungen (AB)	Assoziierte Reaktionen (AR)
Physiologische Ausgleichsbewegung	Stets pathologisch
Auf beiden Körperseiten möglich, auch Zungen- und Fingermotorik (z. B. Daumenopposition bei Kleinkindern)	Immer auf der betroffenen Seite
Zeichen einer hohen motorischen Anforderung	Zeichen einer motorischen Überforderung
Hemmung durch bewusste Kontrolle, Adaption (motorisches Lernen) oder Verringerung der Anforderung möglich	Hemmung nur zum Teil bzw. nicht mehr möglich – bleibende pathologische Tonuserhöhung = Spastizität (permanente assoziierte Reaktion)

gemuster im Arm entspricht! Ähnlich den o. g. assoziierten Bewegungen resultieren jetzt (enthemmte) **assoziierte Reaktionen** (■ Tab. 7.1, ■ Abb. 7.2e). Auf einem spastischen Bein lässt es sich meist besser stehen als auf einem schlaffen!

❯ Spastik = spinaler Tonus gegen die Schwerkraft, der in jedem Lebewesen die automatisierte Auseinandersetzung mit der Schwerkraft ermöglicht. Primär ist „nicht die Spastik das Problem", sondern vielmehr „die fehlende spinale, subkortikale und kortikale Inhibition (Hemmung)!"

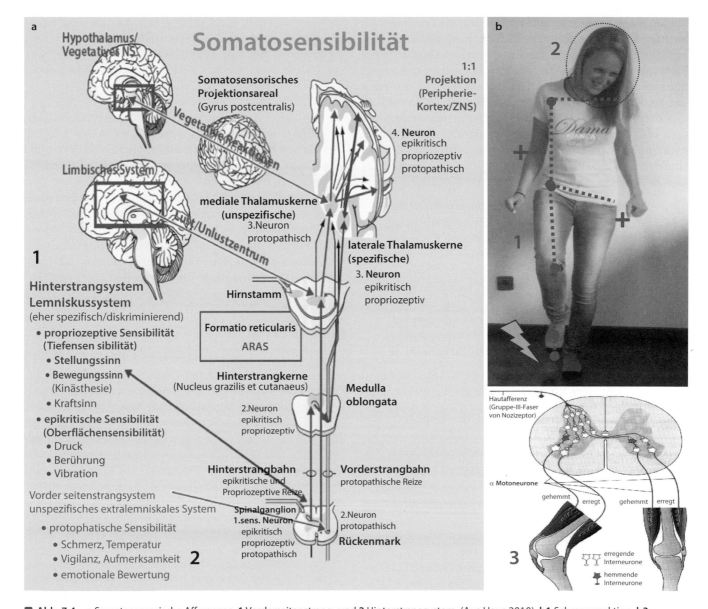

Abb. 7.4 **a** Somatosensorische Afferenzen. **1** Vorderseitenstrang- und **2** Hinterstrangsystem. (Aus Haus 2010), **b1** Schmerzreaktion, **b3** Gekreuzter Streckreflex

In der **H.B.B.C** werden ressourcenorientiert physiologische Wege in den Alltag gesucht. Mittels EMG-Biofeedbacks sucht man den dünnen Grad zwischen **Kompensation und enthemmter Pathologie**, um dem ZNS das Gefühl für die Physiologie = „Normale Bewegung" (wieder)zu geben. Die **EMG-Ableitung** dient dabei als eine Art **Navigationsgerät**, um einen „dünnen Pfad" durch das „synaptische Chaos" zu schlagen und diesen im Zuge des kortikalen Kompetenzgewinns (= **Inhibition durch Bahnung!**) wieder zu einem breiten Informationsfluss auszubauen.

7.2.3 Rückenmarksgrau: 2. SMRK

Die **Afferenzen** des 2. SMR liegen in der Oberfläche = Oberflächensensibilität und bilden zusammen mit der o. g. Propriozeption (▶ Abschn. 7.2.1) die Somatosensibilität = Empfindung des Körpers.

Im Gegensatz zur gängigen Unterscheidung in Oberflächen- und Tiefensensibilität (d. h. nach Lage der Rezeptoren) werden in der H.B.B.C die somatosensorischen Verarbeitungszentren anhand ihrer afferenten Bahnsysteme unterschieden: **Vorderseitenstrang-** und **Hinterstrangsystem** (▶ Abb. 7.4a).

■ **Vorderseitenstrangsystem**

Das Vorderseitenstrangsystem ist phylogenetisch das ältere System, ontogenetisch ist es schon sehr früh (z. T. im Embryonalstadium) entwickelt. Es übermittelt v. a. **protopathische Reize** wie

— Schmerz,
— Temperatur und
— starken Druck (Übergang von Druck zu Schmerz!).

Diese Reize sind eher unbestimmt, wenig abgrenz- und lokalisierbar, d. h. unspezifisch – man fühlt z. B. warm oder kalt, kann aber die Temperatur nicht exakt bestimmen.

Bei einer **neokortikalen Schädigung** sind die phylogenetisch älteren Projektionen über die medialen Thalamuskerne und das vegetative Nervensystem etc. (Mediainfarkt) eher minderstark betroffen. Daher lassen sich die Extremitäten über **protopathische Stimulation** wie z. B. Ausstreichen mit Papiertüchern oder leichten Pinseln, Luftdruckmanschette oder thermische Medien, wie Coolpacks (ca. 5 °C; Vorsicht bei Eispacks aus dem Gefrierschrank!), heiße Rolle eher wieder ins Bewusstsein bringen (z. B. bei Auftreten bzw. zur Reduktion/Kontrolle assoziierter Reaktionen; ◘ Abb. 7.3c und 7.35).

❯ Bei der Hemiplegie ist neben der sensomotorischen Beeinträchtigung auch die vegetative Verarbeitung betroffen. So bekommen die Betroffenen z. B. auf der betroffenen Seite meist schneller einen Sonnenbrand, Verbrennungen durch Wärmeflaschen und/oder Frostbeulen durch Unterkühlung. Thermische Medien (Wärmereize, Coolpack etc.) erzielen zwar i. d. R. eine frühere neuronale Präsenz, sollten jedoch stets mit Bedacht angewendet werden, um Verbrennungen und/oder Erfrierungen (Frostbeulen) zu vermeiden!

Durch die retikulären Verknüpfungen (s. ◘ Abb. 7.1a FR) ist das Vorderseitenstrangsystem zum einen modulierend an der **kortikalen Erregung** beteiligt (◘ Abb. 7.4a, ARAS – aufsteigendes retikuläres Aktivierungssystem = Alertness/tonisches Arousal), zum anderen über absteigende retikuläre Projektionen an der Erregung der tonischen **Körpergrundspannung** (◘ Abb. 7.2b, „π-Motoneurone").

Tip

— Thermische, v. a. Kältereize fördern die Bewusstseinszuwendung und sind eher tonusaktivierend, während Wärmereize meist entspannend und tonussenkend wirken.
— Ein rasches und schnelles Über-den-Arm-Streichen wirkt eher **sympathisch** anregend und kann dem bewusstseinseingeschränkten Betroffenen die Reizverarbeitung erleichtern.
— Ein langsames, gleichmäßiges Bestreichen der Extremitäten wirkt meist **parasympathisch** beruhigend.

Dies gilt sowohl für die kortikale Erregung/Wachheit als auch für die muskuläre Anspannung!

Im Weiteren ist das Vorderseitenstrangsystem über reziproke **limbische Verknüpfungen** an der **emotionalen Bewertung** von Hautreizen beteiligt.

Tip

Motivation ist elementar für einen positiven Therapieverlauf. Vor allem bei Betroffenen, die einen recht langen Leidensweg mit entsprechendem Motivationsverlust haben, kann die protopathische Reizdarbietung

(wieder) einen **positiven Therapiezugang** ermöglichen, z. B. durch ein angenehmes Ausstreichen mit Lotion, Creme, Handtuch, Papiertüchern, Igelball, heißer Rolle etc.

■ **Hinterstrangsystem**

Das Hinterstrangsystem leitet differenzierte epikritische und propriozeptive Informationen zum somatosensorischen Projektionsareal. Mit Abschluss der Neurogenese, etwa ab dem 6.–7. Lebensjahr, gilt das Hinterstrangsystem als übergeordnetes System, das die **propriozeptive Sensibilität** beinhaltet. Die Empfindungen werden durch das spezifischer gewordene Hinterstrangsystem differenzierter, klarer und bewuster wahrgenommen. Das Hinterstrangsystem bildet somit die sensorische Grundlage für das taktile Erkennen (Tastsinn/**Stereognosie**) von Objekten und das Hantieren mit den Objekten.

❯ Nur eine Körperseite/Extremität, die im Bewusstsein liegt, wird auch vom ZNS bewusst eingesetzt und kann Gegenstände ertasten.

Pyramidenbahnzeichen: Als deutliche **pathologisch**(enthemmte) **Reaktion** bzw. als Zeichen eines pathologischen Extensionsmusters bei **Schädigung der Pyramidenbahn** gilt der **Babinski-Reflex**. Ausgelöst wird der Reflex durch kräftiges Bestreichen des Fußrandes. Als Reaktion hebt sich die Großzehe, während sich gleichzeitig die Kleinzehen nach unten bewegen (Beim Säugling gilt diese Reaktion bis ca. Ende des 1. Lebensjahres als physiologisch!).

Neurophysiologie: Propriozeption und epikritische Sensibilität

Über die **Propriozeption** (Tiefensensibilität) werden dem ZNS permanent Informationen über Position und Muskelspannung des Körpers bzw. der Extremitäten geliefert. Wichtige Rezeptoren sind die Muskelspindeln und Sehnenorgane. Druck und (bedingt) Zug sind adäquate Reize für die Muskelspindeln. Vor allem Vibrationsreize bewirken wegen der eingeschränkten Adaption eine **hohe epikritische Stimulation**. Das propriozeptive und epikritische System bilden die Voraussetzung für das taktile Erkennen (Gnosie) und Hantieren bekannter Gegenstände = **Stereognosie**.

Fallbeispiele
Fallbeispiel
Babinski
Ein langsames, proximal beginnendes Bestreichen (Desensibilisierung), z. B. an der Wade mittels Coolpacks, verstärkt über protopathische Afferenzen die neuronale Präsenz. Die (Wieder)Integration enthemmter Reaktionen unterstützt physiologische Reaktionen: Gewichtsübernahme/Standbein. Zudem kann man über den Druck in die Malleolengabel auf den physiologischen Referenzpunkte: „Ferse"/„Medialer Fußballen", einen hohen propriozeptiven Input setzen, der zur dorsalen Detonisierung beiträgt und somit ventrale, phasische Bewegungsinnervation ermöglicht (s. ◘ Abb. 7.5, 7.6 und 7.7).

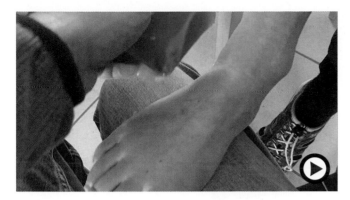

◘ Abb. 7.5   Video 7.1: Fußheber und Babinski

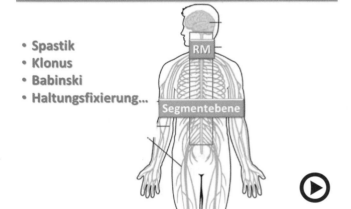

◘ Abb. 7.6   Video 7.2: Rückenmarksgrau

Fallbeispiel
Neglectsymptomatik
Herr K. erlitt vor knapp 8 Jahren einen Schlaganfall, aus dem eine linksseitige **spastische Hemiparese** mit Neglectsymptomatik resultierte (◘ Abb. 7.8). Bei gleichzeitiger Berührung beider Schultern erkennt er nur die Berührung der rechten (besser wahrnehmbaren) Schulter (Auslöschphänomen).

Die **EMG-Ableitung** erfolgte an beiden ventralen Unterarmen (◘ Abb. 7.8a): Auf dem linken Bildschirm ist die Muskelspannung des linken Unterarms zu sehen, auf dem rechten die des rechten Unterarms. Zu Beginn der 4. Therapiesitzung zeigt sich eine deutliche Anspannung des rechten, „gesunden" Unterarms (>10,25 µV), die sich im Zuge einer epikritischen Vibrationsmassage der linksseitigen Nackenmuskulatur (◘ Abb. 7.8b) nahezu um die Hälfte reduzierte. Durch den Aufbau von proximaler ventraler Haltungsstabilität, Herr K. bremst isometrisch gegen den Druck des Therapeuten (◘ Abb. 7.8d), löst sich die pathologische Anspannung, und der betroffene Arm kann nach knapp 8 Jahren erstmals locker nach unten geführt werden. Mit zunehmendem Kompetenzgewinn steigt das Anforderungsniveau. Dabei wird bei einem Zeichen der Überforderung (= **assoziierte Reaktion**) mittels Coolpack (protopathisch, ◘ Abb. 7.8c) die

Extremität ins Bewusstsein geführt, womit sich die pathologische Tonuszunahme reduziert (◘ Abb. 7.9).

▪▪ Hemiplegie und posturaler Hemineglect
Nicht nur bei einer Neglectsymptomatik richtet sich das Bewusstsein des Patienten zur „gesunden" Seite, was unschwer an der Ausrichtung des Gesichtsfelds zu erkennen ist. Das ZNS orientiert sich bzw. nutzt generell die **besser wahrnehmbare Körper-** und **Umweltseite**, was wiederum die neuronalen Funktionen der betroffenen Seite einschränkt, z. T. sogar verschlechtert (reziproke Hemmung/Auslöschphänomen). Stellt man sich z. B. hinter die betroffene Körperseite und ruft den Namen des Betroffenen, dreht dieser häufig den Kopf über die „gesunde" Seite nach hinten (was in diesem Fall unökonomisch ist!).

> **Tip**
>
> **Gleichzeitige bilaterale Berührungsreize** z. B. an den Armen sollte man vermeiden, da stets die besser wahrnehmbare Seite ins Bewusstsein rückt und reziprok die Betroffene hemmt. Ähnlich ist es auch mit **Übungsgeräten** wie z. B. dem Sitzfahrrad. Man sollte genau beobachten, ob nicht die „gesunde" Extremität die Bewegung ausführt und somit kompensatorisch die Funktionen der betroffenen Seite hemmt und/oder die Pathologie noch verstärkt (s. Neglecttherapie – wie sie vllt. „nicht" sein sollte!).

Rezeptoren (Oberfläche) und Effektoren (Muskulatur) des 2. SMRK liegen in unterschiedlichen Organen und projizieren über mehrere RM-Segmente, was als **polysynaptischer Reflexbogen** bezeichnet wird. Aufbauend auf die **eher stereotype, tonisch sagittale Spannung** gegen die Schwerkraft (s. 1. SMRK), kommen jetzt **phasisch, frontale Bewegungsanteile** hinzu, was variable Schutz- und Halteraktionen ermöglicht, z. B. der **gekreuzte Streckreflex** und die **positive Stützreaktionen**, beides elementare Programme der Lokomotorik (s. ◘ Abb. 7.4b1, b3)

❯ Selbsterfahrung
Treten wir in einen spitzen Stein, so wird innerhalb des RMs ein Schutzreflex aktiviert. Das Bein wird vom Schmerzreiz entfernt = Beugung (reziproke Hemmung der Strecker) bei gleichzeitiger Aktivierung der Strecker (Kontraktion) im kontralateren Standbein. Erst in zweiter Instanz richten wir unser Bewusstsein auf die Schmerzursache.

7.2.4 Neuromuskuläre Innervation/ Muskelfasertypen

Je nach **Art ihrer Funktion** werden unsere Muskelgruppen für eher **statische und/oder haltungsorientierten Bewegungsabläufen** mit **großer Ausdauer** über „slow twitch"-Fasern „tonisch" innerviert (ST-Fasern = Typ-I-Fasern).

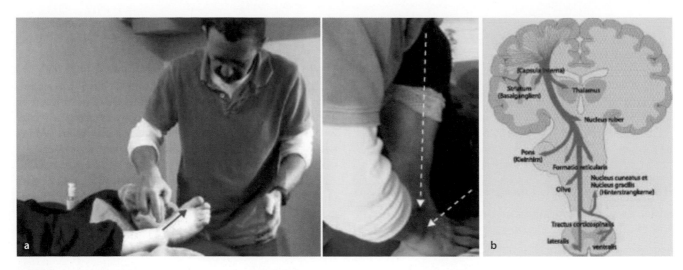

■ Abb.7.7   **a, b** Babinski-Reaktion. a Bestreichen des Fußrands. **b** Druck über das Knie und die Malleolengabel auf die Ferse. (Aus Haus 2010)

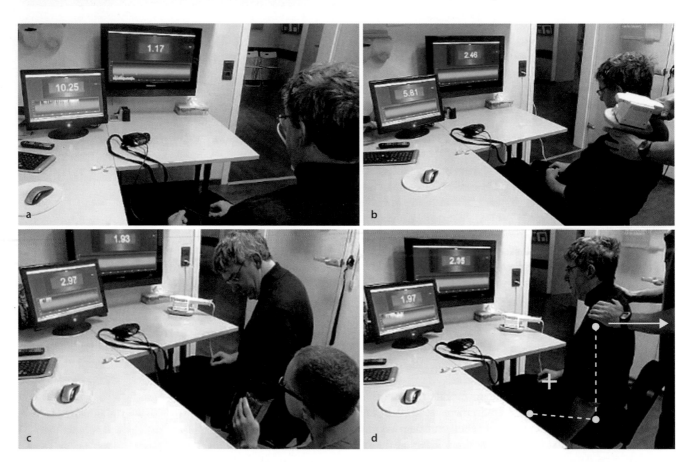

■ Abb. 7.8   **a-d** Herr K.: Neglectsymptomatik. **a** EMG-Ableitung an den Unterarmen. **b** Vibrationsmassage der linksseitigen Nackenmuskulatur. **c** Protopathische Stimulation mit Coolpack. **d** Aufbau von proximaler ventraler Haltungsstabilität. (Aus Haus et al. 2013)

Während **variationseiche, rasche, schnelle Bewegungsab-läufe über „fast twitch"-Fasern „phasisch" angesprochen werden (FT-Fasern = Typ-2-Fasern).** Zudem besteht ein **In-termediärtyp** (Mischform), der sowohl tonische als auch phasische Eigenschaften zeigt (Appell 2008)

In jedem Skelettmuskel sind grundsätzlich alle Faserty-pen vorhanden, wobei die Muskelfasern ähnlich aufgebaut sind. **Je nach innervierendem Neuron** bestehen jedoch un-terschiedliche Mengenverhältnisse zwischen Myofibrillen,

Mitochondrien, Sarkoplasma sowie Glykogen, Fett und Myoglobingehalt.

> „Jeder" Muskel wird entsprechend seiner Funktion „eher" tonisch (haltungsbewahrend) und/oder „eher" phasisch (bewegungsausführend) innerviert.

Der M. gluteus medius (wichtigster Hüftabduktor und -sta-bilisator beim Gehen) zieht „enthemmt" in Rückenlage **to-nisch** den Oberschenkel (Trochanter major) zum Becken

Abb. 7.9 Video 7.3: Neglect

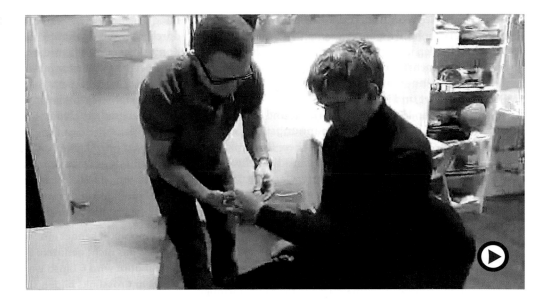

(Os ilium), während er beim Gehen phasisch das Standbeinbecken zum Trochanter zieht. Zweigelenkige Muskel, wie z. B. die ischiokruralen Muskeln, zeigen proximal eine tonische Haltearbeit (Hüftextension), während die distalen Anteile eher phasisch das Knie beugen.

Neurophysiologie: Muskelfasern

Bei der **Muskelarbeit** werden immer zuerst die tonischen Fasern (Typ I) aktiviert. Mit zunehmender Intensität werden sukzessive die motorischen Fasern der intermediären Fasern und danach der phasische Typ II rekrutiert.
Mit **zunehmendem Alter nimmt der relative Anteil der Typ-I-Fasern zu, während die schnellen motorischen Einheiten von Typ II zugrunde gehen** (Appell 2008).

> Verliert ein phasischer Muskel und/oder seine phasischen Muskelanteile (zweigelenkige Muskel) an Funktion, so wird diese vom (älteren) tonischen Synergisten bzw. den tonischen Muskelanteilen übernommen. Dabei ist jedoch weiterhin stets seine Funktion als Haupteffektor beteiligt.

Jeder Muskel wird entsprechend seiner Funktion eher tonisch (Stabilität gegen die Schwerkraft) oder eher phasisch (Bewegungen mit der Schwerkraft) innerviert. In ▶ Übersicht 7.1 sind eher tonische und phasische Muskeln aufgeführt, wobei zu beachten ist, dass ein Muskel im Liegen, Sitzen, Stehen und Gehen unterschiedlich innerviert werden kann. Zweigelenkige Muskeln wie z. B. die ischiokruralen Muskeln sind proximal eher tonisch (stabilisierend für die Hüftextension) und distal (Knieflexion) eher phasisch innerviert.

Übersicht 7.1 Beispiele für eher tonisch und phasisch innervierte Muskeln
Eher tonisch innervierte Muskulatur:
- M. trapezius pars descendens
- Mm. scaleni
- Mm. pectoralis major et minor
- Unterarmflexoren
- Handflexoren
- Hüftbeuger
- Prox. ischiokrurale Muskulatur

Eher phasisch innervierte Muskulatur:
- M. trapezius pars transversa et ascendens
- M. rhomboideus
- M. serratus anterior
- Bauchmuskulatur
- Kleine Handmuskulatur
- Glutealmuskulatur
- Distale ischiokrurale Muskulatur
- M. tibialis

(Aus Schellhammer 2002b)

■ **Tonische Innervation**
Die tonischen, langsamen Fasern („slow twitch fibers" = ST-Fasern) werden aufgrund ihres hohen oxidativen Stoffwechsels, d. h. ihrer stärkeren Durchblutung auch als **rote Muskulatur** bezeichnet. Sie verkürzen sich langsamer und sind prädestiniert für lang andauernde Aktivitäten wie **Grund- und Haltespannung** sowie **Ausdauersport**. Ihr **Frequenzmaximum** liegt unter 80 Hz (Rief und Birbaumer 2006).

■ **H.B.B.C**
Beim H.B.B.C-Verfahren wird ein breiter Bandpassfilter (Wide-Bandpass) zwischen 20–500 Hz eingesetzt, um sowohl die tonischen als auch die phasischen Frequenzen zu erfassen.

Bei **tonischer Grundspannung** (entspannter, ruhender Zustand) liegt die Amplitudenhöhe normalerweise zwischen ca. 1–2 Mikrovolt. Im Zuge der tonischen Bewegungsinitiierung kommt es zu einer Spannungserhöhung von ca. 3–5 Mikrovolt. Die Bewegungen benötigen geringe Anstrengung, und die Muskeln haben hohe Ausdauer (= Alltagsbewegungen). Die Frequenzbänder liegen <80 Hz. **Phasische Muskelerregungen**

7

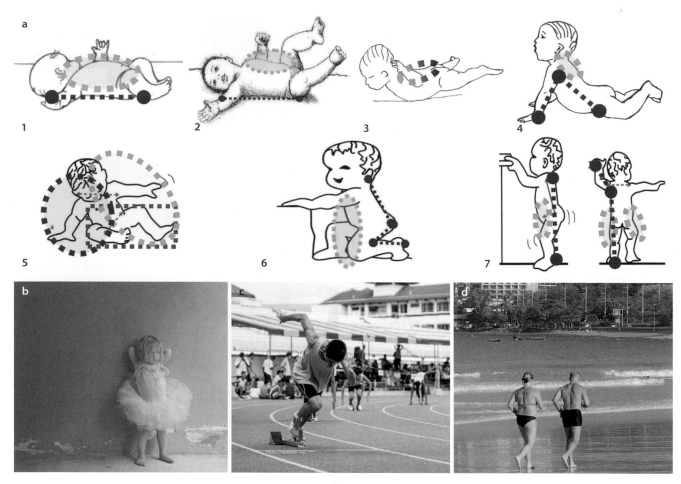

□ **Abb. 7.13**   **a1–7** Sensomotorische Entwicklung. **b** Tonisch überlagerte Bewegungen des Kleinkindes. **c** Kraftvolle phasische Bewegungen im jungen Erwachsenenalter. **d** Tonischer Ausdauersport im Alter

durch die Stützfunktionen werden alle Muskeln aktiviert, die für die physiologische Stabilität der Scapula-Verankerung auf dem Thorax verantwortlich sind. Der Kopf wird frei für die Exploration im Raum (□ Abb. 7.13a4). Mit zunehmender Beckenstabilität verlässt das Kind die Horizontale und stabilisiert sich vorab mit Stütz- und Stellreaktionen (□ Abb. 7.13a5) in den darauffolgenden freien Sitz. Über Knie- und Halbkniestand (□ Abb. 7.13a6) aktiviert es die **ventrale Beckenverankerung**, was aufbauend die sagittale Aufrichtung an Möbelstücken wie Sofa/Wohnzimmertisch etc. ermöglicht. Im Stand stimulieren federnde Impulse die phasischen Anteile der Hüftabduktoren (laterale Beckenstabilität), was frontale Abduktionsbewegungen entlang der Möbelstücke ermöglicht. Mit zunehmender Beckenstabilität (unterer Rumpf <Th8–10) wird der obere Rumpf (>Th8–10) freier und erste transversale Rotationbewegungen möglich. Das Kind beginnt einhändig, frei den Raum gehend zu erobern.

Die phasische, harmonische Bewegungsinnervation vollzieht sich mit der Hirnreifung bis zum 20.–22. Lj. Man kann diese Entwicklung z. B. bei Ballett-Tänzerinnen beobachten. Vier-/fünfjährige Kinder (□ Abb. 7.13b) bewegen sich noch eher (etwas) schlaksig, während sie im zunehmenden Alter (16, 17…) graziler werden (□ Abb. 7.13c). Besonders ab der

3. Lebensdekate (ca. 21.–30.LJ) sind phasische, rasche, kraftvolle Bewegungsabläufe möglich (□ Abb. 7.13c). Mit zunehmendem Alter (>30) gehen ca. 200.000 Neurone/Tag zugrunde und die Bewegungen verlieren an phasischer Innervation und Muskelmasse (v. a. bei Bewegungsmangel). Das heißt: Schnellkraft, Harmonie, Ökonomie und Leichtigkeit gehen verloren. Hingegen sind bei entsprechendem Training tonische Ausdauersportarten wie Joggen und Radfahren bis ins hohe Alter möglich (□ Abb. 7.13d).

> Bei neurologischen Störungen vollzieht sich dieser Alterungsprozess meist weitaus rascher. Ältere, tonische Anteile kommen wieder verstärkt zum Tragen. Daher sind beide Muskeln für die EMG-Ableitung von zentraler Bedeutung. Der M. trapezius v. a. zu Beginn und im Sitz (□ Abb. 7.16a2, b2 und b3), während die Ableitung des M. latissimus im Stand und beim Gehen an Bedeutung gewinnt (□ Abb. 7.15d, e).

Resümee: Bewegung ist Leben und Leben ist Bewegung

Bewegung ist der **wichtigste Motor für Herz, Kreislauf, Sauerstoffaufnahme und Stoffwechsel**, d. h. für alle lebensnotwendigen Vorgänge in unserem Körper! V. a., wenn es darum geht, „gesund" alt zu werden. Der Trend in jungen Jahren auf evtl. Einschränkungen im Alter vorzuplanen, wie eine altersgerechte Wohnraumgestaltung „ohne" Treppe, sollte überdacht werden. Das Benutzen der Treppe trainiert, dehnt und mobilisiert alle Muskelgruppen, die zum Gehen notwendig sind, und kann bis ins hohe Alter genutzt werden. Man erhält automatisch ein tägliches Training seiner zur Mobilität notwendigen Muskulatur! Zudem kann im Bedarfsfall ein Treppenlift die kostengünstigere Alternative als der Umzug in eine neue Wohnung sein.

Ebenso sollte man den Einsatz interaktiver Sprachassistenten wie Google Home, Alexa etc. abwägen! Auch wenn diese Technik für bewegungseingeschränkte Menschen einen unsagbaren Gewinn darstellt, gibt es eine zweite Seite der Medaille! Eine Reduktion von 120 kcal täglich (etwa 1 Joghurt) bewirkt im Schnitt eine Gewichtszunahme von 3,5 kg Fett pro Jahr (Bachl et al. 2006). Auf die Jahrzehnte gerechnet unterstützt der Bewegungsmangel den stetigen Abbau der Muskelmasse!

7.2.7 Muskuloskelettale Aufrichtung der WS

Man könnte unseren Rumpf/WS mit einem Segelschiff vergleichen. Das **Becken** bildet den **stabilen Rumpf**, die **WS den Mast** und der **Kopf den Ausguck bzw. die Flagge zur Kommunikation mit der Umwelt**. Das stabile Becken gleicht den Wellengang aus und stabilisiert den Mast, um durch die Segel, LWS-Lordose (wichtigstes Großsegel), BWS-Kyphose und HWS-Lordose, entsprechende Fahrt aufzunehmen. Die **3 Kurven der aufgerichteten WS** (3 adäquat gespannte Segel = sagittale Balance) ermöglichen eine **10-fach höhere Be-**

lastbarkeit bei gleicher muskulärer Anspannung. Die Flagge/der Kopf wird frei, um sich leicht, locker im Wind auszurichten.

> Umso freier der Kopf, desto leichter die Bewegungen.

Die Aufrichtung der WS vollzog sich phylogenetisch mit der Hirnentwicklung (◘ Abb. 7.14a1) und vollzieht sich auch ontogentisch im Zuge der Hirnreifung (◘ Abb. 7.14a2). Erst mit der Rumpfaufrichtung: freier Sitz (5–7LM) und v. a. Stand (10 … LM) entwickeln sich die 3 stabilisierenden Kurven der WS (◘ Abb. 7.14a2).

> Umso besser die neuromuskuläre Innervation, desto leichter, feiner, harmonischer und ökonomischer werden unsere Bewegungsabläufe.

Die **sagittale Balance mittels Becken und LWS-Lordose bildet die elementarste Aufrichtung** gegen die Schwerkraft, dabei dominiert das Zusammenspiel zwischen den agonistisch tonischen Streckern (überwiegend dorsale Haltemuskel) und den antagonistisch phasischen Beugern (ventrale Verankerung; ◘ Abb. 7.14b1). Das heißt, zur **sagittalen**, physiologischen Rumpf-/Beckenaufrichtung (Stabilität im aufrechten Sitz) benötigen wir die **dorsale, tonisch** haltungsbewahrende Aktivität der tiefen Rückenstrecker und Hüftstrecker (prox. ischiokrurale Muskulatur), aber auch das **phasische ventrale** Wiederlager der Hüftbeuger.

Becken (unterer Rumpf) in Verbindung mit der LWS-Lordose stabilisieren dynamisch den Oberkörper (oberer Rumpf), sodass dieser frei für die frontale und transversale Lastenverteilung wird (s. 3. SMRK), wie z. B. ausgleichende

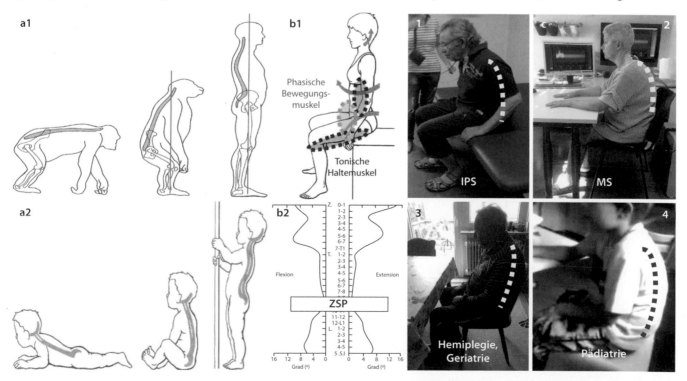

◘ Abb. 7.14 a1 Phylogenese der WS. a2 Ontogenese. b1 Aufrechter Sitz mittels ventraler Beckenverankerung, b2 Körpermittelpunkt Th8–10. c Sitzposition bei neurologischen Krankheitsbildern: IPS c1, MS c2, Hemiplegie c3, sowie pädiatrisch c4

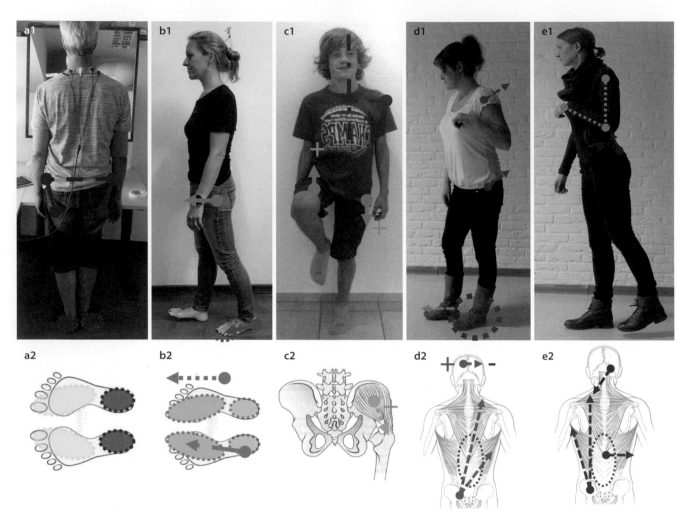

Abb. 7.15   a1 Tonischer Stand mit Fersenbelastung **a2. b1** Phasisches Gehen mit medialer Vorfußbelastung **b2. c1** Standbein mittels phasischer Aktivität des M. gluteus medius **c2. d1** Verlust der phasischen Standbeinstabilität (Beckenretraktion) mit kompensatorischer Anspannung der kontralateralen Rücken- und Nackenmuskulatur **d2. e1** Circumduktionsgang mittels enthemmter ipsilateraler tonischer Anspannung **e2**

Stütz- und Stellreaktionen (s. ▪ Abb. 7.13a5) und aufbauend transversale Bewegungen, wie der Rotationsgang des Homosapiens ermöglicht.

> **Mittels ventraler Beckenverankerung sorgt die LWS-Lordose für eine dynamisch stabilisierende Verbindung zwischen oberem und unterem Rumpf und bildet somit die sagittale Stabilität für die frontalen und v. a. transversalen Bewegungsamplituden in BWS und HWS!**

Sitz: Die Grenze zwischen unterem und oberem Rumpf liegt zwischen Th8 und Th10 (▪ Abb. 7.14b2). Es ist die immobilste Stelle der WS, die uns zudem Auskunft über den Körperschwerpunkt (KSP) liefert. Eine muskuläre Dyskoordination, meist „mangels" ventraler Verankerung, sehen wir häufig bei älteren Menschen (Rückgang phasischer Innervation), aber zunehmend auch bei jüngeren (▪ Abb. 7.14c4). Im Prinzip jedoch bei allen neurologischen Krankheitsbildern. ▪ Abb. 7.14c1 zeigt einen Parkinson-Betroffenen; hierbei dominiert i. d. R. ein zu hoher Tonus, der einerseits durch

eine starke **kraniale Verspannung des M. trapezius** (s. o. Hyperkyphose BWS) und anderseits durch **verspannte ischiokrurale Muskeln** das Becken- und WS fixiert und damit die Rumpfaufrichtung erschwert.

> **Langes Sitzen (Rollstuhl!) in dieser Position führt zu weiteren tonischen Gewebsverkürzungen (s. o. Myogelosen/Faszien) = Circulus vitiosus**

Fallbeispiel

Frau R. (▪ Abb. 7.14c2) leidet schon seit über 20 Jahren an MS. Hierbei zeigt sich, v. a. bei Entmarkungsherden im Hirnstamm (s. 3. SMRK), eher ein zentraler Hypotonus. Das Becken kann ventral nicht mehr verankert werden und gleitet nach dorsal, was die kompensatorisch, fixierende Anspannung der Schultern zur Folge hat. Oft ist eine zunehmende Verspannung (Hyperkyphose – Th8–10) der Nackenmuskulatur die Folge. Rotationsbewegungen werden verunmöglicht und alle weiteren alltäglichen Bewegungsabläufe sind extremst anstrengend, was u. a. auch das bei MS typische Fatigue-Syndrom erklären könnte.

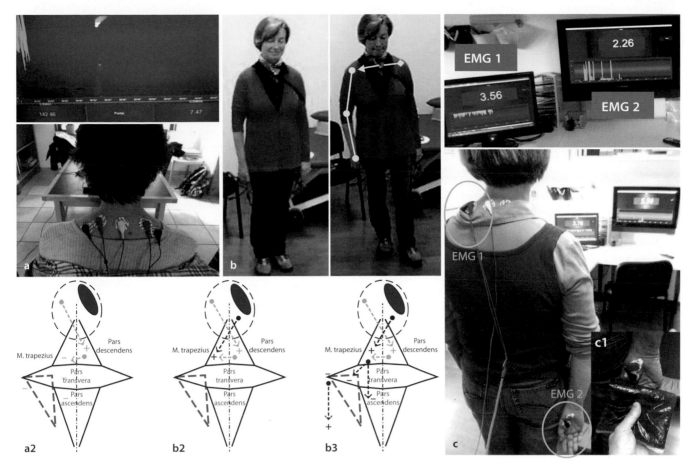

○ **Abb. 7.16** Kompensatorische Aktivitäten bei **a** schlaffer und **b** spastischer Hemiplegie, **b3** Reziproke Hemmung der phasischen Schulterblattmuskulatur. **c** EMG-Ableitung zur Messung kompensatori- scher Strategien (li. Nacken = AB) und enthemmter Reaktionen (AS) bei Frau C. **c1** Detonisierende Reaktion auf protopathische Eisstimulation

Hr. B. im Beispiel (○ Abb. 7.14c3) ist ein geriatrischer Patient mit Schlaganfall. Aber auch in der Pädiatrie zeigen zunehmend mehr Kinder einen mangelnden Haltungshintergrund, der neben einer motorischen Unruhe meist auch fein- und grafomotorische Probleme mit sich bringt. Die kindliche WS ist noch relativ flexibel und elastisch. Sie verzeiht „noch" viel, im Alter geht diese Elastizität jedoch stetig verloren, woraus wiederum Rücken- bzw. Bandscheibenprobleme resultieren können.

Stand und Gang: Wenn sich der Körperschwerpunkt (KSP-Th8–10) innerhalb der Standfläche befindet, sprechen wir vom Körperlot (○ Abb. 7.2c Stand u. ○ Abb. 7.14b1 Sitz). Dorsale, eher agonistische Haltemuskeln und ventrale, eher antagonistische Bewegungsmuskeln befinden sich im Gleichgewicht. Die **Ferse** vermittelt (ähnlich der Handwurzeln) als physiologischer Referenzpunkt dem RM/ZNS **automatisch den Kontakt zum Boden**, wobei der ruhige, lockere Stand v. a. durch die tonische Innervation geschieht (○ Abb. 7.15a, a2). Verlagert sich der KSP nach ventral, z. B. bei der Gewichtsverlagerung zum Gehen, auf den **„medialen" Fußballen**, kommen **phasische Anteile** im Sinne der **positiven Stützreaktion** hinzu (○ Abb. 7.15b, b2). Eingebunden in ein automatisiertes, zentrales Programm erfolgt im RM die physiologische In-

nervation der Standbeinstabilität. Hierauf folgt eine frontale Gewichtsverlagerung zur Standbeinseite, worauf das kontralaterale Bein frei wird und im Sinne des gekreuzten Streckreflexes einerseits die Standbeinstabilität verstärkt und anderseits das Schwungbein locker und leicht nach vorne schwingt.

❯ **Eine positive Stützreaktion und ein gekreuzter Streckreflex sind elementare Programme des RMs und eingebunden in höhere zentrale Zentren und damit die Grundlage unseres automatisierten Gehens!**

Neuropathologie: Kommt es zur Beeinträchtigung kortikaler Kontrollzentren, z. B. durch einen Mediainfarkt, so dominiert das kranial (M. trapezius) eingeleitete Extensionsmuster. Die phasische, ventrale Beckenverankerung geht verloren und das **Standbeinbecken retrahiert** (○ Abb. 7.15d Szene nachgestellt). Das Standbein geht weiterführend in die Extension (Spitzfuß) und Supination, womit die Standbeinsicherheit verloren geht! Das ZNS (gesunde Hemisphäre) korrigiert dies über die kompensatorische Anspannung des M. trapezius, pars descendens und den M. latissimus dorsi der gesunden Seite (○ Abb. 7.15d2). (Umso hypotoner, desto mehr!).

> Die kompensatorische Aktivität der „gesunden" Hemisphäre hemmt reziprok die Aktivität der betroffenen Hemisphäre= Circulus vitiosus.

Die Schwungbeinseite auf der betroffenen Seite kann nicht mehr reaktiv aktiviert werden und das (schwere/verspannte) Becken/Bein muss durch eine tonische Aktivität des ipsilateralen M. trapezius pars descendens und/oder M. latissimus nach vorn gehoben werden (◻ Abb. 7.15e, e2, Szene nachgestellt), s. auch ◻ Abb. 7.10.

> Hypertrophe Muskelbäuche und Verspannungen sind bei den Betroffenen i. d. R. zu palpieren. Bei beidseitigem Greifen am dorsalen Beckenkamm spürt man deutlich diese Beckenhebung auf der betroffenen Seite, während sie auf der „gesunden" Schwungbeinseite ausbleibt. Noch deutlicher spürt man es, wenn man es bei Nicht-Betroffenen erfühlt.

7.2.8 „The key to hemiplegia?"

■ M. trapezius

Wie eingangs beschrieben, innerviert und reguliert unser ZNS **permanent 656 Körpermuskeln,** um eine Alltagsbewegung leicht, locker und harmonisch auszuführen. Wenn im folgenden bestimmte Muskeln, d. h. ihre Innervation, Physiologie, Kompensation und Pathologie, als Haupteffektoren beschrieben werden, so dient dies v. a. dem didaktischen Verständnis.

In der H.B.B.C besitzt die Nackenmuskulatur und als deren Haupteffektor der **M. trapezius, pars descendens** eine zentrale Bedeutung (◻ Abb. 7.16a2, b2 und b3, c); (s. YouTube: H.B.B.C – „Die Hemiplegie verstehen"; Link: ► https://www.youtube.com/watch?v=c9vHTY7Sk3o).

Der Muskel zieht vom Hinterhaupt zu den Dornfortsätzen der Hals- und Brustwirbelsäule (◻ Abb. 7.17, HWS, BWS). **Mit Kopfneigung nach hinten unterstützt (initiiert) er die WS-Extension,** seine gesamte Kontraktion bewirkt eine Retraktion beider Schulterblätter (Appell 2008).

Mittels seiner **hohen Rezeptorendichte** liefert er permanent sensible/propriozeptive Informationen über die Lage, Spannung und Bewegung des Körpers zum Kopf. Neben seiner **sensomotorischen und psychoreaktiven Funktionen besitzt der M. trapezius auch eine hohe vegetative Komponente,** wie z. B. die Anspannung bei Angst/Stress etc.

> Die propriozeptiven Informationen der Nackenmuskulatur ermöglichen dem ZNS einen permanenten Abgleich über die Position des Körpers (Rumpfes) zum Kopf. Sensibel beeinflusst die Nackenregion unser Körpergefühl. Berührt z. B. beim Duschen warmes Wasser den Nacken, so empfinden wir den ganzen Körper als warm bzw. im Sommer als kalt, wenn wir uns kalt abduschen.

Der Pars descendens wird gemeinhin als tonischer Muskel klassifiziert, seine phasische Innervation ermöglicht uns jedoch in den unterschiedlichsten Alltagsbewegungen, wie z. B. beim Hantieren, Gehen, bis hin zum Sprint den **Kopf** durch feinste Anpassungsreaktionen **im Lot** zu halten. Der Körper bewegt sich dabei um den punctum fixum: den Kopf. Dominiert jedoch die tonische (haltungsbewahrende) Innervation, so **„hängt der Körper zunehmend am Kopf"** und die Bewegungen (Kopf/Rumpf) geschehen **„en bloc".** Langfristig zeigt sich dies häufig bei älteren Menschen durch einer Hyperkyphose der BWS sowie Hyperlordose der HWS (Witwenbuckel). Zudem hemmt er reziprok seine phasischen Gegenspieler pars transversa und ascendens. Beide sind wichtige Schulterblattstabilisatoren, welche zum Funktionsverlust der Arm-, Hand- und

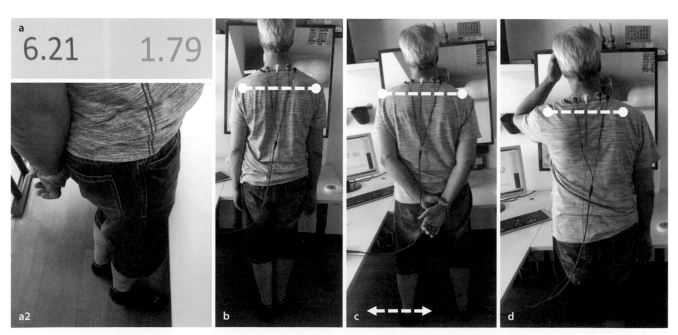

◻ **Abb. 7.17 a** EMG-Biofeedback mittels Kardinalzahl – erhöhte kompensatorische Anspannung der linken „gesunden" Schulter. **a2** Ventral orientierte Standbeinaktivität. **b** Kontrolle kompensatorischer Nackenanspannung. **c** Ab- und Adduktionsschritt links = laterale Stabilität rechts. **d** Alltagstätigkeiten, mittels ventral gesicherten und lateral stabilisierten Standbeins

Fingermotorik führen können. Sein pathologisches Extensionsmuster zieht über die dorsale Kette bis zur Wade, was wiederum die ventralen phasischen Gegenspieler hemmt und z. B. eine phasische Fußhebefunktion unmöglich macht.

❯ Der M. trapezius wird über den XI. Hirnnerv innerviert und v. a. der Pars descendens erhält bilaterale Projektionen, sodass eine einseitige zerebrale Läsion, wie z. B. bei einem Mediainfarkt, zu keinen klinisch relevanten Ausfällen führen muss (Urban 2012)! Das heißt, ähnlich der Stirnmuskulatur, die der Betroffene bei einem Mediainfarkt beidseitig runzeln kann, ist auch eine Aktivität des Pars descendens auf der betroffenen Seite möglich!

▪ **Wege der Hemiplegie, Bspl: M. trapezius**
1. Unmittelbar nach dem Insult geht die Innervation der betroffenen Seite verloren, woraus eine hypotone Grundsymptomatik (**Schockphase**) resultiert (◨ Abb. 7.16a)! Zur Haltungsbewahrung nutzt das ZNS nun eine reaktive, (zu) hohe „kompensatorische" Anspannung auf der „gesunden", wahrnehmbareren Körperseite und die Ausrichtung zur „gesunden" Seite hemmt reziprok Aktionspotenziale zur betroffenen Seite. Dabei besitzt die Schockphase keine zeitliche Begrenzung, d. h. sie kann Stunden, Tage, Monate andauern!

▪ **H.B.B.C**
Bilder der Hemiplegie (s. ◨ Abb. 7.10). In den folgenden zwei Fallbeispielen (Frau W., Frau C.) werden assoziierte Bewegungen und deren Kompensation verdeutlicht (◨ Abb. 7.16, ◨ Tab. 7.2).

Fallbeispiel
Bei Frau W. besteht eine rechtsseitige **Hemiplegie mit hypotoner Grundsymptomatik** in Rumpf, Schulter (Subluxation, hängende Schulter), Becken und Bein bei spastischer Verkrampfung der Hand und Finger (◨ Abb. 7.3a). Frau W. wird gebeten, mit geschlossenen Augen eine für sie möglichst angenehme **Sitzposition** einzunehmen. Erkennbar ist die hohe kompensatorische Anspannung in der linken, „gesunden" Schulter (◨ Abb. 7.16a, a2 >52, z. T. >100 µV), was als **assoziierte Bewegungen** (Kompensation) auf den rechtsseitigen Innervatiuonsverlust interpretiert wird.

Das ZNS innerviert neuronale Potenziale zur Haltungskontrolle auf der dem Bewusstsein besser zugänglichen Körperseite, infolgedessen die Muskulatur auf der betroffenen Seite (reziproke Hemmung) zunehmend atrophiert.

❯ Umso höher die kompensatorische Anspannung, desto hypotoner die betroffene Körperseite und umgekehrt.

Die fehlende proximale Schulterstabilität auf der betroffenen Seite wiederum bewirkt eine erhöhte distale Muskelspannung in Hand und Fingern im Sinne von **assoziierten Reaktionen (s. o.)**. Erst unter Kontrolle der assoziierten Bewegungen und entsprechender Ausrichtung des Anforderungsniveaus wurde der Aufbau physiologischer Haltearbeit und Schulterstabilität sowie eine Reduzierung der Handspastizität auf der betroffenen Seite möglich.

◨ **Tab. 7.2** Kompensatorische und pathologisch enthemmte Auswirkungen des M. trapezius, pars descendens

„Gesunde" Seite (AB)	Betroffene Seite (AR)
Reziproke Hemmung neuromuskulärer Aktionspotenziale zur „betroffenen Seite" = hypotone Grundsymptomatik (Schockphase, Subluxation, fehlende proximale Scapulastabilität)	Bewegungsinitiierung kopfwärts über das Extensionsmuster, tonisch fortlaufend bis zur unteren Extremität und reziproke Hemmung der ventralen, phasischen Gegenspieler!
Reziproke Hemmung ventraler (Bauchmuskulatur) und lateraler Gegenspieler (betroffene Rumpf- und Beckenmuskulatur)	Die Schulterretraktion leitet fortführend das Beugemuster in der oberen Extremität ein
Tendenz zur ipsilateralen Kopfextension, was die Gesichtsfeldausrichtung zur betroffenen Seite erschwert und Bewegungen in den Raum über Kopfextension zur „gesunden" Seite einleitet	Über die andauernde enthemmte Anspannung der tonischen Pars descendens reziproke Hemmung der phasischen Teile: Pars transversa et ascendens hemmen, d. h. Verlust der medialen Scapulaverankerung/-Stabilität = Verunmöglichung physiologischer Schulter-, Arm- und Hantierfunktionen
Der Kopf kann auch nicht mehr harmonisch und endgradig zur „gesunden" Seite rotieren = Kopffixation zur „gesunden" Seite!	Den Thorax fixieren = paradoxe Brustatmung, die wiederum der detonisierenden tiefen Bauchatmung (Zwerchfell) entgegenwirkt
Wahrnehmung, Bewusstsein und Exploration zur bzw. für die betroffene Seite wird erschwert = Nachhaltigkeit der therapeutischen Intervention beeinträchtigt	Kopfextension und Rotation (= Fixation) zur „gesunden" Seite = Bewusstsein, Wahrnehmung und Exploration zur bzw. für die betroffene Seite werden verunmöglicht!!!

2. Durch den kompensatorischen Einsatz der intakten Hemisphäre richten sich zunehmend Awareness, Gesichtsfeld und v. a. der **Körperschwerpunkt** zur „gesunden" Seite aus. Die betroffene Seite muss nun jedoch reaktiv mittels pathologisch enthemmter Programme die Haltungsbewahrung oder besser die Haltungsfixation gewährleisten. Hierfür nutzt die vom Mediainfarkt betroffene Hemisphäre den über den intakten Hirnstamm (N. accessorius) tonisch innervierten Pars descendens der betroffenen Körperseite (= Einleitung des pathologisch enthemmten Extensionsmusters (◨ Abb. 7.16b2). Dies wiederum führt zu einer entsprechenden (Stress) **Reaktion** auf der betroffenen Seite (Beugespastik obere Extremität und Streckspastik in der Unteren).

> Wir sehen dies, wenn wir den Betroffenen bitten, seinen betroffenen Arm zu heben. Dies geschieht i. d. R. durch Schulterelevation (= Aktivität des Pars descendens und Anfang vom Ende!)

3. Diese permanent hohe tonische Anspannung (Spastik) des Pars descendens hemmt wiederum reziprok die phasischen Muskelanteile, Pars transversa und Pars ascendens, wodurch die Scapula ihre stabile Thoraxverankerung verliert (◻ Abb. 7.16b3)!

Fallbeispiel

Frau C. zeigte zu Behandlungsbeginn eine v. a. in der oberen Extremität starke **spastische Hemiplegie**. Es gelingt ihr mittlerweile recht gut, die pathologische Anspannung im Liegen, Sitzen und Stehen zu kontrollieren (◻ Abb. 7.16b, c). Das **Gehen** jedoch stellt weiterhin die größte Herausforderung dar. Noch bevor es zur (nicht kontrollierbaren) pathologischen Anspannung des betroffenen Arms kommt, zeigt sich eine hohe kompensatorische Anspannung in der „gesunden" Nackenmuskulatur, auf die unmittelbar das pathologische Flexionsmuster im betroffenen Arm folgt.

■■ **EMG-Ableitung zur Unterstützung der physiologischen Gangschulung**

Entsprechend der Problematik wurde die **Muskelspannung** über 2 Kanäle abgeleitet (◻ Abb. 7.16c):
– **Kanal 1** (linker Bildschirm) an der linksseitigen Nackenmuskulatur (M. trapezius, pars descendens) zur Rückmeldung von kompensatorischen Prozessen,
– **Kanal 2** (rechter Bildschirm) am betroffenen Daumenballen zur Visualisierung einer pathologischen Anspannung.

Frau C. übte im Sinne einer **physiologischen Gangschulung** zunächst stabilisierende Standbeinfunktionen und aufbauend Schwungbeinaktivitäten mit dem betroffenen Bein. Bei Überforderung, d. h. bei einer kompensatorischen Anspannung, korrigierte sie bewusst die Spannung der linken Schultermuskulatur. Die eigenständige Reduzierung der pathologischen Anspannung im rechten Daumenballen/in der Hand wurde durch protopathische Stimulation mittels Coolpack unterstützt (◻ Abb. 7.16c).

Erst unter Kontrolle der kompensatorischen und/oder pathologischen Anspannung konnte Frau C. z. B. selektiv ihre betroffene Schulter anheben und loslassen sowie erste Schritte ohne assoziierte Bewegungen/Reaktionen ausführen (◻ Abb. 7.16c und s. YouTube: Wege in die Physiologie: „Fr. C"; Link: ▶ www.youtube.com/watch?v=WVEr9Rb8myQ).

Bei nahezu allen Betroffenen besteht eine hohe (phasische) Anspannung in der „gesunden" Schultermuskulatur, während die betroffene Seite von einer schlaffen bzw. tonisch pathologisch verspannten Muskelspannung geprägt ist. Entsprechend der Sensomotorik reagiert die Muskulatur vor jedweden Zeichen mit den o. g. Zuständen (◻ Tab. 7.2). Daher ist innerhalb der H.B.B.C die beidseitige Ableitung und Beobachtung der Muskelaktivität von zentraler Bedeutung (s. YouTube – die Hemiplegie verstehen: ▶ https://www.youtube.com/watch?v=c9vHTY7Sk3o).

Lumbale Beckenstabilität im Stehen und Gehen: Physiologie vs. Pathologie
■ **M. latissimus dorsi**

Es gibt nicht die Positionen, an denen starr abgeleitet wird, diese können auch während der Therapie variieren. Entsprechend der sensomotorischen Entwicklung wird jedoch meist zur Kontrolle der Kompensation im **Sitzen** beidseitig an der Nackenmuskulatur begonnen (von kranial nach kaudal; ◻ Abb. 7.16a und 7.17). Im **Stand** und v. a. beim **Gehen** gewinnt jedoch das Becken, d. h. der Lumbalbereich an Bedeutung (◻ Abb. 7.17).

Der M. latissimus dorsi (◻ Abb. 7.15d2, e2) zieht vom mittleren bis unteren Rücken über den Beckenkamm hin zur Vorderseite des Oberarmknochens und überspannt dabei die untere Hälfte des Rückens. Dabei ist er an der Bildung der hinteren Achselfalte beteiligt. Sein Ansatz an der Vorderseite des Oberarmknochens ermöglicht seine sich mit der Hirnreifung entwickelnde **„Hauptfunktion"**, die **Innenrotation** und **Adduktion** des Armes. Diese Bewegungsabläufe werden u. a. zum Schürzenbinden gebraucht, weshalb er auch Schürzenbindermuskel genannt wird.

Zu Beginn der sensomotorischen Entwicklung steuert v. a. der Hirnstamm die tonische Haltungsbewahrung gegen die Schwerkraft. Aufbauend auf die kopfwärts eingeleitete Aufrichtung ist der M. latissimus dorsi symmetrisch an der weiterführenden Körperaufrichtung aus der Bauchlage beteiligt. Dabei ermöglicht er in der offenen kinematischen Kette ein Anheben von Armen, Becken (Retraktion) und Beinen, das sog. „Schwimmen" (◻ Abb. 7.13a3).

Im **Zuge der Hirnreifung** verringert sich die Notwendigkeit der frühkindlichen Haltearbeit des M. latissimus dorsi (Aufrichtung Bauchlage), sodass sein proximaler Ursprung am Becken zunehmend als stabilisierender Punctum fixum für seine späteren Hauptfunktionen (Innenrotation/Adduktion) des Armes dient (Punctum mobile). Diese variieren zwischen feinen, harmonischen Bewegungen hinter dem Körper, wie z. B. beim Binden einer Schürze und/oder kraftvollen Funktionen, wie z. B. das Heben schwerer Gegenstände bis hin zu Klimmzügen.

Exkurs: Phylogenese, Physiologie und Pathologie des Gehens – M. gluteus medius

Der sichere Stand und Gang (◻ Abb. 7.5a, b) wird durch die tonische Extensorenmuskulatur gewährleistet = Muster der Extension, (◻ Abb. 7.2c und 7.7a). Diese „physiologische" Haltearbeit bedingt jedoch am Becken ein stabilisierendes **ventrales phasisches Widerlager = sagittale Balance**. Aufbauend auf diese **ventrale Beckenverankerung**. Die antagonistisch exzentrische Aktivität der Hüftbeuger liefert dabei das ventrale Widerlager zu physiologischen Hüftextension. Aufbauend **stabilisiert der M. gluteus medius lateral** im Stand eher tonisch, indem er von seinem Ursprung dem Darmbein (Os ilium) zu seinem Ansatz dem Trochanter Major des Femurs zieht (◻ Abb. 7.5a). **Beim Gehen jedoch, wirkt er phasisch**, indem er das Darmbein in Richtung Trochanter zieht (◻ Abb. 7.5c, c2) und das laterale Standbeinbecken senkt. Entsprechend wird das kontralaterale Schwungbeinbecken gehoben (◻ Abb. 7.5c)!

Kommt es zu einer neurologischen (v.a. neokortikalen) Schädigung, wie bspw. einem Apoplex, so wird diese onto- und phylogenetische jüngere Innervation beeinträchtigt und das

ZNS greift auf evolutionär ältere bzw. frühkindliche haltungsbewahrende Prozesse zurück. U.a. wird die fehlende Beckenstabilität im betroffenen Standbein durch eine kompensatorische Anspannung der gesunden Seite ausgeglichen (s.o. ◻ Abb. 7.15d2 – reziproke Hemmung betroffene Seite). In der darauffolgenden Schwungbeinphase wir das betroffene Bein/ Becken als punctum mobile über den M. latissimus dorsi nach vorn gehoben. Dieser wiederum nutzt als punctum fixum seinen distalen Ansatz am Arm - dieser enthemmt (Innenrotation/ Adduktion) die Spastik der oberen Extremität verstärkt (s.o. ◻ Abb. 7.15e2). Sowohl die kompensatorische Strategie der gesunden Seite als auch die pathologische Reaktionen betroffenen reduzieren sich durch einen physiologischen ventralen und lateralen Kompetenzgewinn.

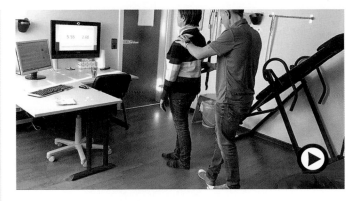

◻ **Abb. 7.18**   Video 7.6: Rücken

❯ **Die phasische Funktion des M. gluteus medius wurde phylogenetisch recht spät angelegt und bildet die laterale Stabilität unseres Rotationsganges**

Aufbauend gleitet das Standbeinbecken von der Ferse (Stand) über die funktionelle Fußlängsachse zum medialen Vorfußkante (Fußballen). Die physiologisch eingeleitete positive Stützreaktion (◻ Abb. 7.15b2, Vorfußbelastung) führt zur reaktiven, stabilisierenden Kontraktion des Standbeins. Das Becken gleitet weiter nach ventral, wobei die kontralaterale Seite (Beckenhebung) frei wird und „reaktiv" gegenläufig nach vorn auf die Ferse rotiert (Th8–Th10). Die ipsilaterale Standbeinseite geht im Zuge der Vorverlagerung zunehmend in die Hüftextension. Die Hüftbeuger erfahren einen zunehmenden Stretch, dessen Dehnreiz im Rückenmarksgrau **reaktiv** den Wechsel von maximaler Anspannung zur totalen Entspannung führt und die Schwungbeinphase einleitet. Das Knie, d. h. die an der Hüfte stabilisierenden ischiokruralen Muskulatur werden frei, das Knie fällt im Zuge der Schwerkraft nach unten und schwingt reaktiv, locker u. leicht nach vorn.

Pathologie: Geht das phasische ventrale Wiederlager verloren (◻ Abb. 7.14c, neurologische Krankheitsbilder) – gleitet das Becken nach dorsal (= „Beckenretraktion"). Ursprung und Ansatz des **M. gluteus medius** rücken zusammen und er verliert sowohl an tonischer als auch phasischer Funktion (= muskuläre Dyskoordination) .

Das „retrahierte" betroffene Standbein verliert seine Stabilität (◻ Abb. 7.15d) und führt zur **Belastung der Fußaußenkante** (Supination/Spitzfuß), worauf das „gesunde" (Schwung-)Bein in einem kurzen, schnellen Schritt nach vorn gesetzt wird. Der zur Einleitung der reaktiven Schwungbeinphase notwendige Dehnreiz (Stretch – extendierte Hüfte) im betroffenen Bein geht gänzlich verloren – und das Becken kippt seitlich weg (= Trendelenburg-Syndrom)! Diese fehlende Standbeinstabilität kompensiert das ZNS mit der kontralateralen Rumpf- und Nackenseite (◻ Abb. 7.15d, d2). Die Kompensation der „gesunden" Hemisphäre hemmt wiederum die Betroffene = circulus vitiosus.

Um nun das betroffene Bein nach vorn zu heben, greift das neurologisch betroffene ZNS auf die frühkindliche Haltearbeit des M. latissimus dorsi (◻ Abb. 7.13a3) zurück. Punctum fixum und Punctum mobile wechseln (◻ Abb. 7.15e) und das schwere Becken/Bein wird mittels Armfixierung und

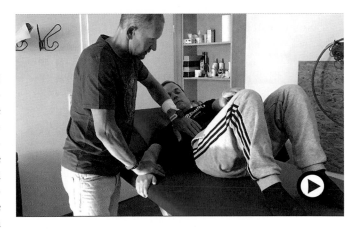

◻ **Abb. 7.19**   Video 7.7: Vom Stand zum Gang

Beckenhebung nach vorn gehoben (◻ Abb. 7.15e2, 7.18 und 7.19).

❯ **An den kompensatorischen (frühkindlichen) Einsatz des Muskels ist auch stets seine Hauptfunktion, die „Innenrotation/Adduktion", gekoppelt, was wiederum das Beugemuster in der betroffenen oberen Extremität verstärkt.**

Zudem wird der Rumpf/untere Rücken eher dorsal fixiert (Th8–10 ◻ Abb. 7.14b2 und 7.15d2, e2), dynamisch, stabilisierende Rumpfstellreaktionen, sowie Rotationsbewegungen bleiben aus. Zudem findet reziprok eine Hemmung der ventralen Gegenspieler statt (= „muskuläre Dysbalance" – circulus vitiosus).

❯ **Physiologie vs. Pathologie: Der M. latissimus dorsi ist beim Erwachsenen physiologisch nur synergistisch an der Haltearbeit von Becken und Rumpf beteiligt. Wird beim Gehen das betroffene Bein mittels Beckenhebung nach vorn gesetzt, so muss der Arm das fixierende Widerlager liefern und die Bahnung leichter, harmonischer Hantierfunktionen wird zur Illusion!**

Der Arm dient nun wieder als Punctum fixum für die kompensatorische Beckenstabilität sowie Beckenbewegungen. Im freien Sitz z. B., bei der Vorlage des Oberkörpers (Transfer zum Stand), Stehen und Gehen! Bei fehlender proximaler Stabilität wird häufig eine hohe kompensatorische Aktivität des M. latissimus dorsi messbar (jenseits der 20, 30 μV).

Beim Gehen mit dem „gesunden" Standbein (= Sicherheitsgewinn) zeigt sich meist eine hohe kompensatorische Anspannung des **M. latissimus dorsi**, die sich weiterführend auf die betroffene Seite überträgt. Im Sinne der reziproken Hemmung erschwert diese **permanent hohe Anspannung** den physiologischen Aufbau ventraler Rumpf- und Beckenverankerung, d. h. die physiologische Stabilität.

- ■ **Neuropathologie**
- − Bei **hypotoner** Grundsymptomatik (◻ Abb. 7.3c und 7.16a) bewirkt die erhöhte Anspannung des Muskels auf der betroffenen Seite eine Kaudalverlagerung des Humeruskopfes (Subluxation) mit abstehendem Schulterblatt (Scapula alata). Ohne Bahnung physiologischer, ventraler und lateraler Becken- und Schulterblattstabilität (= Reduktion haltungsbewahrender Latissimusaktivität), wird die nachhaltige Bahnung einer physiologischen Schulterstabilität stark beeinträchtigt.
- − Bei **hypertoner** Grundsymptomatik verstärkt sein Einsatz, v. a. beim Gehen, das spastische Flexionsmuster (◻ Abb. 7.2e und 7.15d). Die Anspannung auf der „gesunden" Seite hingegen bewirkt meist einen kontralateralen Zug zur betroffenen Seite, der eine Schulter- und/oder Beckenretraktion mit entsprechender Instabilität herbeiführt.

❯ In einem ersten Schritt wird durch die beidseitige Kontrolle die kompensatorische Anspannung des Muskels auf Normalwerte reduziert, meist im Sitzen, d. h. <5, 4, 3 μV. „Der Betroffene hält z. B. leichtem Druck gegen seine Stirn, die linke/rechte ventrale Schulter und/oder im Stand gegen das linke/rechte Becken isometrisch entgegen (ventrale Haltearbeit), ohne dass der lumbale Tonus ansteigt (◻ Abb. 7.20).

- ■ **Möglichkeiten der Befunderhebung**
- − Seitenvergleich: Der Betroffene soll zuerst sein „gesundes" Bein nach vorn setzen (= „gesundes" Becken bleibt stabil!). Folgend soll das betroffene Bein nach vorn geführt werden (= betroffenes Becken wird dorsokranial gehoben).

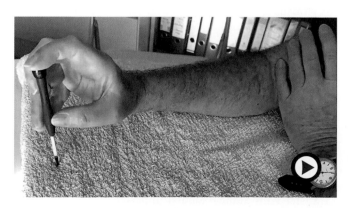

◻ **Abb. 7.20**   Video 7.8: Feinmotorik

- − Palpation: Der Muskelbauch des M. latissimus dorsi ist auf der betroffenen Seite meist hypertropher.
- − Die obere Extremität zieht ins Flexionsmuster, z. B. beim freien Sitz, Gewichtsverlagerung zur „gesunden" und/oder betroffenen Seite, Oberkörpervorverlagerung (Transfer zum Stand – Becken retrahiert), Gehen etc.

Alltagstransfer: „Nur", wenn die Bewegungsaktivitäten in der Therapie adäquat umgesetzt werden können, sollten sie in den häuslichen Gebrauch mit einbezogen werden! In ◻ Abb. 7.17 orientiert sich Herr H. (s. ▶ Abschn. „Circulus vitiosus", MS u. Mediainfarkt mit hypotoner Hemiparese re.) mit seinem rechten Becken an der Tischkante (ähnlich Sideboard, Waschbecken, Arbeitsfläche Küche etc.) = **ventrale Verankerung u. Kontrolle der Beckenretraktion**. Dabei führt er sein Becken von der Ferse über die funktionelle Fußlängsachse zum Vorfuß. Die dadurch ausgelöste positive Stützreaktion aktiviert die Kontraktion (Standbeinstabilität) und erleichtert die Reduktion kompensatorischer Anspannung!

Aufbauend (das mögliche verlangen – nicht das unmögliche!) lockert er seine Nackenan- bzw. -verspannung <5 Mv. Gelingt dies, lässt er „bewusst" sein linkes Bein möglichst locker (◻ Abb. 7.17b) bzw. tätigt aufbauend einen Ab- und Adduktionsschritt mit links, ohne im M. trapezius anzuspannen, d. h. die Schultern bleiben horizontal ausgerichtet (◻ Abb. 7.17c).

❯ **Wichtig**
Um „bewusst" die „gesunde" Seite zu lockern, muss das ZNS die betroffene Seite „automatisiert" stabilisieren!
   Umso stabiler das betroffene Becken, desto weniger Kompensation links und lockerer die „gesunde" Schulter!
   Umso besser dies geschieht, desto besser der Alltagstransfer.

Mit verbesserter Beckenstabilität tätigt Herr H. (s. ▶ Abschn. „Circulus vitiosus") nun Alltagshandlungen wie Kämmen, Zähne putzen, Kaffeezubereiten etc. und versucht die kompensatorische Anspannung zu reduzieren (◻ Abb. 7.17d). Gelingt dies, so dient das EMG-Biofeedback zunehmend nur noch der therapeutischen Kontrolle, mit dem Ziel, physiologische, alltägliche Bewegungsabläufe „ohne" EMG-Biofeedback zu tätigen!

❯ Herr H. trainiert quasi nicht mehr seine Beckenstabilität für den Alltag, sondern nutzt multiple Alltagssituationen zur Verbesserung der Beckenstabilität.

7.2.9 Hirnstamm: 3. SMRK – Gleichgewicht

Während die motorischen Programme des RMs eher niederen Wirbeltiere gleichen, wie z. B. der Fortbewegung der gemeinen Forelle (gekreuzter Streckreflex), befinden sich im Markhirn komplexere noch eher haltungsfixierende Reflexe, wie der TLR, ähnlich der Fortbewegung von Walen. Der STNR ähnelt dem Landgang der Robbe, während der ATNR an die

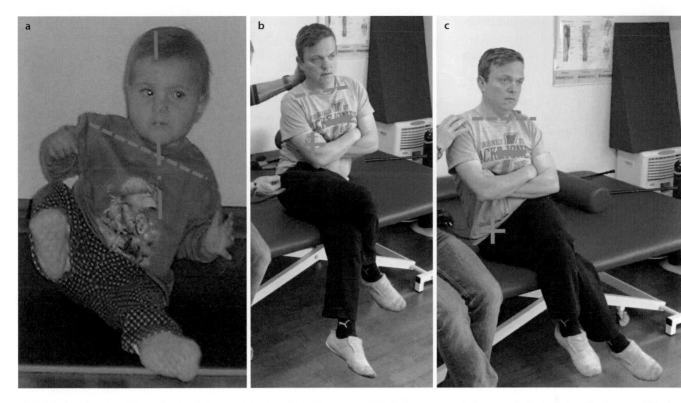

Abb. 7.21 Kopf- und Rumpfstellreaktionen. **a** Säugling. **b** Hemiparese re., KSP-Verlagerung nach li. = agonisstische Lateralflexion re. **c** KSP-Verlagerung nach re. = agonistisch abduktorische Aktivität re.

Fortbewegung von Waranen erinnert. All dies sind niedere Bewegungsprogramme, deren Auftreten, mit Ausnahmen des TLR (immer pathologisch), noch max. bis zum 3./4. LM persistieren! Aufbauend folgt das Hinterhirn mit der nach vorn gewölbten Pons und dem nach hinten gefalteten Kleinhirn. Das Kleinhirn besitzt eine viermal höhere Anzahl an Nervenzellen wie die gesamte Großhirnrinde. Mit seiner reziproken Verknüpfung zu den Vestibulariskernen (■ Abb. 7.21 VK) bildet es das zentrale Steuerungszentrum unseres, weitgehend automatisierten **Gleichgewichts (Balance)**.

❯ Halten wir unser Gleichgewicht, denken wir nie daran – verlieren wir es, denken wir nur noch daran!

Eingebunden in kortikale Strukturen dient es u. a. der Modulation kranial beginnende **Kopf- und Rumpfstellreaktionen** (■ **Abb. 7.21**), die weitgehend automatisiert unseren Körper im ständig wechselnden Gravitationsfeld ausrichten. Bewegen wir ein Kleinkind z. B. im Sitz mit seinem KSP nach links, so richtet es seinen Kopf nach rechts; bewegen wir es nach vorn, so tendiert es mit seinem Kopf nach dorsal etc., d. h. entgegen der bzw. ausgleichend zur Schwerkraft!

H.B.B.C – Roter Faden: Stellreaktionen zählen zu den „ersten" physiologischen Bewegungsabläufen in Auseinandersetzung mit der Umwelt und integrieren quasi Halte- und Stellreflexe des Markhirns (STNR …) und RMs (Spastik). Mit Verlassen der Horizontale (Sitz/Stand/Gang) bilden sie die **stabilisierende Basis** all unserer dem Bewusstsein zugewandten Bewegungsabläufe und Hantierfunktionen (■ Abb. 7.22).

Die wichtigsten **sensorischen Afferenzen** des Gleichgewichtes bestehen aus der **Tiefensensibilität** (s. 1. SMRK),

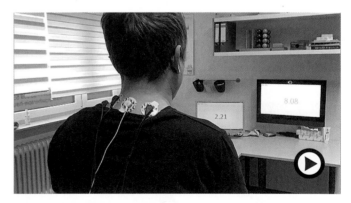

Abb. 7.22 Video 7.9: Kopf- und Rumpfstellung im Sitz, Stand, Gehen

dem **Vestibularapparat** (Innenohr) als internes Feedback des Körpers sowie des **visuellen Systems** als externes Feedback, was ca. 80 % unserer Umwelt widerspiegelt und uns mit nach vorn gerichteten Augen als Sehtier klassifiziert. Die **motorischen Projektionen** sorgen v. a. für eine in die **kortikale Zielvorgabe** eingebundene, weitgehend automatisierte haltungsbewahrende **Stabilität unseres Körpers im Raum**, wie **Stand-, Gang- und Stützmotorik** sowie die **Visuomotorik** (v. a. Vestibulo- und Spinocerebellum). V. a. das Cerebrocerebellum steuert mittels exakter Zielmotorik die harmonische Bewegungsplanung und -ausführung unserer Extremitäten.

Neuropathologie: Eine Schädigung höherliegender, kontrollierender, kortikaler Zentren kann sich durch **kompensatorisch erhöhte Hirnstammaktivität** und/oder pathologisch enthemmte Hirnstammreflexe (stärkere Schädigung) zeigen.

7

Die **kompensatorische Anspannung** zeigt sich durch eher starre, unharmonische, fixierende Bewegungsabläufe, z. B. beim Fazilitieren. Bei einem TLR (s. o.) setzt sich bei Kopfextension (v. a. Rückenlage) der (immer) pathologisch enthemmte Extensionstonus bis in die (Wade/Achillessehne) Fußspitze fort. Eine phasische Aufrichtung gegen die Schwerkraft wird verunmöglicht.

H.B.B.C – Roter Faden: In einem ersten Schritt werden fazilitierend leichte, harmonische Bewegungsamplituden gesucht, z. B. im Liegen (keine Notwendigkeit der Haltungsbewahrung), Sitz, Stand und/oder Gehen! Dies kann von Beugen und Strecken des Ellenbogens bis zum Rückwärtsgehen variieren. Gelingt dem Betroffenen die leichte, harmonische Bewegungsausführung (= **Reduktion kompensatorischer Hirnstammaktivität/Anspannung**), wird er gebeten, die Bewegung mit **„geschlossenen" Augen** auszuführen. Nun obliegt die Steuerung v. a. den **sensomotorischen Projektionen**.

Fallbeispiel

H.B.B.C bei Infantiler Cerebralparese (ICP)
Lorenz (12 J.) erlitt vor, bei oder unmittelbar nach der Geburt (dieser Punkt ist ungeklärt) eine starke cerebrale Einblutung. Lorenz ist mittels zwei Vierpunktstützen und spastisch fixierten Beinen ohne personelle Hilfe gehfähig. Seine fehlende Beckenmobilität gleicht er über große Bewegungsamplituden des oberen Rumpfes und einer stark erhöhten Nackenanspannung aus (◘ Abb. 7.23a2 und Abb. 7.24). Im Sitz zeigt sich eine stark kyphotische Sitzhaltung (Rundrücken ◘ Abb. 7.23a1) mit wie im Stand und Gehen hoher Nackenanspannung (i. d. R. >50/100 µV). V. a. zwischen Th8 und Th10 (Rückenfaszie) besteht eine starke Verspannung, die einer physiologischen Rumpfaufrichtung entgegenwirkt.

Lorenz sitzt der Stuhllehne entgegengesetzt (◘ Abb. 7.23b, empfohlene Alltagsposition). Er stützt sich dabei mit seinen Unterarmen auf die Lehne und aktiviert über die ventrale geschlossene kinematische Kette seine phasischen Muskulatur (Bauch/Hüfte). Die Sitzposition erleichtert die Mobilisation der WS (Th8–10, s. ◘ Abb. 7.14b2) und Rumpfaufrichtung bzw. bei aufgerichtetem Rumpf die Rotation oberer Rumpf/Schultergürtel gegen das Becken. Zudem erfährt Lorenz mittels EMG-Biofeedbacks eine Entspannung seiner Nackenmuskulatur (M. trapezius). Die kindliche WS ist noch relativ flexibel/elastisch, sodass auch die Verspannungen (Th8–10) bei Lorenz recht schnell gelöst/mobilisiert werden können. Den erweiterten Bewegungsraum (WS) nutzt Lorenz, um vorab mit therapeutischer Unterstützung selektiv seinen Rumpf über das Becken konzentrisch aufzurichten bzw. im Wechsel wieder langsam exzentrisch fallen zu lassen, ohne dabei die Schulter anzuspannen.

Lorenz trainiert den Wechsel zwischen An- und Entspannung, sodass er mit geschlossenen Augen und möglichst aufgerichteter Sitzposition ein Gefühl für seine lockeren Schultern bekommt (Alltagstransfer!). Gelingt dies, fixiert Lorenz mit seinen Augen die Zahlen des EMG-Biofeedbacks und rotiert vorab langsam, leicht, locker …, mit seinem Kopf gegen die Augen (Beginn physiologischer Sensomotorik über den III. IV. und VI. Hirnnerv/Hirnstamm). Verliert Lorenz seine Beckenstabilität (Rundrücken) liegt der Schwerpunkt wieder in der Mobilisation/Aufrichtung der WS. Mit verbesserter Rumpfaufrichtung und Schulterblattadduktion wechselt Lorenz in den außenrotierten Armstütz (◘ Abb. 7.23c). Er bewegt langsam u. a. mittels tiefen Rückenstreckern sein Becken selektiv nach ventral (Hüftflexion) und wieder zurück. Mit Zunahme selektiver, physiologischer Beckenstabilität löst sich die Spastik der Beine, sodass sie alternierend, langsam, locker, frei vor und zurück schwingen (◘ Abb. 7.23d). Durch federnde Impulse werden phasische Kompetenzen gebahnt und/oder durch eine Vorverlagerung des Oberkörpers (◘ Abb. 7.23e) die dorsale, verspannte tonische Kette

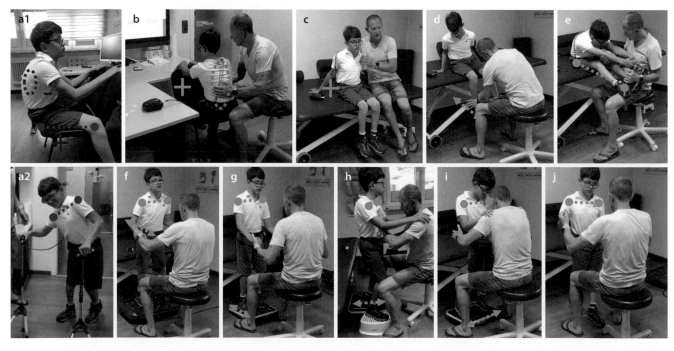

◘ **Abb. 7.23   a–j** Therapiebausteine bei Infantiler Cerebralparese

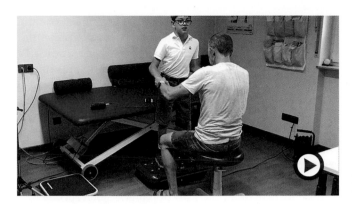

Abb. 7.24 Video 7.10: ICP

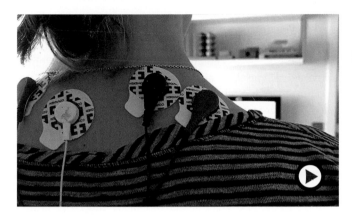

Abb. 7.25 Video 7.11: H.B.B.C. bei MS

gedehnt bzw. detonisiert. Mit Zunahme physiologischer Becken- und Beinstabilität wechselt Lorenz in den Stand. Vorab aktiviert er, unter EMG-Biofeedbackkontrolle, mittels Wackelbrett phasische Standbeinstabilität und wechselt zur weiteren Spannungserhöhung zu vestibulären Medien – sagittal/frontal, bis zum Einbeinstand mit seinem schwächerem linken Bein (Abb. 7.23f–i). Alle Anforderungen wiederholt Lorenz bei gutem Gelingen mit geschlossenen Augen.

> Umso stabiler das Becken, desto ruhiger/lockerer die Schulter.

In Abb. 7.23j geht Lorenz mit geringer therapeutischer Unterstützung langsam alternierend durchs Zimmer (Abb. 7.25).

Eine **direkte Schädigung des Hirnstamms**, wie z. B. durch Entmarkungsherde bei MS, Ponsinfarkt, Basilaristhrombose etc. zeigt sich eher durch einen **Verlust der Haltungsstabilität**, d. h. einem zentralen Hypotonus (s. FR-Gamma-Schleife) und Koordinationsprobleme (Cerebellum). Die fehlende (Becken)Stabilität wird durch ein Hochziehen der Schultern (frühes sensomotorisches Programm) und bei schwerer Schädigung über die **tieferliegende, autochtone Muskulatur** haltungsbewahrend reguliert/fixiert (**M. erector spinae – Innervation: Spinalnerven**). Hierbei folgt der Kopf der Ausrichtung der WS zur ange- bzw. verspannten Rumpfseite und kann sich nicht mehr im Schwerkraftfeld ausgleichen (= fehlende Kopfstellreaktion).

Retikuläre Formationen (Abb. 7.1 Formatio reticularis, **FR**) durchziehen das Stammhirn und aktivieren nach kranial, quasi als Hirnschrittmacher unsere Wachsamkeit (Alertness), als Grundlage des Bewusstseins sowie der Aufmerksamkeit. Über Gamma-Motoneurone (Abb. 7.2b, Gamma-Schleife) modulieren sie nach kaudal unsere Körpergrundspannung gegen die Schwerkraft! Eine Verarbeitungsstörung (kein morphologischer Befund), wie z. B. bei AD(H)S, kann sich einerseits durch eine nicht situationsgerechte neuronale Taktung (EEG) zeigen, d. h. bei ADS durch zu langsame (Theta)Wellen und/oder (Mischtypen) durch zu schnelle (High-Beta) Wellen bei ADHS. Oft korreliert dies auch mit der Körpergrundspannung, diesen Kindern fehlt der nötige Haltungshintergrund (Rundrücken, überdehnbare Gelenke etc.) und/oder es kommt zu einem raschen, kurzen Wechsel in eine überstreckte, verkrampfte Körperhaltung (Abb. 7.14c4).

> H.B.B.C – Roter Faden: Über vestibuläre Stimuli (Weichbodenmatte, Wackelbrett, Wippe etc.) aktivieren die Vestibulareskerne (Abb. 7.1 VK) die Körperspannung gegen die Schwerkraft. Mittels EMG-Biofeedbacks am M. trapezius pars descendens wird die kompensatorische Anspannung kontrolliert, sodass gezielt, sagittal beginnend und aufbauend, die frontale und transversale Becken- und Rumpfstabilität (Th 8–10) gebahnt werden kann. Der Kopf rotiert leicht und locker gegen die Augen (Blickfixierung) und lockeren Schultern (Abb. 7.25).

Im Hirnstamm befinden sich eine Vielzahl von Kerngebieten, die für die Produktion von Botenstoffen, den sog. „Transmittern" verantwortlich sind. Im Rahmen des Buches können wir nur zwei für die Behandlungsansätze der H.B.B.C wichtige Botenstoffe beschreiben (**Serotonin** bei MS und **Dopamin** bei Morbus Parkinson).

Innerhalb der retikulären Kerngebiete (s. o. FR) befinden sich die Raphe-Kerne (Abb. 7.1 RK), die das Serotonin produzieren und mit ihren projizierenden Bahnen ins Frontalhirn, das Kleinhirn und RM ziehen.

Bei MS beschreibt man häufig ein Serotonindefizit, was u. a. mit einem erhöhten Depressionsrisiko einhergeht. An einer schweren Depression erkranken etwa 50 %, nimmt man leichtere Formen hinzu, sind es ca. 70 % aller MS-Betroffenen (► www.amsel.de). Die medikamentöse Therapie besteht in der Gabe von Serotonin-Wiederaufnahmehemmern (Fluoxetin, Venlafaxin etc.). Serotonin selbst kann die Blut-Hirn-Schranke nicht überwinden und muss im Gehirn produziert werden.

> Serotonin dient als Stresspuffer und ist ein wichtiger Transmitter für sensomotorische Impulse.

Im Nervensystem wirkt **Serotonin entspannend, stimmungsaufhellend, schlafregulierend, angstlösend, antidepressiv** und hat einen positiven Einfluss auf viele **kognitive Fähigkeiten (Zufriedenheitshormon)**. Bei akutem Stress steigt der **Serotoninspiegel** kurzfristig an, wodurch es als „wichtiger" Stresspuffer dient. Wird der **Stress** jedoch **chronisch**, so **sinken die Serotoninwerte**, da es **stärker verbraucht** und auch **weniger gebildet wird**!

Umso mehr Stress, desto weniger Serotonin.

Ein Serotoninmangel beeinträchtigt meist das Gefühlsleben. Man wird ängstlich, unzufrieden, grundlos gestresst, schlecht gelaunt sowie anfällig für Migräne bis hin zu ernsthaften Depressionen. Zudem reduzieren sich sensomotorische Impulse. Warum sollte das ZNS ein Signal senden, wenn einerseits kein afferentes Signal ankommt und andererseits der efferente Übertragungsweg ausbleibt?

Um seinen Alltag zu bewältigen, benötigt der MS-Betroffene, oder besser: „sein ZNS", eine weitaus höhere Energie als der Gesunde. Durch die Entzündungsherde müssen neuronale Impulse z. T. weite Umwege auf sich nehmen. Die hohe Belastung kostet Kraft und erschöpft, woraus die für MS typische Müdigkeit (**Fatigue**) entsteht (▶ www.dmsg.de).

7

Ohne Serotonin sendet das ZNS auch kein Signal.

Hauptbaustein zur Serotoninproduktion bildet die Aminosäure **L-Tryptophan**, sie kann die **Blut-Hirn-Schranke** überwinden! L-Tryptophan wird schlecht resorbiert. Solange andere Aminosäuren wie z. B. Tyrosin, Leucin, Valin etc. die Blut-Hirn-Schranke passieren, wird L-Tryptophan wenig aufgenommen.

Wichtig

„Sich wohl zu fühlen" hatte im evolutionären Ranking „nicht" die oberste Priorität.

H.B.B.C – Roter Faden: Alltagsbewegungen mittels kompensatorischer Nackenan- bzw. -verspannung (mangels physiologischer Beckenstabilität) – bedeuten physiologischen Dauerstress. Physiologische Bewegungen hingegen reduzieren nicht nur den Stress, sondern fördern auch die Serotoninproduktion!

Durch körperliche Aktivitäten (Ausdauer – „ohne Stress") verbrauchen die Skelettmuskeln nach und nach alle Energieträger. Vorab Zucker/Kohlenhydrate, danach folgen neben Fettsäuren irgendwann auch die Aminosäuren. Wenn diese in den Muskeln ge- bzw. verbraucht werden, findet Tryptophan eine verbesserte Zugangsmöglichkeit ins Gehirn, um dort Serotonin aufzubauen. **Das heißt: Körperliche Bewegung „ohne" Stress fördert die Bildung von Serotonin** (nach einer nicht allzu stressigen körperlichen Aktivität, wie z. B. einem Spaziergang, Joggen, Fahrradfahren etc. fühlen wir uns besser!). Forschungsberichte an Labormäusen beschreiben die **Neubildung von Nervengewebe** (Hippocampus) in Kombination von Bewegung und Serotonin (▶ www.ms-life.de).

Innerhalb der H.B.B.C ist es möglich, durch die Ableitung am M. trapezius und/oder M. latissimus dorsi, stressbesetzte Bewegungsabläufe zu visualisieren. Der von MS Betroffene erhält die Kontrolle über diese Prozesse und kann aufbauend möglichst viele, variable, phasische, alltagsrelevante Bewegungen erfahren und stressfrei umsetzen. Vestibuläre Medien unterstützen dabei die phasische, variable, haltungsorientierte Tonisierung (◘ Abb. 7.25).

Während bei MS der Serotoninmangel im Vordergrund steht, beschreibt man bei **Morbus Parkinson** eher ein Dopamindefizit. Dopaminerge Projektionen entspringen der Substania nigra (◘ Abb. 7.1 SN) und dem ventralen Tegmentum (◘ Abb. 7.1 VTA, ventrale tegmentale Area). Während das VTA v. a. in den präfrontalen Kortex seine Axone sendet und vermutlich für eine gewisse Form von Hochstimmung (intrinsische Motivation, gute Laune, Neugierde, Flow …) verantwortlich ist, projiziert die Substantia nigra in die Basalganglien. Letztere dienen dazu, neokortikal entworfene **Bewegungsideen auszusieben** (zu hemmen) und die **physiologisch sinnvollsten zu verstärken** (initiieren). Eine Ablagerung von Proteinen (α-Synuclein/Lewy-Körperchen) in diesen Kerngebieten führt zum Zerfall der NZ (>60 %pars compacta), d. h. zum Untergang **dopaminerger Neurone**. Die fehlende Aktivierung – oder besser **„zu starke Hemmung"** – für die Ausführung **automatisierter, harmonischer Bewegungsabläufe** beschreiben die typischen Bewegungsstörungen bei **Morbus Parkinson**. Das Transmitterungleichgewicht zwischen Dopaminmangel (Minus-Symptome) bei relativem Acetylcholin- und Glutamatüberschuss (Plus-Symptome) führt zu den typischen motorischen Krankheitszeichen:

Tremor, Rigor, Bradykinese bzw. Akinese (Symptomtrias – Leit- bzw. Kardinalsymptome).

H.B.B.C: Während bei MS die stressfreie phasische Aktivierung im Vordergrund steht, geht es bei Morbus Parkinson vielmehr um die tonische Detonisierung. Mittels Biofeedbacks erhält der Betroffene ein **externes** EMG-Signal über seine Nackenanspannung. Anhand dieser Kontrolle/Lockerung verbessert sich das Körpergefühl und mobilisierende Dehntechniken können leichter umgesetzt werden. Die Bewegungsabläufe werden harmonischer und der Verlust **internal generierter Cues** (Reize) kann leichter mittels externer Cues kompensiert werden. Das heißt: Unter Biofeedback-Kontrolle durch gezielte **Aufmerksamkeitszuwendung und/oder durch die Verwendung weniger automatisierter Bewegungsfolgen**, wie z. B. Storchengang (linkes Knie – rechte Hand und umgekehrt), werden Bewegungen **„entautomatisiert" (closed-loop-performance).** Sowohl psychische als auch physische positive Veränderungen/Gefühle aktivieren die Dopaminproduktion (s. o. Hochgefühle). Daher spielt neben einem positiv gestalteten Therapiesetting auch der allgemeine Lebenswandel bei Parkinson-Betroffenen eine nicht zu unterschätzende Rolle. So können sich positive Erlebnisse günstig auf den Krankheitsverlauf auswirken (s. Fallbspl. Herr P., ▶ Abschn. „Idiopathisches Parkinson-Syndrom (IPS)", und ◘ Abb. 7.25)!

Neben den beschriebenen Kerngebieten steuert der Hirnstamm noch eine Vielzahl weiterer lebenswichtiger **vegetativer Zentren**, die u. a. für Atmung, Kreislauf und lebenserhaltende Reflexe verantwortlich sind. In Verbindung mit dem Hypothalamus fungiert der Hirnstamm als vegetativ-endokrines Regulationszentrum.

7.2.10 Vegetative Parameter

Durch das EMG-Biofeedback wird in der H.B.B.C die **rein sensomotorische Ebene** verlassen. **Vegetative Parameter werden** erfasst, wobei i. d. R. die o. g. bewusstseinsfernen kompensatorischen und/oder pathologischen Strategien rückgemeldet werden, lange bevor sie sich z. B. durch ein ungewolltes Bewegungsmuster äußern.

Eustress und **Distress** sind Begrifflichkeiten der Psychologie. Wenn auch nicht im klassischen Sinne, werden diese Begriffe ebenfalls in der H.B.B.C genutzt, um physische An- bzw. Überforderung zu beschreiben. **Stress** ist grundsätzlich überlebensnotwendig. Der Körper schüttet bestimmte Hormone aus, die Stoffwechsel, Herzschlag, Muskelspannung etc. anregen. Das Gehirn wird besser versorgt, die Sinne werden geschärft und sowohl körperliche als auch mentale Prozesse können verbessert werden. Wichtig ist der adäquate Umgang – d. h. die **Stressbewältigung** (Coping):

— Einerseits entstehen körperliche Symptome wie z. B. Muskelanspannung als Folge psychischer Belastung;
— andererseits muss der Organismus unter einen gewissen Leistungsdruck gesetzt werden, um die entsprechenden Herausforderungen zu bewältigen.

❯ Wie schon beschrieben, sind bei der Hemiplegie meist auch die vegetativen Reaktionen auf der betroffenen Seite eingeschränkt. Der Einsatz von Elektrostimulation an bestimmten Muskeln (Läsion liegt zentral und nicht am Muskel!) sollte daher mit Bedacht ausgeführt werden, da hieraus rasch eine Überstimulation resultieren kann (Verbrennung tiefer Gewebsstrukturen)!

Die **EMG-Ableitung** in der H.B.B.C bietet gute Möglichkeiten, **Ressourcen** zu erkennen und aufbauend zu nutzen. Ebenso wird die **Bestimmung des Anforderungsniveaus** (= Grenze zwischen Eu- und Distress) möglich:

— Einerseits wird sowohl physische als auch psychische **Überforderung begrenzt**, was viele Betroffene im Vergleich zu anderen Therapieverfahren als äußerst angenehm beschreiben.
— Andererseits erfährt das ZNS die **erfolgreiche Bewältigung** mittelschwerer bis schwerer Anforderungen als elementaren Faktor zur Aktivierung **intrinsischer Motivation** (Dopaminproduktion), was wiederum die Nachhaltigkeit erfahrener Kompetenzen begünstigt.

Circulus vitiosus

Fallbeispiel
Herr H.
Herr H., ein Patient mit einer rechtsseitigen Hemiparese, zeigte u. a. Unsicherheiten während der Standbeinphase (◘ Abb. 7.26a).

Die **EMG-Ableitung** erfolgte an der **Wadenmuskulatur**, wobei die Muskelspannung anhand einer Amplitudenkurve sowie als Kardinalzahl in Mikrovolt (μV = Millionstel Volt) unmittelbar rückgemeldet wurde. Als erstes nahm Herr H. eine für ihn angenehme, sichere Standposition ein (individuelles Körpergefühl). Dabei zeigte sich eine Gewichtsverlagerung auf die „gesunde", (für sein ZNS) besser wahrnehmbare linke Körperseite. Die Spannung im „gesunden" Bein betrug 12,51 μV, im betroffenen Bein 2,56 μV. Um nun die Spannung im rechten Standbein zu erhöhen, was einer typischen Therapiesituation entspricht, stellte Herr H. sein linkes Bein auf einen Hocker (◘ Abb. 7.26a). Die Spannung im betroffenen Bein blieb dabei

relativ statisch (stereotyp), während sie sich im eigentlich „entlasteten Bein" unangemessen erhöhte (>33,61 μV).

Da es neben den Gangunsicherheiten auch zu einer distal betonten spastischen Spannungszunahme in der oberen Extremität kam, wurde die Anforderung mittels Ableitung am **Daumenballen** wiederholt. Während die Spannung bei Belastung des „gesunden", linken Standbeins relativ konstant blieb (<1,18 μV), kam es unter Belastung des betroffenen Beins im Daumenballen zu einer deutlichen Tonuszunahme um mehr als das Doppelte (>3,10 μV).

❯❯ **Interpretation**

Um die Stabilität des rechten Standbeins zu verbessern, werden im Sinne klassischer Therapieansätze entsprechende sensomotorische Anforderungen (= Eustress) gesetzt. Es fehlen jedoch die variablen phasischen Anpassungsreaktionen im betroffenen Standbein; das Spannungsniveau ist relativ stereotyp, d. h. tonisch unvariabel (ca. 2,96 μV), was die Sicherheit, Stabilität und letztendlich die physiologische Gewichtsübernahme beeinträchtigt (= Distress).

Das ZNS projiziert seine phasische Anspannung auf die „gesunde" besser wahrnehmbare Seite, während auf der betroffenen Seite eine eher tonisch, relativ stereotype (subkortikale) Innervation vorherrscht. Diese dorsalfixierende Extensionskette beginnt kopfwärts (◘ Abb. 7.2d, e), zieht vom Nacken bis zu den Zehen und behindert physiologisch-dynamische, adaptive Ausgleichsbewegungen wie z. B. Stellreaktionen (Circulus vitiosus; ◘ Abb. 7.26). Um dennoch eine gewisse Standbeinsicherheit zu gewährleisten, reagiert das ZNS mit einer hohen phasischen kompensatorischen Aktivität auf der „gesunden" Körperseite (>33,61 μV) (= **assoziierte Bewegung**). Diese wiederum unphysiologische bzw. unökonomische Haltearbeit des „gesunden", eigentlich entlasteten Beins bewirkt/verstärkt eine pathologisch enthemmte tonische Anspannung (= **assoziierte Reaktion**) in der betroffenen Unterarm-, Hand- und Fingermuskulatur (Beugetonus, 3,10 μV) (◘ Abb. 7.26a).

❯ Herr H. hatte zu Behandlungsbeginn eine Fußhebeschiene, die aus Sicht der Behandler nicht notwendig war. Der Einsatz/die Verordnung einer Fußhebeschiene sollte generell genau überdacht sein. Auch wenn sie für den einen oder anderen Betroffenen früh die Gehfähigkeit ermöglicht, gibt es auch Einschränkungen. In der Regel resultiert eine Beininstabilität aus der fehlenden ventralen Verankerung (= Beckenretraktion), das Sprunggelenk knickt hypoton ein und/oder reagiert mit der spastisch/fixierenden Supination im Fuß. Zudem ist meist nicht der phasische Fußheber das primäre Problem (Gehen auf ebenem Boden bedarf lediglich einer Null-Grad-Stellung im Sprunggelenk), sondern vielmehr die tonisch, verspannte Wade (s. o. kopfwärts beginnendes Extensionsmuster). Neben den fehlenden sensorischen Eindrücken (fehlender Bodenkontakt: Ferse, medialer Fußballen), schränkt die Schiene auch die physiologische Abrollphase ein und kann langfristig einer Rückführung zum „normalen" Gehen entgegenwir-

7

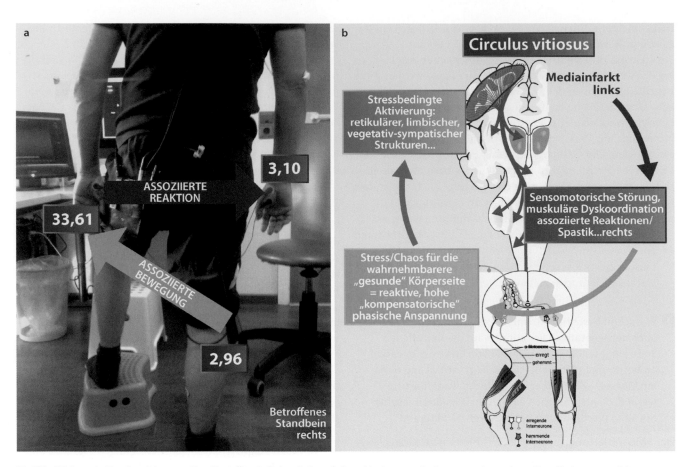

❏ **Abb. 7.26**   **a, b** Circulus vitiosus. **a** Herr H. stellt sein linkes Bein auf einen Hocker, um die Spannung im rechten Standbein zu verstärken. **b** Circulus vitiosus. (Aus Haus 2010)

ken! Vor einer möglichen Verordnung sollte daher der Therapeut selbst einige Schritte mit der Schiene gehen und prüfen, ob es „sein" Gehen bzw. dann ressourcenorientiert das Gehen des Betroffenen wirklich erleichtert!

Da diese Spannungszustände sowohl für den Betroffenen als auch für den Therapeuten eingeschränkt wahrnehmbar sind, wird in der H.B.B.C die **EMG-Ableitung** genutzt, um diesen Circulus vitiosus zu durchbrechen. Durch das EMG-Feedback wird ein möglichst optimaler Anforderungsgrad bestimmt! Des Weiteren erfährt der Betroffene eine Rückmeldung über seine Tonuszustände und „eigenaktive" Veränderungsmöglichkeiten. Nehmen Kontrolle und Kompetenz zu, wird das Feedback verringert bzw. gänzlich ausgeblendet (= **Transfer in den Alltag**). Vorab geht es um Kontrolle phasischer Aktivität zur „gesunden" Seite, um aufbauend phasisch variable, adaptive **Spannungsaktivitäten** zur Betroffenen zu ermöglichen.

7.2.11 Subkortikale und kortikale Zentren (❏ Abb. 7.1 4 und 5), 4. und 5. SMRK

Im 4. (❏ Abb. 7.1 4, extrapyramidales motorisches System – EPS) und 5. SMRK (❏ Abb. 7.1 5, pyramidalmotorisches System – PS) beschäftigen wir uns mit den subkortikalen und kortikalen Zentren der Motorik. Während das PS v. a. beim Menschen (und ansatzweise noch beim Primaten) eine domi-

nierende Bewegungskontrolle ausführt, steuert das EPS die Motorik nahezu aller Säugetiere. Früher trennte man beide Systeme. Da das EPS zwar kollaterale Bahnen zur Pyramidenbahn besitzt, jedoch auch von prämotorischen und supplementärmotorischen (Neo)kortikalen Arealen innerviert wird, ist eine klare funktionelle Trennung der Systeme nicht möglich (❏ Tab. 7.4 – daher: „Eher"). Man streicht sich z. B. automatisiert durch die Haare (distale FM) und/oder kann bewusst den seitlichen Rumpf verkürzen (prox. GM)! Zum Verständnis spezieller neurologischer Krankheitsbilder und den entsprechenden Behandlungsansätzen macht es jedoch Sinn, die Hauptinnervationen des jeweiligen Systems zu kennen. Bei Morbus Parkinson nutzen wir durch die gezielte Aufmerksamkeitszuwendung (PS) externe Signale, um den Verlust **internal generierter Cues** (Reize) zu kompensieren. Das heißt, die Bewegungseinleitung wird, „entautomatisiert". Bei der Hemiplegie (Mediainfarkt = Schädigung der Capsula interna/Pyramidenbahn) wiederum nutzt man ressourcenorientiert eher automatisierte Bewegungsabläufe (EPS), um selektive, distale, feinmotorische … etc. zu bahnen.

7.2.12 Basalganglien und limbisches System: 4. SMRK

Die **Basalganglien (BG)** sind subkortikale Kernregionen, die in **motorische, kognitive** und **mnestische** Prozesse involviert sind. In die kortikale Zielvorgabe eingebunden, dienen sie u. a. der Initiierung und Ausführung i. d. R. automatisierter (ohne Bewusstseinszuwendung) Bewegungsprogramme. Ihre Verarbeitung ist weitaus schneller (ca. 100.000-mal) als die bewusste, kortikale Bewegungsausführung (s. auch ◻ Tab. 7.3, ◻ Abb. 7.1a2).

Jeder kann sich an seine 1. Fahrstunde erinnern, alle Bewegungsabläufe: Blinker, Bremsen, Schalten etc. waren noch sehr bewusst kortikal gesteuert, während heute Gespräche mit Mitfahrern, Gedanken an Projekte, telefonieren etc. parallel möglich ist. Somit bilden die Basalganglien die Grundlage der geteilten Aufmerksamkeit.

> **Wichtig**
> Selbstversuch: Zeichnen Sie 4-mal den Buchstaben „a" (egal ob groß/klein/gedruckt …!). Nun zeichnen Sie die Buchstaben möglichst exakt nach. Versuch 1 (eher EPS) geht locker, leicht …! Versuch 2 (eher PS) hingegen bedarf einer weitaus größeren Aufmerksamkeit, besitzt eine höhere Tonusanspannung, dauert länger …!
> H.B.B.C – Roter Faden: Gelingt die Bewegungsausführung leicht, harmonisch etc., so können wir den Betroffenen bitten, seine Augen zu schließen (s. 3. SMRK) und/oder mit ihm mit geöffneten Augen ein Alltagsgespräch führen. Das Bewusstsein liegt beim Gespräch, während die Bewegungsausführung automatisiert moduliert wird (geteilte Aufmerksamkeit – Transfer in den Alltag*). Sollte sich wieder eine Bewegungsverschlechterung/-anspannung einstellen, lenken wir das Bewusstsein auf die Bewegungsausführung bzw. das EMG-Biofeedback!
> (*Dies gilt nicht für Morbus Parkinson, da hier die Aufmerksamkeit/das Bewusstsein zur Bewegungsinitiierung benötigt wird.)

Das limbische System (◻ Abb. 7.27a, **LS** – Hirn des Säugers) bildet mit seinen Anteilen die funktionale Einheit für **Emotionen**, **Antrieb** und **Lernen**. Unmittelbar über dem Balken befindet sich der **Gyrus cinguli**. Er scheint eine wesentliche Rolle bei der Entstehung und Verarbeitung von **Emotionen** zu besitzen. Während die **Projektionen zum Frontallappen** eine perspektivische, abwartende Handlungsplanung (Im-

pulskontrolle) ermöglichen, trifft der Gyrus cinguli **unmittelbare Entscheidungen**. Das heißt zwischen **Reizdarbietung und Reaktion <1 sec**. Eine **„erfolgreiche" Bewältigung mittelschwerer bis schwerer Aufgaben** aktivieren die **intrinsische Motivation** (innerer Antrieb – machen Lust auf mehr!). Weiterhin bestehen enge Verbindungen mit dem Parietal- und Temporallappen sowie der Amygdala, dem Hippocampus und dem Nucleus accumbens.

> **H.B.B.C – Roter Faden**: Der neurologisch Betroffene erfährt in Echtzeit ein Feedback über „seine" kompensatorische und/oder pathologische enthemmte Anspannung, d. h. eine „unmittelbare Reflexion" über die vorab unphysiologische und aufbauend physiologische Bewegungsausführung (s. LS). Mittels dieser Werte wird es möglich, das Anforderungsniveau optimal an die Ressourcen des Betroffenen zu adaptieren! Somit steigert auch der augenscheinliche und physiologisch nachvollziehbare Kompetenzgewinn durch das EMG-Biofeedback die Erwartung/Motivation an die weitere Behandlung.

Aufgrund seiner Zugehörigkeit zum Belohnungssystem zählt man den **Nucleus accumbens** funktionell zum limbischen System (v. a. Hippocampus, Amygdala). Anatomisch gesehen ist er jedoch mit den motorischen Systemen der Basalganglien (Striatum) verbunden. Seine limbischen Eingänge und motorischen Ausgänge machen den Nucleus accumbens zu einer funktionellen Schnittstelle zwischen **dem limbischen und dem motorischen System** (*limbic-motoric interface*). Dopaminerge Projektionen der VTA (◻ Abb. 7.1) in den Nucleus accumbens macht man für die **Erwartung an ein Glücksgefühl** verantwortlich. Das heißt, die perspektivische Erwartung, dass eine Situation erfolgreich verläuft, steigert die Dopaminproduktion und motivationales Verhalten für die entsprechenden Handlungen.

> **H.B.B.C – Roter Faden**: Das Planen, Erwarten und Eintreten positiver Erlebnisse erhöhen die Dopaminproduktion (VTA). Bei Alzheimer könnte dies ein schönes Ereignis sein, das schon einmal (evtl. ähnlich) erlebt wurde (Theaterbesuch, Wanderung, Vernissage …). Marker/Hinweise z. B. an der Küchenpinnwand und/oder Gespräche darüber fördern die Erinnerung. Ist das Ereignis mit Bewegung verbunden, wie einer schönen Wanderung, wird die Ausschütung von Serotonin gefördert.

Der **Hippocampus** (◻ Abb. 7.27) ist eine wurmartig gebogene Struktur, die innen am Temporallappen liegt. Er bezieht seine Informationen aus dem **Thalamus**, dem **Gyrus cinguli**, der **Amygdala** und nahezu **allen Kortexarealen**, wodurch er eine weitere wichtige Schnittstelle des LS bildet. Seine elementare Rolle liegt bei der Gedächtniskonsolidierung, d. h. bei der **Übertragung von Gedächtnisinhalten aus dem Kurzzeit- in das Langzeitgedächtnis**. Während der gesamten Lebenszeit kommt es, v. a. beim Erwerb neuer Gedächtnisinhalten, zu Neubildungen zwischen bestehenden Nervenzellen (neuronale Plastizität) sowie Neuroge-

◻ **Tab. 7.3** Minus- und Plus-Symptome bei Morbus Parkinson (IPS)	
Dopaminmangel	**Acetylcholinüberschuss**
Bradykinese, Akinese und Hypokinese	Tremor
Reduzierte Mimik (Maskengesicht)	Rigor
Mikrographie (kleiner werdendes Schriftbild, vor allem gegen Ende des Satzes)	Stark flektierte Körperhaltung (Tonische Anspannung, ausgehend vom M. trapezius, pars descendens bis zur Wade)
Trippelschritt	

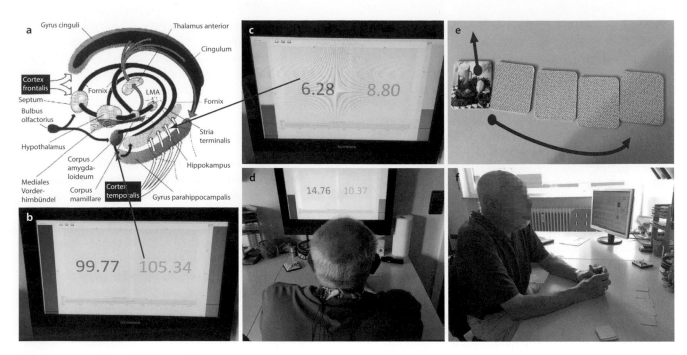

◘ Abb. 7.27   a–f H.B.B.C bei AD und IPS

nese im Gyrus dentatus. Durch seine starken Verbindungen zur **Amygdala,** dem **Furchtzentrum** unseres Gehirns, kommt dem Hippocampus eine zusätzliche Rolle bei der Verarbeitung von Emotionen zu. Dies macht den Hippocampus aber auch anfällig für starke emotionale Reize und Stressoren.

Die **Amygdala** ist an der Furchtkonditionierung beteiligt und spielt so eine wichtige Rolle bei der Einschätzung möglicher Gefahrensituationen sowie bei der Bildung entsprechender **Emotionen** wie **Furcht und Angst.** Eine dauerhafte, stressbesetzte Aktivität, wie bspw. bei einem Trauma, chronischem Stress, Angststörungen etc. reduzieren die Anzahl an Dendriten im Hippocampus und PFC (reziproke Hemmung).

Fallbeispiel

H.B.B.C bei Alzheimer-Demenz

Bei Herrn B. (◘ Abb. 7.27) besteht die Diagnose: Alzheimer-Demenz (AD) und Idiopathisches Parkinsonsyndrom (IPS). Seine Frau schildert, dass er über Jahrzehnte sehr engagiert, z. T. zwei Jobs gleichzeitig, auf einer Behörde ausgeübt hat. In ◘ Abb. 7.27f ist deutlich eine Hyperlordose der HWS (Witwenbuckel) zu erkennen. Dieser Zustand ist typisch für eine jahrzehntelange Nackenverspannung und würde auch den stressbesetzten Lebenslauf bestätigen.

Bei der Alzheimer-Demenz führt das Absterben von Nervenzellen im gesamten Gehirn zu einem Gewebeverlust, was u. a. die Bereiche: Denken, Planen und Erinnern betrifft. V. a. aber im Hippocampus, der bei der Bildung neuer Erinnerungen eine wichtige Rolle spielt, ist die Schrumpfung ausgeprägt. Anamnestisch können wir bei einem sehr hohen Anteil unserer Patienten ein eher stressbesetztes (beruflich/privat …) zurückliegendes Leben erkennen.

Der Alzheimer-Betroffene ist i. d. R. mit seiner Situation nicht zufrieden! Auch wenn die Erinnerungen fehlen spürt er, dass in seinem Umfeld „irgendetwas" nicht stimmt! Er findet jedoch keine Lösung, was wiederum die Stresssituation/innere physische und psychische Anspannung verstärkt! Aggression und/oder Rückzug sind oft die Folge (Hirnstamm). Wie o. b. hemmt die verstärkte Anspannung der Amygdala (v. a. über eine lange Dauer!) reziprok die Hippocampusformation. Ein System, das nicht (mehr) genutzt wird, wird neuronal nicht mehr versorgt und geht zugrunde.

❯ **Positive, stressfreie Gefühle/Erlebnisse (s. o. VTA) können somit nicht nur zu einer Verbesserung der Lebensqualität beitragen, sondern vielleichtauch der Symptomatik entgegenwirken!**

Durch das EMG-Biofeedback kann die hohe physische (Sympathikus) und psychische (Amygdala) Aktivität widerspiegelt werden (◘ Abb. 7.27a–c). In einem ersten Schritt sucht Herr B. eine Position, in der sich die Nackenspannung deutlich reduziert, z. B. mit aufgestützten Ellenbogen (◘ Abb. 7.27d). Zu Behandlungsbeginn erreicht der Patient oft „noch" nicht die angestrebten Normwerte (<5 μV, ◘ Abb. 7.27d). Mit zunehmendem Therapieverlauf und begleitender Mobilisation (s. ◘ Abb. 7.17) findet eine Annäherung an diese Werte statt (i. d. R. 3,4 … Th.-Einheiten).

Mit gelockerten Schultern können wir auch vegetativ eine positive Veränderung bei Herrn B. feststellen. Gestik/Mimik sind deutlich entspannter und seine Kommunikation verbessert sich. In ◘ Abb. 7.27e beübt Herr B. im (nur) entspannten Zustand seine Merk- und Lernfähigkeit (◘ Abb. 7.27c Hippocampus). Er nutzt hierfür z. B. ein Deutschland-Memory (Erinnerungen). Kann er das umgedrehte Kärtchen recht schnell benennen (<2 sec. = automatisiertes Wissen) und/oder durch

Überlegen etwas länger benennen (Assoziationen zwischen visuellen und sprachlichen Zentren), so bekommt er die Karte (sieht seine Erfolge) und eine Neue wird hinten hinzugefügt. Fällt es ihm jedoch schwer bzw. fehlt die Zuordnung, so wird das Kärtchen zur Wiederholung wieder hinten angelegt. Je nach Tagesverfassung kann die Zahl der Kärtchen variieren (2, 3, 4 …). Bei einer muskulären Anspannung (Amygdala/ Stress!) reduziert Herrn B. zuerst seine muskuläre Spannung, bevor er sich wieder den kognitiven Bereichen widmet.

Wir können die AD nicht heilen, Herrn B. beschreibt jedoch im Laufe der Therapie z. T. Kärtchen, die er bislang nicht kannte (Abspeicherung neuer Inhalte!). Ebenso berichtet die Ehefrau, dass das häusliche Leben deutlich entspannter ist, er schaue wieder die Nachrichten, wäre ruhiger und ausgeglichener. Zudem haben sich auch allgemeine Bewegungsabläufe wie das Aufstehen, Anziehen und Gehen deutlich verbessert.

7.2.13 Neokortikale Areale: 5. SMRK

Der **Neokortex** besteht aus zwei Hemisphären, die wiederum in vier Großhirnlappen aufgeteilt sind. Primäre Rindenfelder bzw. Projektionsareale sind bei Geburt am besten entwickelt, bei ihnen besteht keine Seitendominanz. Mit zunehmend komplexeren Funktionen kommt es jedoch zu einer Art Arbeitsteilung zwischen den beiden Hemisphären. Die linke ist analytisch, sprachlich und handlungsorientiert (Blick durch das Mikroskop), während die rechte Hemisphäre ganzheitliche, räumlich konstruktive und emotional intuitive Funktionen zeigt (Blick durchs Fernrohr).

Dabei ist die linke Hemisphäre für die Sensomotorik der rechten Körper- bzw. Raumhälfte verantwortlich und entsprechend die rechte Hemisphäre für die linke Körper- und Raumhälfte. In den sensomotorischen Arealen vollzieht sich die Neurogenese (Hirnreifung) etwa zwischen dem 4. und 6. Lj. (Entwicklung der Händigkeit, Feinmotorik, Körpermitte wird gekreuzt etc.), während sich die Reifung im Frontallappen (evolutionär jüngster Teil) bis zum 21. Lj. vollzieht (Sitz der Persönlichkeit, ◘ Abb. 7.1a1).

In wachem Zustand treffen ca. 10 Millionen Reize (visuell, auditive, somatosensorisch …) pro Sekunde auf unsere neokrotikalen Strukturen. Die meisten dieser Reize werden im Ultrakurzzeitgedächtnis (sensorisches Gedächtnis) vergessen, d. h. gehemmt (inhibiert), bevor sie ins Bewusstsein rücken. Durch unser Interesse (eher buttom-up) und/oder unsere Aufmerksamkeit (eher top-down) passieren die relevanten Reize die Wahrnehmungsschwelle (thalamokortikales Gating) und es erfolgt eine Reizselektion in unser Bewusstsein.

> ❯ Eine Hemmung irrelevanter Reize schützt vor einer Reizüberflutung. Dies ist für unser ZNS überlebensnotwendig.

Neuropathologie: Bei einer Schädigung einer Hemisphäre, wie z. B. bei einem Mediainfarkt, nutzt das ZNS zum unmittelbaren Überleben die „gesunde" Hemisphäre. Umso stär-

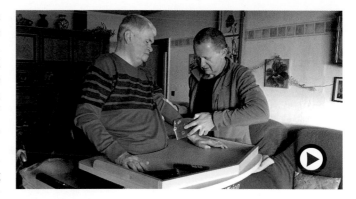

◘ **Abb. 7.28**   Video 7.12: Neglect

ker dies geschieht, desto größer die reziproke Hemmung der betroffenen Hemisphäre. Am Eindrucksvollsten stellt sich dies bei einer Neglectsymptomatik dar (◘ Abb. 7.28).

Fallbeispiel
H.B.B.C bei motorischer Aphasie
Bei Frau W. besteht eine rechtsseitige Hemiparese mit hypotoner Grundsymptomatik. Zudem zeigt sich eine motorisch dominante Aphasie. In ◘ Abb. 7.29b sieht man im ruhigen Sitz eine deutlich erhöhte kompensatorische Anspannung der linken Nackenmuskulatur (21 µV+) bzw. Innervation der rechten „gesunden" Hemisphäre. Umso höher die Aktivitäten der „gesunden" Hemisphäre, desto größer die reziproke Hemmung der Betroffenen und schwerer die Wortfindung und/ oder Wortproduktion (◘ Abb. 7.29d). Erschwert wird dieser Zustand, wenn sich Frau W. in einer Gruppe von Menschen und/oder Stresssituationen befindet (s. o., Amygdala hemmt Hippocampus). Das Sprechen, Lesen etc. gelingt Frau W. deutlich leichter, wenn sie ihre linke Schulter entspannt und ihr Bewusstsein auf die rechte Körper- bzw. Raumhälfte lenkt.

In einem ersten Schritt lockert Frau W. im angelehnten Sitz mittels EMG-Biofeedbacks ihre linke Schulter (was i. d. R. recht schnell gelingt). Aufbauend wechselt sie nun zwischen An- und Entspannung, bis sie den lockeren Zustand mit geschlossenen Augen benennen kann. Nun wechselt sie auf den rechten Ellenbogenstütz (fördert die rechte Armmotorik) und liest „laut" die Artikel der Tageszeitung (◘ Abb. 7.29e und 7.30). Erst wenn ihr dies in der Therapie mit lockerer linken Schulter (EMG-Biofeedback) gelingt, erfolgt der Transfer in den Alltag.

> ❯ Frau W. trainiert „jeden" Morgen durch „Zeitung lesen" ihre linke betroffene Hemisphäre. Das heißt, in der H.B.B.C therapieren wir nicht die Symptome, um den Alltag zu verbessern, sondern nutzen vielmehr den Alltag zur Symptomreduktion!

7.3 Bahnung der Hantierfunktionen

Die Steuerung mittels Pyramidenbahn (PS, ◘ Abb. 7.7b) ist v. a. für die distalen fein- und grafomotorischen Bewegungsabläufe verantwortlich. Zusammen mit dem EPS

■ Abb. 7.29   a–c Tonusnormalisierung der Nackenmuskulatur. **d** Reziproke Hemmung der betroffenen Hemisphäre. **e** Bewusstseinszuwendung im Alltag zur betroffenen Raum- und Körperseite

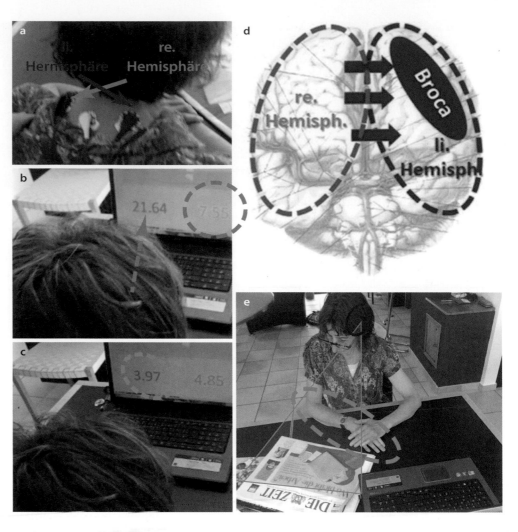

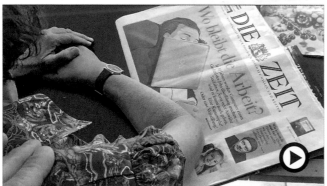

■ Abb. 7.30   Video 7.13: Aphasie

(s. **■** Tab. 7.4) steuert sie unsere bewussten (PS) und automatisierten handlungsorientierten Bewegungsabläufe. Auf ihrem Weg zum RM passiert sie die Capsula Interna (direktes Versorgungsgebiet der A. cerebrie media/Schlaganfallarterie) und übernimmt neben ihrer **bahnenden, handlungsorientierten Funktion** eine Vielzahl hemmender, kontrollierender Einflüsse auf Hirnstamm und RM-Ebene, sodass einerseits stets genug Tonus gegen die ständig wechselnden Einflüsse der Umwelt/Schwerkraft (RM/Hirnstamm) vorhanden ist, aber anderseits die Bewegungsab-

läufe ökonomisch, leicht und harmonisch ausgeführt werden. Die neokortikale Feinjustierung unserer Bewegungsabläufe entwickelt sich bis über die 2. Lebensdekade, ist v. a. **von einer phasischen, variationsreichen** neuronalen Innervation geprägt (**■** Abb. 7.13c). Eine Schädigung pyramidaler Strukturen führt somit neben dem Innervationsverlust auch zum Kontrollverlust subkortikaler (eher kompensatorische Anspannung) und spinaler Zentren (eher pathologisch enthemmter Anspannung).

❯ **H.B.B.C – Roter Faden: Wir trainieren nicht die Kraft oder stereotype Bewegungsabläufe, sondern vielmehr die alltagsrelevante Funktion. Das heißt viele, variationsreiche, phasische Anforderungen. Diese reichen von stabilisierenden Sprungübungen (■ Abb. 7.12) bis hin zu feinsten Balancierbewegungen der Hand- und Fingermotorik und dies nach Möglichkeit mit Medien aus dem Alltag (■ Abb. 7.20).**

Nicht die Spastik und/oder die Kompensation ist unser Problem, sondern vielmehr die fehlende kortikale Kontrolle (Inhibition)! Unter EMG-Biofeedback kontrollieren wir letztgenannte Prozesse und suchen über tonisch/phasische Anforderungen eine neokortikale Stimulation bzw. Innervation. Selbst Hantieren mit Besteck kostet mit geringen Ausnahmen keine große Mühe und ist in der Ausführung eher variabel.

Tab. 7.4 Subkortikale und kortikale Steuerungszentren der Motorik

	EPS	PS
Anatomie	Basalganglien, limbisches System	Neokortex
Motorik	Eher prox. Grobmotorik	Eher distale Feinmotorik
	Eher Massenbewegungen	Eher selective Bewegungen
	Eher Hand-Hand-Koordination	Eher Hand-Auge-Koordination
	Eher automatisierte Bewegungsabläufe	Eher bewusste Hantierfunktionen
Pathologie u. a.:	Morbus Parkinson, Tourette-Syndrom, Tics ...	Hemiparese/Hemiplegie, Neglect, Aphasie, Apraxie ...

Zu Beginn leiten wir i. d. R. am M. trapezius pars descendens ab, mit zunehmender Kontrolle am M. latissimus dorsi (letzteres v. a. im Stand und Gehen); bei starken assoziierten Mitbewegungen der kontralateralen „gesunden" Hand auch beidseitig an den Unterarmen und Daumen- und Kleinfingerballen. Zur sensomotorischen Funktionsbahnung nutzen wir z. B. protopathische Kältereize (**Abb. 7.31a**). Es handelt sich um das evolutionär ältere, bei Geburt dominierende taktile System. Mit der Zunahme der neuronalen Präsenz folgen propriozeptive federnde, phasisch aktivierende Reize (**Abb. 7.31b**). aufbauend auf die proximale Becken- und Schulterblattstabilität, folgen leichte Flexions- und Extensionsbewegungen des Ellbogens, Pro- und Supinationsbewegungen des Unterarmes bis hin zur Dorsalextension des Handgelenkes (**Abb. 7.31c**). Die Dorsalextension bildet die Spannungsgrundlage der Mittelhandmuskulatur (Mm. lumbricales et interossei), die wiederum selektive Fingerbewegungen ermöglicht, d. h. u. a. Flexion/Extension der Fingergrundgelenke bei Extension/Flexion der Fingermittel- und Endgelenke. Aufbauend folgen phasisch orientierte Fingerbewegungen, wie das Schnippen Daumen gegen Finger und umgekehrt mit offenen und geschlossenen Augen (**Abb. 7.31e1 und 2**). Ferner nutzen wir Alltagsmedien sowie Alltagshandlungen. Einerseits (er)kennt das ZNS entsprechende Medien leichter. Zudem sind die Wiederholung bzw. das Hantieren mit selbigen wahrscheinlicher (**Abb. 7.20**).

*In eigener Sache: Die Videos sind reale Therapiesituationen und haben nicht den HD-Anspruch. Während der Videos erkläre/erzähle ich viel – dies ist real eher weniger der Fall. Die Erklärungen im Video sollen das Verständnis der jeweiligen Vorgehensweise untermauern. Last but not least möge man mir auch den einen oder anderen Rechtschreibfehler verzeihen!

In ► Übersicht 7.2 sind die **sechs Phasen** zur Bahnung der Hantierfunktionen zusammengefasst.

Übersicht 7.2 Sechs Phasen zur Bahnung der Hantierfunktionen
1. Reduzierung kompensatorischer Aktivitäten auf der „gesunden" Seite und Abbau pathologischer Spannungszustände auf der betroffenen Seite (= Herstellen physiologischer Grundspannung)
2. Sensorische Stimulation mittels protopathischer, propriozeptiver und/oder epikritischer Medien
3. Passive, spannungsfreie Bewegungsamplituden in Ellenbogen, Unterarm, Handgelenk und Fingern. Der Therapeut bewegt (sucht) und erweitert den harmonischen Bewegungsraum (**Abb. 7.20**)
4. Assistive, spannungsfreie Bewegungsaktivitäten in Ellenbogen, Unterarm, Handgelenk und Fingern, ohne das Einsetzen kompensatorischer Strategien im „gesunden" Unterarm. Zunehmende Verringerung der therapeutischen Unterstützung
5. Harmonische Bewegungsausführung mit geschlossenen Augen (er)fühlen und passiv/assistiv ausführen (das ZNS muss „wieder" spüren, wie sich „normale" Bewegung anfühlt)
6. Aktive, kontrollierte, selektive Bewegungssequenzen mittels Alltagsmedien und -tätigkeiten in Ellenbogen, Unterarm, Handgelenk und Fingern, wobei sich im Zuge physiologsicher Kompetenzen das Ausmaß der räumlich-zeitlichen Bewegungsanforderungen erhöht z. B. über mehrgelenkige Bewegungsabläufe und das Bio-Feedback zunehmend reduziert

Im Rahmen einer klassischen neurologischen Befunderhebung wird sowohl das passive als auch das aktive Bewegungsausmaß erfasst. Zeigen sich strukturelle Bewegungseinschränkungen, wie z. B. eine myostatische Kontraktur im Ellenbogengelenk und/oder Muskelverhärtungen/Myogelosen (ohne EMG-Befund), fließen vorbereitend mobilisierende Maßnahmen ein, um die Voraussetzung für eine „normalere" Bewegungsausführung zu ermöglichen (► Abschn. 7.2.4, Neuromuskuläre Innervation/Muskelfasertypen – „Mobilisation der Myogelosen"). Es sind eher **Mobilisations-** und **Dehnungsübungen** als Entspannungsübungen und sie lassen sich sehr gut mittels EMG-Biofeedback kombinieren und kontrollieren. Um eine funktionelle Nachhaltigkeit und Reduzierung der neuronal bedingten Kontrakturen, d. h. des gewonnenen Bewegungsspielraums, zu erreichen, bietet das H.B.B.C optimale Bedingungen.

■ Wege aus der Spastizität in die Physiologie – Inhibiion „mittels" physiologischer Bewegungsbahnung (ausgehend vom Rückenmarksgrau bis zum Neokortex)

❯ Bei ca. 100 Milliarden Neuronen gibt es nicht den „Schalter", den man drücken muss, um die Muskelspannung zu normalisieren. Es ist vielmehr eine individuelle Gradwanderung, ein ständiges Suchen und Finden, um ressourcenorientiert aufbauend erweiternde Wege in die Normalität zu gehen.

7

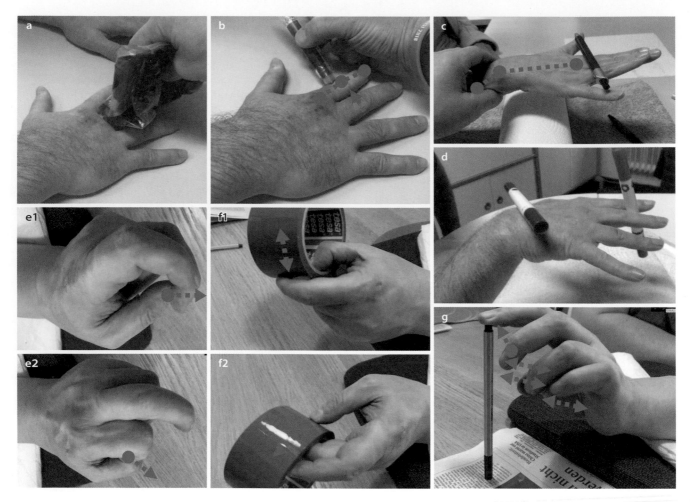

□ Abb. 7.31   a Protopathische Stimulation von Hand und Fingern. **b** Propriozeptive Stimulation mit phasischer Aktivierung der Handmuskulatur. **c** Streckmuskulatur der Hand als Grundlage selektiver Fingerbewegungen. **d** Balanceübungen mit selektiven Fingerbewe-gungen. **e1 u. 2** phasische Fingerbewegungen. **f1 u. 2** Rotationsbewe-gungen Daumen gegen Finger und umgekehrt. **g** Balancier- und selektive Fingerbewegungen

Neben der beschriebenen Ausrichtung von Körperschwer-punkt, Sitzgleichgewicht, Stützfunktionen können die un-terschiedlichsten Ansätze eine (Ent-)Spannung in Rich-tung **physiologischer Grundspannung** herbeiführen (▶ Abschn. „Myogelosen"), u. a. durch

— **angelehnte Sitzposition/Lümmelposition (= keine Notwendigkeit der Haltungsbewahrung);**
— **im Liegen, falls im Sitz keine adäquaten Spannungs-zustände erreicht werden. Hierbei geht es jedoch v. a. darum, das Gefühl für normale Bewegung wiederzu-erlangen! Funktionelles, alltagsrelevantes Hantieren muss im Sitz und/oder Stand gebahnt werden!**
— **Zuwendung zur (Gesichtsfeld) Gewichtsübernahme der betroffenen Seite ohne kompensatorisch und/oder pathologisch enthemmte Nackenspannung (□** Abb. 7.32b);
— Lidschluss, in Ruhe und wenn die Bewegungen harmo-nisch fazilitiert werden können;
— Atmung (vegetative Muskelentspannung durch die langsame, tiefe Bauchatmung, die in aufrechter Sitzposi-tion, **□** Abb. 7.32c, leichter gelingt);

— einen Witz erzählen (**□** Abb. 7.32a, psychische Anspan-nung reduzieren = Wechsel zwischen phasischer u tonischer Anspannung!);
— selektive Beckenbewegungen/-Stabilität (Becken heben/ kippen, Beckenstabilität; **□** Abb. 7.32c);
— proximal beginnende Sensi- und Desensibilisierung (**□** Abb. 7.32d);
— Mobilisation/Querdehnung der Myogelosen (**□** Abb. 7.32e);
— harmonische Kopf(wende)bewegungen, selektive Schulterbewegungen (**□** Abb. 7.32f), Extremitätenbewe-gungen über 90° (**□** Abb. 7.32e);
— Einnehmen der endgradigen Kontraktion des tonuser-höhten Muskels (**□** Abb. 7.11b) etc.

Das Einnehmen und Erhalten dieser tonischen Grundspan-nung ist häufig ein **Geduldspiel** und eine **Gradwanderung** – es ist jedoch die erste physiologische Aktivität der betroffe-nen Hemisphäre und bildet die **Basis** der weiteren Vorgehensweise.

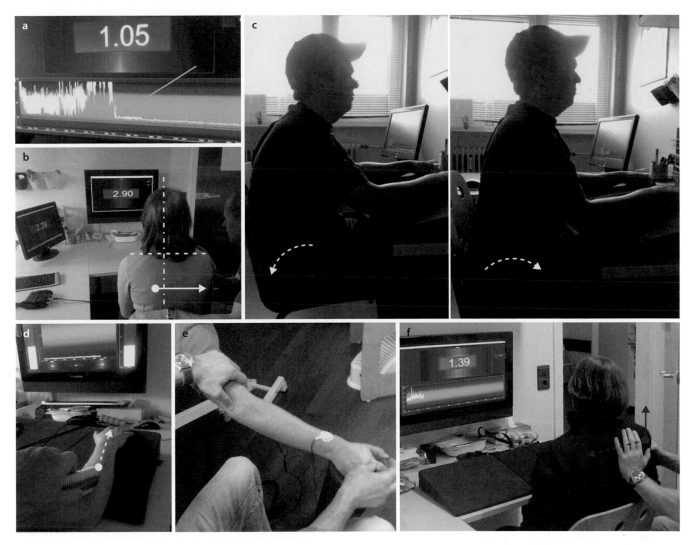

□ **Abb. 7.32   a–f** Wege aus der Spastizität. **a** Physiologische Grundspannung. **b** Einnehmen der endgradigen Kontraktion des tonuserhöhten Muskels. **c** Selektive Beckenbewegungen. **d** Sensi- und Desensibilisierung. **e** Mobilisation/Querdehnung der Myogelosen. **f** Selektive Schulterbewegungen. (Aus Haus et al. 2013)

7.3.1 Einnehmen der tonischen Grundspannung

Zu Beginn wird der Patient in einer möglichst **symmetrischen, angelehnten Sitzposition** positioniert: Die Füße stehen achsengerecht auf dem Boden (ca. 90°/90°/90°), und die Unterarme (v. a. Ellenbogen) liegen locker auf einer Unterlage (z. B. 2 aneinander liegende Keilkissen, □ Abb. 7.32c).

Der Patient reduziert seinen Tonus so weit, dass die Muskelspannung unter einen gewissen Schwellenwert sinkt (optimal $<2\,\mu V$, zu Beginn $<5+\,\mu V$) (□ Abb. 7.32a). Vor allem zu Beginn des Trainings kann es helfen, wenn der Patient seine Augen schließt (EEG-Alpha-Aktivität) und/oder die tiefe Bauchatmung nutzt und durch langsames Ausatmen die Muskulatur entspannt. Im Zuge der Therapie sollte jedoch die physiologische Grundspannung auch mit offenen Augen gehalten werden können. Zudem verbessert dieser Zustand den zellulären Stoffwechsel, was wiederum die Sensibilität (Körpergefühl) und den Weg in eine physiologische Haltung begünstigt (vs. Circulus vitiosus).

❯ Aufbauend auf die physiologische tonische Grundspannung folgen variationsreiche phasisch, adaptive Spannungswechsel.

Fallbeispiel

Herr H.

Bei Herrn H. besteht eine **spastische Hemiparese**, die sich mit der Gewichtsverlagerung zur „gesunden" Seite verstärkt (= Notwendigkeit der Haltungsbewahrung, □ Abb. 7.15 und 7.32c). Selbst in der augenscheinlichen Sitzsymmetrie besteht eine hohe pathologische Anspannung im betroffenen Unterarm. Herr H. selbst spürt zwar die Spannung im Handgelenk und in den Fingern (liegt im Projektionsgebiet der motorischen Rinde, d. h. liegt verstärkt im Bewusstsein; für den Therapeuten ersichtlich und fühlbar), doch die von proximal einsetzenden (enthemmten) Reaktionen im Unterarm spürt er kaum. Zum Teil zeigen sich rein durch das Öffnen und Schließen der Augen gravierende Tonusunterschiede. Verstärkt treten diese Zeichen bei einer proximalen Hypotonie auf, z. B. durch eine eingeschränkte Schulter-Rumpf- und/oder Beckenstabilität (▶ Abschn. „Lumbale Beckenstabilität im Stehen und Gehen: Physiologie vs. Pathologie", ◻ Abb. 7.32b).

Führt man den Oberkörper aus der Körpersymmetrie nach rechts, muss die ipsilaterale Becken- und die kontralaterale, linke Rumpfseite im Zuge einer Rumpfstellreaktion die fallverhindernde Stabilität bieten (sowie umgekehrt, s. ◻ Abb. 7.21). Man geht davon aus, dass das ZNS bei einer Gewichtsverlagerung zur „gesunden" (besser wahrgenommenen) Seite die gegenüberliegende, d. h. die betroffene Seite aktiviert. Da durch die **kortikale Schädigung** in Becken, Rumpf, Schultergürtel etc. eine muskuläre Dysbalance be-

steht, greift das ZNS auf subkortikale und spinale, evolutionär früh angelegte Reaktions- und Haltemuster zurück und nutzt distale Körperstrukturen zur Haltungsbewahrung. Schon kleinste Gewichtsverlagerungen können im betroffenen Unterarm eine pathologische Tonusaktivität auslösen, die zwar einer gewissen Stabilität oder besser „Fixation" dient, jedoch die adaptive phasische Mobilität von Arm, Hand und Fingern unmöglich macht! Ebenso bewirken v. a. übermäßige Hantierfunktionen der „gesunden" Seite eine Spannungszunahme auf der betroffenen Seite. Die Tatsache, dass Herr H. die von proximal beginnende Spannungszunahme im Unterarm nicht „bewusst" nachvollziehen kann, unterstreicht dies.

Bauchatmung

Im Zusammenwirken von sympathischer und parasympathischer Aktivität gehört die Atmung zu den elementaren Grundrhythmen. Das Einatmen wie z. B. vor Schreck Luft holen ist sympathisch geprägt und das entspannende Ausatmen parasympathisch. Ein **entspannendes Atemtraining** mit dem Ziel der tiefen Bauchatmung trägt neben der verbesserten Sauerstoffversorgung auch zur Körperentspannung bei. Je nach Konstitution schreibt man einer Atemrate von 6–10 Atemzügen/Minute (ebenfalls über Biofeedback trainierbar) eine besondere parasympathische Wirkung zu.

Das **Einatmen** sollte über einen ruhigen, lockeren, tiefen Atemzug, wenn möglich durch die Nase (Schnupfen!), bis in den

Bauch erfolgen, während das **Ausatmen** etwas langsamer (verhindert ein Hyperventilieren) als das Einatmen geschieht. Da bei einer hypotonen Grundsymptomatik die vegetative Muskulatur, neben der skelettalen Muskulatur meist noch stärker betroffen ist, wie etwa das Zwerchfell für die Bauchatmung, kann ein leichtes An- oder Nachvornheben des Kopfes und der Brust (= Aktivierung der ventralen Kette) die tiefe Bauchatmung unterstützen. Gelingt es dem Patienten, seine Atmung entsprechend zu modulieren, kann man diesen Vorgang gut zur **Tonusreduktion** verwenden. Man bittet den Patienten, z. B. während einer behutsamen Dehnung langsam in Schulter, Arm, Hand etc. auszuatmen und zu entspannen.

Lidschluss

Die nach vorne ausgerichteten Augen charakterisieren den Menschen als sog. **Sehtier**. Der größte Teil aller umweltbedingten Sinneserfahrungen wird über das visuelle System wahrgenommen. **Schließen wir die Augen**, blenden wir diese umweltbedingten Reizeinflüsse aus und können unseren Fokus stärker auf innere Reize bzw. auf die **Reizverarbeitung der sensomotorischen Rindenfelder** lenken (◻ Abb. 7.11b). Der eine oder andere kennt dies, wenn er z. B. bei einer schwierigen Mathematikaufgabe die Augen schließt, um sich gezielt auf die Lösung zu konzentrieren.

Zudem sind diese Prozesse EEG-technisch nachweisbar, wobei ein Schließen der Augen mit einem Anstieg der Alpha-Wellen einhergeht. Alpha-Wellen wiederum stehen für entspannte Wachheit bzw. entspannte Konzentration, wie z. B. bei der Bearbeitung kognitiver Aufgaben, die ein hohes Interesse wecken. Entsprechend können einige Patienten den Tonus mit geschlossenen Augen leichter regulieren. Bei dieser Vorgehensweise wird v. a. auditives Feedback eingesetzt.

❯ **Im H.B.B.C wird nicht primär das behandelt, was zu sehen und fühlen ist, sondern v. a. die Ursache desselben.**

▪▪ Behandlung

Mittels EMG-Feedback wird nach einer Sitzposition, Beckenausrichtung und/oder Rumpfhaltung gesucht, in der die Spannung im Unterarm am ehesten nachlässt (s. Seitenvergleich, ◻ Abb. 7.11a), d. h. eine Position, die eine distale Haltearbeit nicht mehr notwendig macht und somit für den Patienten leichter kontrollierbar wird. Nicht selten muss dafür der **Rumpf** (◻ Abb. 7.14b2, ZSP, zentraler Schlüsselpunkt [Körpermittelpunkt = WS-Region ca. Th8–Th10]) auf die betroffene Seite geführt werden, wobei der Betroffene seine neue Unterstützung(sfläche) auch annehmen muss. **Minimale Gewichtsverlagerungen**

oder Positionswechsel im Zentimeterbereich können dabei über „Sein" oder „Nicht-Sein", d. h. über Spannungszunahme oder -abnahme der Unterarm-, Hand- und Fingermuskulatur entscheiden. Die Kontrolle dieser Spannungszustände zählt im H.B.B.C-Verfahren als funktioneller Gewinn.

❯ **Der Betroffene muss seine Unterstützungsfläche annehmen können = keine Notwendigkeit der Haltearbeit für distale Strukturen!**

Die **Gewichtsverlagerung zur betroffenen Seite** unterstützt zwar häufig eine distale Spannungsreduktion (keine Haltearbeit!), doch übt die „gesunde" Rumpfseite die stabilisierende Haltearbeit aus (Kompensation) und wirkt wiederum im Zuge der reziproken Hemmung detonisierend auf die betroffene Rumpfseite (▶ Abschn. „Lumbale Beckenstabilität im Stehen und Gehen: Physiologie vs. Pathologie"). Man sollte sich dieser Prozesse bewusst sein und diese in die Therapie miteinbeziehen. So gilt z. B. die Gewichtsverlagerung zur „gesunden" Seite ohne Tonusanstieg im betroffenen Nacken, Arm, der betroffenen Hand als funktionelle Verbesserung der Haltungsmotorik, d. h. als verbesserte, physiologische Rumpf- und Beckenstabilität (betroffene Seite).

Neurophysiologie: Reziproke Hemmung

Prozesse der reziproken Hemmung vollziehen sich schon auf **Rückenmarksebene**, wobei der Tonus des Agonisten regulierend/hemmend auf den Tonus des Antagonisten wirkt. Ziehen wir, bedingt durch einen Schmerzreiz, das Bein vom Boden weg, hemmt die agonistische Aktivität der Beuger die Strecker bzw. im kontralateralen Standbein die Streckaktivität die der Beuger (s. ◘ Abb. 7.4b gekreuzte Streckreaktion). Im Kontext „normaler" Bewegungsabläufe wird dieser Mechanismus als **reziproke Innervation** definiert: **Ein harmonisches Zusammenspiel der Muskulatur, die auf unterschiedlichem Erregungsniveau aktiviert wird.**

- **Automatisierte externe Aufmerksamkeitszuwendung**
▶ Der Fokus der H.B.B.C-Therapie liegt auf der Bahnung möglichst automatisierter proximaler Stabilitätsfunktion sowie relativ bewusster distaler Hantierfunktionen, d. h. in den Strukturen, deren Hauptinnervation den sensomotorischen Rindenfeldern bzw. der inneren Kapsel unterliegen (◘ Abb. 7.11b, Hauptversorgungsgebiete der A. cerebri media = „Schlaganfallarterie").

Eine Ellenbogenauflage hemmt z. B. kompensatorische Schulter- und Rumpfbewegungen. Der Betroffene lenkt sein Bewusstsein handlungsorientiert auf das visuelle und auditive Feedback, während sein ZNS die Empfindungen bzw. den Tonus/die Bewegung relativ automatisiert adaptieren muss. Ähnlich ist es bei den Alltagsbewegungen, da das Bewusstsein auch eher bei der Handlung und weniger bei der Bewegung liegt (= **externale Aufmerksamkeitsfokussierung**).

- **Strategien zur Spannungsreduktion**
In ▶ Übersicht 7.3 sind mögliche Strategien zur Spannungsreduktion zusammengefasst.

Übersicht 7.3 Strategien zur Spannungsreduktion
- Klassische Biofeedbackprotokolle zur Muskelrelaxation (visuell, auditiv)
- Auswahl/Ausrichtung/Stabilisierung der Sitzposition (Haltungshintergrund, Sitzgleichgewicht)
- Reduktion kompensatorischer Spannungszustände der „gesunden" Seite
- Zu Beginn bewusste Entspannung mit geschlossenen Augen
- Einnahme der endgradigen Kontraktionsstellung des spastischen Muskels (enthemmte Anspannung wird reduziert – Gegenspieler wird akti-

viert!). Tiefe Bauchatmung und langsames Ausatmen in den Muskel
- Harmonische Bewegung spüren/erfühlen mit offenen/geschlossenen Augen
- Verbesserung der Becken-, Rumpf- und Schulterstabilität (evtl. im klassischen Sinn!)
- Wahrnehmungsverbesserung durch Ausstreichen mit Papiertüchern, Coolpacks, Schwämmen (protopathisch), durch Vibrationsreize, Bürsten (epikritisch) und/oder durch langsame, tiefe mobilisierende Druckmassage der Muskelbäche (propriozeptiv)
- Langsame, ruhige Anweisungen und Nutzung evtl. schon geübter Entspannungsverfahren
- Assisitive (passive) Bewegungen (Übergang zur 2. Phase!)

Tip

In der Regel ist auch die **vegetative Versorgung** der betroffenen Körperseite beeinträchtigt, sodass die Betroffenen auf dieser Seite leichter einen Sonnenbrand oder Verbrennungen durch Wärmeflaschen, aber auch recht schnell Erfrierungen (Frostbeulen) erleiden. Daher sollten die **Coolpacks** lediglich Kühlschranktemperatur (ca. 5 °C) haben.

7.3.2 Passive Bewegungen

Haben sich die tonischen Zustände (ca. >3; 2,5; 2 μV) etabliert, wird der Unterarm von proximal beginnend in verschiedene Positionen bewegt. Dabei ist stets auf die „**kompensatorische (Mit)Aktivität**" der „gesunden" Seite zu achten und **zu vermeiden**. Die Kontrolle der „gesunden" Hemisphäre geschieht im Prinzip durch die reziproke Hemmung bzw. durch die erste physiologische Aktivität der betroffenen Hemisphäre (s. ◘ Abb. 7.29d). Erst dann werden (wieder) neuromuskuläre adaptive, phasische Projektionen zur harmonischen Bewegungsausführung möglich! Erleichtert wird die entsprechende Adaption der Muskelspindeln durch eine verminderte Bewegungsgeschwindigkeit (zeitliche Koordination) und ein geringes Bewegungsausmaß (räumliche Koordination). Dabei sucht, erfühlt und bahnt der Therapeut harmonische Bewegungsmöglichkeiten. Spastische Zustände werden erfühlt und durch den Auf- und Ausbau physiologischer, harmonischer Bewegungsabläufe reduziert. Gelingt die harmonische Fazilitation, so schließt der Betroffene seine Augen und erfühlt (beschreibt) die Leichtigkeit der Bewegung (Aktivierung senso[moto]rischer Rindenfelder, ◘ Abb. 7.4a und 7.1b)

▶ Die Bewegung muss sich auch für den Therapeuten leicht, locker und harmonisch anfühlen, erst dann kann der Betroffene die Bewegung als leicht und locker erfühlen und später ausführen!

7

Fühlt sich die **betroffene Hand** beim Mobilisieren, Fazilitieren, Bewegen für den Therapeuten schwer und steif an, so ist sie auch für den Betroffenen schwer und steif und entsprechend schwer bewegbar. Lässt sich die Hand dagegen leicht und harmonisch bewegen, kann der Übergang zwischen assistiven und aktiven Bewegungsanforderungen erfolgen.

> **Tip**
>
> Die **Bewegungsamplituden** beim Übergang in die assistive sowie aktive Phase sollten **dosiert** ausgewählt werden, da es recht schnell von einer physiologischen tonisch-phasischen Anspannung zu einer pathologischen Spannung (Spastik/Überforderung) kommen kann.

■ **Aufmerksamkeitsressourcen**
Die bewusste (Wieder-)Zuwendung zur betroffenen Seite bedarf v. a. zu Beginn eines hohen Maßes an Aufmerksamkeit. Daher sollte bei ersten **Ermüdungsanzeichen** bzw. nach einem ca. 8- bis 10-minütigen Training eine kurze Pause (ca. 2–3 Minuten) erfolgen. Diese wiederum kann z. B. für eine von proximal beginnende, sensomotorische Mobilisation/Stimulation von Unterarm, Handgelenk etc. genutzt werden. Im Therapieverlauf bzw. im Zuge der verbesserten Wahrnehmung steigert sich meist auch die Aufmerksamkeitsdauer (☐ Abb. 7.70a–c). Neben einer Mobilisation kann auch der physiologische Wechsel zwischen tonischer Grundspannung und phasisch variabler Anspannung stoffwechselanregend und entspannend auf die permanent angespannten Strukturen wirken.

Vollziehen sich die passiven Bewegungsabläufe harmonisch, so ist die Basis geschaffen, die es dem ZNS ermöglicht, aktiv erste physiologische Bewegungsanteile zu übernehmen (= **Übergang in die assistive Phase**).

> **Tip**
>
> Gelingt im angelehnten Sitz die distale Kontrolle pathologisch enthemmter, haltungsbewahrender Spannungszustände, so kann kopfwärts langsam beginnend, der Wechsel von angelehnter zu aufrechter Sitzposition erfolgen. Die Hand(wurzel) liegt dabei locker auf dem Tisch, während der Betroffene die Rückenlehne verlässt, sich über seinen Körperschwerpunkt im Becken aufrichtet und/oder sich langsam wieder fallen lässt oder sich wieder langsam anlehnt etc. (s. Fallbeispiele).

7.3.3 Assistive Bewegungen

Um die z. T. schon über Jahre bestehende muskuläre Dysbalance zu verbessern, werden zuerst diejenigen **Muskelgruppen** aktiviert, die aus dem pathologischen (Beuge-) Spannungsmuster heraus arbeiten, wie z. B. die Außenrotatoren im Schultergelenk. Zudem kann die agonistische Aktivität dieser Muskelgruppen, die gegenläufig zur spastischen Anspannung wirken (Außenrotatoren, Extensoren etc.) einen positiven, hemmenden Einfluss haben (Hemmung durch Bahnung).

■ **Inhibition durch Bahnung**
Neben der räumlich-zeitlichen Koordination variiert der Therapeut durch seine Unterstützung das Anforderungsniveau. Durch das Biofeedback sucht und erfüllt er harmonische Bewegungssequenzen, erweitert diese und reduziert sein Tun im Zuge des physiologischen Kompetenzgewinns: „Vom Macher zum Lasser".

> **Tip**
>
> Die Einnahme der zum spastischen Muskel endgradigen Kontraktionsstellung (Beispiel: M. biceps – endgradige Ellbogenflexion) kann die assistive Bewegungsausführung erleichtern. Die enthemmte, spastische Anspannung des tonischen Muskels wird minimiert und der phasische Gegenspieler erfährt einen Stretch (Dehnung der Muskelspindeln), was seine Kontraktion erleichtert (s. ☐ Abb 7.11b)!

Der Betroffene führt z. B. aus der Ausgangsposition bremsend seine Hand vor die Brust (Innenrotation Schultergelenk), evtl. mit der Anweisung: „Bremsen Sie langsam Ihre Hand/Ihre Finger!" Die Bewegung wird durch **agonistisch exzentrische Aktivität** (bremsende Verlängerung) der Außenrotatoren reguliert. Der Therapeut achtet auf das dorsalextendierte Handgelenk. Beim Rückweg in die Ausgangsposition liegt das Bewusstsein, wie im Alltag, bei der Hand bzw. den Fingern: „Führen Sie Ihre Hand, Finger, den Gegenstand zu mir!" (konzentrische Aktivität der Außenrotatoren). Zum einen benötigt ein exzentrischer Bewegungsablauf weniger motorische Einheiten als ein konzentrischer, was die Bewegung für den Betroffenen i. d. R. leichter umsetzbar macht; zum anderen reduziert die Bewegung ins Muster den Einfluss einer bewegungseinschränkenden Anspannung. Durch den exzentrischen Bewegungsablauf kann man die konzentrische Aktivität erleichtern (und umgekehrt!).

Gelingen die Bewegungsabläufe im Ellenbogengelenk (Flexion/Extension) bzw. Unterarm (Ulnar-/Radialabduktion), kann in ähnlicher Weise mit den **Handgelenkbewegungen** verfahren werden. Der Betroffene bremst z. B. langsam seine Hand bzw. den Gegenstand in seiner Hand (= exzentrische Verlängerung der Dorsalextensoren) bzw. hebt den Gegenstand (mit Unterstützung) langsam an (= konzentrische Verkürzung). Um den Transfer in den Alltag zu verbessern, werden **Alltagsgegenstände** wie eine Papierrolle o. Ä. eingesetzt (☐ Abb. 7.31). Der Fokus liegt dabei eher auf dem Hantieren mit dem Gegenstand und weniger auf dem Bewegungsablauf (s. 5. Phase)!

❯ Bei der exzentrischen Kontraktion wirken die Muskeln bremsend zur Schwerkraft (Kraft). Ansatz und Ursprung eines Muskels gehen auseinander. Bei der konzentrischen Aktivität kontrahiert der Muskel gegen die Schwerkraft (Kraft). Ansatz und Ursprung eines Muskels ziehen sich zusammen.

■ **Normale Hantierbewegungen**

Im Alltag beginnt die Bewegung mit der visuellen Hinwendung zum Bewegungsziel (Zielerfassung), um z. B. ein Buch aus dem Regal zu greifen. Dann folgen das assoziative Identifizieren und Interpretieren des Gegenstands. Hand und Finger öffnen sich am evtl. noch hängenden Arm und bewegen sich zum Buch.

■ ■ **H.B.B.C**

Auch in der H.B.B.C-Therapie führen die Hand/die Finger den Arm in Richtung „Bewegungsziel". Zu achten ist auf extendierte Finger und ein extendiertes Handgelenk. Die Finger werden geführt, während der Arm der Hand folgt.

Wie beschrieben wird die Tonusnormalisierung i. d. R. von proximal nach distal begonnen. Schränken jedoch **distale Spannungen** in Daumen, Fingern oder Handgelenk die passiv-assistiven Bewegungsabläufe ein, so macht es Sinn, bei kompensatorischer Kontrolle nach distal mit dem 2. Kanal abzuleiten, z. B. an Unterarm und Daumenballen kombiniert. Daumen und Zeigefinger zeigen (bewusst) am ehesten spastische Aktivitäten.

7.3.4 Aktive Bewegungen

Aufbauend auf den bisher erreichten Kompetenzen liegt der Schwerpunkt nun auf den **Hantierfunktionen**. Es werden Alltagsgegenstände gewählt, die durch Form, Textur, Konsistenz, Gewicht etc. ein erstes, **v. a. phasisches Hantieren** erlauben, z. B. Papierrollen, Plastikbecher, Schuhkartons, Tablettenschachteln aus Karton etc. (s. ◻ Abb. 7.31a–g und 7.20).

Der Betroffene führt mit den Gegenständen **aktiv** funktionelle Bewegungen aus. Kommt es zu einer pathologischen Spannungszunahme (= Überschreiten eines zuvor eingestellten Schwellenwerts), wird diese mittels Feedbacks (visuell, akustisch, z. B. unangenehmer Ton) rückgemeldet. Das ZNS reagiert durch die gemachten Erfahrungen und reguliert, nach Möglichkeit zunehmend automatisiert und generalisiert, die Spannung. Bei zunehmenden physiologischen Kompetenzen wird das Feedback reduziert, z. B. nur noch akustisch (ohne Bild) und letztendlich ohne Ton (= **Transfer in den Alltag**).

> **Tip**
>
> Um an vorhandene kortikale Assoziationen anzuknüpfen bzw. diese ressourcenorientiert zu aktivieren, kann oder besser „sollte" es sich um **Gegenstände aus dem häuslichen Umfeld** des Betroffenen handeln. Zudem werden durch diese Medien eine Wiederholungsfrequenz bzw. ein Eigenprogramm wahrscheinlicher.

■ **Auffälligkeiten beim Übergang in die aktive Phase**

Beim Übergang in die aktive Phase zeigen sich v. a. **zwei Auffälligkeiten**:

— Im Verhältnis zur Normgruppe besteht bei nahezu allen Patienten eine hohe kompensatorische Anspannung auf der „gesunden" Seite (◻ Abb. 7.3a, 7.26a und 7.37a). Stützfunktionen von Arm, Ellenbogen und Hand (◻ Abb. 7.3a, b und 7.13 4–6) zählen sowohl in der sensomotorischen Entwicklung als auch im H.B.B.C zu den ersten physiologischen Bewegungsfunktionen.

— Ist die Kontrolle der pathologischen Spannungen weitgehend möglich, kommt es bei der Anweisung (betroffener Arm) „Heben Sie bitte die Papierrolle hoch!" zu einem kaum variablen Spannungsanstieg im betroffenen Arm, während die Spannung im „gesunden" Arm z. T. bis um das Dreifache ansteigt. Auch dieser Prozess ist für die Patienten, v. a. bei geringeren Spannungsamplituden, nicht bewusst nachvollziehbar.

Daher wird, v. a. zu Therapiebeginn der 2. Kanal am gesunden Unterarm genutzt. Um die relativ hohen Anspannungen zu normalisieren, werden Entspannungsübungen zur Muskelrelaxation angewendet.

> ❯ Nur durch die Kontrolle kompensatorisch-phasischer Anspannung auf der „gesunden" Seite wird ein Aufbau variabel-phasischer Anspannung, aus der tonischen Grundspannung heraus, im betroffenen Arm möglich.

■ **H.B.B.C**

In der H.B.B.C-Therapie gibt es keine starre Einhaltung der Phasen oder der Bewegungsvorgaben. In der 4. (aktiven) Phase werden ressourcenorientiert **Bewegungsabläufe** gesucht, deren Anforderungsniveau keine kompensatorischen und/oder pathologischen Strategien auslösen. Durch den Auf- und Ausbau (Bahnung) dieser Kompetenzen wirkt das ZNS kontrollierend (hemmend) auf die subkortikalen und spinalen Prozesse.

> ❯ Typische Instruktion zur direkten Bewegungsanbahnung lauten innerhalb der H.B.B.C: „Langsam, locker, leicht!", bis der Betroffene die Bewegungen eigenständig und harmonisch ausführt. Eine harmonische Bewegungsausführung mit Lidschluss kann die Bewegungskompetenzen intensivieren.

Dabei sollte die **Bewegungsanbahnung** so alltagsrelevant wie möglich geschehen, wobei zum einen Alltagsmedien ihren Einsatz finden und zum anderen eher die Hantierfunktion als eigentlicher Bewegungsablauf (z. B. beugen/strecken) initiiert wird: „Sprache des ZNS sprechen." Mögliche Anweisungen für das Hantieren mit einer Küchenpapierrolle könnten lauten: „Schauen Sie ähnlich einem Fernrohr durch die Papierrolle.", „Was können Sie erkennen?", „Kratzen Sie sich mit der Rolle am Ohr!" und/oder „Stellen Sie die Rolle langsam auf den Tisch!" etc. Der Betroffene hantiert bewusst, während sein ZNS die dazugehörige Bewegung automatisiert initiiert. Kommt es zu einem pathologischen und/oder kompensatorischen Tonusanstieg, wird zu den unteren Phasen zurückgegangen.

> **Umso leichter, harmonischer, lockerer, leichter … die Bewegung, desto besser die neuronale Innervation!**

- **Steigerungsmöglichkeiten**

Steigerungen sind
- die Zunahme der räumlich-zeitlichen Koordination sowie
- die motorische Anforderung an die jeweilige Hantierfunktion (Bewegungen im Unterarm, Handgelenk bzw. über mehrere Gelenke bis hin zu selektiven Fingerfunktionen).

Im Zuge der physiologischen Bewegungsausführung reduziert sich das Feedback, wodurch der Patient zunehmend automatisierte Bewegungskontrolle erfahren soll. Zur Generalisierung der erworbenen Kompetenzen dient ein **Heimprogramm**, das besondere Bedeutung auf den Einsatz von Alltagsmedien legt, wofür jedoch die entsprechenden Kompetenzen vorhanden sein müssen.

7.4 EMG-Biofeedback bei Schmerzen

7.4.1 Der europäische Rücken – Rückenschmerzen

Etwa 80 % der Europäer beklagen zumindest einmal in ihrem Leben **Rückenschmerzen**! Im Sitzen, Stand und Gehen bilden Becken und LWS-Lordose (◘ Abb. 7.14a1, a2, Großsegel) die stabilisierende Basis, die sowohl den Oberkörper als auch die damit hantierenden Gewichte trägt. Bei der „ventralen Beckenverankerung" zeigen sich auch innerhalb der „Normalbevölkerung" z. T. deutliche Schwächen! So fristen die sog. „Hypotonen Kinder" ihren Schulalltag in einer **stark flektierten Körperhaltung** (◘ Abb. 7.14c 4 Rundrücken). Im späteren Erwachsenalter wird dies, in sitzender Tätigkeit i. d. R. durch ein Anspannen der Nackenmuskulatur kompensiert (s. o. M. trapezius), während v. a. bei stehen- und/oder gehender Tätigkeit lumbale Probleme zum Tragen kommen (etwa 80 % der Vorfälle). Fehlt die Haltespannung im Stand, wie bei einer hypotonen Grundspannung, so kann das Becken nach ventral gleiten. Eine Art „In den Seilen hängen", das mit einer Hyperlordose (Hohlkreuz) einhergeht. Dies wird i. d. R. durch einen **hypertrophen M. latissimus dorsi kompensiert**. Das lässt sich anhand der tiefen Lumbalfalte zwischen den hypertrophen Muskelbäuchen (◘ Abb. 7.33a2) sehen und palpieren. Der rasche Wechsel zwischen beiden Positionen (Rundrücken – Hohlkreuz), v. a., wenn die Sitzposition lange eingenommen wurde (z. B. langes Autofahren), kann zu blitzartig, massiv einschießenden Schmerzen führen, dem sog. Hexenschuss. Die Bandscheibe kann sich nicht mehr repositionieren und einen BS-Vorfall herbeiführen (in Deutschland ca. 180.000 BS-Vorfälle/Jahr). Dabei können die Schmerzen z. T. bis in den Unterschenkeln und Fuß ausstrahlen. Zudem können auch Taubheitsgefühle, Ameisenkribbeln etc. auftreten. Ähnliches geschieht, wenn wir v. a. mit Gewichten im Stand, rasche (Rotations-)Bewegungen ausführen.

Eine Bandscheibe besteht aus einem elastischen Ring aus Bindegewebe (Anulus fibrosus) und einem gelartigen Kern (Nucleus polposus). Zwischen den Wirbelkörpern liegen 23 Bandscheiben, die Druck-, Stoß- und Zugbewegungen abfangen und somit die Flexibilität der WS ermöglichen. Im Liegen beträgt der Druck durch den Muskel- und Bandapparat auf die Bandscheibe etwa 20 kg, im Stehen mit etwas vorgeneigtem Oberkörper erhöht sich dieser Druck um mehr als das 10-fache. Das häufige und anhaltende Verbleiben in einer kyphotischen Sitzposition (Rundrücken) führt zu einer Überdehnung der dorsalen Bänder im LWS-Bereich. Der weiche Bandscheibenkern gleitet nach dorsal und **drückt** zunehmend auf die sensiblen Nervenwurzeln, wie z. B. auf den N. ischiadicus (Ischiasnerv). Zudem verschlechtert Bewegungsmangel die für den Stoffwechsel und Erhalt wichtige physiologische Be- und Entlasten die Bandscheibenelastizität. Ab etwa dem 40. Lj. verliert, verstärkt bei Bewegungsmangel, die Bandscheibe an Elastizität, was wiederum die o. b. Symptomatik erhöht.

Man unterscheidet drei Arten von Vorfällen, wobei dabei das Ausmaß der Schädigung nicht mit der Stärke der Schmerzen korrelieren muss. Bei entsprechenden Raumverhältnissen muss eine BS-Vorfall nicht zwingend zu klinischen Symptomen führen.

Formen des BS-Vorfalls: Die einfachste Form ist der **nicht-sequestierte Prolaps** oder auch **Protrusion**/Vorwölbung genannt, welcher bei jedem 2. Erwachsenen in Deutschland besteht. Dabei verlagert sich der Gallertkern im „geschlossenen Faserring" nach dorsal und drückt nur bei bestimmten Bewegungen auf das Nervengewebe. (= **Prolaps**).

Beim typischen Bandscheibenvorfall, dem **sequestierten Prolaps**, reist der Faserring ein und Gallertmasse tritt aus. Die wohl schwerste Form ist der **Sequester**, dabei wird Kerngewebe abgetrennt, das in den Spinalkanal austritt. Möglichkeiten der Behandlung sind in ◘ Tab. 7.5 aufgeführt.

EMG-Biofeedback bei Rückenschmerzen ist v. a. indiziert, wenn die Schmerzproblematik aus einer **muskulären Verspannung** resultiert. Bei skelettalen Veränderungen und/oder akuten Zuständen (z. B. Bandscheibenvorfall) kann die Methode nur begleitend eingesetzt werden.

> **Rückenschmerzen sollten daher grundsätzlich vom orthopädischen Facharzt und einem Physiotherapeuten abgeklärt werden. Aber v. a. bei Schmerzen durch einen Unfall oder verbunden mit Blasenproblemen, Fieber und allgemeiner Schwäche, bei Osteoporose, Lähmungen sowie einer vorangegangen Krebserkrankung oder anderen begleitenden Symptomen ist die ärztliche Kontrolle unabdingbar! Letztendlich gibt ein MRT eine detaillierte Auskunft über Art und Ausmaß der Schädigung (s. ◘ Abb. 7.34a, b).**

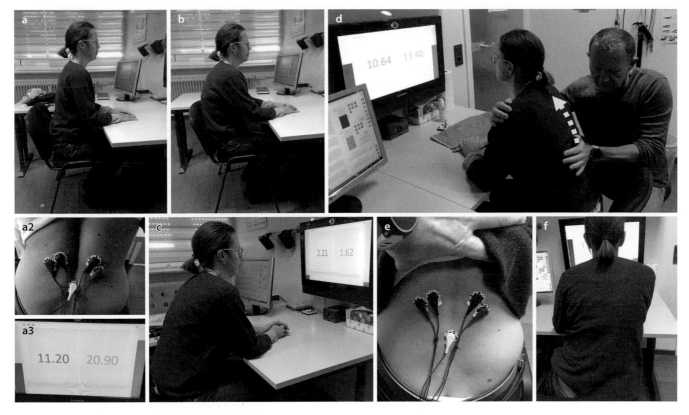

Abb. 7.33   a–f Frau M. – EMG-Therapie bei Rückenschmerzen. **a** Aufgerichtete Sitzposition, **a2** Hyperlordose (Lumbalfalte, **a3** Kompensatorisch rechtseitig dominierende Anspannung der Rückenmuskulatur. **b** Ventral exzentrisch kontrollierter Wechsel in die LWS-Lordose. **c** Sitzposition bei entspannter dorsaler Anspannung. **d** Mobilisation und Aufrichtung der BWS ab etwa Th 8. **e** Stabile Beckenaufrichtung und LWS-Lordose. **f** Wechsel zur frontalen Kopf- und Rumpfstellreaktion

Tab. 7.5   Maßnahmen bei akuten und chronischen Rückenschmerzen

Akute Schmerzen/ Bandscheibenvorfall	Chronische, z. T. über Jahre bestehende Schmerzen (s. ▶ Abschn. 7.5.2)
Ruhe und Schonhaltung (Stufenlagerung) für max. ein bis zwei Tage	Viel Bewegung, Sport, Physiotherapie … im **schmerzfreien Raum**
Schmerz und entzündungshemmende Medikamente/ Injektionen	Schmerz- und entzündungshemmende Medikamente
Kältereize wirken schmerzlindernd(-überlagernd) und entzündungs-reduzierend	Wärme lockert verspannte Strukturen/Muskeln und verbessert die Stoffwechselaktivität
PRT-Spritze: Perkutane Injektion von Kortison und Schmerzmitteln lokal an eine Nervenwurzel (Radix). Sollte jedoch bezüglich der Nebenwirkungen bedacht angewendet werden	Elektrostimulation der Schmerzfasern, da aufgrund der Schmerzdauer eine erhöhte Schmerzempfindlichkeit/-Sensibilität besteht

■ **Behandlung mit EMG-Biofeedback**

Sobald der akute Schmerz abgeklungen ist, sollte die Therapie mit schonenden, physiologischen Bewegungssequenzen beginnen. Als Endziel ist der Alltagstransfer anzustreben, um langfristig erneuten Vorfällen vorzubeugen (■ Abb. 7.33). Das heißt, das **Becken und die LWS-Lordose müssen nachhaltig in die Balance** gebracht werden.

❯ **Die Ausrichtung des Beckens zur LWS bestimmt die sagittale Balance der WS (3 Kurven) und somit die Ökonomie und Harmonie unserer Alltagsbewegungen**

Die sagittale Beckenstabilität/physiologische Rumpfaufrichtung kann durch verspannte, tonische Muskeln (ischiokrurale Muskulatur, M. trapezius), die das Becken dorsal fixieren, und/oder hypotone, phasische Muskeln (= Verlust der ventralen Verankerung), verloren gehen (■ Abb. 7.9c1–4). Die fehlende LWS-Lordose (Rundrücken) führt zu einer Hyperkyphose der BWS und überstreckten HWS-Lordose (Verspannung M. trapezius – Circulus vitiosus).

Häufig wird ursächlich eine „verspannte" ventrale Hüftmuskulatur (M. iliopsoas) und schwache Rückenmuskulatur für den Bandscheibenvorfall beschrieben. Nach den eigenen EMG-Messungen und -Erfahrungen ist jedoch der Hüftbeuger: **M. iliopsoas v. a. im Sitzen, Stehen und Gehen eher**

phasisch innerviert (Ausnahme Dauerliegen in Rückenlage – dann tonisch gegen die Schwerkraft!).

> Verliert der phasische Haupteffektor seine Innervation/Spannung (reziproke Hemmung durch tonische Gegenspieler), übernimmt der tonische Synergist diese Funktionen, jedoch stets auch mit seiner agonistischen Hauptfunktion!

Bei einem schwachen ventralen M. iliopsoas übernimmt i. d. R. der **tonische, an der Hüftflexion synergistisch beteiligte, M. rectus femoris** (lange Kopf des M. quadriceps femoris) die Funktion. Er zählt neben den Brustmuskeln zu der ventral liegenden tonischen Muskulatur. Dies kann man leicht testen. Im Stand ist die endgradige Hüftextension mit nach hinten gestrecktem Bein möglich, beugt man jedoch das Knie, d. h. den Fuß Richtung Po (= Stretch/Dehnung M. rectus), so ist die endgradige Hüftextension deutlich eingeschränkt! Seine tonische kompensatorische Aktivität an der proximalen Hüfte, aber auch am distalen Fußheber zeigt sich z. B. beim Hemiplegiker durch eine Massenbewegung. Das Bein wird schon im Becken gehoben (keine selektive Hüftflexion) mit einem Tonus, der sich bis in den Fuß fortsetzt (Knie und Sprunggelenk sind angespannt!).

Bei eingeschränkter ventraler Verankerung übernimmt neben dem beschrieben M. rectus femoris auch der M. latissimus dorsi eine kompensatorische Beckenstabilisation. Dies zeigt sich im freien Sitz durch eine überstreckte Hyperlordose (Hohlkreuz) mit tiefer Lumbalfalte (◐ Abb. 7.33a1 und 2).

Fallbebeispiel
Frau M.
Frau M. beschreibt seit Tagen starke lumbale Rückenschmerzen (◐ Abb. 7.33). In aufgerichteter Sitzposition zeigt sich eine deutliche Lumbalfalte/Hohlkreuzdurch hypertrophe, v. a. re. verspannte Muskelbäuche. Die EMG-Elektroden positionieren wir daher, ähnlich der neurologischen Intervention, an den o. g. **kompensatorischen Muskelbäuchen,** die langfristig schmerzhafte Verspannungen auslösen können.

> Durch das EMG-Biofeedback kontrollieren wir die Detonisierung kompensatorisch-verspannter (tonischer) Muskel und aktivieren die phasischen Haupteffektoren (= sagittale Balance) – das bedeutet eine Kontrolle des eigentlichen „Grundes" kompensatorischer Strategien

In ◐ Abb. 7.33a3 zeigt sich eine deutliche, rechts dominierende Erhöhung der lumbalen Anspannung (Norm ca. <5). Frau M. sitzt mit Ellbogen/Unterarmen (Haltefunktion der ventralen, geschlossenen Kette!) aufgestützt am Tisch und lockert ihre dorsale Anspannung innerhalb der Sagittalebene (Beckenhebung/Senkung). Vorab sucht sie mittels EMG-Biofeedbacks eine schmerz- und spannungsfreie Position, sodass sich die EMG-Werte reduzieren (optimal <5,4 …). Diese hält sie für 1 bis 2 Minuten. Umso niedriger die Zahl, desto besser wird das Gewebe angeregt und gelockert. Meist palpiert man schon rasch eine deutliche Lockerung

(◐ Abb. 7.33c). Frau M. versucht nun, unter Kontrolle der lumbalen Kompensation das Becken durch ventrale Anspannung aufzurichten (◐ Abb. 7.33e). Sobald die Werte wieder ansteigen, versucht sie die Position mit möglichst niedriger lumbaler Anspannung (<10) zu stabilisieren. Die Becken- und LWS-Lordose befinden sich in der sagittalen Balance (stabilisierende Mitte zwischen Rundrücken und Hohlkreuz!).

Nun erfolgt eine Mobilisation/Querdehnung der verspannten Strukturen. Meist zeigen sich diese, bedingt durch die Hyperkyphose der BWS, im Bereich um Th8–10 (KSP und immobilste Stelle der WS).

> Die große Rückenfaszie (◐ Abb. 7.15d2, e2) bildet die größte Bindegewebsplatte des Körpers. Umso verspannter die Faszie, desto verspannter der Körper!

Aufbauend auf die stabile LWS-Lordose erfolgt nun eine langsame stetige Mobilisation und Aufrichtung der BWS (◐ Abb. 7.33d) ab ca. Th10. Durch dass EMG-Biofeedback kontrollieren wir dabei die dorsale Anspannung und aktivieren **im Gegenzug das ventrale phasische Widerlager** (eigentlicher Grund der dorsalen Verspannung). Durch die Spannungsreduktion der BWS-Kyphose (Rückenfaszie) werden die Bewegungen leichter und freier. Weiterführend löst sich auch die reaktive Hyperlordose/Anspannung der HWS (überstreckter Kopf) was die Kopffreiheit deutlich verbessert.

Frau M. tätigt nun, vorab „sehr langsam" und mit offenen Augen bzw. mit zunehmendem Kompetenzgewinn etwas schneller und mit geschlossenen Augen, die sagittale Beckenaufrichtung und Senkung (Wechsel ◐ Abb. 7.33a, b)

Aufbauend auf die sagittale Balance (3 physiologische WS-Kurven) und Kopffreiheit folgen nun Stellreaktionen innerhalb der Frontalebene (◐ Abb. 7.33f). Frau W. wechselt langsam auf die rechte Gesäßhälfte – wieder zur Mitte – und wieder zur linken …, ohne im Rücken/Nacken anzuspannen. Das Becken hebt bzw. senkt sich und die Schultergürtel gleichen locker horizontal und der Kopf vertikal die Positionswechsel aus. Gelingt auch dies, rotiert sie mit aufgerichtetem Rumpf, unter Blickfixierung zum locker kontrollierten EMG-Feedback (Visuomotorik) den Kopf nach rechts und links gegen die Schultern, den Rumpf und Das Becken. Lässt sich der Kopf wieder seitengleich frei und leicht bewegen, wechselt sie in den Stand und wiederholt die Übungen – vorab mit auf dem Tisch aufgestützten Ellbogen, mit den auf den Stuhl gestützten Händen bzw. im freien aufgerichteten Stand bis hin zum Gehen (<5 Mv).

Im Stand rotiert Frau M. bei stabilem Becken und blickfixiertem Kopf die Schultern gegen Kopf und Becken, sodass beide Arme locker und leicht umherschwingen. Als letzte Steigerung geht sie mit geschlossenen Augen (= ohne Feedback) locker und leicht vor sowie zurück (◐ Abb. 7.18, 7.22 und 7.25)

Neben der primären Symptombehandlung und entsprechender Schmerzfreiheit sollten auch langsame und dosierte Dehnübungen/Yoga und ähnliche Maßnahmen zur Mobilisation tonischer Muskeln (v. ischiokrurale Muskulatur/M.

rectus femoris …) erfolgen. Zum Erhalt der physiologischen Mobilität können zudem ventral orientierte (sportliche) Bewegungsaktivitäten in den Alltag einfließen. Sowohl eine orthopädisch als auch neurologisch bedingte laterale Beckeninstabilität, z. B. bei Hüft-Totalendoprothese, Hemiparese o. Ä. zeigt sich durch kompensatorische Verspannungen in der kontralateralen Schulter (M. trapezius) und/oder Rückenseite (M. latissimus dorsi).

7.4.2 Chronische Schmerzen

Schon die ängstliche Erwartung, dass ein Schmerzreiz entsteht („Es tut weh!"), führt zu einer muskulären Anspannung und kann sich schlimmer auswirken als der Schmerz selbst bzw. ihn durch Fehlhaltung, Vermeidungsverhalten, Verspannungen etc. noch verstärken. Physiologisch soll Schmerz vor einer Schädigung warnen. Chronische Schmerzen verlieren jedoch ihre Warnfunktion und die Angst „vor" dem Schmerz dominiert.

> ❯ Chronischen Schmerz kann man als gelerntes Verhalten verstehen, das als neuronales Programm abgespeichert ist.

- **H.B.B.C**

In der H.B.B.C wird die EMG-Ableitung genutzt, um **schmerzfreie Ausgangspositionen** zu schaffen und aufbauend physiologische muskuläre Kompetenzen zu erarbeiten, d. h. auf physischer Ebene die Ursache des Schmerzes zu beseitigen. Der Betroffene führt die neu- bzw. wiedergewonnenen Bewegungsabläufe schmerzfrei aus und das ZNS überschreibt auf psychischer Ebene das Schmerzprogramm.

7.4.3 Chronische Rückenschmerzen bei linksseitiger Hemiplegie

Fallbeispiel
Frau H.
Bei Frau H. besteht seit gut 20 Jahren eine rechtsseitige **hypotone Hemiparese**, die neben **chronischen Rückenschmerzen** im Lumbalbereich zu einem akuten Bandscheibenvorfall führte (◻ Abb. 7.34a, b; Kreislinien). Im Prinzip gleicht die Problematik und Behandlung derjenigen einer „normalen", z. B. aus Haltungsschäden oder muskulärem Ungleichgewicht, resultierenden Schmerzsymptomatik (s. ▶ Abschn. 7.5.1 Rücken). Bedingt durch die z. T. langanhaltende, meist einseitige Beeinträchtigung zeigen sich die Symptome allerdings dramatischer und man muss der betroffenen Seite eine besondere Bedeutung zukommen lassen. ◻ Abb. 7.34 zeigt das MRT-Bild von Frau H., bei der sich durch den jahrzehntelangen Einsatz kompensatorischer und/oder pathologisch enthemmter Bewegungsmuster massive skelettale Veränderungen ergeben haben.

- **H.B.B.C**

Wir können mittels EMG-Biofeedbacks keine jahrzehntelange skelettale Veränderung beheben! Jedoch können wir die daraus resultierenden muskulären tonischen Verspannungen lösen und die zur physiologischen Muskelkoordination notwendigen phasischen Gegenspieler aktivieren. Zur **EMG-Ableitung** wird die schmerzhafte Körperregion gewählt, d. h. im linken Lumbalbereich EMG-Kanal 1 und als Referenz auf der kontralateralen Seite EMG-Kanal 2 (◻ Abb. 7.34c).

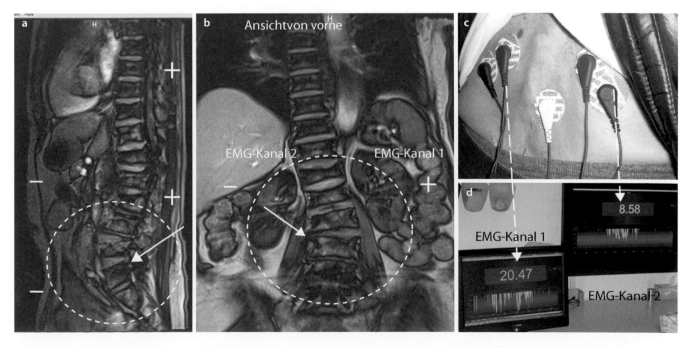

◻ **Abb. 7.34** **a–d** MRT bei chronischen Rückenschmerzen. **a** Sagittal. **b** Frontal: skelettale Veränderungen 20 Jahre nach der Läsion. **c, d** Ableitungsposition, Befunderhebung. (Aus Haus et al. 2013)

■ **Befunderhebung (MRT/EMG)**

Im **Sitzen** zeigt sich eine deutliche Tonuserhöhung des linken Lumbalbereichs (ca. 20–25 µV), die über die Jahre hinweg zu einer Skoliose geführt haben kann (◘ Abb. 7.34b).

Die permanente, für die Hemiplegie typische kompensatorische extensorische Anspannung der betroffenen Seite sowie die fehlende ventrale Verankerung, führte in der WS zu einer nahezu vollständigen Abflachung der Brustkyphose bei gleichzeitiger Hyperlordose der LWS.

> ❯ **Es geht nicht nur darum, den Schmerz zu reduzieren, sondern vielmehr um die nachhaltige Beseitigung der Ursache!**

■ **Therapiebeispiele: Rückenlage**
Finden einer Ausgangsposition
In einem ersten Schritt wird eine Position gesucht, die aus der muskulären Verspannung heraus eine tonische Grundspannung ermöglicht (EMG-Ableitung) und zu einer weitestgehenden Beschwerdefreiheit führt. Um dem Hohlkreuz (LWS-Hyperlordose) entgegenzuwirken und die WS zu entlasten, wird die **Stufenlagerung** (Hüft-, Kniegelenk ca. 90°) gewählt. Der Rücken (LWS) liegt gerade auf der Unterlage, und der Druck auf die Bandscheiben und kleinen Wirbelgelenke wird reduziert (◘ Abb. 7.35a). Durch langsame, dezente Becken- und Beinbewegungen nach links wird die rechte Lendenwirbelsäule entlastet und diese (entlastende) Position kurz gehalten. Die Bandscheibe kann sich neu positionieren, wobei die zunehmende Beschwerdefreiheit das absolute Maß des Bewegungsausmaßes und der Bewegungsgeschwindigkeit darstellen muss.

Bewegungen aus der horizontalen Liegeposition bedeuten eine hohe neuromuskuläre Anstrengung. Bei sehr **vorsichtiger Vorgehensweise** ist neben der zunehmenden Beschwerdefreiheit auch auf die Konstitution und Kondition des Betroffenen zu achten!

■■ **Kräftigung der ventralen Muskelkette**
Um nun die **ventrale Kette zu stärken**, hebt Frau H. langsam ihren Kopf und je nach Konstitution leicht ihre Brust an (Punctum mobile: Kopf/Brust; Punctum fixum: Becken). Sie soll versuchen, die Position für 3–4 Sekunden zu halten, und zur Erholung wieder in die Rückenlage zurückzugehen. Die ventrale Anspannung unterstützt die Zwerchfellspannung, sodass Frau H. in angehobener Position 3–4 tiefe Atemzüge (Bauchatmung) ausführen kann bzw. nach Möglichkeit sogar soll.

Mobilisierung Anschließend werden langsam die Strukturen mobilisiert, indem die Knie nach kranial bewegt werden (◘ Abb. 7.35b). Frau H. soll versuchen, Punctum fixum und mobile zu wechseln und die Knie/Beine über Bauch- und Hüftbeugemuskulatur zu halten. Durch die Position der Knie wird die isometrische Haltearbeit von der Schwerkraft unterstützt.

> ❯ **Die ventrale Verankerung (Bauchmuskeln, Hüftbeuger) wirkt einer schädigenden LWS-Hyperlordose (Hohlkreuz) entgegen und stabilisiert den aufrechten physiologischen Sitz bzw. Stand.**

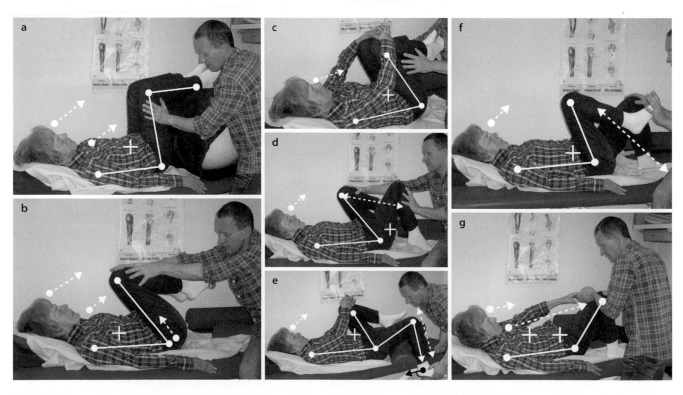

◘ **Abb. 7.35   a–g** Therapiebeispiele in Rückenlage. **a** Liegeposition, Kräftigung der ventralen Kette. **b** Mobilisierung. **c, d, f** Eigenständiges Üben. **e** Hüftbeugekontraktur. **g** Eigenständiges Üben. (Aus Haus et al. 2013)

Eigenständiges Üben

Als **Alltagstransfer** und **Prophylaxe** für die Zeit nach dem akuten Stadium übt Frau H. selbstständig: Sie greift im bilateralen Faltgriff ihre Knie, zieht sie nach kranial und hebt den Kopf/die Brust leicht an, um 3- bis 4- bis 5-mal tief in den Bauch zu atmen (◘ Abb. 7.35c). Diese Übung kann sie entweder abends vor dem Zu-Bett-Gehen und/oder morgens vor dem Aufstehen eigenständig ausführen. Die endgradige Hüftflexion bewirkt eine Spastikhemmung (untere Extremität), wobei die tiefe Bauchatmung und der Faltgriff die distale Verspannung der oberen Extremität positiv beeinflussen. Neben dem Aufbau einer ventralen Haltespannung (Kopf-/Brusthebung) und der LWS-Mobilisation, dehnt Frau H. die verspannte dorsale Muskelkette sowie das komplette periphere Nervengeflecht, das sich wie ein feines Netz über den ganzen Körper zieht und bei fehlender Mobilisation ebenfalls zu Verspannungen neigt.

Hüftbeugekontraktur

Wie bei den meisten Menschen mit Rückenbeschwerden, die i. d. R. eine sitzende Tätigkeit am Schreibtisch, PC etc. ausüben, ist auch der Alltag des Hemiplegikers vom Sitzen geprägt. Die dehnenden Funktionen der Oberschenkelmuskulatur, wie z. B. bei Aktivitäten im Stand, bleiben aus, und die Muskeln können verkürzen, v. a. der lange Kopf des M. quadriceps femoris und der M. rectus femoris. Man spricht von einer Hüftbeugekontraktur, wobei der M. rectus femoris das Becken ventral fixiert und die LWS dauerhaft ins Hohlkreuz zieht. Dabei können alle weiteren Alltagsbewegungen die Traumatisierung/Verspannung noch verstärken (◘ Abb. 7.35e).

Der **M. rectus femoris** ist ein zweigelenkiger Muskel, der synergistisch an der Hüftbeugung und als Haupteffektor (Teil des M. quadriceps femoris) an der Kniestreckung beteiligt ist. Eine **endgradige dehnende Mobilisation** muss daher entgegen seiner Kontraktionsrichtung über zwei Gelenke erfolgen, d. h. proximale Hüftstreckung bei distaler Kniebeugung.

Tip

- **Tägliche regelmäßige, kleinere Übungsintervalle** sind effektiver als ein komplettes Übungsprogramm 1- bis 2-mal/Woche. Letzteres kann leicht zur muskulären Überforderung führen (Kompensation/Pathologie), während lange Pausen die gewonnene ventrale Spannung rasch wieder reduzieren!
- Alle Bewegungsabläufe müssen mit dem **Arzt** abgesprochen werden, wobei Konditionsgrad, Tagesverfassung und zunehmende Beschwerdefreiheit das Anforderungsniveau bestimmen.

Um zum einen die **ventrale Kette zu aktivieren**, aber zum anderen Traumata und **Schmerzreize** auf die angegriffenen Strukturen **zu vermeiden**, fixiert Frau H. mit ihrem linken Bein Becken und WS (◘ Abb. 7.35d). Sie aktiviert die rechtsseitigen Hüftflexoren, indem sie das rechte Bein exzentrisch (bremsend) langsam zur Bank führt und dann das rechte Knie wieder konzentrisch (dem pathologischen Beugemuster entgegenwirkend) in Richtung linke Schulter anhebt (Hüftflexoren der betroffenen Seite, schräge Bauchmuskulatur). Als **Steigerung** kann der Kopf und v. a. die linke Brust nach rechts angehoben werden (Bauchatmung, s. o.) bzw. ein Bein alternierend Becken und WS fixieren, während das andere Bein die Bewegung ausführt.

Bei fixierter LWS/Becken (linkes Bein) führt Frau H. langsam ihr rechtes Bein an der Bankkante vorbei nach unten (exzentrische Hüftbeugeaktivität: **Hüftstreckung**). Mit aufliegendem Oberschenkel versucht sie, ihren rechten Fuß nach hinten zu ziehen (◘ Abb. 7.35e). Die Bewegung kann selektiv, je nach Kondition, mehrmals wiederholt werden bzw. in endgradiger Dehnposition können Punctum mobile und fixum gewechselt werden, d. h., Kopf/Brust angehoben und tief in den Bauch geatmet werden.

Um die physiologische **Haltespannung der Bauchmuskulatur** und **rechten Hüftbeuger** zu verbessern und darüber kompensatorische Prozesse auf der „gesunden" Seite zu reduzieren, versucht Frau H., ihr rechtes Bein isometrisch zu halten, während sie das linke entspannt (◘ Abb. 7.35f). Das lockere linke Bein kann vom Therapeuten durch leichte fazilitierende Bewegungen im Knie erfühlt werden. Aufbauend führt sie nun mit möglichst großer Eigenaktivität (ähnlich ◘ Abb. 7.35d) alternierend isotonische Beinbewegungen aus.

Alltagsaktivitäten

Frau H. nutzt alle erreichten Bewegungskompetenzen, indem sie mit dem Kopf beginnend ihre linke Hand zum rechten Knie führt, u. a. als **Vorbereitung für den Transfer zum Sitz** (◘ Abb. 7.35g). Sie bringt das angestellte linke Bein (= LWS liegt flach auf) neben der Bankkante zum Boden (s. auch ◘ Abb. 7.35e, Kontrakturprophylaxe M. rectus femoris). Die rechten Hüftbeuger kommen in Dehnung, die mit Unterstützung der schrägen Bauchmuskulatur die konzentrische Aufrichtung des Oberkörpers zum Sitzen erleichtert.

> **Typisch bei einem Bandscheibenvorfall ist das Aufstehen en bloc. Dabei werden in Rückenlage die Knie angestellt und Kopf, Rumpf und Beine „en bloc" auf die Seite gedreht. Mittels Beingewichten und Abstützen der Arme erfolgt die Aufrichtung zum Sitz.**

Frau H. nutzt die Alltagsbewegung „Transfer zum Sitz", um physiologische Kompetenzen zu bahnen und prophylaktisch evtl. Kontrakturen entgegenzuwirken. Hierfür müssen jedoch die ventralen Kompetenzen und die entsprechende

◨ **Abb. 7.36   a, b** Bahnung schmerz- und kompensations-freier Bewegungsabläufe im Sitz. **a** Sitzposition. **b** EMG-Ableitung im Sitzen, EMG-Kanal 1. (Aus Haus et al. 2013)

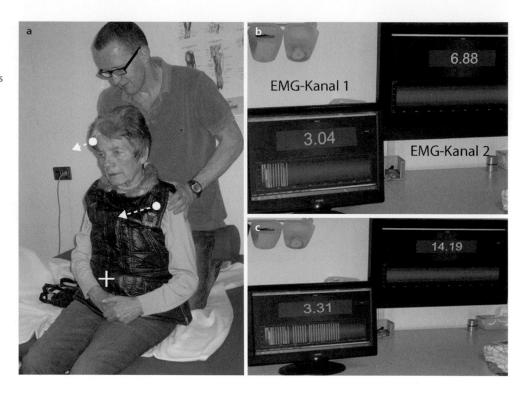

Mobilität vorhanden sein, d. h., der Transfer ist nur bei entsprechender **Beschwerdefreiheit** zu empfehlen.

■■ **Fazit**

Die in ◨ Abb. 7.35 beschriebenen Übungen dienten Frau H. zur Verbesserung ihres Zustands, sie können jedoch im Normalfall abweichen. Daher macht es Sinn, die wirksamsten Übungen und Anleitungen aus der Rückenschule mittels **EMG-Feedbacks** abzugleichen.

■ **Therapiebeispiele: Sitz**

Im Sitzen wird wie im Liegen mittels EMG-Ableitung eine spannungs- und i. d. R. auch schmerzfreie Grundposition gesucht (◨ Abb. 7.36a, b). Auch hierbei geht es um die **Bahnung physiologischer Spannungszustände**, die die schmerzfreie Ausführung schmerzbesetzter Bewegungsabläufe ermöglichen. Frau H. zeigte im Eingangsbefund eine recht hohe kompensatorische Anspannung (20–25 μV) (◨ Abb. 7.36d, EMG-Kanal 1). Im an den Therapeuten angelehnten Sitz kann sie loslassen und die kompensatorische Anspannung auf relativ normale Werte reduzieren (◨ Abb. 7.36b, EMG-Kanal 1). Nun führt sie, eingeleitet vom Kopf, den gebeugten Rumpf mit der linken Schulter nach rechts vorne und wieder langsam in die Ausgangsposition zurück. Das Auftreten von kompensatorischer Anspannung und/oder Schmerzen bestimmen das Bewegungsausmaß und die -geschwindigkeit sowie die therapeutische Unterstützung, wobei Frau H. die Bewegung zunehmend **eigenaktiv** ausführen soll. Gelingt es ihr, den Oberkörper über das Becken zu führen, kann sie beginnen, das Becken über selektive, schmerz- und kompensationsfreie Beckenbewegungen langsam aufzurichten und zur Entspannung wieder loszulassen. Dies geschieht agonistisch über die ventralen Hüftbeu-

ger (ventrale Beckenverankerung), d. h. ohne kompensatorische Anspannung der Rückenstrecker (LWS) bzw. der Nackenmuskulatur (▶ Abschn. 15.1).

7.4.4 Chronischer Spannungskopfschmerz bei Stand- und Gangataxie

Fallbeispiel

Herr S.

Der 48-jährige Herr S. berichtet über mehrere kleinere, beidseitige **Schlaganfälle**, wobei bei dem letzten vor gut einem Jahr die rechte Körperseite besonders stark betroffen wurde. Er benötigt für weitere und je nach Tagesverfassung auch für kürzere Gehstrecken eine Unterarmgehstütze. Die rechte Seite spüre er insgesamt wenig, das rechte Bein sei sehr zittrig und kippe immer wieder einfach weg (◨ Abb. 7.37a, **Gangataxie**), weshalb er öfter stürze. Vor allem in den rechten Extremitäten zeigt sich eine hohe kompensatorische Anspannung, die die harmonische, fein abgestimmte Bewegungskoordination beeinträchtigt. Dabei agieren die Beinstrecker statisch überstreckend bzw. Hüfte und Knie knicken durch die fehlende ventrale Verankerung ein.

Herr S. äußert zudem, dass er an permanenten Kopfschmerzen leide. Er kenne keine Situation, in denen er keine hätte.

■ **Befunderhebung**

Bei Herrn S. ist eine extreme Verspannung der Nackenmuskulatur zu palpieren, was ein Grund für seine Kopfschmerzen sein könnte. Schon im Sitzen zeigt sich eine **hohe Anspannung im linken Nackenbereich** (29,21 μV) (◨ Abb. 7.37c), was als kompensatorische Anspannung auf

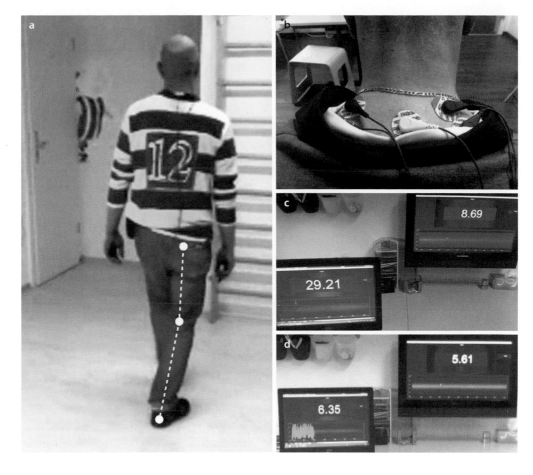

Abb. 7.37 **a–d** Chronischer Spannungskopfschmerz bei Stand- und Gangataxie. **a, b** Gangataxie. **c** Ableitungspositionen, EMG-Befunde. **d** Übungen im Sitz. (Aus Haus et al. 2013)

die rechtsseitige Schwäche, Instabilität und Sensibilitätseinschränkung gewertet werden kann (s. YouTube: H.B.B.C – „The key to hemiplegia?"; Link: ► www.youtube.com/watch?v=D1-uGtCWQ-o).

■ Therapie

In einem **ersten Schritt** geht es darum, eine Position im Liegen/Sitzen und später im Stehen/Gehen (Alltag) zu finden, die die kompensatorische Nackenspannung minimiert, um den muskulären Stoffwechsel, das Körpergefühl etc. zu verbessern. Im **Weiteren** folgt unter Kontrolle der kompensatorischen Strategien der physiologische Aufbau der ventralen Beckenstabilität als Grundlage für dynamisch-stabilisierende Stand- und Gangfunktionen in der v. a. rechten unteren Extremität.

■ Biofeedback

Therapiebeispiele: Sitz

Im **angelehnten Sitz** lernt Herr S., seine Schulteranspannung auf annähernd physiologische Werte zu reduzieren (>6/5 µV) (■ Abb. 7.37d). Dies wird durch eine dehnende Mobilisation, aktives Loslassen und eine absolut entspannte Sitzposition unterstützt. Gelingt dies, geht es darum, diesen Zustand auch ohne Feedback herbeizuführen. Herr S. spannt z. B. mit geschlossenen Augen die linke (rechte) Schulter etwas an, lässt wieder los und erfühlt/benennt den entspannten Zustand (z. B. >4, 3, 2 µV). Mit zunehmender Entspannung der Muskulatur verbessert sich i. d. R. auch die Empfindung.

Aufbauend, d. h. ohne kompensatorische Anspannung der Nackenmuskulatur, trainiert Herr S. nun den **freien Sitz**, z. B. über Beckenheben und -senken und/oder Vorverlagerung des Oberkörpers als vorbereitende Übung für den Transfer in den Stand (■ Abb. 7.15a).

■■ Therapiebeispiele: Stand/Gehen

Die kompensatorische Anspannung der v. a. linken Nackenmuskulatur erhöhte sich im Stand (50–60 µV) (■ Abb. 7.38) und steigerte sich mit dem Gehen bzw. der zunehmenden rechtsseitigen Instabilität weiter (100 µV). Herr S. nutzt die Kompetenzen aus dem Sitz und sucht eine **ruhige Standposition**, zuerst mit und später ohne Biofeedback bzw. je nach Tagesverfassung mit offenen/geschlossenen Augen (was durch die Ataxie zusätzlich erschwert wird!).

Stabilisierende Übungen Unter EMG-Kontrolle beginnt Herr S. mit stabilisierenden Übungen für das rechte Bein (■ Abb. 7.39). Er stellt das linke Bein auf eine Stufe und wieder zurück (= Standbein rechts; ■ Abb. 7.39a). Gelingt dies, bewegt er das rechte Becken langsam nach vorn über die mediale Fußinnenseite (Fußballen – positive Stützreaktion ■ Abb. 7.15b2), bis die Ferse frei wird. Nun stellt er sich auf die Zehenspitzen und versucht, langsam mit der Ferse zu federn (phasische Standbeininstabilität). Gelingt dies, führt er langsam das Becken wieder zurück auf die Ferse. Der obere Rumpf/Kopf wird ruhig (ohne Nackenanspannung) mit dem Becken mitgeführt. Auf der Ferse stehend beugt er langsam das rechtsseitig belastete Bein und streckt es wieder

7

■ **Abb. 7.38   a–c** Muskelan-
spannung im Stand. **a** Patient im
Stand. **b** Hohe Anspannung im
Stand, v. a. li. Nackenmuskulatur.
c Normalisierte Anspannung im
Stand mittels EMG-Biofeedback,
Messwerte. (Aus Haus et al. 2013)

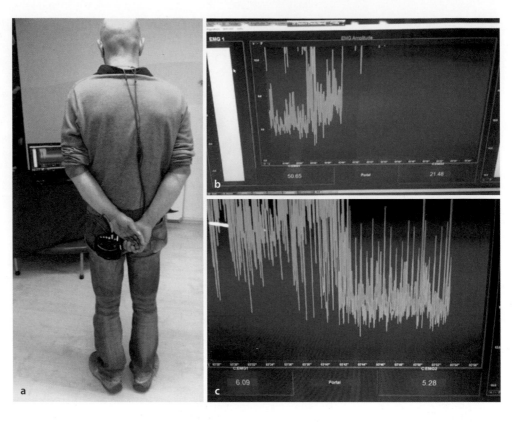

(■ Abb. 7.39c, Knie- und Beinstabilität). Es folgt ein Wechsel zwischen Abrollen Vorfuß/Zehenstand und Ferse/Kniebeugung. Wiederum bestimmt das positive EMG-Feedback das Anforderungsniveau.

Transfer zum Gehen Für den Transfer zum Gehen nutzt Herr S. die rechtsseitige Standbeininstabilität und geht in Schrittstellung, um über eine reine Beckenverlagerung abwechselnd das hintere rechte bzw. linke vordere Standbein zu belasten (■ Abb. 7.39d). Auf die stabilisierende Standbeinphase folgt die Schwungbeinphase rechts und schließlich der freie kontrollierte Gang mittels Feedbacks, d. h. unter Kontrolle der v. a. linksseitigen kompensatorischen Nackenanspannung.

Schlüsselregion Kopf

Die HWS ist der mobilste Teil der WS. Sie trägt den Kopf, der mit seinen Rezeptoren zum Sehen (Visus), der Nackenmuskulatur für das Körpergefühl sowie dem Innenohr (Gleichgewicht) die wichtigsten **sensorischen** Bewegungsinformationen liefert. Auch **motorisch** leitet der Kopf die meisten Bewegungsprogramme ein, um z. B. durch Kopfstellreaktionen die Körperhaltung entsprechend den Umwelteinflüssen und Bewegungsanforderungen zu regulieren. Eine permanent hohe **Anspannung der Nackenmuskulatur** wirkt sich somit negativ auf die gesamte Bewegungskoordination aus (Circulus vitiosus).

Unter Kontrolle (EMG-Biofeedback) der kompensatorischen Aktivitäten verbesserten sich die physiologischen Standbeinfunktionen, wodurch sich die ataktischen Unsicherheiten deutlich reduzierten. Es gelang Herrn S., mit Pausen zur Entspannung, nahezu beschwerdefrei ca. 15 Meter auch ohne Biofeedback zu gehen. Herr S. beschrieb nach 10 Therapiesitzungen, dass er sich viel freier fühle, den Kopf leichter bewegen könne und der Druck im Kopf deutlich abgenommen habe.

7.4.5 Schulterschmerz

Der Armplexus durchläuft auf seinem Weg von der HWS zum Arm mehrere physiologische Engpässe. Eine muskuläre Dyskoordination der Schulter- und Halsmuskulatur und die dadurch bedingte Fehlstellung des Schultergürtels (z. B. hängende Schulter) kann zu einer Kompression des Plexus brachialis führen, dem sog. **Kompressionssyndrom**; beim Einklemmen der Supraspinatussehne (Degeneration/Verletzung der Rotatorenmanschette) spricht man vom **Impingementsyndrom**. Dabei können die Schmerzen sich auch im Unterarm und/oder in der Hand zeigen.

❯ **Ein sicheres Zeichen für Schmerzen, die durch eine hängende oder fehlstehende Schulter ausgelöst werden, ist es, wenn der Schmerz beim passiven Anheben des Schultergürtels (s. u.) durch den Therapeuten schlagartig nachlässt oder sich zumindest deutlich reduziert.**

Zum **Testen** wird der gehaltene Unterarm mit dem Ellenbogen an den Rumpf angelegt und vom Ellenbogen ausgehend Oberarm und Schultergürtel nach kranial angehoben. Eine Entspannung bringt der Patient meist mimisch und verbal zum Ausdruck.

Je nach Kompressionslokalisation werden **3 Syndrome** unterschieden:

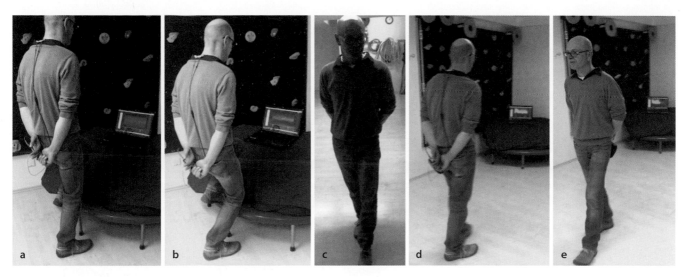

Abb. 7.39 a–d Therapiebeispiele im Gehen. **a, b** Stabilisierende Übungen für das rechte Bein. **c** Üben der Knie- und Beinstabilität. **d** Wechsel des Standbeins. (Aus Haus et al. 2013)

- Skalenussyndrom: bedingt durch hypertrophe Mm. scaleni;
- Kostaklavikularsyndrom: zwischen Schlüsselbein und oberem Rippenbogen;
- Hyperabduktionssyndrom: zwischen Proc. coracoideus und Sehne des M. pectorialis minor; Schmerzen ab ca. 90° Armhebung.

Die Symptomatik resultiert aus einer muskulären Dyskoordination, d. h., mit der muskulären Koordinationsverbesserung reduziert sich auch die Schmerzsymptomatik.

7.5 H.B.B.C: Befunde, Effekte, Vergleiche

In der Literatur finden sich zwar Angaben über Normwerte bestimmter Muskelgruppen (Rief und Birbaumer 2006, in Anlehnung an Cram et al. 1998). Nach Erfahrungen der Autoren sind diese Werte jedoch nur bedingt in den Praxisalltag übertragbar. Die Muskelspannung innerhalb alltäglicher Bewegungsabläufe ist je nach Bewegungsanforderung sehr variabel und je nach Typ individuell sehr unterschiedlich. Um dennoch relative Vergleichswerte zu erhalten, wurde der Eingangstest von einer 7-köpfigen Kontrollgruppe Nicht-Betroffener begleitet (♀:4; ♂:3, ca. 36 Jahre) (◘ Abb. 7.40). Zudem soll die Testung neben der Statuserfassung die Veränderung während 10 Therapiesitzungen beschreiben.

7.5.1 Eingangs-/Ausgangstest

In ◘ Abb. 7.40 lassen sich die ermittelten Testwerte nachvollziehen.

Baseline

Zuerst wird der **aktuelle Muskelstatus** anhand einer Baseline (60 sec) ermittelt (◘ Abb. 7.40a). In dieser Phase werden Betroffene über das Prozedere informiert und evtl. Fragen

über Technik, Inhalte, Ziele geklärt. Es gilt, das Verständnis für das Training zu wecken. Zudem können **Fragen** über die momentane körperliche und/oder mentale Befindlichkeit, die einzunehmenden Medikamente, eine evtl. außergewöhnlich hohe motorische und/oder psychische Belastung geklärt und dokumentiert werden. Während des Gesprächs wird beobachtet, ob der Patient angespannt, entspannt, ängstlich und/oder gelangweilt etc. wirkt.

Manual

Im Gegensatz zur Normgruppe besteht bei den meisten Betroffenen auch im „gesunden" Arm eine verhältnismäßig hohe phasische Anspannung (◘ Abb. 7.40a). Daher wurde vor den eigentlichen Testaktivitäten sowohl auf der „gesunden" als auch auf der betroffenen Seite eine **Entspannungsphase** von 90 sec eingebaut (◘ Abb. 7.40b). Diese ermöglicht neben der tonischen Grundtonisierung auf der „gesunden" Seite auch einen ersten Eindruck über die Kontrollmöglichkeiten der Spastizität/assoziierten Reaktionen auf der betroffenen Seite.

Bewegungsaktivitäten

Anschließend folgen **3 aktive Items** mit Bewegungsabläufen in Unterarm, Handgelenk und Fingern (◘ Abb. 7.40c–e). Die Testung beginnt auf der „gesunden" Seite. So kann der Betroffene das Prozedere erfahren und braucht sich bei der Ausführung mit der betroffenen Extremität nicht mehr auf den Handlungsablauf zu konzentrieren. Die Bewegungsanforderungen auf der betroffenen Seite liegen im Rahmen der individuellen Möglichkeiten. Die Items werden beginnend mit der Entspannungsphase auf der linken Seite wiederholt.

▪▪ Item I

Begonnen wird mit **Umwendbewegungen im Unterarm**, ähnlich der Diadochokinese. Der Betroffene soll 3-mal eine Papierrolle (Alltagsgegenstand) maximal nach außen, zurück in die Mitte und maximal nach innen drehen (◘ Abb. 7.40c).

7

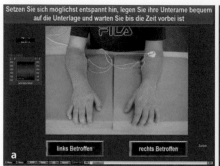
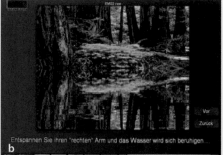
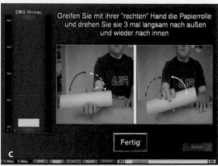
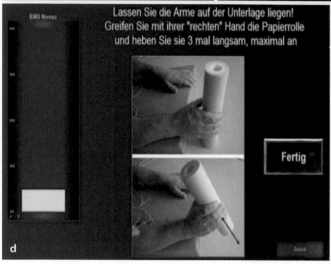
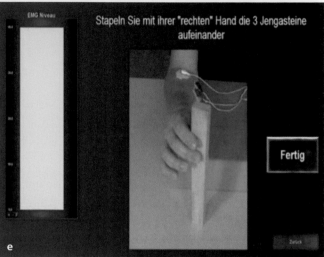

Abb. 7.40   **a–e** H.B.B.C: Eingangs- und Ausgangstest. Der Aktivitätstest beinhaltet 3 Items: Diadochokinese (I), Pro- und Supination (II) sowie selektive Fingerbewegungen (III). Zuerst werden die Bewegungen mit der gesunden Extremität ausgeführt, dann mit der betroffenen Extremität. **a** Ermittlung der Baseline. **b** Entspannungsphase. **c** Item I. **d** Item II. **e** Item III. (Aus Haus et al. 2013)

▪▪ Item II

Als Nächstes folgen **Handgelenkbewegungen**. Die Testperson soll die Papierrolle mit aufgelegtem Unterarm 3-mal maximal anheben (Radialabduktion) und wieder auf die Tischplatte zurückführen (Ulnarabduktion) (▪ Abb. 7.40d).

▪▪ Item III

Als Letztes werden selektive **Greifbewegungen** getestet. Die Testperson soll im Spitzgriff 3 Jengasteine hochkant übereinanderstapeln (▪ Abb. 7.40e).

▪ Beobachtungsparameter

Beobachtungsparameter **während der Testung** (Therapie) sind:
- Höhe des Grundtonus,
- Reaktivität auf Bewegung,
- Erholungsphase nach Aktivierung (verzögert!),
- Reaktivität auf sensible/taktile Reize.

▪ Habituation auf taktile Reize/Alltagsmedien

Sind selektive Aktivitäten nicht selbständig möglich, kann dies therapeutisch unterstützt werden, wobei dann Ausmaß und Art der Unterstützung mit dem Eingangstest und der Re-Testung (nach 10 Therapieeinheiten) abgeglichen und dokumentiert werden. Wie eingangs beschrieben, geht es we-

niger um die standardisierte Erfassung, sondern vielmehr um eine **spezifische Leistungseinschätzung**. Das heißt, die Anforderungen sollten in der Re-Testung nach 10 Therapieeinheiten individuell gleichgesetzt sein. Veränderungen, wie z. B. eine geringere Unterstützung bei Item III, können dokumentiert werden und dienen zum Abgleich der Therapiefortschritte (▪ Abb. 7.41).

Bedingt durch die hohe Symptomvariabilität bei der Hemiparese ist jedoch eine **objektive Erfassung** und Beschreibung der beteiligten Personen, und wohl auch allgemein aller Betroffener, als schwierig einzuschätzen. Wie oben beschrieben, steigt die Anspannung im Unterarm schon durch eine Verlagerung des Sitzgleichgewichts um wenige Millimeter. Ebenso kann ein Gedanke, ein Türschlagen oder ein Husten eine vielfache Spannungserhöhung auslösen. Selbst unter sehr angepassten Umweltbedingungen wäre dies nur eingeschränkt möglich. Daher sind v. a. die **individuellen Unterschiede** zwischen Eingangs- und Ausgangswert nach 10 Therapieeinheiten von Bedeutung.

Auswertungsanalyse

In ▪ Abb. 7.41a ist das Verlaufsprotokoll des **Eingangstests** (▶ Abschn. 7.5.1) dargestellt. Im Verhältnis zur Normgruppe (▪ Abb. 7.41) zeigt die Baseline eine erhöhte Anspannung im „gesunden" Unterarm (EMG 1, obere Linie). Auch bei den

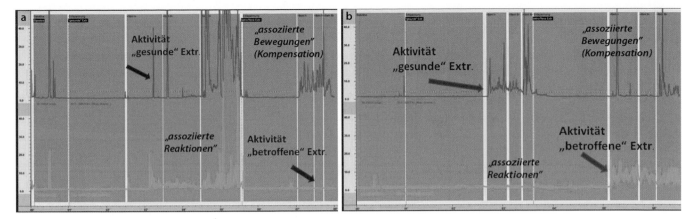

Abb. 7.41   a, b Verlaufsprotokolle. **a** Eingangs- und **b** Ausgangstest. (Aus Haus et al. 2013)

aktiven Items I–III kommt es zu einer deutlich erhöhten (phasischen) Tonusaktivität (v. a. bei Item III) und im betroffenen Unterarm ist eine extreme Anspannung zu erkennen. Vom Patienten wird die Anspannung weder im „gesunden" noch im betroffenen Unterarm (▸ Abschn. 7.2.2, „Assoziierte Reaktionen") bemerkt. Im betroffenen Unterarm (EMG 2, untere Linie) kommt es bei der eigentlichen Aktivität zu keinem physiologisch variablen Tonusanstieg, während im gesunden Arm hohe Tonusausschläge (▸ Abschn. 7.2.2, „Assoziierte Bewegungen") zu erkennen sind.

Zum Vergleich (nach 10 Therapieeinheiten) wird das Verlaufsprotokoll des **Ausgangstests** gegenübergestellt (**Abb. 7.41b**). Die Baseline zeigt eine nahezu normhafte Grundspannung und auch die Amplituden der „gesunden" Seite bewegen sich innerhalb der „normalen" tonischen Anspannung und zeigen keine negativen Auswirkungen auf die betroffene Seite. Die Ableitung am betroffenen Unterarm zeigt während der Bewegungsausführung eine Zunahme physiologisch tonischer Aktivität, während sich die kompensatorische Anspannung auf der „gesunden" Seite deutlich reduziert.

Vergleichsgruppe

Die **Normwerte** in der mimischen Muskulatur liegen nach Cram et al. (1998) im weiten Filter (25–1000 Hz) im Sitzen bei
- 5,0 für den M. frontalis,
- 6,5 für den M. temporalis,
- 3,1 für den M. masseter,
- 5,1 für den M. trapezius,
- 4,6 und 2,7 für die Rückenmuskulatur in Höhe Th1–L5 (Rief und Birbaumer 2006).

Im realen Leben können diese Werte auch bei Nicht-Betroffenen (Stichproben) stark abweichen. Um dennoch relative (Norm-)Vergleichswerte für die Unterarmmuskulatur zu erhalten, wurden Eingangs-und Ausgangstest (▸ Abschn. 7.5.1) auch mit Nicht-Betroffenen (♂:4; ♀:3, ca. 36 Jahre) durchgeführt, die zufällig mittels einer sog. **anfallenden Stichprobe** ausgewählt wurden. Es bestanden keine relevanten Vorerkrankungen und kein Bezug zur

H.B.B.C. Um die Größenübersicht zu reduzieren, wurden die wesentlichen Messdaten gewählt: Amplitudenmittelwert, Varianz und Standardabweichung über die gesamte Sitzungsdauer von EMG 1 (= linke Extremität, **Abb. 7.42a**) und EMG 2 (= rechte Extremität, **Abb. 7.42b**).

In der „**gesunden**", linken Extremität (**Abb. 7.42a**, EMG 1) zeigt sich eine leicht erhöhte Grundspannung (5,14) gegenüber der Normgruppe (4,5), wobei Varianz (ca. 175–50) sowie Standardabweichung (13,33–6,63) signifikant erhöht sind. Die hohe Streuung der Varianz bzw. die Größe der Standardabweichung resultiert v. a. aus der Testsequenz Item III, selektive Fingerbewegungen mit der „gesunden", linken Hand (**Abb. 7.42a**, EMG 1). Der Ausgangstest zeigt sich dagegen deutlich entspannter, wobei Varianz- und Standardwerte unter den Vergleichswerten liegen. Man kann von einer signifikanten Veränderung sprechen im Sinne einer Reduktion der phasisch erhöhten kompensatorischen Aktivität.

In der **betroffenen**, rechten Extremität (**Abb. 7.42b**) fehlt dagegen das physiologisch variable Spannungspotenzial, wobei Mittelwert (1,74–2,27), Varianz (5,04–4,31) sowie Standardabweichung (2,25–2,08) unter den Vergleichswerten liegen.

Da in der Vergleichsgruppe die Varianz bei EMG 1 und EMG 2 zwischen ca. 50–57 liegt, kann man von einer **physiologischen Spannungsvariabilität** ausgehen. Im „gesunden" Arm (EMG 1) ist diese im Eingangstest um das 3-fache (ca. 175) erhöht, während sich die Variabilität im betroffenen Arm sowohl im Eingangs- als auch im Ausgangstest deutlich verringert hat.

7.5.2 Studie zum Verfahren: H.B.B.C

Die Ergotherapeutin B. Sc. **Ricarda Chrobak** absolvierte zwischen 2012 und 2016 das duale Studium an der ETOS (Ergotherapieschule Osnabrück) und der Hochschule Osnabrück.

Seit dem Abschluss arbeitet sie im Fachbereich Neurologie und ist aktuell in einem ambulanten Rehabilitationszentrum in Hamm (Westf.) tätig. Bei ihrer Arbeit setzt sie regelmäßig das Biofeedbacksystem nach dem H.B.B.C-Therapieverfahren ein.

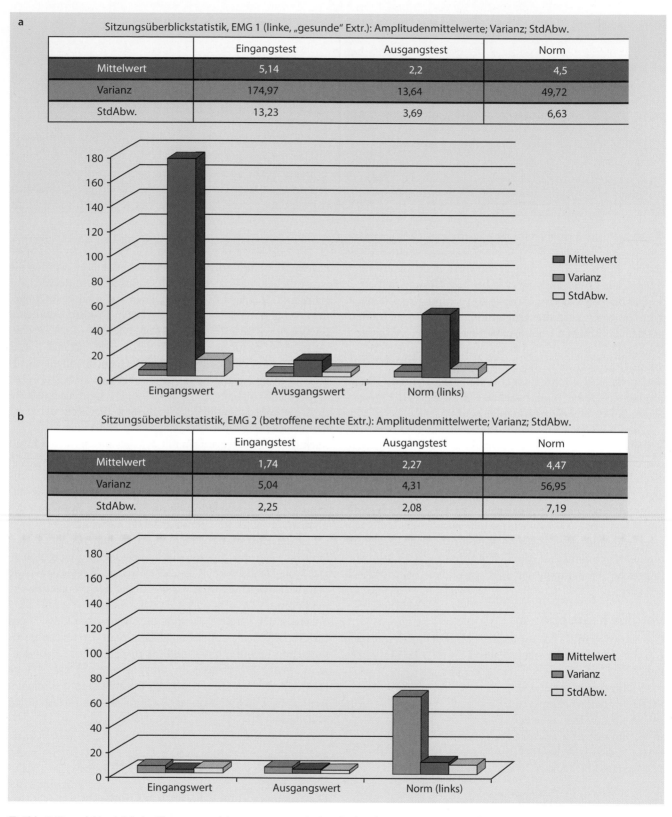

a
Sitzungsüberblickstatistik, EMG 1 (linke, „gesunde" Extr.): Amplitudenmittelwerte; Varianz; StdAbw.

	Eingangstest	Ausgangstest	Norm
Mittelwert	5,14	2,2	4,5
Varianz	174,97	13,64	49,72
StdAbw.	13,23	3,69	6,63

b
Sitzungsüberblickstatistik, EMG 2 (betroffene rechte Extr.): Amplitudenmittelwerte; Varianz; StdAbw.

	Eingangstest	Ausgangstest	Norm
Mittelwert	1,74	2,27	4,47
Varianz	5,04	4,31	56,95
StdAbw.	2,25	2,08	7,19

◗ **Abb. 7.42   a, b** Vergleich der Eingangs- und Ausgangswerte mit einer Probandengruppe. **a** EMG 1: linke Extremität, **b** EMG 2: rechte Extremität. (Aus Haus et al. 2013)

Im Rahmen einer **Bachelorarbeit** an der Hochschule Osnabrück wurde eine **qualitative Interviewstudie mit neun Schlaganfall-Klienten** einer ambulanten ergotherapeutischen Praxis durchgeführt. Die Forschungsarbeit analysiert

Erfahrungen von Schlaganfall-Klienten mit dem Hemi-Kinematics-Bio-Control-Therapieverfahren (H.B.B.C).

Das H.B.B.C-Verfahren wird von den befragten Klienten als wertvolle Ergänzung in der Therapie und als grundlegende

Hilfestellung für sie selbst, aber auch für die behandelnden Therapeuten erlebt. Alle neun Interviewteilnehmer sehen das H.B.B.C-Verfahren als wertvoll hinsichtlich der Symptomlinderung und Verbesserung der Durchführung von Alltagsaktivitäten an. Besonders bedeutsam sind ihrer Einschätzung nach das externe, visuelle Feedback und der schrittweise Aufbau einer intensiven Bewusstheit und Steuerung körperlicher Spannungszustände. Als grundlegend beschreiben die Klienten das erworbene Wissen über neurophysiologische Grundlagen, die Wirkungsweise des Verfahrens und das darauf basierende Verständnis ihres eigenen Körpers. Die Klienten erleben sich als intensiv, aktiv sowie gleichberechtigt am Therapiegeschehen und -erfolg beteiligt und zeigen eine hohe Motivation. Die Interviews ermöglichen darüber hinaus Einblicke in Aspekte des Verfahrens, die als herausfordernd und problematisch erlebt werden.

Eine Zusammenfassung der Bachelorarbeit ist in einem Fachartikel der Fachzeitschrift ergoscience publiziert.

Chrobak, R. & Hansen, H. (2018). *Das subjektive Erleben des Biofeedback-Verfahrens Hemi-Kinematics-Bio-Control: Durchführung, Alltagstransfer und Wirkung aus Sicht von Schlaganfall-Klienten* – ergoscience 2018, 13(3): 100–110

7.6 H.B.B.C: Ziele, Vorgehensweise, Fallbeispiele

7.6.1 Ziele der H.B.B.C

Die Ziele der H.B.B.C sind in ▸ Übersicht 7.4 zusammengefasst.

> **Übersicht 7.4 Ziele der H.B.B.C**
> - Erregungskontrolle assoziierter Bewegungen (Kompensation auf der „gesunden" Seite)
> - Erregungskontrolle enthemmter, assoziierter Reaktionen (Spastizität auf der betroffenen Seite)
> - Hemmung pathologischer Bewegungsmuster und/oder kompensatorischer Bewegungsstrategien **durch** den Auf- und Ausbau physiologischer, möglichst alltagsrelevanter Bewegungsabläufe
> - Schaffung einer proximalen Stabilität (Becken, Rumpf, Schulter, Armstütz) und Verbesserung der Körpersymmetrie und des Sitzgleichgewichts (s. YouTube: Wege aus der Spastizität, Teil 2 und 3; Link: ▸ www.youtube.com/watch?v=RXxvjK0TT1o, ▸ www.youtube.com/watch?v=NEI5c7eriGk, ▸ www.youtube.com/watch?v=-WvNzzgbu-Uw&feature=relmfu)
> - Leichte und harmonische Bewegungsausführung mit offenen/geschlossenen Augen
> - Habituation im Umgang mit Alltagsmedien
> - Verbesserung der funktionellen, alltagsrelevanten Hantierfunktionen
> - Handlungsorientierte Aufmerksamkeitsfokussierung

7.6.2 Vorgehensweise der H.B.B.C

In der Therapie werden i. d. R. **zwei Kanäle abgeleitet** (zwei Bildschirme bzw. ein Bildschirm mit zwei Anzeigen), um die Spannungsverhältnisse flexibel zwischen gesunder und betroffener Extremität parallel zu messen. Das EMG-Biofeedback kann je nach Bedarf zwischen Kardinalzahlen, Bargraphen zur kontrollierten Spannung/Aktivität, Videoanimationen zur Entspannung und/oder Videos (meist für Kleinkinder) variieren. Das heißt, die **kognitiven Anforderungen** an den Betroffenen bestehen lediglich darin, eine Zahl, eine Kurve, eine Videoanimation und/oder einen Ton mittels muskulärer Anspannung herzustellen (zu Beginn auf der „gesunden" Seite). Diese (Wieder-)Erlangung des Körpergefühls verbessert sich mit der Reduktion der gewohnten Strategien, womit sich auch das Feedback minimiert (Transfer in den Alltag). Bei einer **Neglectsymptomatik** wird der Bildschirm so weit zur betroffenen Seite positioniert, dass er noch gut wahrgenommen werden kann. Das Bewusstsein konzentriert sich sowohl physisch als auch psychisch auf die betroffene Seite, was im doppelten Sinn Therapiefortschritte unterstützen kann (s. YouTube: Effekte H.B.B.C).

Dieses Vorgehen wird nun schon seit einigen Jahren praktiziert, meist mit Betroffenen, deren Schlaganfall mehrere Jahre zurückliegt, und die daher schon einen gewissen „Therapiemarathon" absolviert haben. Der **Erfolg** wird vermutlich dadurch gefördert, dass die Betroffenen sich i. d. R. weitaus weniger anstrengen müssen als sie es von bisherigen therapeutischen Interventionen gewohnt waren.

> ❯ Unabhängig von der Diagnose Hemiparese, MS, Parkinson, ICP etc. äußern die Betroffenen zu Beginn meist: „Das ist ja leicht, ich muss (darf) mich nicht mehr so anstrengen …!"

So entspannen sie sich insgesamt und beschreiben das H.B.B.C als überaus angenehm und lohnend. Sollte einem Betroffenen eine Assoziation seiner Körperspannung zum Feedback kognitiv nicht möglich sein, so kann zumindest der Therapeut seine Vorgehensweise anhand der Werte überprüfen, unabhängig von der Methode.

Die Aktivitäten der „gesunden" Seite können v. a. nach vorheriger Kompensationsreduktion und Tonusnormalisierung als individueller Referenzwert für die Ausführungsspannung der betroffenen Seite herangezogen werden. In der H.B.B.C sollte das ZNS die möglichst **physiologische Steuerung alltagsrelevanter Bewegungsabläufe** eigenständig generieren, wobei die Kontrolle (Hemmung) der durch die Läsion enthemmten spinalen und supraspinalen Bewegungsaktivitäten (Spastizität, Kompensation) mittels EMG-Feedback unterstützt wird. Ein Patient führt z. B. Bewegungsabläufe mit Alltagsgegenständen aus. Beim Auftreten von assoziierten Bewegungen und/oder Reaktionen erfährt er visuelles und/oder auditives Feedback, woraufhin er „bewusst" entspannt und die Bewegung erneut, evtl. mit geringerem Bewegungsausmaß (räumliche Koordination) und/oder reduzierter Bewegungsgeschwindigkeit (zeitliche Koordination) und/oder mit offenen/geschlossenen Augen wiederholt. Die zu Beginn noch bewusste Entspannung durch das Feedback soll sich im Zuge der erarbeiteten Kompetenzen reduzieren, was zur Folge hat, dass sich die **kortikale Kontrolle automatisiert** bzw. generalisiert und somit den alltagsrelevanten Transfer erlaubt.

Meist werden **zwei EMG-Kanäle** (EMG 1 und EMG 2) eingesetzt, die symmetrisch auf den Körperhälften platziert werden um Vergleichswerte zu erhalten (◨ Abb. 7.42a). Die kognitiven Fähigkeiten vorausgesetzt, gelingt die Kontrolle assoziierter Bewegungen v. a. in den Extremitäten erfahrungsgemäß recht schnell, sodass auch der 2. EMG-Kanal für die betroffene Seite genutzt werden kann. Greifen die spannungsreduzierenden Maßnahmen noch nicht, so kann auch ein klassisches **Biofeedback-Entspannungsprotokoll** unterstützend sein, bis schließlich das Tonusniveau einer tonischen Grundspannung entspricht.

7.6.3 Neurologische Störungsbilder: Fallbeispiele

Es gibt nicht die Hemiplegie, die MS und/oder den Morbus Parkinson. Bei der Komplexität des ZNS besitzt jedes neurologische Krankheitsbild seine eigenen spezifischen Facetten. Hinzu kommt die individuelle Lebenssituation des Betroffenen. Das Kapitel bietet nicht den Rahmen, um die jeweiligen Krankheitsbilder in ihrer Gänze zu erfassen! Vielmehr soll das Verständnis neuromuskulärer Steuerungszentren (◨ Abb. 7.1) sowie deren entsprechenden Störungsbilder vermittelt werden. Wer die sensomotorische Entwicklung (◨ Abb. 7.13a 1–7), die neruophysiologischen Grundlagen (▶ Abschn. 7.2.2 „Assoziierte Bewegungen vs. assoziierte Reaktionen"), „normale" Bewegungen, d. h. das System „ZNS" versteht, kann leichter ressourcen- und symptomorientiert der Neuropathologie entgegenwirken.

Im H.B.B.C behandeln wir nicht die Diagnosen, sondern vielmehr ihre Symptome und nutzen zur Verbesserung dieser „normale", nach Möglichkeit alltagsorientierte „Bewegungsfunktionen" (▶ Abschn. 7.7.2 ICF)! Die folgenden Fallbeispiele beschreiben die unterschiedlichen, symptomorientierten Herangehensweisen mittels EMG-Biofeedback.

> ❯ **Wichtig**
> Innerhalb der H.B.B.C versuchen wir Funktionen so alltagsnah wie möglich zu trainieren, d. h., es geht nicht um eine sportliche oder gar olympische Höchstleistung! Jedwede physische und/oder psychische Überforderung begünstigt das Auftreten (i. d. R. phasisch geprägter) kompensatorischer Strategien sowie pathologischer, enthemmter Bewegungsmuster. Normale Alltagsbewegungen sind in ihrer phasisch-tonischen Anspannung unendlich/variationsreich. Mit Ausnahme gewisser physischer und psychischer Stresssituationen, wie z. B. beim Hantieren mit schweren Gegenständen oder beim Absolvieren eines 100-Meter-Sprints etc. (= phasische Anspannung), ist

unser „Alltag eher tonisch" geprägt! Dies sollte auch für die Betroffenen gelten.

Überforderungen sind daher unbedingt zu vermeiden, zudem sollten auch die Gedanken (psychischer Stress) an bzw. bei der Bewegung positiv besetzt sein! Einen Witz erzählen, über ein freudiges Ereignis sprechen etc. sollte zwar nicht zu viel Raum einnehmen, kann aber den Tonus nachhaltig positiv beeinflussen.

Gelingt die „alltagsnahe" muskuläre Anspannung mittels entsprechender Bewegungsabläufe, so wird z. B. mit geschlossenen Augen trainiert. Der Fokus richtet sich nach innen (Sensomotorik/Körpergefühl), um auch ohne EMG-Feedback das Gefühl für die Muskelanspannung im Alltag „wieder"zubekommen! Gelingt dies, kann die Bewegung zuhause (= im Alltag) eingesetzt und wiederholt werden!

Amyotrophische Lateralsklerose (ALS)

Die **Amyotrophische Lateralsklerose** (**ALS**) ist eine degenerative Erkrankung des motorischen Nervensystems (ICD-10 – G12.2 Motoneuronen-Krankheit). Sie wird auch **Amyotrophe Lateralsklerose** oder **Myatrophe Lateralsklerose** genannt.

Fallbeispiel

Eingangsbefund: Bei Frau J. (65 J.) wurde vor gut einem Jahr „ALS" diagnostiziert, seither ist sie bei uns in Behandlung. Sie berichtet über ein Schwächegefühl in den Beinen, was sich v. a. in Stand- und Gangunsicherheiten zeigt. Frau J. wirkt physisch (Mimik/Körpermotorik) und psychisch sehr angespannt. Die Schultern sind bds. permanent angezogen/verspannt, wobei in der Nackenmuskulatur (M. trapezius, Pars descendens) deutliche Muskelverhärtungen (Myogelosen/Triggerpunkte) palpierbar sind. Dies wird durch die beidseitige EMG-Ableitung am M. trapezius bestätigt (◨ Abb. 7.43a–c). Selbst im lockeren, angelehnten Sitz (◨ Abb. 7.43b) zeigen sich recht hohe, phasische Werte (◨ Abb. 7.43c, >50/60 μV – Norm ca. <5 μV). Frau J. berichtet, dass sie die Diagnose ALS sehr belaste und sich dieser psychische Druck auch negativ auf die Körpermotorik/Sicherheit auswirkt.

Hypothetische Gedanken/Vorgehensweise: Der M. trapezius (Pars descendens) besitzt (als evolutionär früher haltungsbewahrender Muskel) auch eine hohe vegetative und psychoreaktive Komponente! Bei Frau J. führt diese „permanente" Anspannung zu einer sympathischen, v. a. phasisch orientierten Dauererregung, was wiederum die Ausführung harmonischer Alltagsbewegungen erschwert und körpereigenen (parasympathischen) Erholungsprozessen entgegen wirkt (= Circulus vitiosus!).

> ❯ Wie im ICD beschrieben, handelt es sich bei ALS um eine Erkrankung der Motoneuronen! Die andauernde phasische (stressbesetzte) Innervation (◨ Abb. 7.43c) verschlechtert/schwächt die ohnehin betroffenen Strkturen noch mehr, während in der tonischen Innervation sich der Stoffwechsel/Durchblutung etc.

◻ Abb. 7.43 a 2-Kanal-EMG-Ableitung am M. trapezius. **b** Angelehnter Sitz. **c** Eingangswerte. **d** Tonische Grundspannung

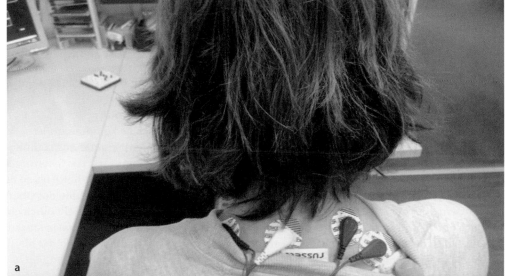

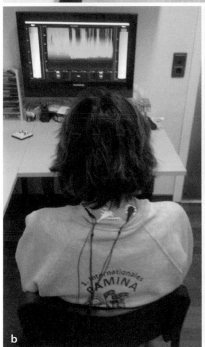

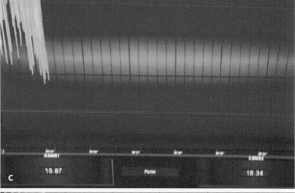

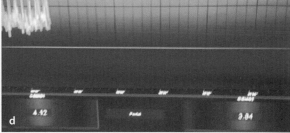

verbessert. Frau J. nutzt ihre sensorischen Ressourcen (spürt die Art der Muskelanspannung) und tätigt alle Übungen vorwiegend über die tonische Innervation, d. h. Überforderung und/oder stressbesetzte Gedanken sind nach Möglichkeit zu vermeiden!

■ **Ziele**

— Verdeutlichen psychophysiologischer Zusammenhänge mittels EMG-Biofeedbacks

— Verständnis hinsichtlich der Erkrankung über phasische und tonische Muskelaktivitäten

— Nutzung sensorischer Ressourcen (Gefühl für tonische Bewegung), um Überforderungen entgegenzuwirken

— Aufbau einer ventralen Beckenverankerung bei lateraler Stand- und Gangstabilität

— Reduktion kompensatorischer Nackenan- bzw. -verspannungen durch den Aufbau physiologischer Beckenstabilität

— Verrichtung physiologischer, tonisch geprägter Alltagsaktivitäten ohne Biofeedback = Verbesserung der Lebensqualität

■■ **Therapieinhalte**

Frau J. nutzt zur Spannungsreduktion eine EMG-Ableitung am M. trapezius, wobei über eine Zweikanalableitung die muskulären Reaktionen mittels Kardinalzahlen und Amplitudenkurve (◻ Abb. 7.43c, d) unmittelbar rückgemeldet werden. In einem 1. Schritt erlernt sie im lockeren, angelehnten Sitz (= keine Notwendigkeit der Haltungsbewahrung!) und unter Einsatz spezieller Dehnübungen ihre muskuläre Anspannung auf die tonische Grundspannung zu reduzieren (<5 μV,

7

■ Abb. 7.43d). Die Muskulatur wird besser durchblutet, was sich u. a. in einer Erwärmung der Hände, sowie einer deutlich weicheren Palpation der beschriebenen Muskelstellen zeigt. Zudem verbessert sich das Körpergefühl, was auch den Umgang mit psychischen Belastungssituationen unterstützt.

> **Wichtig**
> Eine kompensatorisch angespannte Nackenmuskulatur leitet kopfwärts das Extensionsmuster ein, das sich mittels dorsaler Kette bis zu den Zehen fortsetzt. Dabei wird beim Verlassen der Stuhllehne der Kopf/Oberkörper nicht durch eine ventrale Anspannung (Hals-, Bauch- und Hüftmuskulatur) nach vorn geführt, sondern über eine HWS-Extension angehoben (Kinn geht hoch!) und eher fixierend nach vorn gebracht. Das heißt, die dorsale, tonische (z. T. verkürzte) Muskulatur wirkt der phasischen (z. T. atrophierten) Aktivität ventraler Muskelketten reziprok entgegen! Umso lockerer und kontrollierter die Nackenmuskulatur, desto physiologischer und leichter wird die ventrale Positionsveränderung zum aufrechten Sitz.

Mit verbesserter, ventraler Beckenstabilität tätigt Frau J. nun den Wechsel zwischen An- und Entspannung mit geschlossenen Augen (= Reduktion des Biofeedbacks, Steuerung v. a. über die betroffenen Motoneurone!), sodass sie zunehmend die v. a. tonische Innervation erfühlen kann. Im angelehnten Sitz kontrolliert sie mittels EMG-Biofeedbacks ihre Nackenanspannung und führt/hebt abwechselnd das linke/rechte Knie zur Tischkannte an (Hüftflexion). Gelingt dies ohne Kompensation, schließt sie wieder die Augen und wiederholt die Bewegung mehrmals.

Aufbauend wechselt sie vom angelehnten Sitz in den aufrechten Sitz, mit möglichst geringer Nackenanspannung (■ Abb. 7.44a, b) = Aufbau ventraler Rumpf-/Beckenstabilität zur Reduktion dorsaler Nackenanspannung.

Im aufrechten Sitz, nach Möglichkeit mit geschlossenen Augen, setzt der Therapeut (ohne Vorankündigung „wo"!) leichte Druckreize ventral, dorsal, lateral … an Kopf und Rumpf. Frau J. soll ihre Position stabilisierend halten! Um die Position tonisch zu stabilisieren, müssen im Prinzip die Motoneurone (s. o. ALS) schon auf Rückenmarksebene physiologisch innervieren (■ Abb. 7.1 und 7.15a). Um das Sitzgleichgewicht zu verbessern, führt sie nun stabilisierend mobile Maßnahmen vorab mit offenen und später mit geschlossenen Augen aus. Sie richtet z. B. im aufrechten Sitz ihren Körper mittels selektiver Beckenbewegung auf und/oder lässt ihn wieder langsam sinken (■ Abb. 7.44b, ventrale Beckenverankerung), hält einem lateralen Druck entgegen und/oder wechselt die Gewichtsübernahme zur linken/rechten Gesäßhälfte (■ Abb. 7.44c, d, laterale Beckenstabilität) und/oder bringt den Oberkörper mittels exzentrischer Verlängerung der ischiokruralen Muskulatur in die Vorlage. Die flektierte Hüfte hemmt das kopfwärts eingeleitete Extensionsmuster, der Stütz auf die Unterarme aktiviert die ventrale Kette und die tiefen Rückenstrecker können selektiv das Becken physiologisch stabilisieren. Die tiefe Bauchat-

mung sowie die Reduktion der kompensatorischen Nackenanspannung wird erleichtert. Der Körper muss nicht mehr vom Kopf gehalten/fixiert werden(!) und leichte, harmonische Kopf(wende)bewegungen (vs. En-bloc Kopf-Rumpfbewegungen) werden möglich. (■ Abb. 7.44e, Transfer zum Stand, Stand- und Gangsicherheit).

> **Wichtig**
> Eine kompensatorische, aber v. a. eine pathologisch enthemmte Anspannung der Nackenmuskulatur leitet kopfwärts das Extensionsmuster ein, welches sich über die dorsale Kette bis zu den Zehen fortsetzt. Die Vorverlagerung des Oberkörpers für den Transfer zum Stand geschieht durch eine exzentrische Verlängerung der ischiokruralen Muskulatur! Eine erhöhte Extesorenspannung wirkt der physiologischen exzentrischen Verlängerung entgegen!
> Umso lockerer und kontrollierter die Nackenmuskulatur, desto freier und harmonischer die Kopfbewegungen und leichter kann der Oberkörper in die Vorlage gebracht werden (■ Abb. 7.39a, b)!

■ ■ **Transfer in den Stand**
In einem ersten Schritt reduziert Frau J. im Stand ihre Nackenan- bzw. verspannung auf passable Werte (■ Abb. 7.45a, b). Sie stützt sich zur Sicherheit mit den Händen auf einen Hocker (Aktivierung der ventralen Kette). Dadurch aktiviert sie alle Muskelgruppen, wie z. B. die ventrale Kette, die der kompensatorischen Nackenanspannung entgegenwirken. Durch die tonische Innervation verbessert sich der muskuläre Stoffwechsel (► Abschn. 7.2.4, „Tonisch/phasische Muskelaktivität") und die Strukturen können sich leichter erholen.

Als Steigerung kann sie nun unter tonischer Kontrolle das linke/rechte Knie locker fallen lassen oder die Knie abwechselnd zur Tischkante führen (= kontralaterales Standbein). Das rechte Standbeinbecken zeigt sich etwas instabiler, wobei ein dosierter, eher kraftvoller (schmerzfreier!) Druck in den Muskelbauch des M. gluteus medius die Stabilität verbessern kann. Der Druck spannt den Muskel (/die Muskelnspindeln) vor und verhindert die Beckenretraktion (■ Abb. 7.45f, g). Frau J. führt in ■ Abb. 7.45f mit dem rechten Standbein das Becken nach hinten und leitet reaktiv mit dem linken Bein den Schritt nach hinten und folgend wieder nach vorn ein. Durch eine Dorsalverlagerung des Beckens auf die rechte Ferse (■ Abb. 7.45f) hebt sie bei gestrecktem linken Bein die Zehen reaktiv (assisitiv) an (Fußheber). Als weitere Steigerung können die Übungen mit verschränkten (■ Abb. 7.45d) oder herunterhängenden Armen (■ Abb. 7.45e) wiederholt werden

In ■ Abb. 7.46a, b beübt Frau J. symmetrisch vorab die ventrale Kette bis zu den Fußhebern (= ventrale Verankerung), um die physiologische Aktivität der Strecker (Körperaufrichtung/Stand- und Gangsicherheit) zu verbessern.

Sie führt z. B. dabei das Becken hinter die Füße, sodass mit Fersenkontakt (Körpergefühl) die ventralen Muskelketten (Fußheber, Beckenverankerung etc.) anspringen, um dann im Wechsel das Becken/Oberkörper vor die Füße zu

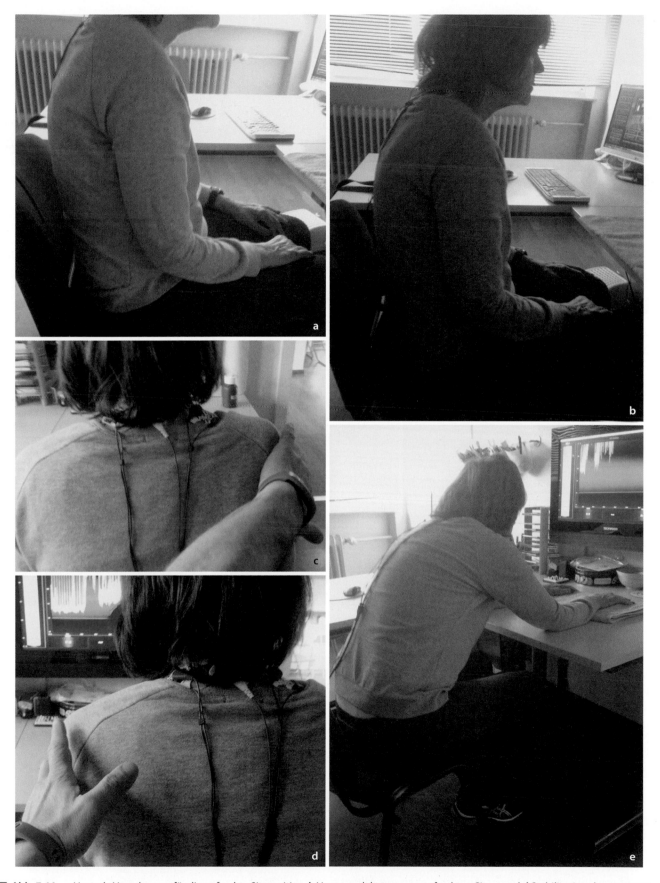

■ **Abb. 7.44**   **a** Ventrale Verankerung für die aufrechte Sitzposition. **b** Vom angelehnten zum aufrechten Sitz. **c** und **d** Stabilisation der symmetrischen Sitzposition. **e** Kontrollierte Vorverlagerung des Oberkörpers

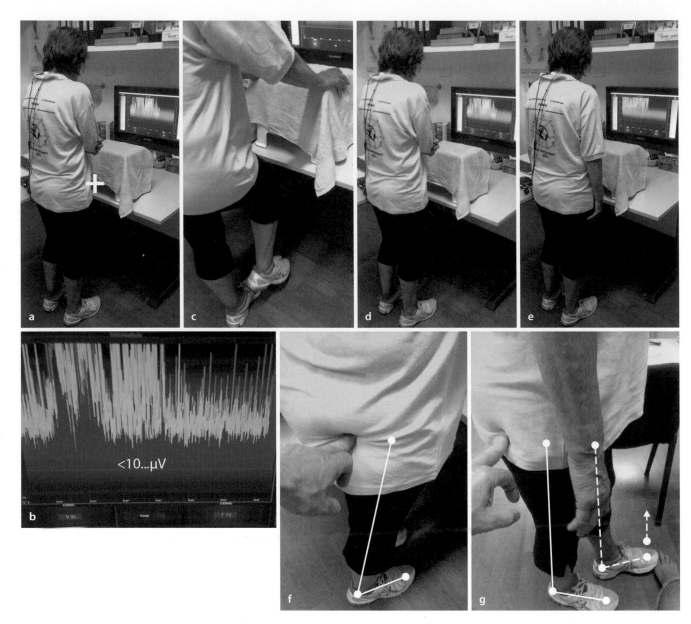

■ **Abb. 7.45   a–g** Standaktivitäten mittels alltagsrelevanter, tonischer Muskelspannung

bringen und mit dem Fußballenkontakt das Gesäß beidseitig anzuspannen und die Ferse vom Boden wegzudrücken (■ Abb. 7.46a Fußheber, ■ Abb. 7.46b Standbeinstabilität). Anschließend nutzt sie diese Kompetenzen, um zu Beginn mit offenen Augen, später mit geschlossenen Augen vor- und rückwärts zu gehen (■ Abb. 7.46c).

Status/Transfer in den Alltag: Es bestehen zwar immer wieder Schwankungen, wie bei einer Erkältung, diversen Stresssituationen etc.! Tendenziell ist jedoch eine verbesserte Beckenstabilität bei reduzierter Schulterkompensation zu erkennen. Frau J. kommt mit dem eigenen Pkw (einfach Wegstrecke ca. 25 km) und ist sehr motiviert, an der Verbesserung ihres Zustandes mitzuarbeiten. Sie trainiert zuhause die in der Therapie besprochenen Inhalte, sodass sie mittlerweile ohne übermäßige Nackenanspannung im Gehen mit Alltagsmedien hantiert (■ Abb. 7.46d)

Multiple Sklerose (MS)/Encephalomyelitis disseminata (ED)

Die **Multiple Sklerose** (MS, ICD-10-G35) wird auch als **Encephalomyelitis disseminata** (ED) beschrieben, es handelt sich um eine chronisch-entzündliche Erkrankung, bei der die Markscheiden (Myelinscheiden) im zentralen Nervensystems (ZNS) angegriffen werden (s. ► Abschn. 7.2.9 Hirnstamm)

Fallbeispiel

Bei Herrn H. (46 J.) wurde vor 25 Jahren MS diagnostiziert. Seit ca. einem halben Jahr wird er bei uns einmal wöchentlich mittels dem H.B.B.C-Verfahren behandelt. Herr H. ist teilerwerbsunfähig, wobei er halbtags in der Lagerlogistik eines Pkw-Herstellers arbeitet.

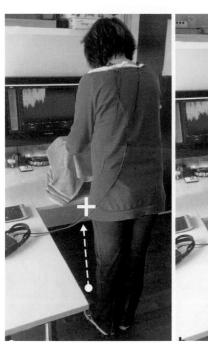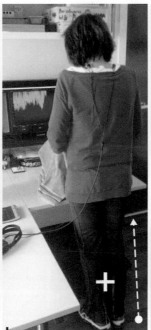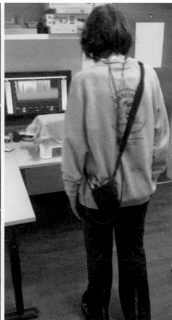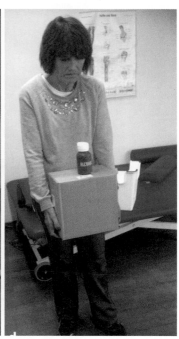

☐ Abb. 7.46 a–e Stand- und alltägliche Gangaktivitäten mittels tonischer Muskelspannung

Er kommt mit seinem Pkw in die Praxis und ist ohne Hilfsmittel, mit stark flektiertem Gangbild (☐ Abb. 7.47a), gehfähig. In seiner Freizeit nutzt er ein E-Bike und unternimmt tägliche Spaziergänge mit seinem Hund (knapp 1,5 km).

In der rechten unteren Extremität besteht eine deutliche Hypotonie, wobei in der linken Extremität eine eher kompensatorische, fixierende Spannung dominiert. Herr H. geht mittels starker Nackenanspannung en bloc, d. h. Kopf, Rumpf, Becken und Bein werden (ohne Rotation) im Passgang nach vorn gesetzt (☐ Abb. 7.47a). Er beschreibt, dass sein rechtes Bein sehr instabil sei und es beim Gehen rasch nach hinten durchschlägt! Vor allem sein rechtes Becken zieht mangels ventraler Verankerung in die Retraktion, dabei verlagert sich der Oberkörper nach vorn und zieht proximal an den ischiokruralen Muskulen (Beckenansatz), was dann distal zum Durchschlagen des Knies führt!

Um diesem entgegenzuwirken, flektiert er Rumpf/Becken/Bein während der Standbeinphase stark. Weiterführend muss er nun das Bein, u. a. mangels Bodenfreiheit, über eine dorsale Beckenhebung (▶ Abschn. 7.2.8 „M. latissimus dorsi") nach vorn führen. Herr H. spürt selbst, dass seine Alltagsbewegungen, wie z. B. beim Gehen, hauptsächlich über die Schulteranspannung tätigt. Sein größtes Ziel liegt in der Verbesserung der Gehfähigkeit.

Im EMG-Biofeedback zeigt Herr H. deutliche Nackenverspannungen (☐ Abb. 7.47b). Im angelehnten Sitz ist sein Körpergewicht (mangels Haltespannung – rechtes Becken) leicht auf die rechte Seite verlagert, wobei v. a. die kontralaterale linke Schulter das kompensatorische Widerlager liefert (☐ Abb. 7.47b). Sämtliche Bewegungsabläufe, aufrechter Sitz, Stand, Gehen etc., werden über eine „eher fixierende" Schul-

teranspannung reguliert (s. o.)! Hierdurch verlieren seine Alltagsbewegungen ihre Harmonie und Ökonomie (Circulus vitiosus).

■ **Hypothetische Gedanken/Vorgehensweise**
Da bei Herrn H. die Symptomatik schon sehr lange besteht, sprechen wir nicht mehr von „kompensatorischen", sondern vielmehr von „adaptiven" Prozessen (= Kompensation wird zur Normalität)!

Nachdem es Herrn H. möglich ist, seine Anspannung im angelehnten Sitz auf Normwerte zu regulieren (☐ Abb. 7.47c, s. auch Fallbspl. Frau J.), wechselt er in die Rückenlage (☐ Abb. 7.43, minimalster Anspruch der Haltungsbewahrung). In dieser Position ist es ihm am ehesten möglich, selektive Beckenstabilität zu aktivieren.

❯ Wie im ICD beschrieben, handelt es sich bei MS (ED) um eine Erkrankung der Markscheiden! Die Reizweiterleitung mittels intakter Myelinscheide beträgt bis zu 120 m/sec.! Geschädigte Axone projizieren ihre Potenziale deutlich langsamer. Das heißt, der MS-Betroffene braucht, v. a. in der unteren Extremität, länger (zeitliche Koordiantion), um die Bewegungsanforderung umzusetzen.

■ **Ziele**
— Verdeutlichen psychophysiologischer Zusammenhänge mittels EMG-Biofeedbacks,
— Aufbau einer v. a. rechtsseitigen, ventralen Beckenverankerung bei lateraler Sitz-, Stand- und Gangstabilität,
— Reduktion v. a. kompensatorischer Nackenan- bzw. -verspannungen links durch den Aufbau physiologischer Beckenstabilität v. a. rechts,

7

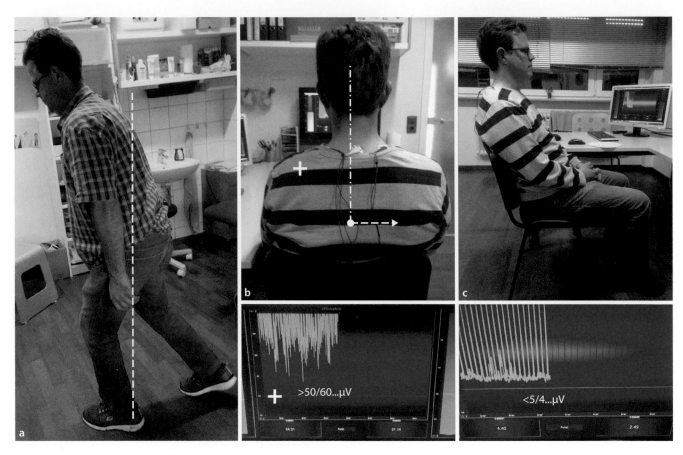

◘ Abb. 7.47   a Alltägliches Gangbild. **b** EMG-Eingangswerte. **c** EMG, tonische Normwerte

— physiologischeres Gehen ohne Biofeedback (= Verbesserung der Lebensqualität).

■ ■ **Therapieinhalte – Rückenlage**

In ◘ Abb. 7.48 beginnt Herr H. mit selektiven Bewegungen. Um in der unteren Extremität dem pathologisch, enthemmten Flexionsmuster (◘ Abb. 7.48a, Außenrotation/Abduktion/Flexion: Hüfte, Flexion: Knie- und Sprunggelenk) entgegenzuwirken, hält Herr H. dem dosierten, lateralen Druck am intakteren linken Knie isometrisch entgegen (◘ Abb. 7.48b). Die betroffene Extremität aktiviert dabei alle Muskeln in Richtung physiologische Fußlängsachse (Fuß zieht nach außen und Knie nach innen). Dies wiederholt Herr H. isometrisch mehrmals für ca. 7 Sekunden, bis er das rechte Bein in physiologisch aufgestellter Grundstellung eigenständig stabilisieren kann (◘ Abb. 7.48b–h).

❯ Wichtig
In Rückenlage arbeiten die „ventralen Muskelgruppen" gegen die Schwerkraft! Kommt es zum enthemmten, reaktiven Einsatz, wie z. B. beim Anheben des Beins (Hüftflexion), so geschieht dies im Sinne einer Massenbewegung, die prox. am Hüftgelenk eingeleitet wird und sich im Flexionsmuster nach distal fortsetzt (◘ Abb. 7.48a). Massenbewegungen

(▶ Abschn. 7.2.2, AB) oder -synergien (AR) sind Zeichen der Überforderung und wirken selektiven Bewegungen entgegen.

Das Anforderungsniveau sollte daher entsprechend adaptiert werden, d. h. assistive Fazilitation, räumliche, zeitliche Koordination etc. Zudem ist auf ein möglichst lockeres Sprunggelenk bei Hüftflexion (◘ Abb. 7.48i) zu achten.

Dabei kann durch die Positionierung des Fußes das selbständige Halten erleichtert werden (fällt das Knie nach außen = Fuß etwas nnach außen/fällt es nach innen = Fuß etwas nach innen positionieren).

Nun beginnt Herr H., ähnlich der sensomotorischen Entwicklung, mit isotonisch symmetrischen Aktivitäten. Er hält mehrmals dem dosierten, beidseitigen lateralen (◘ Abb. 7.47c) und/oder medialen Druck (◘ Abb. 7.47d) mit beiden Knien für ca. 7 Sekunden Stand. Hierbei gewinnt das rechte Bein an lateraler Stabilität, was ein erstes „Loslassen" kompensatorischer Aktivität im linken Bein ermöglicht. In ◘ Abb. 7.47e führt er das linke Bein möglichst locker und leicht nach außen und wieder nach innen, mit (◘ Abb. 7.47e) und ohne (◘ Abb. 7.47f) taktiler Unterstützung am betroffenen Bein.

❯ Umso stabiler die rechte stärker betroffene Extremität, desto weniger Kompensation und lockerer das linke Bein.

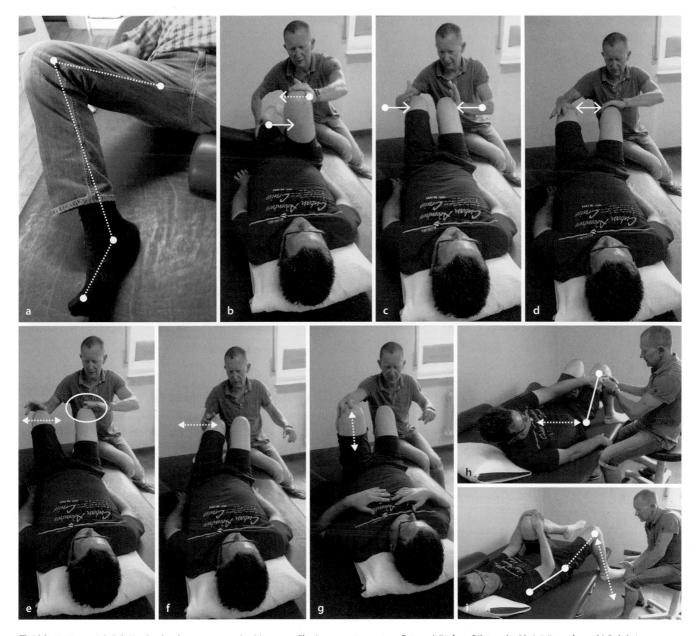

◘ **Abb. 7.48 a–i** Selektive Beckenbewegungen im Liegen. **a** Flexionsmuster untere Extremität. **b-g** Bilaterale Aktivitäten. **h** und **i** Selektive Beckenaktivität/ventrale Beckenstabilität

Aufbauend tätigt er nun möglichst lockere Bewegungen mit der intakten linken Extremität. Er hebt z. B. sein Bein ganz locker an (◘ Abb. 7.47g), führt den linken Fuß zum betroffenen rechten Knie etc.

In ◘ Abb. 7.47h, i folgen aktivierende Übungen für die ventrale Beckenverankerung (Hüftflexoren). Herr H. greift mehrmals langsam mit seiner linken Hand zum rechten Knie (◘ Abb. 7.47h). Dabei ist der Rumpf über die schräge Bauchmuskulatur das Punctum mobile gegen die stabilisierenden Hüftflexoren am Becken/Bein (Punctum fixum). Aufbauend wechselt Herr H. Punctum fixum und mobile (◘ Abb. 7.47i), indem er das Bein mittels selektiver Beckenaktivität langsam an der Bankkante heruntergleiten lässt bzw. wieder langsam

auf die Bank stellt. Das rechte Sprunggelenk/Fuß bleibt möglichst locker (Flexionsmuster vermeiden). Dabei flektiert Herr. H. sein linkes Bein endgradig, um eine Hyperlordose (Hohlkreuz) in der LWS zu vermeiden. Zudem wird das betroffene rechte Hüftgelenk in eine nahezu endgradige Extension geführt. Die Hüftflexoren werden maximal gestretcht, was wiederum ihre Kontraktion erleichtert. Die beschriebenen Übungssequenzen werden mittels EMG-Biofeedback hinsichtlich ihrer möglichst physiologischen Ausführung überwacht. Die Kombination zwischen ◘ Abb. 7.47h, i (herunterhängendes Bein) erleichtert den Transfer zum Sitz (s. YouTube – Vom Liegen zum Sitz: ► https://www.youtube.com/watch?v=5VGh0fcA03Y). Herr. H. kann diesen Transfer

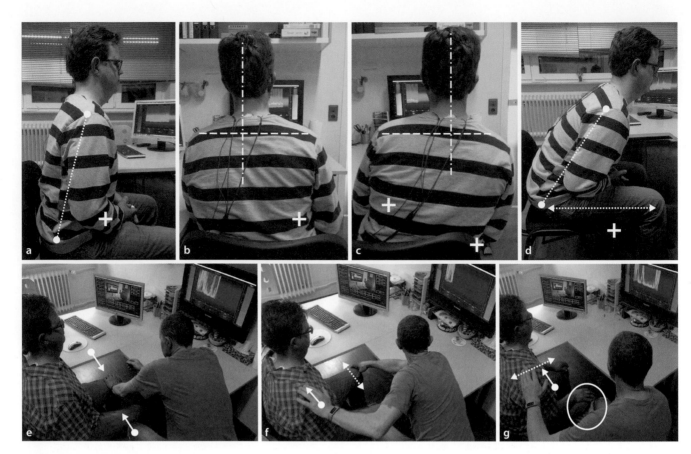

☐ **Abb. 7.49** **a** Aufrechter Sitz. **b** und **c** Gewichtsverlagerung, Kopf- und Rumpfstellreaktionen. **d** Oberkörpervorverlagerung. **e-g** Übungen zur Rumpf- und Beckenstabilität re.

vom Liegen zum Sitz im Alltag nutzen und trainiert dadurch Muskeln, die ihm den Stand sowie das Gehen erleichtern.

▪▪ Sitz:

Mit verbesserter ventraler Verankerung wechselt Herr. H. in ☐ Abb. 7.47a mehrmals vom angelehnten Sitz etwas nach rechts vorn in den aufrechten Sitz und wieder langsam, bremsend nach links zurück (Sagittalebene). Die schräge Bauchmuskulatur sowie v. a. die rechte ventrale Hüftmuskulatur arbeitet kon- bzw. exzentrisch (ähnlich ☐ Abb. 7.47h).

Sobald die aufrechte Sitzposition ohne kompensatorische und pathologisch enthemmte Anspannung möglich ist, folgen Gewichtsverlagerungen in der Frontalebene. In ☐ Abb. 7.47b verlagert Herr. H. sein Körpergewicht auf die linke Gesäßhälfte, wobei die rechte Rumpfseite (ohne übermäßige Schulteranspannung) das physiologische Widerlager bieten muss. Gelingt dies, wechselt er immer wieder kurz die Symmetriemitte/Mitte einnehmend auf die rechte Gesäßhälfte (☐ Abb. 7.47c). Hierbei liefert die linke Rumpf- und rechte laterale Beckenseite die Stabilität. Mit aufrechter, symmetrischer Sitzstabilität führt er nun den Oberkörper langsam in die Vorlage, bis ca. Schulter, Knie und Mittelfuß eine Linie bilden (☐ Abb. 7.47d = Transfer zum Stand). Die ischiokruralen Muskelgruppen kontrollieren die Bewegung durch ihre exzentrische Verlängerung. Kommt es zu einem kompensatorischen (links) und/oder pathologisch enthemmten (rechts) anspannen der Schultern (Kontrolle mittels

EMG-Biofeedbacks), wartet Herr. H. kurz zur Spannungsnormalisierung, um die Bewegung dann weiter auszuführen. Gelingt die möglichst physiologische Umsetzung, werden weiterführend die Augen geschlossen (Biofeedback ausblenden und Körpergefühl aktivieren), um mehrmals wiederholend das Gefühl für die „physiologische" Ausführung zu verbessern und zu verfestigen.

In ☐ Abb. 7.49e hält Herr H. in aufrechter Sitzposition dem beidseitigem lateralen Druck gegen die Knie Stand (ähnlich ☐ Abb. 7.49c, d). Zur Stabilisation der rechten Rumpf- und Beckenseite folgt ein ventrolateraler Druck auf die rechte Schulter, während sich das linke Knie möglichst locker und leicht fazilitieren lässt (☐ Abb. 7.49f) und/oder er den Oberkörper in die Vorlage bzw. wieder zurückbringt (Vorbereitung zum Stand). In ☐ Abb. 7.49g kann der Therapeut durch einen dosierten Griff in die rechte Kniekehle die physiologische Aktivität/exzentrische Verlängerung (☐ Abb. 7.49d) der ischiokruralen Muskulatur während der Vorwärtsbewegung des Oberkörpers erfühlen.

▪▪ Stand/Gehen:

Herr. H. nutzt zum aufrechten Stand einen Hocker (☐ Abb. 7.50a, s. auch Frau J. ☐ Abb. 7.50 und 7.46). Das Becken (rechts) orientiert sich dabei an der Tischkante (= Vermeidung Beckenretraktion), wobei Herr. H. mittels Beckenbewegung abwechselnd auf das v. a. rechte schwächere und linke Standbein verlagert. Als Steigerung hebt er nun abwechselnd die Knie gegen die Tischkante

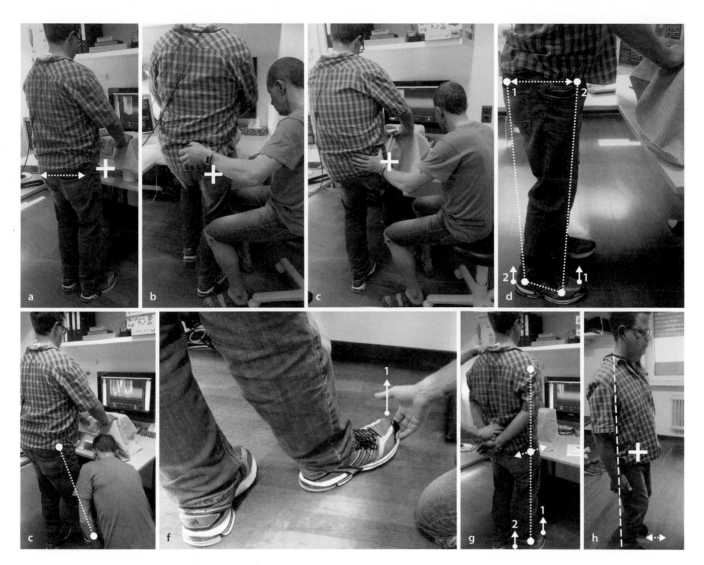

Abb. 7.50 **a** Aufrechter Stand. **b** und **c** Selektive Beckenbewegungen. **d** Standbeinaktivitäten. **e** und **f** Schwungbeinaktivitäten. **g** Feier Stand. **h** Aufrechter Gang

(**Abb. 7.50b, c**). Die aufrechte Körperhaltung bei ventral orientiertem (protrahiertem) Becken minimiert den proximalen Zug auf die ischiokrurale Muskulatur (= Knie schlägt nicht so leicht nach dorsal durch!). Unterstützend wird in **Abb. 7.50b** das rechte Standbein am Becken (vs. Retraktion) sowie am Knie (vs. durchschlagen) stabilisiert.

> **Der aufrechte Stand/Gehen ist ein Muster der „Extension", dies bedingt jedoch stets ein stabilisierendes, ventrales Widerlager = „ventrale Beckenverankerung"! Geht diese verloren, gleitet das Becken in die Retraktion und die Standbeinstabilität geht verloren!**

In **Abb. 7.50d** positioniert Herr. H. sein rechtes Bein etwas hinter das linke (das hintere Bein übernimmt das Gewicht). Nun führt er seinen Oberkörper mittels dorsaler Beckenbewegung etwas nach hinten, bis sich die Zehen des linken Fußes reaktiv abheben (**Abb. 7.50e, f**). Die ventrale Beckenverankerung wird aktiviert und die rechte Standbeinferse ist voll belastet. Die Ferse liefert dabei als physiologischer Referenzpunkt (ähnlich dem Handballen) dem ZNS sensible

Wahrnehmungsinformationen (neuronale Präsenz), die wiederum die adäquate Gewichtsübernahme erleichtern. Dann führt Herr. H. sein Becken über den Vorfuß (Fußballen). Bei entsprechendem ventralen Gegenhalt setzt dabei „reaktiv" die Gewichtsübernahme ein. Herr. H. kneift seine Pobacken zusammen (Extensorenaktivität) und hebt über den Vorfuß die Ferse langsam nach oben bzw. lässt sie wieder langsam auf den Boden gleiten (**Abb. 7.40g 1 und 2**).

> **Wichtig**
> Eine kompensatorische, aber v. a. eine pathologisch enthemmte Anspannung der Nackenmuskulatur leitet kopfwärts das Extensionsmuster ein, welches sich über die dorsale Kette bis zu den Zehen fortsetzt. Das heißt, die tonische (z. T. verkürzten) Wadenmuskulatur wirkt der phasischen (z. T. atrophierten) Aktivität der Fußheber entgegen. Das Problem liegt oft weniger in den Fußhebern, sondern vielmehr in den Fußstreckern!
> Umso lockerer und kontrollierter die Nackenmuskulatur, desto leichter heben sich die Zehen.

7

Aufbauend auf die Standbeinaktivität folgt die Schwungbeinmobilität. Herr. H. positioniert sein gestrecktes rechtes Bein nach vorn und führt sein Becken zurück, bis (zu Beginn noch eher tendenziell) die rechten Zehen nach oben gehen. Er wechselt langsam wieder nach vorn und zurück, wobei die Bewegung durch eine mehr oder weniger leichte, assistive Fazilitation untersützt wird. Herr. H. achtet auf das gestreckte Knie, um die Zehen nicht mittels Flexionsmuster (◘ Abb. 7.50a) anzuheben.

Es folgen die Übungen im freien Stand und Gehen ähnlich Frau J (► Abschn. 7.1.3 „Assoziierte Reaktionen/Spastizität").

■ **Status/Transfer in den Alltag:**
Herr. H. berichtet, dass er deutlich stabiler und aufrechter gehe. Er sei glücklich, dass er im Sommer wieder Sandalen tragen und den Schaltwagen seiner Mutter nutzen könne. Zudem habe sich die Wegstrecke seiner Spaziergänge (3 × wöchentlich) auf 2,5 km verlängert. Des Weiteren wurde er in seiner Arbeitsstätte und auch privat darauf angesprochen, dass er deutlich besser gehe!

Idiopathisches Parkinson-Syndrom (IPS)
IPS, Morbus Parkinson oder Parkinson-Krankheit (ICD-10 G20) zählt zu den langsam fortschreitenden (progredienten) neurodegenerativen Erkrankungen des extrapyramidal-motorischen Systems (► Abschn. 7.2.11, Basalganglien – Parkinson).

Zu den Kardinalsymptomen zählen Brady- (verlangsamte Bewegungen) oder Akinese (Bewegungslosigkeit), Rigor, Tremor sowie eine posturale (Haltungs)Instabilität. Neben der Brady- bzw. Akinese muss noch mindestens ein weiteres Kardinalsymptom vorliegen. Hinzu kommen fein- und grafomotorische Beeinträchtigungen (Mikrographie) sowie vegetative, sensible, psychische und/oder kognitive Störungsbilder.

Fallbeispiel
Eingangsbefund
Herr P. (69 J.) ist vor 8 Jahren an Morbus Parkinson erkrankt. Er ist trotz leichter Gleichgewichtsunsicherheiten ohne Hilfsmittel gehfähig. Insgesamt besteht eine hohe Körperspannung bei vorgebeugtem Oberkörper (◘ Abb. 7.51a). Herr P. geht kleinschrittig, stabilisierende Rotationsbewegungen sowie ausgleichende Kopf- und Rumpfstellreaktion (Gleichgewicht) fehlen, auch das Mitschwingen der Arme ist eingeschränkt. Seine Bewegungen sind verlangsamt, wobei sich ein „freezing effekt" (Unfähigkeit, sich zu bewegen/Bewegung zu starten) nur in dezenten Ansätzen zeigt. Herr P. gelingt es recht gut über kognitive Cues (verstärkender Einsatzreiz, der die Bewegungsinitiierung unterstützt/auslöst), seine Alltagsbewegungen auszuführen, indem er z. B. an den Bewegungsstart und/oder an das Bewegungsziel etc. denkt. Eine Propulsionsneigung (Gangtempo wird schneller ohne anhalten zu können) ist nicht zu erkennen. Herr P. berichtet über eine schmerzhafte Arthrose in beiden Schultergelenken, die die Mobilität der Arme einschränkt. Zudem bestehe sein größtes (Alltags)Problem beim Aufstehen!

Im angelehnten Sitz (bds. EMG-Ableitung am M. trapezius, ◘ Abb. 7.51b, c) zeigt sich eine recht hohe Ruhespannung, die sich im ganzen Körper widerspiegelt. Aus dieser permanenten An- bzw. Verspannung (= muskuläre Dyskoordination, s. u. Hyperkyphose der BWS) resultiert der Verschleiß der Schultergelenke, d. h. die schmerzhaft eingeschränkte Mobilität der Arme.

■ **Hypothetische Gedanken/Vorgehensweise**
Innerhalb der „Normalbevölkerung" finden sich auch muskuläre Defizite der Becken und unteren Rumpfmuskulatur. Hierdurch kommt es zu einem kompensatorischen Einsatz der Nackenmuskulatur (s. M. trapezius). Falsches Heben, Sitzen, Gehen etc. v. a. über längere Zeit begünstigen diese Prozesse. Die andauernde Belastung führt zu starken Nackenverspannungen und einer Kranialverschiebung der Schulterblätter, woraus eine Hyperkyphose der BWS resultiert (Rundrücken/Witwenbuckel).

❭ Im ICD-10 beschreibt man das IPS als Störung des extrapyramidalen Systems (◘ Abb. 7.1a2, ► Abschn. 7.2.12). Durch den Untergang der Substantia nigra (Teil der Basalganglien) und dem Ausbleiben ihrer dopaminergen Projektion entsteht ein Ungleichgewicht der Botenstoffe. Acetylcholin und Glutamat, die im Striatum gebildet werden, dominieren. Man geht davon aus, dass aus einem Acetylcholinüberschuss die Plussymptomatiken, wie Tremor (Zittern) und Rigor (erhöhte Muskelspannung), resultieren. Der Dopaminmangel hingegen ist für die Minussymptomatik, Brady- und/oder Akinese (Bewegungsarmut) verantwortlich. Daher erfolgen die Bewegungen verlangsamt und meist unter großer Anstrengung. Besonders schwierig ist der Beginn, das Wenden sowie das Beenden „automatisierter" Willkürmotorik, d. h. EPS-gesteuerter Bewegungen.

Diese skelettale Veränderung (◘ Abb. 7.51a, Hyperkyphose) zeigt sich auch beim IPS! Der Kopf wird mittels Hyperextension zur Exploration angehoben und es entsteht die „typische" Parkinson-Haltung. Stabilisierend ausgleichende Bewegungsreaktionen (Gleichgewicht/Sicherheit) gehen verloren und die Bewegungen werden starr und fixierend. Bei nahezu allen IPS-Betroffenen, v. a. im fortgeschrittenen Stadium, bestehen Gleichgewichtsprobleme (Sturzgefahr!) = Circulus vitiosus!

Innerhalb der H.B.B.C nutzen wir den Bildschirm als externe optische und/oder akustische Kontrolle, um über neokortikale Strukturen (◘ Abb. 7.1, Neokortex) bewusst die Muskelspannung zu reduzieren (vs. Rigor) und aufbauend kopfwärts beginnend die Körperbewegungen zu harmonisieren (vs. Bradykinese).

■ **Ziele**
– Verdeutlichen psychophysiologischer Zusammenhänge mittels EMG-Biofeedbacks;
– Reduktion der Plussymptomatik durch gezielte, optisch/ akustisch unterstützte Muskelentspannung/-normalisierung;

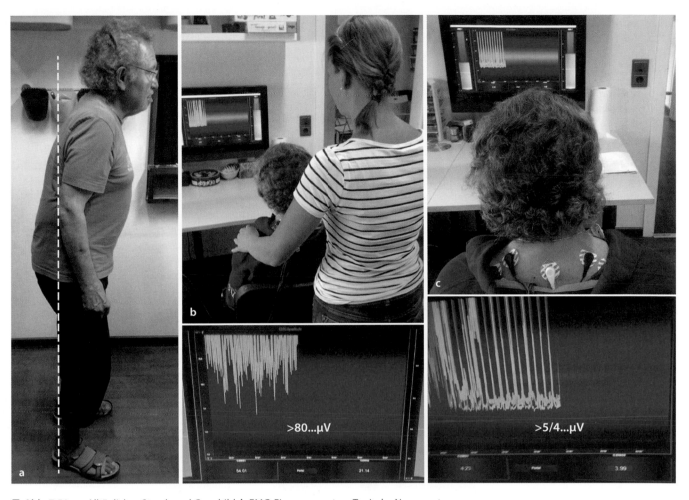

◘ Abb. 7.51 **a** Alltägliches Stand- und Gangbild. **b** EMG-Eingangswerte. **c** Tonische Normwerte

— Reduktion der Minussymptomatik durch harmonische, nach Möglichkeit gleichgewichtsregulierender Bewegungsabläufe unter optisch/akustisch kontrollierter tonischer Muskelspannung;

— Mobilisation und schmerzfreie Bewegungserweiterung im Schultergelenk;

— Transfer zum Stand mit und später ohne optische Cues (Biofeedback);

— Mobilisierende Alltagsprogramme (prophylaktisch gegen Inaktivität) zur Verbesserung der Lebensqualität.

■ **Therapieinhalte**

◘ Abb. 7.51b spiegelt Herrn Ps momentane (sehr hohe) Verspannung im Sitz wider (z. T. >80 µV). Die Therapeutin unterstützt taktil durch einen dosierten Druck (externe Cues zum Lockern) die Entspannung der Nackenmuskulatur (◘ Abb. 7.51c, <5/4 µV). Herr P. reguliert/stabilisiert anhand des Bildschirms für ein/zwei Minuten diese Werte.

❯ Je nachdem, wie lange die Symptomatik schon besteht oder besser wie sie sich zeigt(!), sollte man das Ziel der Tonusnormalisierung realistisch einschätzen. So sind z. B. bei einem Eingangswert von >80 µV zu Beginn Entspannungswerte von <10 µV ganz passabel (das „Mögliche" verlangen – nicht das „Unmögliche!"). In

der Regel werden die Werte im Laufe der Behandlung niedriger und leichter erreicht!

Das Gewebe wird besser durchblutet und lockert sich, wodurch das Körpergefühl insgesamt verbessert wird. Zudem gewinnt der Kopf an Freiheit und Mobilität. Gelingt die Entspannung/Normalisierung, versucht Hr. P. mit geschlossenen Augen den Zustand zu halten (Transfer in Alltag).

❯ Neben der hohen Rezeptorendichte für die propriozeptive Wahrnehmung (s. M. trapezius), besitzt die Nackenmuskulatur auch hohe, sensible protopathische Anteile. Lassen wir z. B. beim Duschen kaltes Wasser auf unseren Nacken laufen, fühlt sich unser ganzer Körper kalt an; lassen wir warmes Wasser laufen, fühlt sich unser Körper warm an!

So verbessert die gelockerte, tonische Nackenmuskulatur nicht nur sensomotorische Prozesse, sondern begünstigt insgesamt positiv auch das Körpergefühl. Aufbauend fazilitiert die Therapeutin unter tonischer EMG-Kontrolle den Kopf „langsam" und „leicht" nach rechts, in die Mitte und wieder nach links. Herr P. bleibt dabei mit seinen Augen auf den Bildschirm fixiert (Visumotorik/Blickfixierung – Kopfrotation gegen). Gelingt dies harmonisch, bittet die Therapeutin ihn, die Kopfbewegungen zu fühlen und entsprechend locker und eigenständig auszuführen (Kopfrotation gegen Rumpf). Aufbauend bewegt sie nun unter tonischer EMG-Kontrolle den links/rechts Schultergürtel gegen den Kopf (Rumpfrotation gegen Kopf vs. „en-bloc-Bewegungen").

> ❯ Es reicht nicht aus, die verspannten (Nacken)Muskeln zu lockern. Um eine gewisse Nachhaltigkeit zu erzielen(!), müssen die Gegenspieler aktiviert werden (= muskuläre Koordination verbessern).

In ◘ Abb. 7.52 aktiviert Herr P. unter tonischer Kontrolle alle Muskelgruppen, die der Nackenverspannung entgegenwirken. Er drückt dabei (◘ Abb. 7.52a) leicht dosiert gegen die Hand der Therapeutin (konzentrische Aktivität der Schulterblattstabilisatoren und Armstrecker) bis zur nahezu endgradigen Armstreckung und/oder hält langsam, bremsend bei der Zurückbewegung dem Druck der Therapeutin entgegen (= exzentrische Aktivität). In ◘ Abb. 7.52b positioniert er bei entspannter Nackenmuskulatur beide Arme auf der Therapierolle (alternativ kann auch ein Handtuch genutzt werden), um aufbauend die Rolle nach vorn zu schieben. Als optische Cues dient dabei die aufgestellte Zewarolle (Bewegungsziel).

Herr P. wiederholt die Übung 10-mal, indem er in Gedanken und/oder laut bis 10 zählt (interne Cues). Mit zunehmendem Kompetenzgewinn (muskuläre Koordinationsverbesserung) verbessert sich die Rumpfaufrichtung (Schulterblätter gleiten nach kaudal vs. Hyperkyphose) sowie der schmerzfreie Bewegungsraum im Schultergelnk. Die Übung dient auch als Vorbereitung für den Transfer zum Stand (◘ Abb. 7.52c). Als Eigenprogramm bekommt Herr P. ein Fotoblatt (◘ Abb. 7.52d), anhand dessen er die Übung zuhause beüben kann. Er beginnt, wie in der Therapie, mit der Entspannung und führt unter Nutzung externer optischer (Foto) und interner Cues 10 Wiederholungen durch.

Herr P. beginnt den Transfer zum Stand, angelehnt an einer relativ hochgefahrenen Therpiebank (◘ Abb. 7.53a). Der Oberkörper muss nicht zu weit in Vorlage gebracht werden und durch die extendierte Hüfte (Stretch der Hüftbeuger) fällt die stabilisierende, ventrale Beckenverankerung leichter. Die hohe Nackenanspannung zieht (gegen die Schwerkraft) den Oberkörper nach dorsal und wirkt somit der Vorlage des Oberkörpers, d. h. dem physiologischen Transfer zum Stand entgegen. In einem ersten Schritt lockert Herr P. mittels

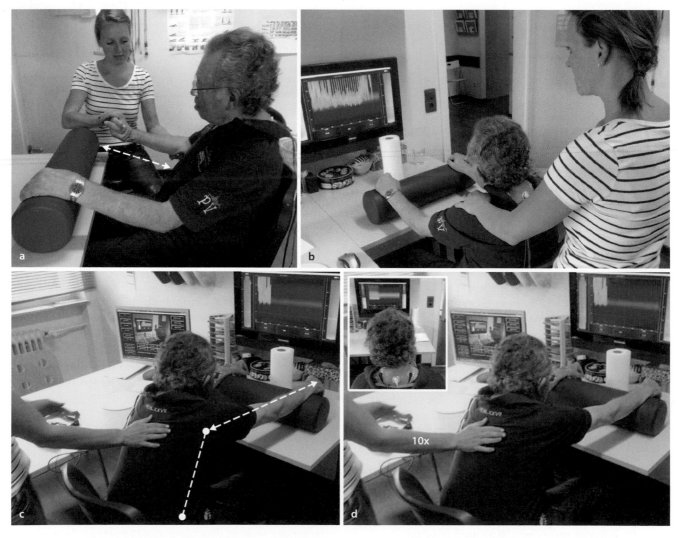

◘ **Abb. 7.52** **a** Physiologische Armaktivitäten. **b** Schmerzfreie Schulteraktivitäten. **c** Vorlage Oberkörper – Transfer zum Stand- **d** Fotoblatt (optische Cues) zum häuslichen Üben

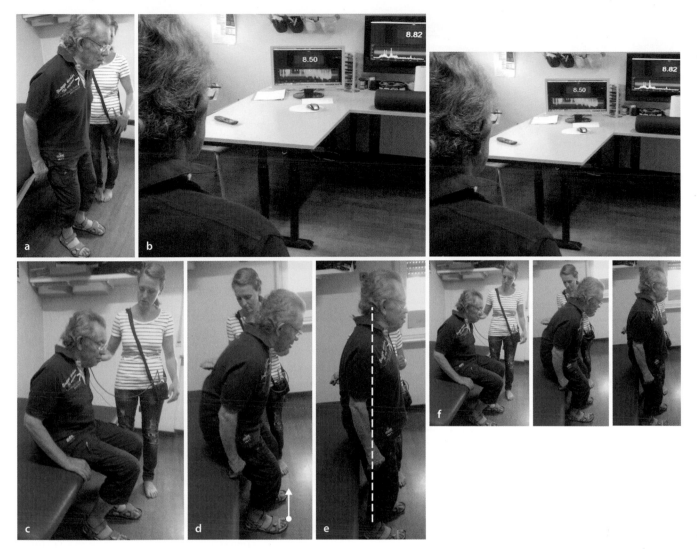

Abb. 7.53 **a** Transfer zum Stand mit hoher Ausgangsposition. **b** Tonusnormalisierung in angelehnter Stellung. **c-e** Transfer zum aufrechten Stand aus niedriger Sitzposition. **f** Fotoblatt (optische Cues) zum häuslichen Üben

EMG-Biofeedbacks seine Nackenverspannung (◘ Abb. 7.53b <10 µV). Sowohl der Transfer als auch die aufrechte Körperhaltung (◘ Abb. 7.53e) fallen Herrn P. leichter. Mit zunehmendem Kompetenzgewinn wird die Therapiebank nach unten gefahren (◘ Abb. 7.53c–e, Transfer in den Alltag). Ähnlich wie in ◘ Abb. 7.53d erhält Herr P. ein Fotoblatt (◘ Abb. 7.53f), um die Übungen zum Transfer zuhause zu beüben. Er lockert zu Beginn die Muskulatur und beginnt z. B. von einer stabilen Sessellehne das erhöhte Aufstehen und/ oder hängt Kopien (optische Cues) an prekäre Orte im häuslichen Umfeld, wie Toilette, Schlafzimmer, Küchentisch etc.

❯ Herr P. nutzt mittels optischer Cues mehrmals täglich sein Alltagsgeschehen, um seine Symptomatik zu verbessern, d. h., um die Muskelanspannung zu reduzieren und Bewegungsabläufe zu harmonisieren.

Mit verbesserter Körperhaltung (◘ Abb. 7.53e vs ◘ Abb. 7.53a) folgen Übungen im Stand. Herr P. stützt sich, unter EMG-Biofeedbackkontrolle für die normalisierte Nackenmuskulatur, auf die Therapierolle (Hocker/Tisch). Er lässt das linke Knie locker fallen (= Standbein rechts) und/

oder zieht es langsam zur Tischkante (ventrale Verankerung) und wiederholt dies mit der Gegenseite. Unter Nutzung interner Cues zählt er bis 10 und wiederholt alternierend die Bewegungen. Aufbauend auf die prox. Beckenstabilität rollt er locker und leicht (10-mal) die Therapierolle nach vorn und wieder zurück (Hantieren mit der oberen Extremität).

In ◘ Abb. 7.54b verlässt er die ventrale Stütze und verschränkt seine Arme/Hände hinter dem Rücken (Schürzenbinder Griff). Die Armposition hemmt die Beckenretraktion, erleichtert die Rumpfaufrichtung (Arme möglichst weit unten verschränken) und wirkt beim Stehen/Gehen der gebeugten Armstellung entgegen (vs ◘ Abb. 7.54a). Da beim IPS eine erhöhte Sturzgefahr mit fehlenden Armschutzreaktionen besteht, sollte die Armstellung nur innerhalb der therapeutischen Intervention genutzt werden. Herr P. rotiert abwechselnd in ◘ Abb. 7.54b sein rechtes/linkes Bein leicht nach vorn gegen die linke/rechte Schulter und wieder zurück (Rumpfrotation – Standbein/Schwungbein). Die Therapeutin nutzt die isolierten Bewegungskompetenzen, um den relativ freien/lockeren Gang zu fazilitieren (◘ Abb. 7.54c). Dabei läuft Herr P. mittels EMG-Biofeed-

7

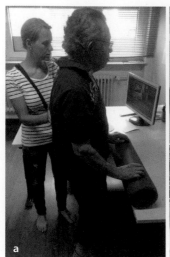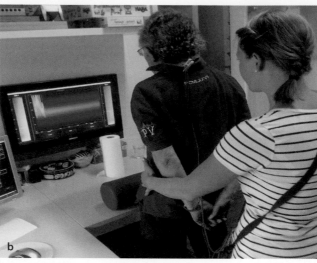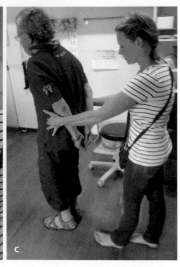

■ **Abb. 7.54   a** Aufrechter Stand mit ventraler Stütze. **b** Aufrechter Stand mit Schürzenbinder-Griff. **c** Aufrechtes Gehen

backkontrolle (z. B. <10 µV), wendet und geht ohne Kontrolle zurück. Aufbauend werden im Rahmen der Möglichkeiten Hindernisse umgangen, Drehungen eingebaut, Engpässe überwunden und/oder Starts und Stopps eingebaut. Aufbauend können Stresssituationen eingebaut werden, z. B. Bewegungen unter Zeitdruck, das Starten an einer (imaginären) roten Ampel etc.

■ **Status/Transfer in den Alltag**

Herr P. wird durch die EMG-Entspannung deutlich lockerer, was er selbst beschreibt und auch durch Palpation spürbar wird. Die Bewegungsabläufe gelingen entsprechend leichter und harmonischer. Um den Status zu erhalten, nutzt er zusätzlich seine Alltagsaktivitäten.

■■ **Hemiplegie/Hemiparese: Fallbeispiele**

Hemiplegie/Hemiprese (ICD-10 G81) zählt zu den cerebellären Lähmungen (s. ■ Abb. 7.2e und 3). Das Krankheitsbild bildet die Grundlage dieses Kapitels und auch den Behandlungsschwerpunkt des H.B.B.C-Verfahrens. Dies wird eingangs (▶ Abschn. 7.1.3, „H.B.B.C.") ausführlich beschrieben.

In ▶ Abschn. 7.2.8 („Hemiplegie/Hemiparese: Fallbeispiele") werden praktische Fallbeispiele unterschiedlichster Erscheinungsbilder der Hemiplegie bzw. Hemiparese beschrieben. Zu Beginn eine pädiatrische Therapiebeschreibung. Andreas (8 J) hatte eine weite Anreise (ca. 350 km) und war daher nur 5 Tage bei uns in ambulanter Behandlung. Es folgen daher Auszüge über den Verlauf von 10 Behandlungseinheiten (2-mal täglich jeweils eine Stunde). Hieran schließen sich Behandlungsauszüge unterschiedlichster Symptomatiken („Es gibt nicht den Schlaganfall!").

Hemiplegie-Pädiatrie

Fallbeispiel

Andreas (8 J) erlitt vor knapp 1 ½ Jahren einen Schlaganfall (■ Abb. 7.55).

Diagnose: Thromboembolischer Mediainfarkt links mit Hemiparese rechts und motorischer Aphasie (12.10.2013)

Ersteindruck/Befunderhebung (20.04.2015)

Andreas kommt sehr interessiert in die Therapie und macht einen überaus zufriedenen Eindruck. Er fragt viel nach, erzählt mit Freude über die Ferienwohnung, dass er später ins Schwimmbad geht, und ist glücklich, als er erfährt, dass es dort eine Wasserrutsche gibt.

Kopfposition: Sein Blick (Gesichtsfeld) ist zur „gesunden" linken Seite gerichtet, auch die Fazilitation des Kopfes zeigt eine leichte Drehung nach links. Die Fazilitation/Orientierung zur rechten, betroffenen Seite fällt hingegen deutlich schwerer.

Sitz: Im angelehnten Sitzen verlagert Andreas sein Körpergewicht verstärkt auf die „gesunde" linke Seite, während auf der betroffenen rechten Rumpf- und Beckenseite eine hypotone Grundspannung dominiert. Zudem besteht auch im freien Sitz eine stark flektierte Rumpfhaltung (= mangelnde ventrale Verankerung). Der tonische Teil des M. trapezius, Pars descendens, ist dagegen deutlich angespannt (■ Abb. 7.51b), was wiederum die physiologische Thoraxfixierung der Scapula einschränkt (= reziproke Hemmung der unteren stabilisierenden Muskelteile). Ferner besteht in der oberen Extremität eine distale, dominierende Verkrampfung/Spastik (Hand/Finger), die Andreas zur Haltungsbewahrung nutzt. Bei Verlagerung des Sitzgleichgewichtes zur betroffenen Seite reduzieren sich diese (enthemmten) assoziierten Reaktionen deutlich.

Gang: Andreas fehlt v. a. beim langsamen Gehen die ventrale Beckenverankerung und laterale Beckenstabilität rechts. Das betroffene Standbeinbecken retrahiert, wodurch weiterführend der proximale Zug auf die ischiokrurale Muskulatur distal das betroffene Knie nach dorsal durchschlägt („durchschnaxelt"). Das Hüftgelenk/Bein rotiert nach außen und Andreas rollt, anstelle über die physiologische Fußlängsachse Ferse – Großzehe, über die mediale Mittelfußkante ab. Zur Reduzierung dieser Traumatisierung/Fehlbelastung nutzt Andreas eine Sprunggelenksorthese (■ Abb. 7.55b).

Mangels Standbeinstabilität setzt er das „gesunde" linke Bein in einem kurzen, raschen Schritt nach vorn, wodurch die zur Einleitung der Schwungbeinphase notwendige Hüft-

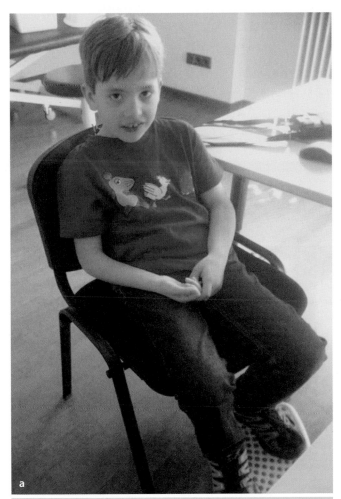

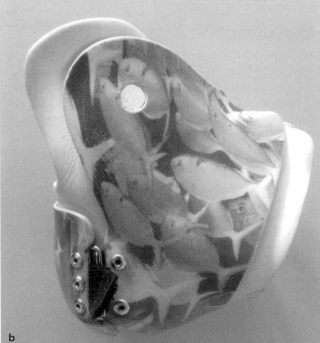

Abb. 7.55 a Andreas (8 J). **b** Sprunggelenksorthese

extension im betroffenen Becken ausbleibt (= kein reaktiver Wechsel zwischen Standbeinstabilität und Schwungbeinmobilität rechts). Je nach Anforderung schleift Andreas das betroffene Schwungbein nach vorn, indem er es mittels dorsalem Anheben der betroffenen Beckenseite (M. latissimus dorsi = Verstärkung des spastischen Beugemusters in der oberen Extremität) oder durch eine Lateralflexion der „gesunden" Rumpfseite nach vorn setzt (Zirkumduktionsgang und reziproke Hemmung der betroffenen Rumpfseite).

▪▪ EMG-Biofeedback

Die Muskelpotenziale werden bei Andreas über zwei Kanäle am M. trapezius pars descendens abgeleitet (◘ Abb. 7.56a). Dabei spiegelt Kanal 1 die Muskelaktivität der linken Nackenmuskulatur und Kanal 2 die der rechten mittels Kardinalzahl und Amplitudenkurve wieder (◘ Abb. 7.56b–d). Selbst im lockeren, angelehnten Sitz (◘ Abb. 7.56a–b) zeigen sich recht hohe Werte (◘ Abb. 7.56b, >50/60 μV vs Norm ca. <5 μV). Andreas zeigt sowohl auf der „gesunden" linken (= Kompensation) als auch auf der betroffenen rechten Seite extrem hohe Werte. Diese Spannung verstärkt sich im freien Sitz, beim Stehen, Gehen sowie bei Bewegungen mit der betroffenen, oberen Extremität.

▪ Ziele

— Verdeutlichen psychophysiologischer Zusammenhänge mittels EMG-Biofeedbacks;

— Freie, harmonische Kopfbewegungen (v. a. zur betroffenen Seite) sowie Wiedererlangung automatisierter ausgleichender Kopfstellreaktionen zur permanenten Orientierung und Erhaltung des Körpergleichgewichtes im Sitz, Stand und Gehen;

— Aufbau physiologischer ventraler und lateraler Rumpf- und Beckenstabilität, zur Reduktion kompensatorischer, linksseitiger Nackenanspannung („gesunde" Nackenseite);

— Verbesserung der Gehfähigkeit durch die ventrale Verankerung und laterale Stabilisierung des Standbeins und aufbauend reaktive Einleitung der Schwungbeinphase;

— Kontrolle assoziierter Reaktionen (Spastik) durch Aktivierung physiologischer Becken-, Rumpf-, Schulterstabilität, sowie Arm-, Hand- und Fingerfunktionen.

Therapieinhalte

In einem ersten Schritt erlernt/erfährt Andreas im angelehnten, lockeren Sitz („Lümmelposition" = **„keine Notwendigkeit der Haltungsbewahrung"**) seine Anspannung vorab auf der „gesunden" Seite und später beidseits auf eine tonische Grundspannung (<5 μV Mikrovolt) zu regulieren, was i. d. R. auch mit einer verbesserten Durchblutung und Körperwahrnehmung einhergeht (◘ Abb. 7.56c). Gelingt dies, werden harmonische Bewegungsabläufe kopfwärts begin-

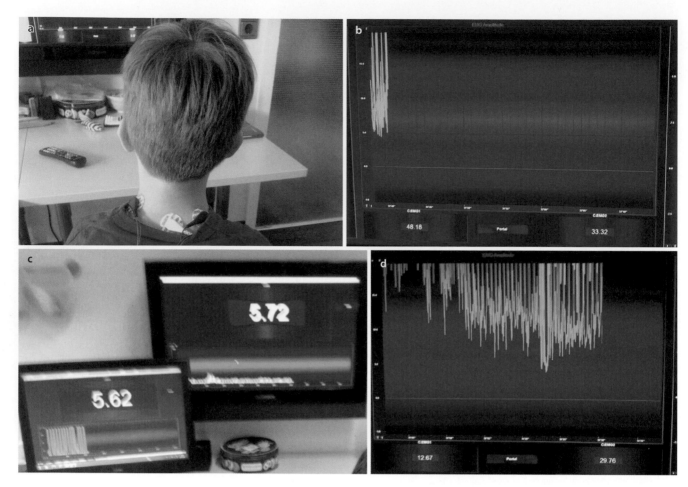

◘ Abb. 7.56   a 2-Kanal-EMG-Ableitung. **b** Eingangsbefund: Muskelspannung. **c** Normwerte im lockeren Sitz. **d** Kontrolle kompensatorischer Aktivität der „gesunden" Seite

nend fazilitiert, wie z. B. den Kopf harmonisch, leicht zur betroffenen Seite bewegen (= Kontrolle übersteigerter Hirnstamm- und RM-Aktivität), bis sich die Bewegung (für den Therapeuten) leicht, locker und harmonisch anfühlt. Andreas schließt die Augen und versucht die Bewegung zu fühlen und zu beschreiben. Im Anschluß führt er selbst die Bewegung, vorab mit offenen, später mit geschlossenen Augen, möglichst harmonisch aus (diese Vorgehensweise wiederholt sich im Prinzip bei jeder Bewegungsbahnung).

■ **Aufrechter Sitz**

Im angelehnten Sitz bewegt Andreas nun seinen Kopf, als **wichtigste Körperregion**, leicht und harmonisch zu beiden Seiten. Aufbauend wechselt er in den aufrechten Sitz. In ◘ Abb. 7.57a hält er einem leichten, von rechts kommenden, kranialen und ventralen Druck entgegen. Dadurch aktiviert er seine ventrale v. a. rechtsseitige Bauch- und Hüftmuskulatur (= ventrale Verankerung und Reduktion kompensatorischer und/oder enthemmter Nackenanspannung). Gelingt dies, verlässt er mehrmals kopfwärts beginnend die Stuhllehne, führt den Oberkörper nach rechts vorne (ventral konzentrische Muskelaktivität) und wieder langsam bremsend (ventral exzentrisch) nach links zur Lehne zurück. In ◘ Abb. 7.57b nutzt er seine ventralen Kompetenzen (Verankerung), um mittels **selektiver Beckenbewegungen** den

Oberkörper in der Sagittalebene konzentrisch aufzurichten bzw. ihn exzentrisch langsam bremsend sinken zu lassen. Gelingt dies, führt er mittels bremsend/exzentrischer Verlängerung der ischiokruralen Muskulatur (und minimalster Nackenanspannung) den Oberkörper nach vorn (ca. Linie Schulter-Knie-Mittelfuß – Vorbereitung physiologischer, symmetrischer Transfer zum Stand!) und wieder zurück.

Mit einem stabilen aufrechten Sitz und leichten Kopfbewegungen folgen stabilisierende Anforderungen in der Frontalebene. Dabei hält Andreas stabilisierend für jeweils ca. 7 sec. einem ventralen, lateralen Druck entgegen (◘ Abb. 7.57c 1–3, Stabilisierung der betroffenen Körperseite). Im Zuge der rechtsseitigen Haltestabilität reduziert sich die linken kompensatorische Nackenanspannung. Im Sinne physiologischer Kopf- und Rumpfstellreaktionen verlagert Andreas nun sein Körpergewicht, dem lateralen Druck entgegenhaltend, im Wechsel auf die betroffene Gesäßhälfte (= laterale abduktorische Beckenstabilität rechts, ◘ Abb. 7.57c3 bzw. auf die „gesunde" Gesäßhälfte (= stabilisierende Rumpfaktivität rechts ◘ Abb. 7.57c2).

■ **Stütz-/Stellreaktionen**

In ◘ Abb. 7.57a, b übernimmt Andreas Stützfunktionen mit seinem betroffenen Arm (geschlossene kinematische Kette). Dadurch aktiviert er u. a. alle Muskelgruppen, die für die

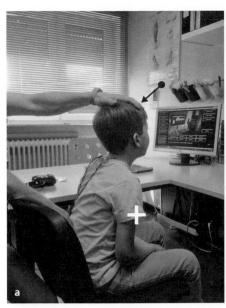
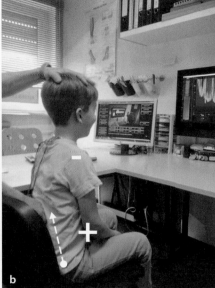
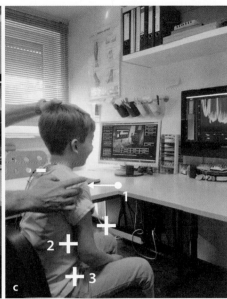

◘ **Abb. 7.57** **a** Aktivierung der ventralen Beckenverankerung im Sitz. **b** Selektive Beckenbewegungen -Aufrichtung. **c** Laterale Rumpf- und Beckenstabilität re.

physiologische Thoraxfixierung der Scapula notwendig sind (z. B. M. trapezius, Pars transversa und ascendens). Um eine Traumatisierung des Handgelenkes zu vermeiden (übersteigerte Dorsalflexion) stützt er sich mit der Hand an der Bankkante. Der physiologische Referenzpunkt „Handwurzel" liefert über die Rezeptoren (Muskelspindeln) des Daumen- und Kleinfingerballens einen propriozeptiven Input an die betroffene Hemisphäre (= neuronale Präsens). Andreas soll mit seiner „gesunden" linken Hand die ausgestreckte rechte Hand des Therapeuten treffen. Schafft er es, bekommt er einen Punkt, kann der Therapeut die Hand schneller wegziehen, erhält er den Punkt! Andreas gewinnt immer haarscharf.

Motivation

Andreas ist v. a. zu Beginn hochmotiviert und versucht, selbst relativ monotone, funktionelle Anforderungen adäquat umzusetzen. Man merkt jedoch rasch, dass er eine sehr hohe Aufmerksamkeitsleistung benötigt, um die von der Läsion geschädigten Strukturen bzw. deren Randgebiete (wieder) zu aktivieren. Zudem möchte Andreas, wie wohl die meisten Kinder seines Alters, viel lieber spielen, rennen und springen. Ein Verständnis für z. B. kompensatorische Bewegungsstrategien und/oder enthemmte Bewegungsreaktionen kann man daher nicht verlangen! Die Therapieinhalte gestalten sich möglichst kindgerecht. Bspw. Er spielt z. B. in ◘ Abb. 7.58 diverse Klatschspiele, in ◘ Abb. 7.59 ist er „Ritter Rost", in ◘ Abb. 7.60 nutzt er Videoanimationen bzw. ein Videogame und/oder in ◘ Abb. 7.61 hantiert er mit diversen Spielgeräten.

Die koordinative Aufgabe der „gesunden" Hand hemmt kompensatorische Anspannung! Zudem muss das ZNS zur erfolgreichen Bewältigung der Aufgabe den betroffenen Stützarm möglichst automatisiert einsetzen (= Alltagstransfer).

Aufbauend auf die verbesserte Rumpf- und Scapulastabilität wechselt Andreas in den linken Ellbogenstütz. Er soll möglichst hoch, fest und laut wieder in die Therapeutenhand klatschen (◘ Abb. 7.57c, d). Hierfür nutzt er die offene kinematische Kette rechts, wobei die betroffene Rumpfseite sowie die Extremitäten (Rumpf- und Armstellreaktionen) das stabilisierende Widerlager zu erfolgreichen Umsetzung der Aufgabe liefern.

■ **Beckenstabilität**

Andreas liest gerade „Ritter Rost". Seine Aufgabe ist es, im Fersensitz (Zwischenfersensitz absolut vermeiden!) bei lockerem Arm mit seinem Schwert das Schild des Therapeuten zu treffen. Er darf aber erst schlagen, wenn der betroffene Arm locker herunterhängt (= Übergang/Kontrolle der enthemmten assoziierten Reaktion/Spastik zur physiologischen assoziierten Bewegung). Sprunggelenk, Fuß und Zehen sind durch eine Rolle (Schwimmnudel) stabilisierend unterlagert. Dabei stimuliert der ventrale Stretch bei nahezu jeder Aktivität die Fußheber. Durch die flektierten Knie wird das Extensionsmuster gehemmt und das Becken kann die dynamische Verankerung und Stabilität für die Aufrichtung des Rumpfes bieten (◘ Abb. 7.58a). Mit zunehmendem Kompetenzgewinn steigert sich die Übung in den Knie- bzw. Halbkniestand (das betroffene Bein bleibt bei letzterem zur Stabilisierung unten), bzw. die Knie variieren in der Breite ihrer Unterstützungsfläche (◘ Abb. 7.58b, c).

❯ Der M. gluteus medius kann als „wichtigster Adduktor" seine laterale Becken- bzw. Standstabilisierung nur mit extendierter Hüfte (= ventrale Beckenverankerung) entfalten!

■ **Abduktionsgang/Gehen**

Andreas nutzt die Beckenstabilität (◘ Abb. 7.58 und 7.59) zum verbesserten Stehen. Dabei orientiert er sich mit seinem

7

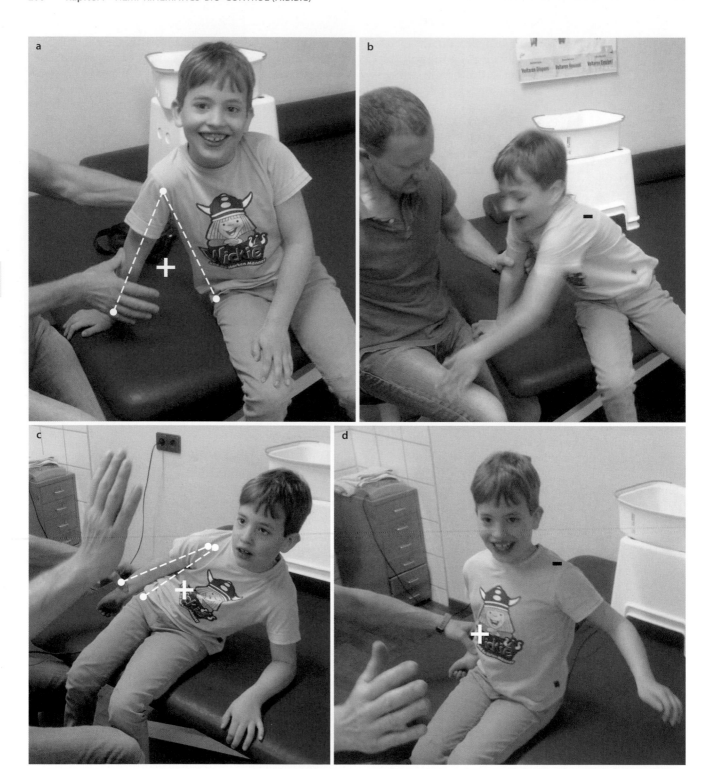

◻ **Abb. 7.58 a** und **b** Stützreaktionen. **c** und **d** Kopf-, Rumpf- und Extremitätenstellreaktionen

ventralen Becken an der Tischkante (= ventrale Verankerung und Vermeidung der Retraktion). Seine Hände liegen auf einem Hocker und geben Sicherheit bzw. können bei Bedarf stützen (= bds. Hemmung M. trapezius pars descendens, ◻ Abb. 7.59b). Andreas soll nun langsam im Wechsel das „gesunde" Knie loslassen/anspannen, die „gesunde" Ferse leicht abheben oder das „gesunde" Bein möglichst langsam und weit nach außen bzw. wieder zurück führen. Das betroffene Standbein muss hierfür die abduktorische Stabilität liefern.

❯ Umso stabiler das Becken, desto lockerer die Schultern. Umso stabiler das betroffene Bein, desto mobiler, lockerer und leichter bewegt sich das „gesunde" Bein (= weniger Kompensation)

Da Gehen auch im Alltag weitgehend automatisiert ist, soll dies entsprechend in die Therapie einfließen. Eine fehlende Beckenstabilität rechts wird häufig auch bei orthopädischen Patienten über die kontralaterale linke Schulter kompensiert

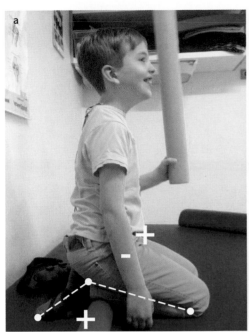 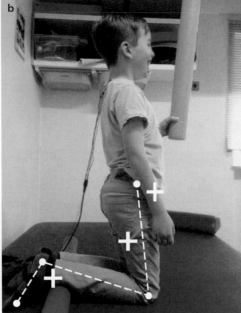 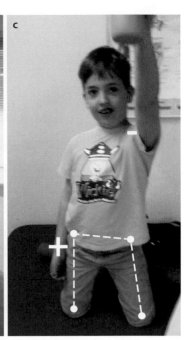

■ **Abb. 7.59** **a** Ventrale Beckenverankerung. **b** Laterale Beckenstabilität. **c** Übergang von assoziierten Rektionen zu assoziierten Bewegungen

(und umgekehrt!). Daher liegt, v. a. in der Standbeinphase, ein besonderes Augenmerk auf der linken (kompensatorischen) Schulter. In ■ Abb. 7.60a, b wird die automatisierte Funktionsausführung (laterale, abduktorische Beckenstabilisation) mittels visueller Feedbacks unterstützt. Bei der „Überschreitung" eines, an die Ressourcen von Andreas adaptierten Schwellenwertes bleibt das Auto stehen (= Kontrolle kompensatorischer Anspannung links und/oder enthemmter rechts). Mit zunehmendem Kompetenzgewinn reduziert sich der Schwellenwert. Während Andreas dabei sein Bewusstsein v. a. auf das fahrende Auto richtet, aktiviert das ZNS zur erfolgreichen Bewältigung die physiologische Beckenstabilität (= Automatisierung der Funktion!).

In ■ Abb. 7.50c, d, schiebt Andreas langsam einen Stuhl vor sich her und spielt dabei ein Videospiel. Der Stuhl unterstützt/gibt Sicherheit während des Gehens und aktiviert zudem stabilisierend die ventrale Kette zwischen Arm/Rumpf/Becken/Bein (= Hemmung Extensionsmuster). Bei einer kompensatorischen Anspannung links (v. a. Standbein rechts) bleibt die Rakete stehen, bei einer enthemmten Anspannung rechts hört sie auf zu schießen. Um möglichst viele Punkte zu erreichen, muss Andreas den Stuhl langsam und ohne Nackenanspannung zum Bildschirm bewegen (■ Abb. 7.60d). Bei sicherem Standbein rechts wechselt Andreas von der Stützfunktion (Stabilität) im Arm zur Mobilität. Er zieht z. B. langsam die Stuhllehne des auf die hinteren Fußstützen gekippten Stuhls zu seinem Becken und/oder wieder langsam bremsend zurück (Hantieren im Stand ■ Abb. 7.60c 1 und 2).

■ **Hand/Finger zum Hantieren bringen**
Andreas beübt seine Arm-, Hand- und Fingerfunktionen im angelehnten lockeren Sitz (= keine Notwendigkeit der

Haltungsbewahrung). Er beginnt mit dem ausgestreckten Arm, knapp über 90°, den Ball zu halten bei Kontrolle der Nackenanspannung (■ Abb. 7.61a = Stabilisation des Schulterblattes und der Armstrecker). Gelingt ihm dies, lässt er den Ball langsam, bremsend nach hinten gleiten (exzentrische Verlängerung der Armstrecker) bzw. schiebt ihn wieder langsam nach vorn. Im Zuge der harmonischen Ausführung schließt Andreas die Augen (= Biofeedback ausblenden/Alltagstransfer und Steuerung durch die betroffene Hemisphäre) und wiederholt die Übung mehrmals (■ Abb. 7.61b). Andreas muss wieder spüren/erfahren, wie sich normale Bewegung anfühlt! Mit dem Kompetenzgewinn erhöht sich das Bewegungsausmaß und/oder die Bewegungsgeschwindigkeit (räumlich-zeitliche Koordination). Bei einer Verkrampfung/Anspannung öffnet er die Augen, entspannt und wiederholt die Übung. Sensorisch wurden zur Lockerung der Hand/Finger (= neuronale Präsenz) neben den propriozeptiven (■ Abb. 7.61a, b) und epikritischen Reizen (Hinterstrangbahn), v. a. zu Beginn auch protopathische Medien, eingesetzt. Das protopathische (Vorderseitenstrangsystem) ist das evolutionär ältere, unspezifische (einfachere) sensible System. Andreas legt in kurzen Intervallen seine Hand auf ein Kältekissen (Kühlschrank kalt/ca. 3–5 °C. – kein Coolpack aus dem Gefrierfach!) und/oder schiebt es langsam nach vorn bzw. begleitet langsam, bremsend die Bewegung beim Zurückziehen. Die Hand/Finger werden locker, sodass sich die Finger, mit ganzer Auflage der Handwurzeln leicht und locker bewegen lassen. Andreas schließt die Augen und erfühlt die Bewegung. Zu Beginn versucht er zwar noch mit viel Kraft die Bewegung umzusetzen und verkrampft, spürt aber zunehmend, dass es auf die Funktion (harmonisch/leicht) und nicht auf die Kraft ankommt. Andreas gelingt die Ab-

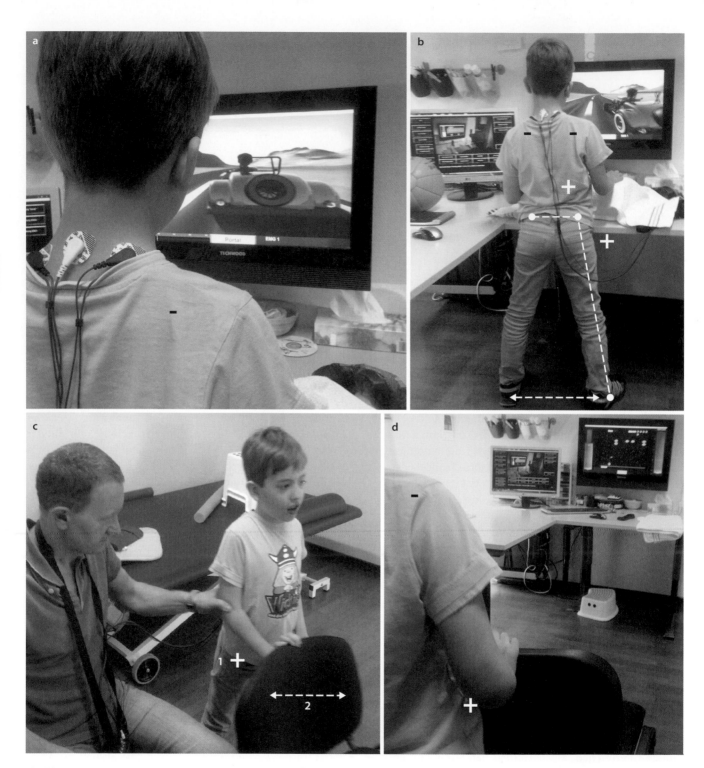

◧ **Abb. 7.60   a** Visuelles EMG-Feedback. **b** Standbeinstabilität/Abduktionsgang. **c** und **d** Gehen mit ventraler Unterstützung

und Adduktion des Daumens und Extension/Flexion des Zeige- und Mittelfingers (wichtigste Finger zum Hantieren, die eher stabilisierende Funktionen von Ring- und Kleinfinger schließen sich i. d. R. dem Funktionsgewinn an). In ◧ Abb. 7.61d schiebt Andreas ein Stofftier vorab langsam und später im Rahmen seiner Möglichkeiten schnalzend nach vorn. Als Alltagstransfer (Schule/Hausaufgaben) lernt Andreas seine betroffene Hand als Hilfshand einzusetzen, um z. B. locker das Schreibheft zu halten.

◼ **Freies, sicheres Gehen**

Bei enthemmten Reaktionen in der betroffenen, unteren Extremität (Extensionstonus, der kopfwärts/Nackenmuskulatur beginnt!) fällt v. a. der Wechsel zwischen maximaler Gewichtsübernahme, die reaktiv mit der Vorfußbelastung einsetzt (Fußballen, s. auch ◧ Abb. 7.50d1 und 2) und der unmittelbar folgenden maximalen Entspannung, die reaktiv über die extendierte Hüfte einsetzt, schwer. Physiologisch sollte zu Einleitung der Schwungbeinphase unter abnehmen-

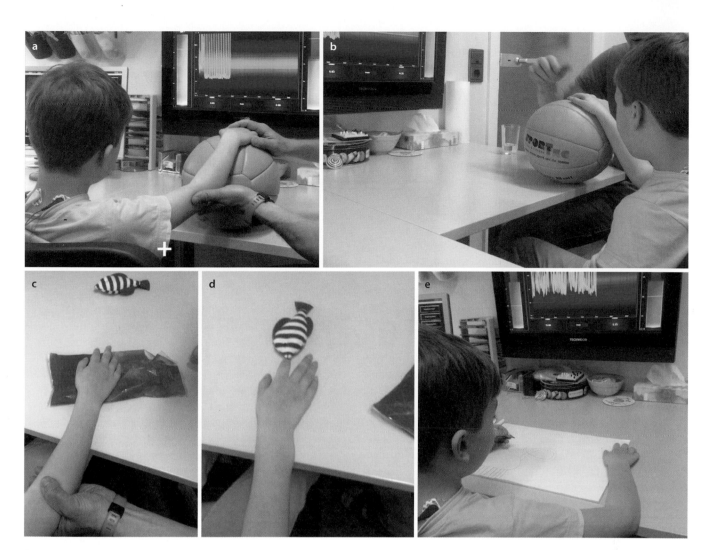

Abb. 7.61 **a** und **b** Armmotorik. **c** Protopathische Stimulation. **d** Fingermotorik. **e** Alltagstransfer

der Vorfußbelastung das Knie infolge der Schwerkrafteinwirkung nach unten fallen, womit der Fuß locker und leicht nach vorn schwingt. Gelingt der reaktive Wechsel zwischen An- und Entspannung nicht, muss das betroffene Bein über eine Zirkumduktionsbewegung/dorsale Beckenhebung bewusst nach vorn gesetzt werden!

Andreas beginnt, aufbauend auf die ventrale Beckenverankerung (■ Abb. 7.59a–c, Vermeidung Beckenretraktion/Knie durchschlagen) und laterale Beckenstabilität (■ Abb. 7.60) mit der Standbeinphase. Er setzt sein „gesundes" Bein bis zur nahezu endgradigen Hüftextension (betroffene Seite) nach vorn (Voraussetzung zur reaktiven Einleitung der Schwungbeinphase). Nun führt er mittels „Beckenbewegung" den Oberkörper nach dorsal, bis sich ausgleichend die Zehen des gesunden Fußes anheben. Die betroffene Ferse ist voll belastet („Wahrnehmung betroffene untere Extremität"), während Andreas abduktorisch stabilisierend das ventrale Widerlager für die (automatisierte) physiologische Ausgleichreaktion auf der „gesunden" Seite liefert. Andreas wechselt alternierend die Gewichtsübernahme, indem er möglichst langsam seinen Oberkörper mittels (stabiler) Beckenbewegung auf den vorderen „gesunden" Fuß

schiebt und wieder zurück auf den betroffenen führt (■ Abb. 7.62a, Zehe heben sich). Gelingt ihm dies, führt Andreas die Beckenbewegung zur maximalen Entlastung weiter, indem er sein betroffenes Knie locker fallen lässt und im Wechsel immer wieder zum Standbein zurückkehrt (= Zehhebung links). Im Zuge der Knieentlastung schwingt Andreas nun weiterführend den Fuß nach vorn (■ Abb. 7.62b). Die Ferse kann als physiologischer Referenzpunkt aufsetzen (= Wahrnehmung), das Becken (mit Oberkörper) schiebt sich auf den Fußballen (= Gewichtsübernahme rechts/Schwungbein links), die Hüfte extendiert und das betroffene Bein schwingt wieder reaktiv nach vorn (■ Abb. 7.62c).

Sprunggelenksorthese

Die Orthese schützt/stabilisiert bei Andreas zwar das Sprunggelenk, jedoch liegt das stabilisierende Problem i. d. R. nicht distal, sondern vielmehr in der fehlenden proximalen Beckenstabilität. Es fehlt das ventrale Widerlager der Beckenextensoren, woraus eine Beckenretraktion resultiert und eine physiologische Gewichtsübernahme unmöglich wird. Zudem wird die Wahrnehmung „Ferse – Bodenkontakt" beeinträchtigt!
„Auf ein Bein, einen Fuß … das/den man nicht spürt = das/der nicht wahrgenommen wird, stellt man sich nicht gerne!"

Andreas möchte Fußball spielen, das Tor befindet sich unter dem Feedbackbildschirm. Andreas darf immer schießen, wenn beide Schultern gelockert sind (<10 µV). Um den Feedbackbildschirm zu sehen, muss er um den Therapeuten schauen (◻ Abb. 7.62d). Das heißt, er (sein ZNS) muss automatisiert und physiologisch das rechte Standbein belasten, während der Bewusstseinsfokus auf dem Bildschirm – zum Lockern der Schultern liegt (= keine Kompensation/enthemmte Reaktion!). Sind die Schultern gelockert, schießt er mit links (= Standbein rechts)

Status/Alltagstransfer/Prognose

Mit zunehmender Beckenstabilität verbesserte sich auch die Stellung/Stabilität des Sprunggelenkes, sodass Andreas bereits nach dem dritten Tag (6. Therapieeinheit) relativ stabil und nahezu seitengleich über seine Fußlängsachse abrollen konnte. In den weiteren Therapie-Einheiten konnte daher auf die von Andreas ungern getragene Orthese verzichtet werden.

Andreas richtete in der Therapie sein Bewusstsein wieder verstärkt auf die betroffene Seite, u. a. richtete er sein Gesichtsfeld wieder mittig aus. Er nutzte seine Hand zur Kommunikation sowie als Hilfs- und Funktionshand, z. B. versuchte er im Schwimmbad das erste Mal, den Wäschekorb beidhändig zu tragen (◻ Abb. 7.62e). Da Andreas nur eine Woche bei uns war, im Folgenden die Originalzeilen/Rückmeldung der Mutter zur Beschreibung des Alltagstransfer:

„Neben den bereits besprochenen Verbesserungen in Gehen und Sitzen kann ich hier jetzt tagtäglich den vermehrten Einsatz der rechten Hand beobachten. Heute morgen hat der sich mit der rechten Hand über den linken Arm gestreichelt. Gestern beim Zähneputzen aus Spaß mit der rechten Hand den Mund zugehalten oder ans rechte Ohr gefasst. Es gibt also immer mehr Handlungen, die nicht wirklich notwendig sind. Auch sein Schriftbild (mit der linken Hand) ist viel, viel besser. Er kann jetzt die vorgegebenen Linien viel besser einhalten und schießt nicht mehr ständig drüber und drunter hinaus. Alles ist viel lockerer und leichter. Er kann sogar was ausmalen, ohne so fest aufzudrücken, dass man die einzelnen Striche so arg sieht. Ich habe sogar das Gefühl, dass ihm der Mundschluß leichter fällt.? Denn logopädisch haben wir hier auch noch mehrere Baustellen mit Mundschluß und Zungenmotorik Es war übrigens allein seine Idee, das Ding zu tragen (◻ Abb. 7.62e – Wäschekorb), nicht, dass das nach Kinderarbeit aussieht. Gerade haben wir noch den Rest der Hausaufgaben erledigt – mit lockerer, geöffneter Hand auf dem Papier und super geradem, aufrechtem Sitz!"

„Es ist eine Freude, Andreas zu sehen … vorgestern hat er neben dem CD-hören ganz gedankenverloren alle Gegenstände auf dem Tisch zu greifen, zu heben und abzusetzen versucht … aus eigener Neugierde! … und heute morgen hat er, in der einen Hand die Pausenbox, ganz selbstverständlich die Tür mit der rechten Hand geöffnet …"

H.B.B.C

Wir nutzen das H.B.B.C-Verfahren schon lange und recht erfolgreich in der Behandlung neurologisch erkrankter Erwachsener (s. YouTube: H.B.B.C). Andreas ist das erste Kind mit einer entsprechenden Symptomatik. Es scheint jedoch, dass im pädiatrischen Bereich die vorhandene neuronale Plastizität größere Therapiefortschritte unterstützt.

Wege aus der Spastizität

Welche zentrale Bedeutung die Beobachtungen/Kontrolle kompensatorischer Aktivitäten auf der „gesunden" Seite haben, wird durch die folgenden Therapiesituationen deutlich.

Fallbeispiel
Frau G.
Frau G. leidet seit 3 Jahren an einer **starken Beugespastik** in der rechten oberen Extremität. Trotz intensivster ergo- und physiotherapeutischer Bemühungen konnten bzgl. der Armspastik sowie im Sinne der Nachhaltigkeit nur sehr begrenzt Erfolge erzielt werden. In ◻ Abb. 7.63b ist der Spannungsverlauf während der 1. H.B.B.C-Sitzung (ca. 40 min) dargestellt. Die Ableitung erfolgte an den proximalen ventralen Muskelbäuchen beider Unterarme, wobei die obere Linie die Spannungsamplituden der „gesunden" und die untere Linie die der betroffenen Extremität wiedergibt. Erst unter Kontrolle der kompensatorischen Anspannung auf der „gesunden" Seite zeigte sich eine relativ rasche Verbesserung der assoziierten Reaktionen auf der betroffenen Seite. Diese Prozesse waren Frau G. (wie auch dem Therapeuten) bis dato nicht bewusst. Im weiteren Verlauf erlernte Frau G. die Kontrolle auch auf die höheren Ebenen, in den Stand und das Gehen, d. h. in den Alltag zu übertragen.

Wege in die Physiologie

Nach H.B.B.C wird der **Mensch als Ganzes** gesehen. Unter anderem werden die Aktivitäten beider Körperhälften beachtet und nicht nur die obere oder untere Extremität fokussiert, da z. B. eine stabilere Schulter auch das Gangbild verbessert oder ein sicherer Stand bzw. sicheres Gehen die Spastik der Hand reduziert. Auch spielen die individuelle Lebenssituation, die spezifischen Ziele und die Bedürfnisse des Betroffenen, eine elementare Rolle. Es geht nicht „nur" darum, die Spastizität zu reduzieren, sondern vielmehr die Gründe dafür zu suchen und durch den Aufbau physiologischer Kompetenzen das Auftreten von Spastizität (enthemmte Kompensation) und Kompensation überflüssig zu machen (s. YouTube: Wege in die Physiologie – Behandlungsinhalte – Frau C.; Link: ▶ www.youtube.com/watch?v=WVEr9Rb8myQ).

Fallbeispiel
Frau C.
Frau C. erlitt vor 2½ Jahren einen **Schlaganfall** (◻ Abb. 7.64). Trotz ihres Leidens ist sie sehr mobil; u. a. unternimmt sie Reisen und besichtigt Sehenswürdigkeiten (= Teilhabebereiche). Frau C.

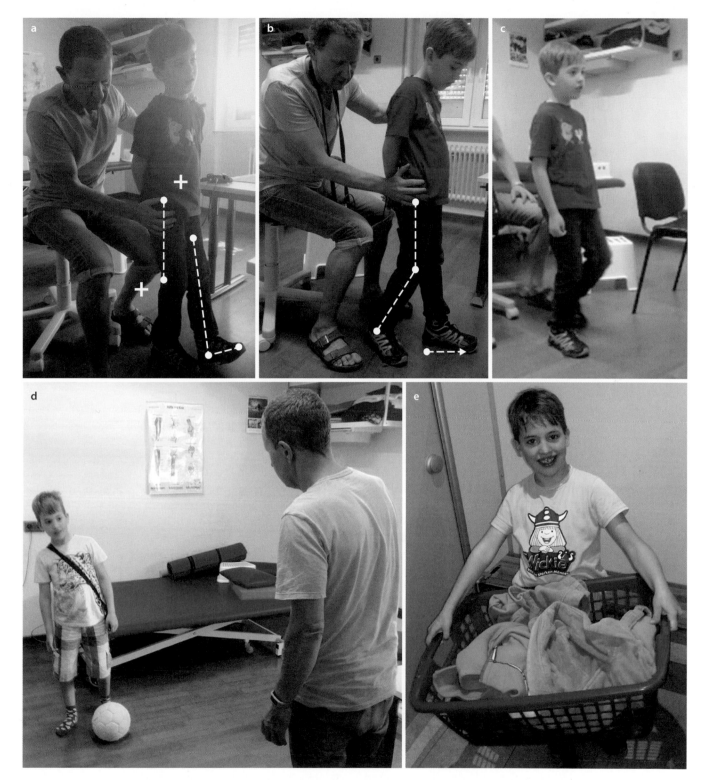

◘ Abb. 7.62   a Standbeinstabilität. **b** Schwungbeinaktivität. **c** Freies, stabiles Gehen. **d** Automatisierte Standbeinfunktionen. **e** Alltagstransfer

fühlt sich durch die starke Beugespastik in ihrem rechten Arm, die sich mit zunehmender Bewegungsanforderung verstärkt, sehr beeinträchtigt. Das Bein ist dagegen eher instabil, sodass es bei hoher Beanspruchung und/oder bei schlechter Tagesverfassung öfter im Knie durchschlägt. ◘ Abb. 7.64a zeigt die für

Frau C. typische Standbeinphase und zum Vergleich die physiologischen Rumpfstellreaktionen (◘ Abb. 7.64b). Man erkennt, dass die abduktorische Stabilität/Verankerung im Becken fehlt, um das Körpergewicht im Sinne physiologischer Rumpfstellreaktionen zu übernehmen. Frau C. verlagert ihr Körpergewicht

7

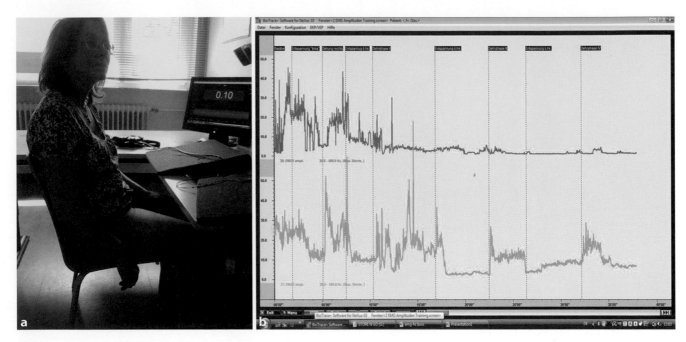

◙ Abb. 7.63   a, b EMG-Sitzungsprotokoll: Frau G. mit einer stark spastischen Hemiplegie. **a** Patientin im Sitz. **b** Spannungsverlauf. (Aus Haus et al. 2013)

über den Kopf auf die betroffene Seite und um die notwendige Stabilität herzustellen, reagiert sie mit einer pathologischen Tonuszunahme (assoziierte Reaktion) in der distalen oberen Extremität. Im weiteren Verlauf setzt sie relativ bewusst das „gesunde" Bein nach vorne, was wiederum zu einer Retraktion der betroffenen (Becken-)Seite führt. Das Bein wird insgesamt instabiler (Verlust der rotatorischen Verschraubung) und der proximale Zug auf die Ischiokruralen (Vorverlagerung des Oberkörpers) führt an deren distalem Ende zu einem Durchschlagen des Knies (Hyperextension).

▪▪ Behandlung

In einem ersten Schritt lernt Frau C. in **Rückenlage** (geringe Anforderung an die Haltungskontrolle) ihre pathologische Anspannung zu reduzieren bzw. die tonische Grundspannung zu halten (◙ Abb. 7.65a). Aufbauend erfolgt eine erste physiologische **Gewichtsübernahme** bei Verlängerung der gewichtstragenden Rumpfseite (= Heranführen an physiologische Rumpfstellreaktionen, ◙ Abb. 7.65b). Unter Kontrolle der pathologischen Aktivitäten verringert sich die therapeutische Unterstützung bzw. das Bewegungsausmaß wird erweitert und/oder die Bewegungsgeschwindigkeit erhöht (räumlich-zeitliche Koordination). Aufbauend bzw. mit entsprechendem Kompetenzgewinn wechselt Frau C. in den **Sitz** (◙ Abb. 7.65c) bzw. in den **Stand** (◙ Abb. 7.65d, Abduktionsgang). Mit entsprechender Sicherheit (Beckenstabilität) und Kontrolle der distalen Spannungszustände übernimmt Frau C. erste physiologische **Standbeinaktivitäten** im betroffenen Bein (◙ Abb. 7.65a), wechselt in die dynamische Schwungbeinphase (◙ Abb. 7.65b) und übt, bis es ihr schließlich möglich ist, Alltagsgegenstände wie einen Schuhkarton, Salatschüsseln, Kuchenformen etc. auf verschiedensten Bodenbelägen/Unter-

gründen von Punkt A nach Punkt B zu transportieren (= **Hantieren mit Alltagsgegenständen**) (◙ Abb. 7.65c).

Fallbeispiel

Mot. Aphasie, ◙ Abb. 7.29

Um die rechte Seite noch stärker zu repräsentieren, wechselt Frau W. in den Ellenbogenstütz. Jedoch erst als sich die linke, „gesunde" Seite (Schulter, Arm, Bein) lockert, die bis dato die Haltearbeit kompensatorisch übernahm, zeigt sich eine physiologische Gewichtsübernahme und Spannungszunahme im rechten Schultergürtel, Rumpf und Becken (s. auch Therapiesituation wird unter ◙ Abb. 7.3b und die gleiche Patientin wie ◙ Abb. 7.67). Trotz steigender Bewegungsanforderung kommt es zu einer „schlagartigen" Verbesserung der pathologischen distalen Anspannung (= **Spastikreduktion**).

Frau W. nutzt die **physiologische Grundspannung**, um durch die Bahnung physiologischer Bewegungskompetenzen pathologische Prozesse zu hemmen/reduzieren, sodass keine kompensatorischen Strategien mehr notwendig werden. Als Erstes übt sie mittels Ellenbogenstütz statische, isometrische Haltearbeit, wobei leichte, harmonische Bewegungsabläufe mit der linken Hand/Arm fazilitiert werden (◙ Abb. 7.67b). Mit zunehmender Kompetenz (Becken, Rumpf, Schulterblatt) erweitert sich das linksseitige Bewegungsausmaß sowie die rechtsseitige Stützarbeit, indem sie z. B. Dinge des täglichen Lebens langsam auf den Boden legt und vom Boden auf den Tisch zurückstellt. Signifikante Koordinationsverbesserungen der rechtsseitigen Schultergürtel- und Schultergelenkmuskulatur waren bereits nach dem ersten Einsatz des H.B.B.C-Verfahrens erkennbar und auch für Frau W. spürbar, u. a. wurde der Subluxationsspalt deutlich kleiner (◙ Abb. 7.67a).

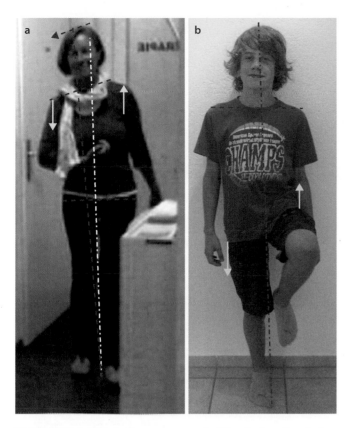

■ **Abb. 7.64** **a, b** Betroffenes vs. „gesundes" Standbein. **a** Standbein-phase. **b** Physiologische Rumpfstellreaktionen. (Aus Haus et al. 2013)

Mit weiterem Kompetenzgewinn verbesserten sich neben der **Muskelkoordination** des Schultergürtels und -gelenks auch die **Bewegungsabläufe** der betroffenen Körperseite (Stand und Gang). Frau W. nutzt die gewonnene Stabilität zur Erweiterung des Bewegungsausmaßes und gezielter Gewichtsverlagerung auf die betroffene Körperseite (■ Abb. 7.67a), zur Bahnung selektiver Schulter- und Armbewegungen (■ Abb. 7.67b), bis zum Transfer in den Stand/Einbeinstand (■ Abb. 7.67c), sodass sich auch beim Stehen und Gehen, d. h. im Alltag eine gewisse Nachhaltigkeit widerspiegelt (■ Abb. 7.6 und 7.7).

❯ Letztendlich gibt es nicht den einen Weg, d. h., den einen Schalter, der gedrückt werden muss, um die Spastizität zu hemmen. Es ist vielmehr ein permanentes Suchen und Finden von Möglichkeiten.

Wege zum „normalen" Gehen
Neben den beschriebenen Stütz- und Stellreaktionen (■ Abb. 7.63) bilden feinste tonische Anpassungsreaktionen, sog. **Equilibriumsreaktionen**, die nicht bewusst steuerbar sind (Rolfs 2005), die Feinabstimmung einer harmonischen Bewegung. Sie ermöglichen z. B. die permanente automatisierte Anpassung beim Ein- und Ausatmen, Kopfwenden, Gehen auf verschiedensten Untergründen wie Pflastersteinen, Rasen etc.

Fallbeispiel
Herr H. mit rechtsseitiger Hemiparese
Bei Herrn H. war zu erkennen, dass die **stabilisierenden Reaktionen** nicht im Sprunggelenk/Fuß erfolgten, sondern über große Ausgleichsbewegungen in Rumpf, Kopf (und oberer „gesunder" Extremität) getätigt wurden (■ Abb. 7.68). Betroffene beschreiben ihren relativ unflexiblen Fuß nicht selten als „Klotz am Bein". Nach einer vorhergehenden Mobilisationsmassage für Wade, Sprunggelenk, Mittelfuß und Zehen nutzt Herr H. das Bildschirmfeedback, um seine „Mitte" zu finden (■ Abb. 7.68f) (s. YouTube: Babinski, Teil 1 und 2; Link: ▶ www.youtube.com/watch?v=3SMKxbsQfNg).

Entsprechend seiner Ressourcen und seines Kompetenzgewinns übt Herr H. den **Übergang zwischen physiologischer Be- und Entlastung** (■ Abb. 7.68c), um gut stabilisierende Haltearbeit (■ Abb. 7.68d, e) zu trainieren: auf wechselnden Untergründen (■ Abb. 7.68a–e), mit offenen und geschlossenen Augen, unterschiedlichen Anforderungshöhen (■ Abb. 7.68a, b), mit und ohne Feedback (= **Alltagstransfer**).

Die **EMG-Ableitung** erfolgt an den distalen ischiokruralen Msukulatur, wodurch einerseits die symmetrische Aktivität im Seitenvergleich möglich wird, andererseits kann der physiologische Wechsel zwischen An- und Entspannung (vs. Überforderung) ressourcenorientiert verbessert und in den Alltag transferiert werden.

7.6.4 Effekte: 20 Jahre nach dem Ereignis

Fallbeispiel
Frau H.
Frau H., 72 Jahre alt, erlitt vor knapp 20 Jahren einen Schlaganfall, woraus eine rechtsseitige schlaffe Hemiparese resultierte (■ Abb. 7.69). Es bestand eine schmerzhafte Subluxation der Schulter. Das Empfinden im Schulterbereich zeigte sich seitengleich, wobei sich die Sensibilität nach distal verschlechterte. Erste Funktionsansätze waren im Ellenbogengelenk zu erkennen. Frau H. ist ohne personelle Hilfe und Hilfsmittel innerhalb der Wohnung gehfähig.

■■ Verlaufsübersicht
In ■ Abb. 7.70a sind die Muskelamplituden der **1. Sitzung** dargestellt. Die obere Linie zeigt die „gesunde", linke Extremität und die untere Linie die betroffene, rechte Extremität. Man erkennt deutlich eine erhöhte Tonusaktivität in der gesunden, „ruhenden" Extremität (obere Linie). Die Anspannung des ruhenden Arms war bisher (d. h. seit knapp 20 Jahren!) für Frau H. nicht nachvollziehbar. In der betroffenen Seite (untere Linie), die eigentlich die Bewegungen/Aktivitäten ausführen sollte, zeigen sich dagegen nur minimale Ansätze tonischer Aktivität (Projektionen zur besser wahrnehmbaren Seite).

Nach der **6. Therapiesitzung** (■ Abb. 7.70b) zeigt sich zu Beginn eine gute Kontrolle der assoziierten Bewegungen (obere Linie). Im letzten Therapiedrittel ist jedoch zu erken-

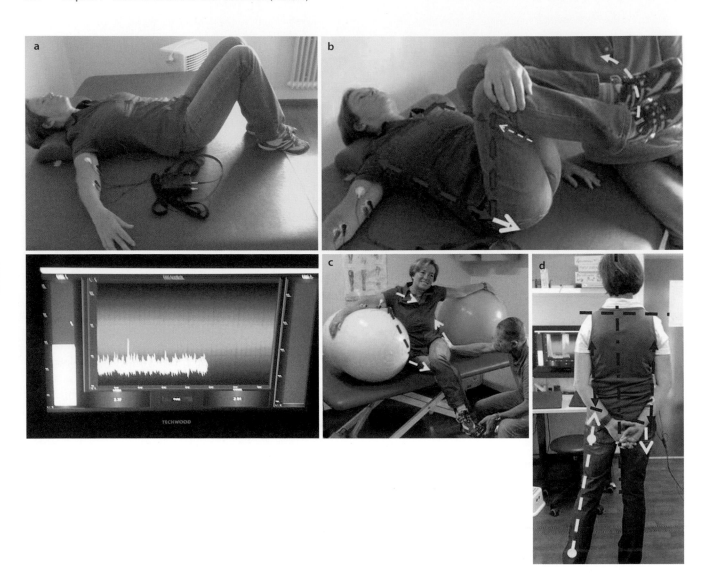

□ Abb. 7.65   a-d Bahnung physiologischer Kopf- und Rumpfstellreaktionen. **a** Tonusnormalisierung in Rückenlage. **b** Gewichtsübernahme, Kopf- und Rumpfstellreaktionen in Rückenlage. **c** Sitz. **d** Abduktionsgang. (Aus Haus et al. 2013)

nen, dass u. a. mit steigender Bewegungsanforderung ein Schwinden der Aufmerksamkeit und damit der Kontrolle einhergeht. Dabei zeigt sich bei Frau H. ein Zeitfenster (25–35 Minuten), das mit fortführender Therapie stetig zunimmt. In □ Abb. 7.70c (**10. Therapiesitzung**) erkennt man eine signifikante Veränderung der Muskelaktivität. Frau H. kann die Aktivitäten auf der „gesunden" Seite kontrollieren, was man als verbesserte Wahrnehmung der betroffenen Seite interpretieren kann. Ebenso zeigt sich die Tonusaktivität im betroffenen Arm in der Bandbreite flexibler (s. Varianz), d. h., das Tonusniveau variiert je nach Aktivität. Um die Muskelaktivitäten und Veränderungen über die **Dauer von 10 Sitzungen** zu verdeutlichen, wurde der Durchschnittswert der Muskelanspannung während der jeweiligen Therapiesitzungen gewählt (□ Abb. 7.70d). Man erkennt eine deutliche Kontrolle der kompensatorischen Anspannung (obere Linie) bei stetiger Zunahme von variabler tonisch-phasischer Anspannung der betroffenen Seite. Nach einer **3-wöchigen Behandlung** von jeweils 1 Stunde/Tag zeigt sich eine verbesserte Muskelkoordination im Schulter- und Armbereich, wodurch die

Schulter stabiler, Subluxation und Schulterschmerz geringer wurden. Es zeigt sich, dass nach 20 Jahren erkenn- und erlebbare funktionelle Alltagsverbesserungen zu erzielen sind.

Wege zurück ins Leben
Fallbeispiel
Herr R.
Herr R. hat vor 8 Jahren einen **Schlaganfall** erlitten. Er erhält seither intensive Physio- und Ergotherapie, ziehe sich aber zunehmend zurück, werde stetig bewegungsärmer, schaue nur noch fern und zeige immer mehr depressive Verstimmtheit. Beim Erstkontakt wurde Herr R. auf dem Weg in die Therapieräume auf seiner betroffenen, linken Seite von seiner Tochter gestützt (große personelle Unterstützung), während er sein Körpergewicht auf einen Gehstock stützte. Unter anderem zeigte sich eine **Restneglectsymptomatik**. Berührungen (von hinten) der linken Schulter erkannte er mit links, die der rechten mit rechts. Eine beidseitige Schulterberührung erkannte er jedoch nur rechts (Auslöschphänomen). Beim Placing/Fazilitation des betroffenen Arms war keine di-

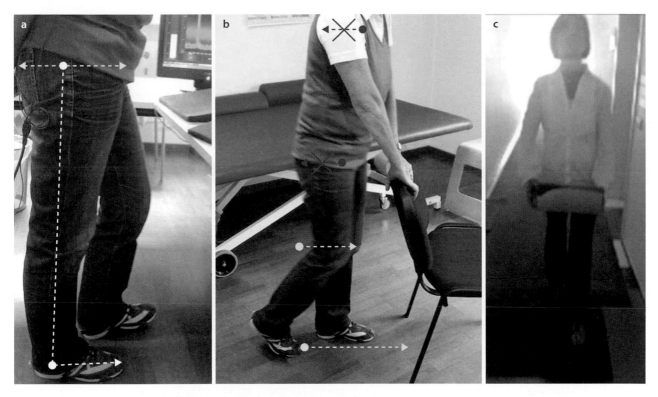

◻ **Abb. 7.66** **a–c** Bahnung. **a** Standbein. **b** Schwungbein. **c** Gehen, Transportieren, Hantieren im Alltag mit Kiste. (Aus Haus et al. 2013)

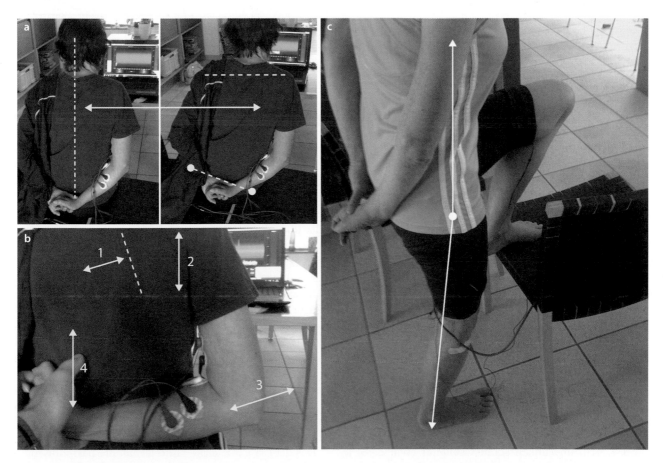

◻ **Abb. 7.67** Übungsbeispiele zur stabilisierenden und mobilisieren-den Funktionsanbahnung. **a** Erweiterung des Bewegungsausmaßes und Gewichtsverlagerung auf die betroffene Körperseite. **b** Bahnung selektiver Schulter- und Armbewegungen. **c** Transfer in den Stand/ Einbeinstand. (Aus Haus et al. 2013)

7

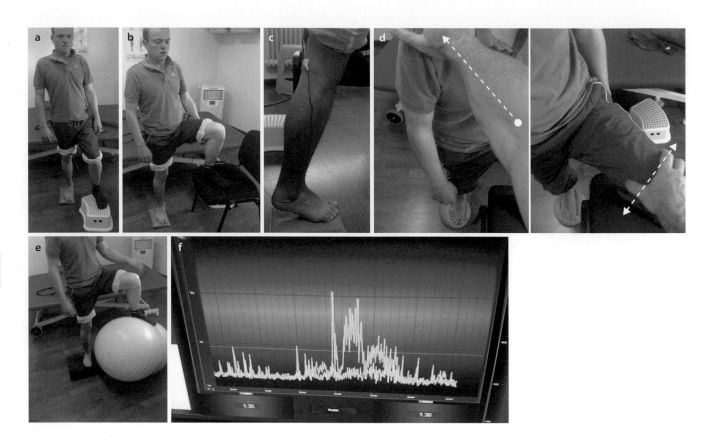

◘ **Abb. 7.68   a–f** Anbahnung von Equilibriumsreaktionen. **a, b** Unterschiedliche Anforderungshöhen. **c** Übergang zwischen physiologischer Be-
und Entlastung. **d, e** stabilisierende Haltearbeit. **f** Bildschirmfeedback. (Aus Haus et al. 2013)

rekte Spastik, aber eine sehr **hohe Anspannung** mit entsprechend starken Bewegungswiderständen zu erkennen.
Ebenso zeigte auch der „gesunde", rechte Arm/die Hand **wenig harmonische Koordination**. Untermauert wurde dieser
Eindruck durch seine Ehefrau, die u. a. schilderte, dass sich
seine Enkel, auf die er sehr stolz sei, zunehmend von ihm zurückziehen (Teilhabe). Sie meiden den (Körper-)Kontakt,
trauen sich nicht mehr zu ihm, um ihm z. B. zur Begrüßung
die Hand zu geben, da er zu fest zudrücke.

■■ **Behandlung**
In ◘ Abb. 7.71 sind Bilder der 5. Therapieeinheit zu sehen (s.
YouTube: Effekte H.B.B.C; Link: ▶ www.youtube.com/
watch?v=-WvNzzgbuUw).
   Die **EMG-Ableitung** erfolgte beidseitig an den distalen
ischiokruralen Muskulatur. Eingangs zeigte sich, wie oben
beschrieben, eine für den Stand sehr hohe Grundspannung
im „gesunden" Bein (>77 µV) (◘ Abb. 7.71a).
   Entgegen der klassischen Methode wurde die Aufmerksamkeit von Herrn H. nicht auf seine betroffene Seite gelenkt. Er bekam die **Aufgabe**, die Spannung im „gesunden"
(besser wahrnehmbaren) Bein auf unter 10 µV zu reduzieren
(◘ Abb. 7.71b). Im Umkehrschluss sollte er (sein ZNS) jedoch das betroffene Bein automatisiert stabilisieren. Neuro-
psychologisch kann man von einem **Top down-Prozess**, d. h.
einer aktiven Bewusstseinszuwendung zur „gesunden" Seite

sprechen, wobei das ZNS für die erfolgreiche Umsetzung
über **Bottom up-Prozesse** die betroffene, linke Seite aktivieren muss. Zudem bedient diese eher automatisierte Aktivierung den Alltagstransfer, da sich auch die alltäglichen Bewegungsabläufe i. d. R. automatisiert vollziehen.
   Mit wachsendem Kompetenzgewinn und zunehmender Gewichtsverlagerung nach links wurde das „gesunde"
Bein frei für einen **Schutzschritt** nach hinten. Herr R. übte
zuerst das physiologischere Rückwärtsgehen, da hierbei
die über die Jahre entstandenen Kompensationsstrategien
trotz höherer Bewegungsanforderung nur sehr eingeschränkt zum Tragen kommen. Nach mehrmaliger Wiederholung (vor- und zurückgehen) erlangte Herr R. so viel
Sicherheit, dass er allein und ohne Feedback zu seiner Frau
zurückging (◘ Abb. 7.71c). Seine Fortschritte waren erstaunlich, man war geneigt anzunehmen, er sei bei den
vorherigen Einheiten immer in schlechter Tagesverfassung
gewesen! Auf die Frage, wie lange er denn zuhause ohne
Stock gehe, antwortete die Ehefrau, ohne Stock könne er
gar nicht stehen!
   Aufbauend folgten **tonusnormalisierende Maßnahmen**,
zuerst mittels EMG-Feedbacks, das später in der oberen Extremität weggelassen werden konnte. Herr R. äußerte u. a.
„Das geht ja ganz leicht!" und lernte, die harmonische Koordination zu verbessern sowie Arm- und Handkraft situa-
tionsadäquater einzusetzen, z. B. beim begrüßenden Hände-
schütteln.

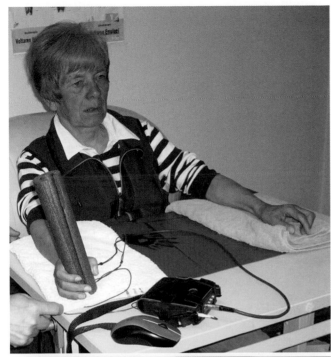

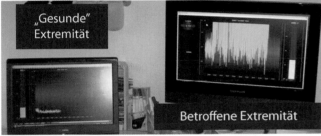

„Gesunde" Extremität

Betroffene Extremität

◻ **Abb. 7.69** H.B.B.C-Therapie, 20 Jahre nach dem Ereignis. (Aus Haus et al. 2013)

Herr R. hat mittlerweile ca. **20 Therapiesitzungen** absolviert. Sein Leben hat sich dahingehend verändert, dass er z. B. voller Stolz täglich die Post vom ca. 25 Meter entfernten Briefkasten holt (mit Stock), mit seiner Frau nach Österreich in den Urlaub fährt und auch sonst eine wesentlich größere familiäre Teilhabe erfährt, auch wieder mit seinen Enkeln.

7.7 ICF

Um eine optimale (Re-)Integration und Teilhabe an allen wichtigen Lebenssituationen zu ermöglichen, nutzt die H.C.B.C das **bio-psycho-soziale Modell** der ICF (International Classification of Functioning, Disability and Health).

In der ICF beschreibt man die funktionelle Gesundheit („functional health") sowie ihre Beeinträchtigung. Hierunter versteht man die Erfassung des gesamten Lebenshintergrunds (s. Kontextfaktoren) einer Person.

Das bio-psycho-soziale Modell der ICF wurde in der Literatur ausgiebig beschrieben. Daher werden an dieser Stelle nur die Grundelemente aufgeführt (s. Schuntermann 2007), alles Weitere würde den Rahmen sprengen.

Der Begriff **funktionelle Gesundheit** ist kein direkter Begriff der ICF, sondern ein gängiger Begriff, der sich in der internationalen Kommunikation als sehr nützlich erwiesen hat.

7.7.1 Die Konzepte der ICF

Die Klassifizierung des Konzepts der ICF ist in ▶ Übersicht 7.5 zusammengefasst.

> **Übersicht 7.5 Klassifizierung des ICF-Konzepts**
> — Körperfunktionen und -strukturen
> — Aktivitäten
> — Teilhabe

❯ **Kontextfaktoren sind nicht Teil des bestehenden Gesundheitsproblems.**

Im dynamischen bio-psycho-sozialen Modell der ICF geht man davon aus, dass die Verbesserung der Körperfunktionen und -strukturen nicht nur zu vermehrter Aktivität und Teilhabe am gesellschaftlichen Leben führt, sondern auch die Ausübung von Aktivitäten und die aktive Teilhabe einen positiven Einfluss auf die Körperfunktionen bzw. den Gesundheitszustand haben kann.

7.7.2 ICF-Orientierung der H.B.B.C

In der H.B.B.C lernt der Betroffene wieder ressourcenorientiert funktionelle Kompetenzen, die unter Nutzung von alltagsrelevanten Medien und Aktivitäten einerseits zur Verbesserung von Körperfunktionen und -strukturen beitragen und ihm andererseits die Teilhabe am privaten, beruflichen und/oder gesellschaftlichen Leben erleichtern.

❯ **Somit wird in der H.B.B.C nicht nur die Symptomatik trainiert, um den Alltag zu verbessern, sondern die Alltagsbetätigung genutzt, um die Symptomatik zu reduzieren.**

Fallbeispiel
Herr H.
Herr H. war vor seiner Berentung auf Zeit als Maschinenbautechniker beschäftigt. Seine Arbeit beinhaltete einen hohen Anteil an PC-Arbeiten (Teilhabe). Privat lässt er sich eine Solaranlage auf sein Eigenheim installieren, wobei er im Rahmen seiner Möglichkeiten auch selbst Hand anlegt (Aktivität). Eine seiner Aufgaben ist die Isolierung der Kupferrohre. Dies erfordert eine gewisse Hand-Hand-Koordination, wobei er sich v. a. beim Halten und Loslassen des Materials sowie beim differenzierten Anpassen mit der betroffenen Hand schwertat. Um ihm das Hantieren (fühlen, greifen, loslassen, halten, verschieben)

▣ Abb. 7.70 a–d Verlaufsübersicht. **a** 1. Sitzung. **b** 6. Sitzung. **c** 10. Sitzung. **d** Gesamtübersicht der 10 Sitzungen. (Aus Haus et al. 2013)

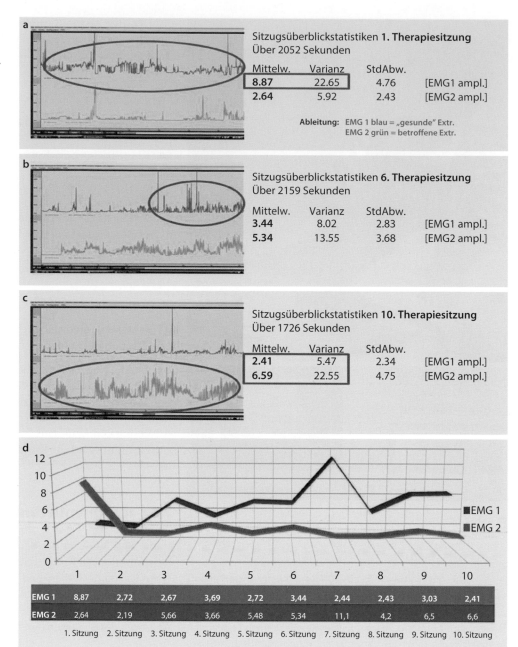

Sitzugsüberblickstatistiken 1. Therapiesitzung
Über 2052 Sekunden

Mittelw.	Varianz	StdAbw.	
8.87	22.65	4.76	[EMG1 ampl.]
2.64	5.92	2.43	[EMG2 ampl.]

Ableitung: EMG 1 blau = „gesunde" Extr.
EMG 2 grün = betroffene Extr.

Sitzugsüberblickstatistiken 6. Therapiesitzung
Über 2159 Sekunden

Mittelw.	Varianz	StdAbw.	
3.44	8.02	2.83	[EMG1 ampl.]
5.34	13.55	3.68	[EMG2 ampl.]

Sitzugsüberblickstatistiken 10. Therapiesitzung
Über 1726 Sekunden

Mittelw.	Varianz	StdAbw.	
2.41	5.47	2.34	[EMG1 ampl.]
6.59	22.55	4.75	[EMG2 ampl.]

	1. Sitzung	2. Sitzung	3. Sitzung	4. Sitzung	5. Sitzung	6. Sitzung	7. Sitzung	8. Sitzung	9. Sitzung	10. Sitzung
EMG 1	8,87	2,72	2,67	3,69	2,72	3,44	2,44	2,43	3,03	2,41
EMG 2	2,64	2,19	5,66	3,66	5,48	5,34	11,1	4,2	6,5	6,6

zu erleichtern, wird das Material in der Therapie eingesetzt (Habituation an Alltagsmedien). Ein weiteres großes Betätigungsfeld (Teilhabe) bietet sowohl beruflich, evtl. als Wiedereinstieg, als auch privat der **Umgang mit dem PC** (▣ Abb. 7.72).

Herrn H. liegt viel daran, die **Maus** wieder mit seiner rechten (betroffenen) dominanten Hand **manipulieren** zu können. Entsprechend hoch ist seine Motivation. Der eigentlich von Leichtigkeit geprägten, dynamischen und zielgenauen Steuerung des Cursors wirkt die pathologische Tonuserhöhung entgegen. Die Bewegungssteuerung verläuft entsprechend unökonomisch, woraus ein Circulus vitiosus resultiert, der der physiologischen Bewegungskoordination entgegenwirkt.

Zudem ist es Herrn H. nicht möglich, die **linke Maustaste** mit dem rechten Zeigefinger zu **bedienen**. Über Ellenbogen und Unterarm kann er zwar Druck auf den Finger/die Taste ausüben, dieser führt jedoch zu einer Tonuserhöhung im gesamten Unterarm, der wiederum obige Bewegungsabläufe unmöglich macht. Zudem kann der Finger sich erst nach einer gewissen (Entspannungs-)Zeit von der gedrückten Taste lösen bzw. wird durch Zuhilfenahme der „gesunden" Hand gelockert – was wiederum die eigentliche Funktion, das automatisierte Bedienen des Cursors, um die Programme zu starten bzw. damit zu arbeiten, extrem einschränkt.

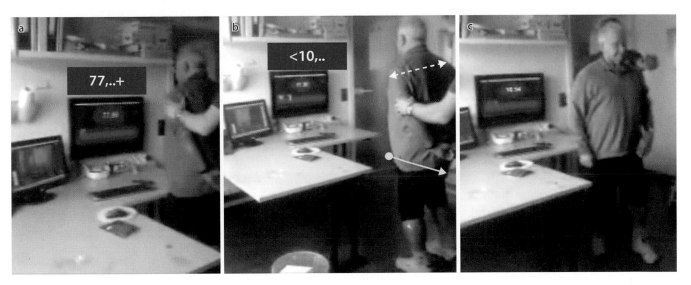

Abb. 7.71 a–c Fall Herr R. **a** Erfassung der relativ hohen Anspannung im „gesunden" Bein. **b** Kontrolle der kompensatorischen Anspannung im „gesunden" Bein (= automatisierte Gewichtsübernahme im betroffenen Bein). **c** freies Gehen nach 8 Jahren. (Aus Haus et al. 2013)

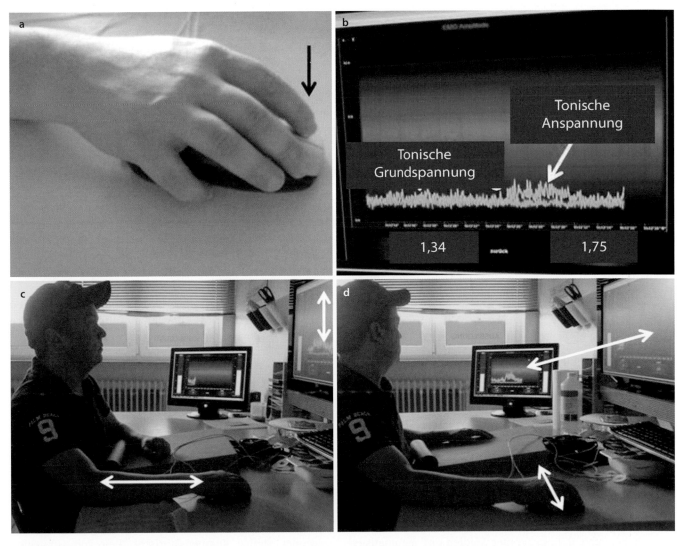

Abb. 7.72 a–d Arbeiten am PC. **a** Maus bedienen. **b** Taste drücken und loslassen. **c** Cursor über den Bildschirm bewegen. **d** Innen- und Außenrotation erweitern. (Aus Haus et al. 2013)

7

■ ■ **Behandlung**

In der H.B.B.C-Therapie erarbeitet sich Herr H. eine **verbesserte kortikale Kontrolle** über seine pathologischen Tonusprozesse, dekodiert (sein ZNS) im Sinne physiologischer Aktivität, sodass kompensatorische Strategien überflüssig werden und u. a. die Bedienung der Maus ermöglicht (◘ Abb. 7.72a). Das H.B.B.C-Verfahren bietet sich an, um z. B. den Alltagsgegenstand „Maus" zu nutzen und damit die Wahrnehmung zwischen An- und Entspannung der Muskulatur zu trainieren und somit die Selbstkontrolle zu verbessern. In ◘ Abb. 7.72b übt Herr H. etwa 1,5–2,0 µV Druck auf die Taste aus und entspannt immer wieder. Die **Rückmeldung** erfolgte auditiv über Entspannungsmelodien (<2 µV) sowie visuell über Amplitudenkurve, Bargraph und direkte Zahlenwerte (◘ Abb. 7.72b). Der **Bargraph** ist eine Anzeigemethode, bei der sich die Länge eines Balkens/einer Stange (engl. Bar; Stange) entsprechend der Signalgröße verändert. Die **Zeitspanne** zwischen Drücken und Loslassen der Maustaste bzw. bis zum Starten eines Programms durch Doppelklicken (Alltag) ist ein wichtiges Beobachtungskriterium für den Therapieverlauf und -fortschritt.

Die ◘ Abb. 7.72c zeigt, wie Herr H. den Cursor durch verschiedenste Raumkoordinaten über den Bildschirm (oberer, mittiger, unterer Bildschirmrand und/oder diagonal) bewegt. Er spannt seine Finger-/Handmuskulatur so weit an, dass die Amplitudenkurve gerade den Cursor streift und wieder auf die tonische Grundspannung zurückfällt. Dann steigert Herr H. das Bewegungsausmaß in die Innen- und v. a. Außenrotation, wobei er den zweiten (eigentlichen Therapeutenbildschirm) zur Bewegungserweiterung nutzt (◘ Abb. 7.72d).

Herr H. lenkt dabei sein Bewusstsein u. a. auf das Feedback des Therapeutenbildschirms, während sein ZNS die dazu erforderliche Aktivität, Bewegung, Spannung relativ automatisiert bereitstellt. Er nutzt seine betroffene Körperseite, um Wahrnehmungsbereiche auf der „gesunden" Seite zu manipulieren, was bei Patienten mit Hemiplegie eine alltagsrelevante Rolle spielen kann (◘ Abb. 7.72a–c).

> **Tip**
>
> Die **Sensibilität des Mauszeigers** ist über das Windows-Betriebssystem einstellbar. Ebenso ist eine Einstellung der Größe und eine Platzierung der Desktopsymbole möglich.

■ ■ **Hantieren mit Alltagsmedien**

Herr H. beschreibt, dass ihm das Hantieren mit der Maus wesentlich leichter fällt (Konzentration/Muskelanspannung) als die reine Bewegungsausführung mit Kontrolle der Amplitudenkurve. Dies bestätigt den therapeutischen Einsatz der Teilhabebereiche, d. h. bekannter Medien und automatisierter Handlungsabläufe.

■ ■ **Alltagstransfer**

Die **Platzierung der Programmverknüpfungen** (Startbuttons) auf dem Desktop des Praxis- bzw. Heimcomputers folgt den entsprechenden physiologischen Möglichkeiten. Zu Beginn liegt die Anordnung eher im Bereich des **innenrotierten Schultergelenks**, wo der geringste Widerstand gegen eine pathologische Tonuserhöhung besteht. Im Zuge harmonischer Bewegungskompetenzen erweitert sich das Bewegungsausmaß in die Außenrotation.

Die beschriebenen typischen EMG-Feedbacks werden mit erreichter Kompetenz zunehmend reduziert bzw. nach Möglichkeit komplett ausgeblendet.

> ❯ Ziel des Biofeedbacktrainings ist es, Bewegung, Handlung, Funktion etc. eigenständig, ohne Biofeedback auszuführen.

7.8 Resümee

Es gibt eine kaum zu erfassende Anzahl von Neuronen und synaptischen Verbindungen, die je nach Persönlichkeit, Umwelteinflüssen, Lebenserfahrungen etc. ein individuelles Netzwerk bilden. Hinzu kommen konstitutionelle, körperliche und/oder geistige Gegebenheiten sowie Art, Ausmaß und Bestehen der Schädigung. Entsprechend schwer fällt es, eine Methode zu beschreiben, die bei jedem Menschen in gleicher Weise wirkt. Auch die H.B.B.C wird das Rad nicht „neu" erfinden.

Die **Auswirkungen** von assoziierten Bewegungen und assoziierten Reaktionen sind hinlänglich bekannt. Bereits der Neurophysiologe beschrieb die Zusammenhänge zwischen Körper und Geist und prägte u. a. die Beziehung zwischen Tonus und Bewegung (**Tonus = Schatten der Bewegung**).

Die H.B.B.C-Methode verdeutlicht sowohl dem Therapeuten als auch dem Patienten diese Zusammenhänge auf sehr eindrucksvolle Weise, wie z. B. die zum Teil extremen neuromuskulären Auswirkungen auf minimale physische und/oder psychische Veränderungen.

■ **Neurowissenschaftliche Studien zur Dekodierung synaptischer Signalwege**

In unserem ZNS sind über 100 Milliarden Neuronen vernetzt. Man geht davon aus, dass eine Gehirnzelle zwischen 10.000 und 100.000 synaptische Verbindungen zu anderen Zellen (Zellverbänden) unterhält. Diese können neu aufgebaut, verstärkt und auch abgebaut werden. Neurobiologen des Max-Planck-Instituts konnten nachweisen, dass es kurze Zeit nach einer intensiven Reizung (**Langzeitpotenzierung**) zur Bildung neuer, dornenartiger Ausstülpungen kommt (◘ Abb. 7.73a). Auch permanente pathologische Aktivität und/oder stetige kompensatorische Bewegungsstrategien können zu einer Langzeitpotenzierung führen.

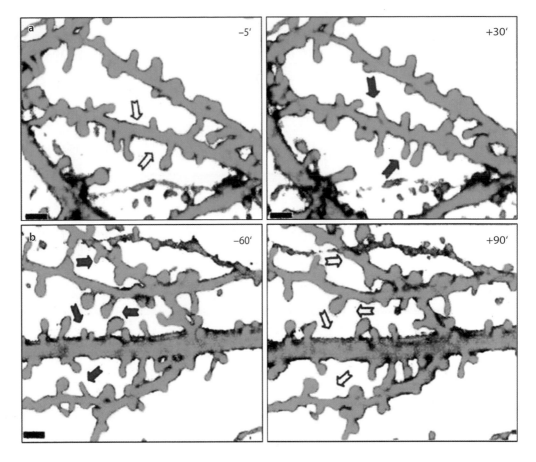

Abb. 7.73 Bewegungsbahnung. **a** Langzeitpotenzierung, **b** Langzeitdepression. (Aus Haus 2010; mit freundl. Genehmigung von U. Valentin Nägerl)

■ **Kompensatorische Bewegungsstrategien**

Vor allem bei schon länger zurückliegenden Läsionen ist im Sinne der physiologischen Bewegungsanbahnung nicht nur die Hemmung pathologischer Prozesse zu therapieren, sondern auch die adaptierten, antrainierten und manifestierten kompensatorischen Bewegungsstrategien.

Im H.B.B.C-Verfahren wird die **EMG-Ableitung** genutzt, um im Sinne physiologischer Aktivität adäquat und langfristig neuronale Potenziale zu aktivieren. Zudem wurde durch Experimente am Max-Planck-Institut eine Langzeitdepression nachgewiesen. Bleibt die Stimulation aus bzw. rückt sie aus dem Bewusstsein und/oder kommen andere, neue, evtl. kompensatorische Strategien zum Einsatz, kann auch wieder eine Rückbildung der Dornen an den Neuronen erfolgen (■ Abb. 7.73b). In weiteren Studien zeigten die Forscher, dass bei Setzung von 2 zeitlich versetzten Reizen zum gleichen Zielneuron der jüngere Reiz Ressourcen vom älteren abzieht und dadurch neuronal stärker präsentiert wird. Je stärker neue Signalwege mit nicht genutzten Signalwegen konkurrieren, desto eher treten die nicht mehr benötigten Informationen in den Hintergrund oder werden sogar ganz gelöscht.

■ **Einsatz von Alltagsmedien**

Diese Erkenntnis macht einerseits die Notwendigkeit von **Alltagsaktivitäten** im therapeutischen Setting deutlich, andererseits könnte aber der Gebrauch pathologischer und/oder kompensatorischer Bewegungsstrategien eine Reduktion/Löschung (alter) physiologischer synaptischer Verbindungen herbeiführen. Mittels **EMG-Feedbacks** ermöglicht die H.B.B.C-Methode stets eine adäquate Auswahl des physiologischen räumlich-zeitlichen Anforderungsniveaus.

Die permanente sekundengenaue Abspeicherung der H.B.B.C-Therapie ermöglicht eine **sehr gute Evaluierbarkeit**, was u. a. durch die Verlaufskontrollen wenig Raum zur Spekulation bietet. Das Feedback unterstützt den Therapeuten in der objektiven Beurteilung der „Wertigkeit seines Tuns" und liefert somit ein elementares Kriterium zur Selbstreflexion.

Trotz modernster Technik spielt auch im H.B.B.C-Verfahren (wie in allen Therapieverfahren) der **Therapeut** eine dominierende Rolle im neurorehabilitativen Therapieverlauf. Neben neurophysiologischem Wissen und technischem Verständnis sind der therapeutische Zugang, die spezifische Befunderhebung, eine ICF-orientierte Zielsetzung und die entsprechende Therapiegestaltung entscheidend.

Das H.B.B.C ist ein **Top down-gesteuertes Aufmerksamkeits-** und **Wahrnehmungstraining**, primäre Aufgabe ist die physiologische, möglichst alltagsrelevante Bewegungsausführung, die durch das ZNS selbst initiiert werden soll.

Abb. 7.74 **a–c** Betätigungen.
a Selbstversorgung. **b** Freizeit. **c**
Produktivität. (Aus Haus et al.
2013)

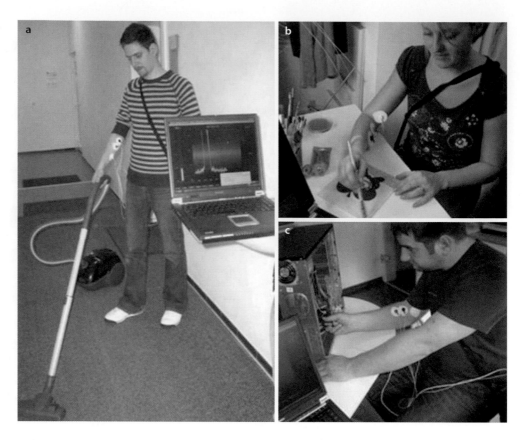

7.8.1 H.B.B.C-Therapie im klientenzentrierten Betätigungsfeld

Mittels **Bluetooth-Technologie** ist es möglich, die EMGAbleitung direkt bei Betätigungen im häuslichen Umfeld, in der Freizeit und/oder am Arbeitsplatz abzuleiten (**•** Abb. 7.74a–c), d. h., die beschriebene Vorgehensweise kann direkt in klientenzentrierten Betätigungsfeldern angewendet werden (z. B. Hausbesuch). Der Klient kann selbst entscheiden, welche Betätigungsfelder für ihn die größte Bedeutung haben bzw. die größte Herausforderung darstellen.

Ferner können diese Informationen mittels **SD-Speicherkarte** z. B. während eines Arbeitstages aufgezeichnet und der Verlauf später im therapeutischen Setting analysiert werden, z. B. um kritische Belastungssituationen zu vermeiden und/oder die Pause neu zu gestalten.

7.8.2 Ausblick

Die H.B.B.C entwickelt sich kontinuierlich weiter. Dabei gleicht nahezu keine Therapieeinheit der vorhergehenden, da mit jedem Therapiefortschritt auch die Anforderungen steigen. Immer wieder erschließen sich neue Erfahrungen, Erkenntnisse und Ansätze, die das neurorehabilitative Therapiespektrum erweitern. Somit ist die H.B.B.C-Methode kein statisch monotones Konzept, sondern ermöglicht neben den positiven Verbesserungen der Betroffenen auch dem reflektierenden Therapeuten eine kreative Erweiterung seines Vorgehens.

Wissenschaftliche Studien über die Effektivität des H.B.B.C-Verfahrens sind geplant. Mittels Software ist es zwar möglich, jede Sekunde der Therapie zu erfassen, zu dokumentieren, zu reproduzieren und statistisch auszuwerten. Doch so unterschiedlich die Erscheinungsbilder der Hemiparese/-plegie sind, so schwer ist es, **objektive Kriterien** zur Erfassung der Symptombilder sowie zur Beschreibung eines Therapieverlaufs festzulegen.

Trotz aller Erklärungen gibt es wohl auch nicht die richtigen Worte, um das **Gefühl** zu beschreiben, das man erfährt, wenn

— man den Schlüssel für ein weiteres Stück „normale Bewegung" gefunden hat,
— Kompensation und Pathologie z. T. schlagartig in die Physiologie wechseln,
— die Schulter eine stabilisierende Spannung zeigt,
— Hand und Finger sich locker und harmonisch bewegen lassen,
— man nach Jahren wieder ohne Spastizität im Arm seine ersten Schritte geht etc.

Dies kann wohl nur derjenige richtig verstehen, der es erlebt hat. Es weckt jedoch stetig die therapeutische Lust auf mehr.

Wichtiger als Zahlen, Graphiken und Statistiken sind letztendlich die Patienten, die trotz einer jahrelangen klassischen Behandlung sehr von der H.B.B.C-Vorgehensweise profitierten. Sie schildern zuweilen sehr eindrucksvoll ihre Lebensgewinne (s. YouTube: Effekte H.B.B.C; Link: ▶ www.youtube.com/watch?v=-WvNzzgbuUw).

Weiterführende Literatur

Appell HJ (2008) Funktionelle Anatomie, 4. Aufl. Springer, Heidelberg/New York/Tokio

Brucker BS (1977) Biofeedback effect on electromyography responses in patients with spinal cord injury. Arch Phys Med Rehabil 77:133–137

Bruns T, Praun N (2002) Biofeedback, ein Handbuch für die therapeutische Praxis. Vandenhoeck & Ruprecht, Göttingen

Cram et al (1998) In: Rief W, Birbaumer N (2006) Biofeedback: Grundlagen, Indikationen, Kommunikation, praktisches Vorgehen in der Therapie, 2. Aufl. Schattauer, Stuttgart

Deetjen P, Speckmann EJ, Hescheler J (2005) Physiologie, 4. Aufl. Urban & Fischer, München

Döderlein L (2008) Infantile Cerebralparese. Steinkopff, Darmstadt

Fasoli S et al (2002) Effect of instructions on functional reach in persons with and without cerebrovascular accident. Am J Occup Ther 56:380–390

George S (2002) Praxishandbuch COPM. Schulz-Kirchner, Idstein

Goewey DJ (2013) Das stressfreie Gehirn, 3. Aufl. Windpferd. https://www.amazon.de/Das-stressfreie-Gehirn-Mobilisierung-spirituellen/dp/3864100313/ref=sr_1_1?__mk_de_DE=%C3%85M%C3%85%C5%BD%C3%95%C3%91&keywords=das+stressfreie+gehirn&qid=1577003546&sr=8-1

Habermann C, Kolster F (2007) Ergotherapie im Arbeitsfeld Neurologie, 2. Aufl. Thieme, Stuttgart

Hagedorn R (2000) Ergotherapie – Theorien und Modelle. Thieme, Stuttgart

Haus KM (2005) Neurophysiologische Behandlungen bei Erwachsenen. Springer, Heidelberg/New York/Tokio

Haus KM (2010) Neurophysiologische Behandlungen bei Erwachsenen, 2. Aufl. Springer, Berlin/Heidelberg

Haus KM et al (2013) Praxisbuch Biofeedback und Neurofeedback. Springer, Heidelberg/New York/Tokio

Heuser J, Weißacher E (2008) Biofeedback: Die alternative Methode zur Behandlung von Schmerzen und psychosomatischen Beschwerden. Irisiana, München. https://www.amazon.de/s?k=Wei%C3%9Facher+E%2C+Heuser+J+%282008%29+Biofeedback%3A&__mk_de_DE=%C3%85M%C3%85%C5%BD%C3%95%C3%91&ref=nb_sb_noss

Jacobs S, de Jong A (2007) EMDR und Biofeedback in der Behandlung von posttraumatischen Belastungsstörungen. Hogrefe, Göttingen

Lehmann K (2018) Das schöpferische Gehirn. Springer, Heidelberg

Liebscher-Bracht R (2018) Deutschland hat Rücken. Mosaik. https://www.amazon.de/Deutschland-hat-R%C3%BCcken-konnte-Selbsthilfe%C3%BCbungen/dp/3442393442/ref=sr_1_1?__mk_de_DE=%C3%85M%C3%85%C5%BD%C3%95%C3%91&crid=2C1JFX5K8MXI0&keywords=deutschland+hat+r%C3%BCcken+bracht+und+liebscher&qid=1577003675&sprefix=deutschland+hat+r%C3%BCcken%2Caps%2C195&sr=8-1

McKenzlie R (2015) Behandle deinen Rücken selbst, 9. Aufl. Ergonline. https://www.amazon.de/Behandle-Deinen-R%C3%BCcken-selbst-McKenzie/dp/9949382076/ref=sr_1_fkmr0_1?__mk_de_DE=%C3%85M%C3%85%C5%BD%C3%95%C3%91&keywords=mc+Kancly+r%C3%BCcken&qid=1577003779&sr=8-1-fkmr0

Nägerl UV, Bonhoeffer T (2006) Morphologische Plastizität in Neuronen und ihre Konkurrenz um synaptische Proteine. http://www.mpg.de/bilderBerichteDokumente/dokumentation/jahrbuch/2006/neurobiologie/forschungsSchwerpunkt/index.html. Zugegriffen am 14.03.2009

Niethard FU, Pfeil J (1997) Orthopädie, Duale Reihe. Hippokrates, Stuttgart

Paeth Rohlfs B (1999) Erfahrungen mit dem Bobath-Konzept. Thieme, Stuttgart

Pirker-Binder I (2006) Kinder Biofeedback in der Praxis, Bd 1. Springer, Wien

Pirker-Binder I (2007) Erwachsene Biofeedback in der Praxis, Bd 2. Springer, Wien

Rief W, Birbaumer N (2006) Biofeedback: Grundlagen, Indikationen, Kommunikation, praktisches Vorgehen in der Therapie, 2. Aufl. Schattauer, Stuttgart

Rohen JW (2001) Funktionelle Neuroanatomie: Lehrbuch und Atlas, 6. Aufl. Schattauer, Stuttgart

Schellhammer S (2002a) Bewegungslehre. Elsevier, München

Schellhammer S (2002b) Bewegungslehre. Motorisches Lernen aus Sicht der Physiotherapie. Urban & Fischer Verlag/Elsevier GmbH, München

Schmidt RF, Thews G (1997) Physiologie des Menschen, 27. Aufl. Springer, Heidelberg/New York/Tokio

Schuntermann M (2007) Einführung in die ICF, 2. Aufl. Ecomed, Landshut

Sherrington (1933) The brain and its mechanism

Storck S (2004) Technik der Massage, 14. Aufl. Thieme, Stuttgart

Urban PP (2012) Klinisch-neurologische Untersuchungstechniken. Thieme, Stuttgart

Wehner T et al (1987) Intra- and interpersonal biosignal processing: further developments of common EMG-Biofeedback procedures. J Neurophysiol 1:135–148

Weißacher E, Heuser J (2008) Biofeedback: Die alternative Methode zur Behandlung von Schmerzen und psychosomatischen Beschwerden. Irisiana

Wissel J (1991) EMG-Biofeedback. Praxis Ergotherapie 6:362–369

Wottke D (2004) Die große orthopädische Rückenschule. Springer, Heidelberg

Wulf G (2007) Bewegung und Training 1. http://www.ejournal-but.de/doks/wulf_2007.pdf. Zugegriffen am 19.10.2007

Wulf G (2009) Motorisches Lernen (Teil 1). Ergopraxis Refresher 2:6–9

Wulf G et al (2001) The automatcity of complex motor skill learning as a function of attentional focus. Q J Ex Psychol A 54:1143–1154

YouTube. Wege in die Physiologie: „Fr. C". http://www.youtube.com/watch?v=WVEr9Rb8myQ

YouTube. Ergotherapie Haus Babinski Teil 1 und 2. http://www.youtube.com/watch?v=3SMKxbsQfNg. Abgerufen am

YouTube. Babinski, Teil 1 und 2. http://www.youtube.com/watch?v=3SMKxbsQfNg

YouTube. Wege in die Physiologie, Babinski Teil 2. http://www.youtube.com/watch?v=3SMKxbsQfNg

YouTube. Normale Bewegung/Neuropathologie – Teil 1 v. Liegen zum Sitz. http://www.youtube.com/watch?v=5VGh0fcA03Y&feature=relmfu

YouTube. H.B.B.C – Wege aus der Spastiztät, Teil 2. http://www.youtube.com/watch?v=NEI5c7eriGk

YouTube. Wege aus der Spastizität, Teil 2 und 3. http://www.youtube.com/watch?v=RXxvjK0TT1o, http://www.youtube.com/watch?v=NEI5c7eriGk, http://www.youtube.com/watch?v=-WvNzzgbuUw&feature=relmfu

YouTube. Effekte H.B.B.C. http://www.youtube.com/results?search_query=H.B.B.C&oq=H.B.B.C&aq=f&aqi=&aql=&gs_l=youtubereduced.12...67607.67607.0.69222.1.1.0.0.0.0.1238.1238.7-1.1.0...0.0.66L9YBhBlqs

YouTube. Wege in die Physiologie – Behandlungsinhalte – Frau C. http://www.youtube.com/watch?v=WVEr9Rb8myQ

YouTube. H.B.B.C – „The key to hemiplegia?" http://www.youtube.com/watch?v=D1-uGtCWQ-o

YouTube. Fall Herr S. http://www.youtube.com/watch?v=D1-uGtCWQ-o

Zalpour C (2006) Anatomie Physiologie, 2. Aufl. Elsevier, Münchens

Indikationen, Anwendungen und Fallbeispiele von Biofeedback und Neurofeedback

Inhaltsverzeichnis

Einführung in die praktische Anwendung von Biofeedback und Neurofeedback

© Springer-Verlag GmbH Deutschland, ein Teil von Springer Nature 2020
K.-M. Haus et al., *Praxisbuch Biofeedback und Neurofeedback*, https://doi.org/10.1007/978-3-662-59720-0_8

8

8.1 Hintergrund

Dieses Kapitel soll einen Überblick geben, **wie** und **in welchem Umfang** Biofeedback und Neurofeedback im Rahmen der Behandlung verschiedener Störungsbilder eingesetzt werden können. Die Autoren dieses Buches stellen dabei unterschiedliche Falldarstellungen aus ihrem unmittelbaren Praxisalltag zur Verfügung, an denen exemplarisch das Vorgehen in der Therapie erläutert wird. Im Folgenden wird vereinfachend von Biofeedback gesprochen, selbstverständlich werden in den methodischen Erläuterungen die Protokolle für Biofeedback und Neurofeedback getrennt behandelt.

8.2 Fallbeschreibungen

Der Verlauf und die Beurteilung einer Biofeedbacktherapie lassen sich am effektivsten durch ein **Prozess-** oder **Phasenmodell** beschreiben. Durch ein solches Modell wird eine bestimmte Therapieform in ihrer störungsübergreifenden Charakteristik beschrieben. Hierdurch soll ein Anwender in die Lage versetzt werden, das zugrunde liegende Therapiekonzept besser zu verstehen und anhand der eigenen Beurteilung der verschiedenen Phasen sicherer im Umgang mit der Technik des Biofeedbacks zu werden. Gerade im Hinblick auf die zunehmende Verbreitung des Biofeedbacks als komplementärer oder alternativer Behandlungsansatz, ist es den Autoren ein Anliegen, diesen Aspekt besonders herauszustellen. Immer, wenn konkrete Fallbeschreibungen erfolgen, besteht leider auch die Gefahr, dass ein detailliert beschriebenes Vorgehen als Vorlage für vom Leser als ähnlich empfundene eigene Fälle benutzt wird. Vor den eigentlichen Falldarstellungen werden daher zuerst Begriffe und Merkmale eingeführt, deren Überprüfung in der eigenen Fallpraxis dem Leser ermöglichen soll, gegebenenfalls von den dargestellten Trainingsprotokollen abzuweichen.

Die vorgestellten Fallbeispiele werden entsprechend dem nachfolgenden **Schema** dargestellt.

Erläuterung des verwendeten Erklärungsmodells Hier wird ein mehr oder weniger detailliertes Modell vorgestellt, in das sich die vom Klienten geschilderten Symptome einordnen lassen. Das Modell soll auch als Grundlage für die Kommunikation zwischen Therapeut und Klient dienen. Im Sinne eines psychoedukativen Ansatzes werden die grundsätzlichen Zusammenhänge zwischen Psyche und somatischen Reaktionen dargestellt.

Hintergründe zum Klienten/Verhalten des Klienten und Therapieziele In diesem Abschnitt werden weitere Informationen zum jeweiligen Klientenbeispiel, zu Details der Symptomatik und den Zielen der Therapie aufgeführt.

Methode Die verwendete Biofeedbackmethode und die gewählten Trainingsprotokolle und Einstellungen werden beschrieben.

Hintergründe zum Transfer Wenn spezielle Übungen zum Transfer verwendet wurden, mit dem Ziel der besseren Übertragung der in der Therapie erlernten Methoden auf alltägliche Verhaltensweisen, dann werden diese hier aufgeführt.

Effekte und Erfolge In diesem Abschnitt werden jeweils die durch die Therapie erreichten Änderungen des Verhaltens thematisiert.

8.3 Psychoedukative Wirkung des Biofeedbacks

Die Effekte eines Biofeedbacktrainings lassen sich grundsätzlich unterscheiden in
- einen spezifischen (**direkten**) und
- einen unspezifischen (**indirekten**) Effekt.

Im Gegensatz zu wissenschaftlichen Studien, die dem Prinzip der **isolierenden Variation** verpflichtet sind (d. h. es wird nur ein einziger Faktor zu einem bestimmten Zeitpunkt verändert), ändern sich im Rahmen der Anwendung des Biofeedback im niedergelassenen therapeutischen Bereich häufig mehrere Faktoren gleichzeitig. So kann es vorkommen, dass ein Biofeedback- bzw. Neurofeedbacktraining gleichzeitig mit dem Absetzen oder der Einnahme eines Medikaments startet. Weiterhin verändern sich gerade im Kinder- und Jugendbereich sehr oft psycho-soziale Faktoren, wie sie durch die Versetzung in eine andere Klasse oder einem Wechsel von Lehrpersonen gegeben sein können. Diese Umstände machen eine genaue Einordnung bzw. die Abgrenzung von spezifischen und unspezifischen Effekten im therapeutischen Alltag in der Regel sehr schwierig und teilweise sogar unmöglich. Aber auch im wissenschaftlichen Bereich ist die Diskussion hinsichtlich der Effektivität (siehe hierzu Orndorff-Plunkett et al. 2017) und den möglichen Einfluss von nicht-spezifischen Effekten nach wie vor nicht abgeschlossen bzw. bedarf zur Klärung eindeutig weiterer Studien (siehe hierzu Van Doren et al. 2018).

Gerade in der Anwendung des Neurofeedback sowie in der möglichen Interpretation der erzielten Resultate, haben sich hier seit dem Erscheinen der ersten Auflage des Praxisbuchs diverse Kontroversen zwischen der wissenschaftlichen Sichtweise und der alltäglichen, vorwiegend pragmatisch, symptom-orientierten Anwendung ergeben. So werden bei der wissenschaftlichen Vorgehensweise, im Rahmen von Studien, in der Regel für alle Probanden einer experimentellen Gruppe, die anhand diagnostischer Kriterien zusammengestellt wurden, identische Trainingsprotokolle verwendet. Da in der niedergelassenen Praxis deutlich mehr in Richtung „Symptomorientierung" gearbeitet wird, werden hier die einzelnen Parameter der Trainingsprotokolle individuell abgeändert. Auf der Basis dieser unterschiedlichen Herangehensweisen kommt es häufig zu Meinungsverschiedenheiten, unter anderem im Rahmen von wissenschaftlichen Kongressen. Auch innerhalb der wissenschaftlichen Gemeinde besteht momentan kein absoluter Konsens des Vorgehens. Ein erster Schritt in diese Richtung, der allerdings bislang nur im Preprint verfügbar ist (siehe unten unter Allgemein), versucht anhand einiger, als wesentlich erachteter, Faktoren ein einheitliches Vorgehen hinsichtlich der experimentellen Planung und Berichterstattung vorzugeben. Ein ähnlicher Ansatz ist insgesamt auch in der praktischen Anwendung wünschenswert: Hierzu ist es notwendig, dass die verwendeten Protokolle und die mögliche klinische Wirkung, die in der Behandlung damit assoziiert sein soll, für jeden behandelten Klienten notiert werden.

Die Komplexität der im Folgenden dargestellten Fälle macht weiterhin deutlich, dass sich die Behandlungstechniken des Biofeedbacks in der Regel nicht getrennt von weiteren verhaltenstherapeutisch orientierten Interventionen betrachten lassen. Dieser Umstand soll allerdings ausdrücklich nicht als einschränkendes Kriterium für die Wahl einer Biofeedbacktherapie verstanden werden. Vielmehr gilt es, sich schon bei der Aufnahme eines Klienten darüber Gedanken zu machen, wie neben der direkten Wirkung des Biofeedbacks auch der psychoedukative, indirekte Aspekt der vermittelten Technik möglichst effektiv eine positive Wirkung auf die Symptomatik entfalten kann.

Unter dem Begriff der **direkten Wirkung**, die wissenschaftlich betrachtet oft auch als spezifische Wirkung bezeichnet wird, soll die unmittelbare Auswirkung eines trainierten Parameters auf ein Zielverhalten verstanden werden. Im **Störungsmodell der AD(H)S-Frequenzbandtherapie** bedeutet dieses, dass eine Veränderung der individuellen Amplitude des Theta-Frequenzbands in Richtung kleinerer Werte eine **verminderte Ablenkbarkeit** einer Person bewirkt, und dadurch ein vermehrtes Auftreten von auf Außenreize gerichteten Aufmerksamkeitszuständen bewirkt wird. Je länger nun dieser als positiv bezeichnete Zustand aufrechterhalten werden kann, desto mehr nähert sich das beobachtbare Verhalten dem an, was allgemein unter dem Begriff **Konzentration** verstanden wird. Im Idealfall ist nun ein psychoedukativer Effekt, der analog zu dem oben Genannten oft als unspezifische Wirkung bezeichnet wird, mit der spezifischen Wirkung quasi verwoben.

Um bei dem bereits vorgestellten AD(H)S-Beispiel zu bleiben, in dem Fall würde man eine verbesserte Wahrnehmung der eigenen Unaufmerksamkeit als **unspezifische Wirkung** betrachten. Das angestrebte Zielverhalten, die Verbesserung der Aufmerksamkeit, stellt sich durch das Eintreten dieser Wirkung in der Regel nicht automatisch ein. Der Klient kann aber das ihm im Rahmen der Therapie vorgestellte Erklärungsmodell inhaltlich nachvollziehen und somit aktiv die weiteren Verhaltensschritte einer selbstgesteuerten Aufmerksamkeitsleistung einleiten.

Praxistipp

Man sollte sich bereits zu Beginn der Therapie Gedanken über die **Effekte** machen, die der Klient erzielen möchte, **und die möglichen Behandlungsprotokolle notieren.** In regelmäßigen Abständen sollte der **Status quo hinsichtlich dieser Ziele** erfragt werden, dementsprechend sind auch mögliche Variationen des Protokolls zu notieren. Dieses Vorgehen hilft dem Therapeuten und dem Klienten, den tatsächlichen Verlauf der Therapie besser einzuschätzen. Insbesondere wird auch die Effektivität des fachlichen Austauschs unter Kollegen davon profitieren. Effekte und Ziele sollten immer im Gespräch

---

gemeinsam mit dem Klienten ermittelt werden. Hier können auch sogenannte Zielerreichungsskalen eingesetzt werden, mit deren Hilfe sich Fortschritte in der Therapie visualisieren lassen.

8.4 Phasen der Biofeedbacktherapie

Auch wenn nicht bei allen der vorgestellten Beispiele eine weitere Unterteilung der Therapie in einzelne Phasen vorgenommen wurde, so ist es dennoch sinnvoll, sich für die eigene Praxis Gedanken über eine mögliche **Strukturierung des Therapieablaufs** zu machen. Allgemein lässt sich eine Biofeedbacktherapie formal in die folgenden, teils aufeinander aufbauenden, Phasen einteilen. Der **Vorteil** dieser Betrachtungsweise liegt darin, dass diese Einteilung zum einen, wie bereits geschrieben, unabhängig von der jeweiligen Störung ist und zum anderen unabhängig von der gewählten Biofeedbacktechnik vorgenommen werden kann.

Lernphase Hier steht im Vordergrund, dass dem Klienten der Zugang zum **Verständnis des gewählten Verfahrens** ermöglicht wird. Die inhaltliche Ausgestaltung liegt dabei fast vollständig in den Händen des Therapeuten. Zu Beginn einer Biofeedbacktherapie wird oft der Fehler gemacht, den Klienten mit zwar sehr interessanten Informationen zu versorgen, die aber das Verständnis von psychophysiologischen Zusammenhängen in der Regel erschweren. Deshalb ist es wichtig, gemeinsam mit dem Klienten ein geeignetes Erklärungsmodell auszuarbeiten, auf das auch in späteren Phasen der Therapie jederzeit zurückgegriffen werden kann. Auf Basis des Modells können dann auch Details der Therapie eingeordnet werden.

Automatisierungsphase Das Kennzeichen dieser Phase ist, dass ein Klient sich gut **auf die zu trainierenden Techniken einlassen** kann. Dieses sollte gerade während der Therapiesitzungen in der gezielten Veränderung der trainierten Bereiche zu sehen sein. Beispielsweise sollte bei einem Theta-Trainingsblock im Rahmen einer AD(H)S-Frequenzbandtherapie ein zeitlich stabiles Absinken der Theta-Amplitude registriert werden. Die Reduktion der Amplitude sollte idealerweise mit zunehmender Anzahl der absolvierten Sitzungen zeitlich immer früher erfolgen und länger andauern.

Stabilisierungsphase In der Stabilisierungsphase wird die angestrebte **Veränderung** der trainierten Parameter zunehmend **unabhängiger** von der Tagesverfassung und v. a. von dem gewählten Stimulus. Der Klient berichtet idealerweise von positiven Alltagserfahrungen sowie über Verringerung und Ausbleiben der behandelten Symptomatik. Gerade in dieser Phase ist es wichtig, auch negative Veränderungen zu erfassen. So kann z. B. im Rahmen einer AD(H)S-Therapie gelegentlich ein Motivationseinbruch registriert werden, der trotz erfolgreicher Trainingssitzungen auftritt. Das vermittelte Störungsmodell sollte auch hierfür eine Erklärung bzw. eine Möglichkeit der Einordnung enthalten. Im Fall des AD(H)S-Modells für das Frequenzbandtraining kann man

8

hier von einer verbesserten Wahrnehmung der eigenen Situation ausgehen. Daraus resultiert oft eine Selbsteinschätzung, die bspw. mit den empfundenen schulischen Anforderungen kollidiert. Der folgende Satz eines AD(H)S-Patienten soll diesen Umstand noch einmal deutlich machen: „Ich hinke in der Schule so weit hinterher, das kann ich ja nie mehr aufholen!" Eine solche Aussage ist dann allerdings ein deutlicher Hinweis dafür, dass auch weitere Trainingsmaßnahmen (evtl. auch Nachhilfe), die nicht durch das Biofeedback geleistet werden können, erfolgen sollten.

Transfer In der Schilderung der einzelnen Methoden in den vorangegangenen Buchkapiteln wurde bereits beschrieben, was man sich unter dem Begriff **Transfer** vorzustellen hat. Hierunter werden alle **Hilfsmittel** verstanden, die es einem Klienten ermöglichen, den Abruf der trainierten Fähigkeiten im Alltag zu leisten. Beispielsweise kann dies ein bestimmtes Video sein, das vor oder in kritischen Situationen auf dem Smartphone abgespielt werden kann. Der Fantasie des Klienten und Therapeuten sind im Hinblick auf die Form der visuellen, akustischen oder auch rein imaginativen Darbietung von Transferstimuli keine Grenzen gesetzt. Es sollte allerdings der **Leitsatz** gelten, dass dem Klienten das Transfermaterial in den Trainingssitzungen bekannt gemacht wird. Im Gegensatz zu den bisher geschilderten Phasen lässt sich der Transfer zeitlich nicht genau verordnen; als ungefährer Zeitpunkt, an dem mit Transferübungen begonnen werden sollte, dient aber der Übergang von der Lern- zur Automatisierungsphase. Praktischerweise kann man auch bereits in den Therapiesitzungen bei den verschiedenen Durchgängen auf die Rückmeldung für den Klienten verzichten und dem Klienten dann unmittelbar danach mitteilen, ob die trainierten Parameter erfolgreich eingehalten wurden. Bei dem vorgestellten SCP-Training werden diese Durchläufe (Trials) auch als **Transfer-Trials** bezeichnet.

> **Praxistipp**
>
> Man sollte versuchen, die Therapie in einzelne **Phasen** zu unterteilen und diese in Abstimmung mit dem Klienten bewusst unterschiedlich zu gestalten. Das sorgt für eine abwechslungsreiche Gestaltung, auch wenn die einzelnen Trainingseinheiten durchaus anstrengend sein können.

Auf der Basis der soeben eingeführten Begriffe wird das Vorgehen in den folgenden Kapiteln anhand von Fallbeispielen exemplarisch dargestellt.

Weiterführende Literatur

ADS/ADHS

Cortese S et al (2016) Neurofeedback for attention-deficit/hyperactivity disorder: meta-analysis of clinical and neuropsychological outcomes from randomized controlled trials. J Am Acad Child Adolesc Psychiatry 55(6):444–455

Huss M (2008) ADHS bei Kindern: Risikofaktoren, Schutzfaktoren, Versorgung, Lebensqualität. Bundesgesundheitsbl Gesundheitsforsch Gesundheitsschutz 51:602–605

Kahl K, Peschel T (2010) ADHS update. Der Neurologe und Psychiater 10(10):55–58

Kain W et al (2008) Komorbidität bei ADHS. Monatsschr Kinderheilkd 156:757–767

Kohn J, Esser G (2008) ADHS im Jugend- und Erwachsenenalter. Monatsschr Kinderheilkd 156:748–756

Schönenberg M et al (2017) Neurofeedback, sham neurofeedback, and cognitive-behavioural group therapy in adults with attention-deficit hyperactivity disorder: a triple-blind, randomized, controlled trial. Published online August 9, 2017. https://doi.org/10.1016/S2215-0366(17)30291-2

Schulte-Körne G (2008) Diagnostik des ADHS. Monatsschr Kinderheilkd 156:740–747

Wangler S et al (2011) Neurofeedback in children with ADHD: specific event-related potential findings of a randomized controlled trial. Clin Neurophysiol 122:942–950

Autismus

Banaschewski T et al (2011) Autismus und ADHS über die Lebensspanne. Differenzialdiagnosen oder Komorbidität? Nervenarzt 82:573–581

Bölte S (2011) Psychobiosoziale Intervention bei Autismus. Nervenarzt 82:590–596

Broyd S et al (2009) Default-mode brain dysfunction in mental disorders: a systematic review. Neurosci Biobehav Rev 33:279–296

Howlin P (2004) Adult outcome for children with autism. J Child Psychol Psychiatry 45:212–229

Iacoboni M (2006) Failure to deactivate in autism: the co-constitution of self and other. Trends Cogn Sci 10:431–433

Kennedy DP (2006) Failing to deactivate: resting functional abnormalities in autism. Proc Natl Acad Sci U S A 103:8275–8280

Kennedy DP, Courchesne E (2008) The intrinsic functional organisation of the brain is altered in autism. NeuroImage 39:1877–1885

Meyer-Lindenberg A (2011) Autismusspektrumstörungen. Nervenarzt 82:551–552

Poustka L et al (2011) Psychopharmakologie autistischer Störungen. Nervenarzt 82:582–589

PTBS

http://www.wikipedia.org/wiki/Posttraumatische_Belastungsst%C3%B6rung–cite_note-0. Zugegriffen am 04.02.2020

Migräne

Kropp P, Niederberger U (2004) Die nichtmedikamentöse Behandlung der Migräne. Schmerz 18:415–420

Kropp P, Niederberger U (2010) Biofeedback bei Kopfschmerzen. Schmerz 24:279–289

Epilepsie

Egner T, Sterman MB (2006) Neurofeedback treatment of epilepsy: from basic rationale to practical application. Expert Rev Neurother 6:247–257

Kotchoubey B et al (2001) Modification of slow cortical potentials in patients with refractory epilepsy: a controlled outcome study. Epilepsia 42(3):406–416

Sterman MB (2010) Biofeedback in the treatment of epilepsy. Cleve Clin J Med 77(3):60–67

Strehl U et al (2006) Deactivation of brain areas during self-regulation of slow cortical potentials in seizure patients. App Psychophysiol Biofeedback 31(1):85–94

Strehl U et al (2011) Why do patients with partial epilepsy improve their IQ after training to self-regulate slow cortical potentials? J Neurother 15:200–213

Tan G et al (2009) Meta-analysis of EEG biofeedback in treating epilepsy. Clin EEG Neurosci 40(3):173–179

World Health Organization (2009) Epilepsy: Fact sheet. http://www.who.int/mediacentre/factsheets/fs999/en/index.html

Zhao L et al (2009) Changes in EEG measurements in intractable epilepsy patients with neurofeedback training. Prog Nat Sci 19(11):1509–1514. https://doi.org/10.1016/j.pnsc.2009.03.010

Schlafstörungen

Cortoos A et al (2010) An exploratory study on the effects of teleneurofeedback and telebiofeedback on objective and subjective sleep in patients with primary insomnia. Appl Psychophysiol Biofeedback 35(2):125–134

Hoedlmoser K et al (2008) Instrumental conditioning of sensorimotor rhythm. Sleep 31(10):1401–1408

Kallweit U (2010) Diagnose und Therapie der Insomnie. Wie Sie zu gutem Nachtschlaf verhelfen. MMW – Fortschritte der Medizin 3(9):70–73

Schlaganfall

Kober SE et al (2015) Specific effects of EEG based neurofeedback training on memory functions in post-stroke victims. J NeuroEng Rehabil 12:107–119. https://doi.org/10.1186/s12984-015-0105-6

Tinnitus

Dohrmann K (2007) Modulierung anormaler Gehirnaktivität bei Menschen mit chronischem Tinnitus: Entwicklung eines Neurofeedbacktrainings. Dissertation Konstanzer Online-Publikations-System (KOPS). (URN: http://nbn-resolving.de/urn:nbn:de:bsz:352-opus-31373). http://www.ub.uni-konstanz.de/ko ps/volltexte/2007/3137

Gosepath K et al (2001) Neurofeedback in der Therapie des Tinnitus. HNO 49:29–35

http://www.tinni.net/index.htm

Schenk S et al (2005) Neurofeedbackgestütztes EEG-α- und EEG-β-Training. HNO 53:29–37

Allgemein

Birbaumer N, Schmid RF (2010) Biologische Psychologie, 7. Aufl. Springer, Heidelberg

Orndorff-Plunkett F et al (2017) Assessing the effectiveness of neurofeedback training in the context of clinical and social neuroscience. Brain Sci 7:95–116. https://doi.org/10.3390/brainsci7080095

Othmer S (2012) Protocol guide for neurofeedback clinicians, 3. Aufl. EEG Info. http://www.eeginfo.ch. Zugegriffen am 23.08.2012

Ros T et al (last edited 23.01.2019) Consensus on the reporting and experimental design of clinical and cognitive-behavioural neurofeedback studies (CRED-nf checklist). https://psyarxiv.com/nyx84/

Van Doren J et al (2018) Sustained effects of neurofeedback in ADHD: a systematic review and meta-analysis. European Child & Adolescent Psychiatry, published online: 14.02.2018. https://doi.org/10.1007/s00787-018-1121-4

Weissacher E, Heuser J (2008) Biofeedback: Die alternative Methode zur Behandlung von Schmerzen und psychosomatischen Beschwerden. Irsiana, München

Psychische Störungen in der Kindheit und Adoleszenz

© Springer-Verlag GmbH Deutschland, ein Teil von Springer Nature 2020
K.-M. Haus et al., *Praxisbuch Biofeedback und Neurofeedback*, https://doi.org/10.1007/978-3-662-59720-0_9

9.1 Aufmerksamkeitsdefizitstörung mit oder ohne Hyperaktivität (ADS/ADHS)

Edith Schneider und Meike Wiedemann

■ **Erklärungsmodell**

ADS/ADHS zeichnet sich durch **drei Hauptsymptome** aus, durch Störungen

- der Aufmerksamkeit,
- der Impulskontrolle und
- der Aktivität.

Während die Kinder im Kindergarten hauptsächlich durch ihr unruhiges Verhalten auffallen, werden in der Grundschule die Aufmerksamkeitsstörungen deutlich, gekoppelt mit den Schwierigkeiten, die durch die körperliche Unruhe und die mangelnde Impulskontrolle verursacht werden. Bei annähernd zwei Dritteln der Kinder treten **Komorbiditäten** auf, wie

- Legasthenie,
- Dyskalkulie,
- Depression,
- Zwangsstörungen,
- Angststörungen (vermehrt bei Mädchen mit Aufmerksamkeitsdefiziten)
- und als häufigste Komorbidität Störungen des Sozialverhaltens wie z. B. oppositionelles Verhalten (► Abschn. 1.3).

Viele der zusätzlichen Störungen werden oft nicht erkannt, weil das hyperaktive und oppositionelle Verhalten vermehrt von der Umwelt wahrgenommen wird. So werden Ängste und depressive Symptome übersehen.

❯ Das *Selbstbewusstsein* dieser Kinder leidet, da sie sich immer wieder als Versager erleben, als ausgegrenzt, gerügt, ermahnt, nur selten gelobt.

Nicht immer sind die Eltern in der Lage, die notwendige emotionale Unterstützung und Geborgenheit zu vermitteln. Häufig ist mindestens ein Elternteil ebenfalls von ADS/ADHS betroffen und kann die notwendige Strukturierung des Alltags nicht erbringen. So ist das Kind auf sich selbst gestellt und entwickelt oft dysfunktionale Kompensationsmechanismen. Dies kann zu erheblichen Einschränkungen in der Lebensqualität führen.

Bis zu 85 % der diagnostizierten Kinder zeigen auch als **Jugendliche** ADHS-typische Verhaltensweisen. Bei Jugendlichen und Erwachsenen tritt die Hyperaktivität zwar in den Hintergrund, kann aber in Form einer andauernden inneren Unruhe weiterbestehen. Die Aufmerksamkeitsstörung verhindert oft, dass die Betroffenen trotz guter Intelligenz den Anforderungen einer höheren Schule oder eines Studiums genügen. Bei **Erwachsenen** ist das Störungsbild ganz unterschiedlich. Mangelnde Impulskontrolle, Unordnung, Probleme mit der Zeiteinteilung, schlechte Organisation, fehlerhafte Ausführung von Arbeiten, Schwierigkeiten mit Regeln verursachen große Probleme bei der Arbeit und im sozialen Bereich.

Wer mit Kindern, Jugendlichen und Erwachsenen mit ADS/ADHS arbeitet, weiß, dass es große Unterschiede im Verhalten der Betroffenen gibt, auch wenn sie derselben Untergruppe angehören. Ein großes Anliegen ist es, noch genauer zwischen den einzelnen Ausprägungen und ihren neurophysiologischen Hintergründen zu unterscheiden. Denn das würde eine maßgeschneiderte Therapie erleichtern und somit zu einer effizienteren Behandlung führen. Sonuga-Barke (2002) veröffentlichte ein duales Modell in dem er ADHS zum einen als Resultat einer Impulskontrollstörung beschrieb, die sich dann auf das Denken und Handeln auswirkt. Zum anderen postulierte er ein Defizit im Belohnungsaufschub. Beide Ursachen tragen auf ihre eigene Art und Weise zu dem Krankheitsbild bei. Seither wurden zum Beispiel durch Arns et al. (2012), mehrere Untergruppen beschrieben, die sich durch unterschiedliche neurophysiologische Merkmale auszeichnen.

2018 veröffentlichten Barth et al. eine Studie in der 87 Erwachsene aufgrund ihrer unterschiedlichen neurophysiologischen Merkmale in 3 unterschiedliche Gruppen eingeteilt wurden. Zusammenfassend wurden 3 Untergruppen beschrieben: Eine Gruppe mit gestörter Reaktionshemmung und mangelhafter Bereitstellung der Aufmerksamkeit, eine zweite Gruppe mit kortikaler Untererregung und eine weitere Gruppe mit der Fähigkeit zur Hyperfokussierung.

■ **Methoden und Therapieziele**

Am besten wird ADS/ADHS mit einem **multimodalen Ansatz** behandelt, der neben Bio- und Neurofeedbacktraining auch Verhaltenstraining, Elternschulung, Instruktion von Lehrern und Selbstinstruktionstraining umfasst. Doch hat sich herausgestellt, dass auch bei Kindern, deren Eltern nicht in der Lage sind, ein Elterntraining erfolgreich umzusetzen, Bio- und Neurofeedback trotzdem wirkungsvolle Behandlungsmethoden sind.

❯ *Biofeedback* und *Neurofeedback* führen zu Selbstregulation und dem Erleben von Selbstwirksamkeit.

■ **Traditionelle Verfahren**

Traditionelle Verfahren sind das **Theta-Beta-Training** und das **SMR-Training** (► Kap. 3). Biofeedbackverfahren (► Kap. 2) wie **Herzratenvariabilitätstraining** sind bei den Kindern sehr beliebt und effektiv. Bei manchen, sehr angespannten Kindern und auch Erwachsenen ist es sinnvoll, vor dem eigentlichen Neurofeedbacktraining ein HRV-Training oder ein EMG-Training vorzuschalten, damit sie ruhiger und gelöster werden. Ohne dass die Kooperation der Eltern zwingend notwendig ist, führen Bio- und Neurofeedbacktraining zu einer Verbesserung des Arbeitsgedächtnisses, der Handlungsplanung und der Problemlösungsfähigkeit. Fortschritte in der Aufmerksamkeit führen zu Erfolgen in Schule und Beruf. Die erhöhte Impulskontrolle ermöglicht bessere soziale Kompetenzen, hieraus ergeben sich stabilere soziale Kontakte und eine verbesserte Teilhabe in allen Bereichen.

❯ Die Fortschritte ermöglichen eine *effektivere Anpassung* an die Anforderungen der Umwelt.

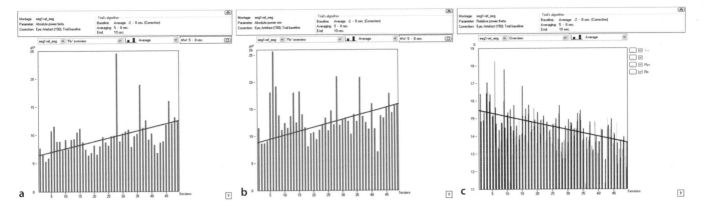

□ Abb. 9.1   a-c Fallbeispiel: Siggi. **a** Im Verlauf der Therapie steigen die Amplituden der schnellen Beta-Wellen und **b** des sensomotorischen an, während **c** Der relative Anteil der Thetawellen im Laufe der Behandlung sinkt.

■ **SCP-Training bei AD(H)S**

Seit einigen Jahren gibt es auch die Möglichkeit, die **Selbstkontrolle der langsamen kortikalen Potenziale** zu erlernen (▶ Kap. 4). In manchen Praxen wird nur Frequenzbandtraining (▶ Kap. 3) oder nur SCP-Training durchgeführt, in anderen Praxen wiederum wird beides gemacht. Das SCP-Training ist u. U. für viele Kinder recht langweilig, daher hat es sich in der Praxis bewährt, ein Video mit Frequenzbandtraining als anschließende Belohnung einzusetzen. Man muss mit mindestens 30–40 Sitzungen rechnen, wenn SCP-Training gemacht wird.

Sehr wichtig ist die Umsetzung in den Alltag, wie schon beschrieben. Wenn die Übungen zu Hause regelmäßig gemacht werden, kann sich dieser zusätzliche Trainingseffekt begünstigend auf die Dauer des Trainings auswirken.

Im Folgenden wird ein Fallbeispiel (Siggi) dargestellt (□ Abb. 9.1).

Fallbeispiel

SCP-Training bei ADHS mit komorbider Suchtproblematik

Als Siggi T. von seiner ambulanten Drogenrehabilitation in meine Praxis geschickt wurde, hatte er ein gutes Viertel seines Lebens im Knast verbracht. Schon mit 15 Jahren wurde er ins Heim und später in eine Jugendstrafanstalt gesteckt. Dann ging es weiter in die Drogenabhängigkeit und in die Beschaffungskriminalität. Weitere Aufenthalte im Gefängnis folgten regelmäßig. An kontaminierten Spritzen holte er sich schließlich eine Hepatitis C. Er war arbeitslos und eine Anstellung zu finden mit seinem Lebenslauf illusorisch.

Sehr zuversichtlich war sein Drogenberater damals nicht, aber er dachte Neurofeedback könne man ja mal probieren. Immerhin wies Siggi alle Anzeichen einer Aufmerksamkeitsstörung mit Hyperaktivität auf und einen Versuch war es wert.

Siggi selbst war mehr als skeptisch, aber da er Zeit hatte und wahrscheinlich doch noch einen Funken Hoffnung, ließ er sich auf das SCP-Training ein:

>> „Bis im Nov.-Dez. 2014 konnte ich nicht mal 2 min ruhig sitzen, mich kaum konzentrieren. Wenn ich in der Vergangenheit hin und wieder meine Schwester besuchte, sagte sie mir immer wieder, dass ich sie mit meiner Unruhe ganz kirre mache, und ich hatte sie nur begrüßt, soviel zu meiner Unruhe und ihre Wirkung auf meine Mitmenschen.

Ich war kurz vor Ende einer Tagesklinik für Drogenabhängige als ich mit Neurofeedback begann. Als ich von der Drogentherapie entlassen wurde, haben mir meine Therapeuten so gut wie nichts zugetraut!

Ich merkte nach 5–6 Behandlungen das erste Mal, dass ich mit einer Sache die mich emotional sehr belastete, dass ich irgendwie anders damit umgehe. Da beschloss ich, mit Neurofeedback schön weiter zu machen. Mit der Zeit wurde ich ruhiger, für meine Umwelt erträglicher. Lernte endlich, mich zu konzentrieren, und mal bei der Sache zu bleiben. Dies fiel auch meinem Umfeld auf, auch meinem Hausarzt, der anfangs skeptisch war."

Während Siggi weiter in die Praxis kam und regelmäßig Neurofeedback machte, begann er eine Lehre als Tätowierer, absolvierte die Nachsorge in der Tagesklinik und bestand erfolgreich die MPU. Nun war der Weg frei für eine Teilzeitanstellung in einer ambulanten Pflegeeinrichtung.

Während er in der Pflege arbeitete, entwickelte er seine künstlerischen Fähigkeiten als Tätowierer und bildete sich in der Anwendung von Photoshop weiter. Leider musste er immer wieder erfahren, dass er wegen seiner Vergangenheit große Widerstände überwinden musste.

>> „Es war zum Verzweifeln, Jobs finde ich so gut wie keine wegen meinem Lebenslauf. Das war alles sehr niederschmetternd. Aber ich bin an meinem neuen Ziel, Tattookünstler zu werden, drangeblieben. Egal was war, ich habe nicht mehr zu Heroin oder Kokain gegriffen. Und das ist neu für mich, das Tagwerk (ambulante Drogentherapie in Stuttgart) waren die 5 Drogentherapien. Meinen Führerschein habe ich wieder, von meiner Hepatitis C bin ich geheilt!

Meine Symptome vom ADHS sind nicht ganz weg, ne gewisse Unruhe, ständiges Denken und ein bisschen mehr sind geblieben.

Ich hätte mir gewünscht, mindestens 20 Jahre vorher damit behandelt zu werden, so hätte ich mir einiges erspart, hätte lernen können, was ich erst so richtig in den letzten Jahren tat! Und den ganzen Scheiß mit den Drogen und der Infektion hätte ich nicht mit machen müssen."

Siggi kommt weiterhin regelmäßig in die Praxis. Er macht kontinuierliche Fortschritte. Er geht auf die 50 zu und lernt sich erst jetzt kennen. Die Freude darüber ist ihm anzusehen. Er merkt, was für ein Potenzial in ihm steckt und setzt alles daran, es zu leben. Seine Entwicklung ist erstaunlich, als Mensch und als Künstler.

■ ILF-Training bei AD(H)S

Wie schon in ▶ Kap. 5 beschrieben, gibt die Diagnose allein keinen Hinweis auf die Trainingsparameter für das ILF-Training. Vielmehr richtet sich die Wahl der Elektrodenpositionierung nach den beschriebenen Symptomen und die Wahl der Frequenz nach den Reaktionen des Patienten. Die verwendeten Elektrodenpositionierungen im nachfolgenden Fallbeispiel haben sich beim ILF-Training als sehr effektiv und grundlegend erwiesen und werden deshalb recht häufig gebraucht. Sind zusätzlich Symptome von Hyperaktivität oder starker Übererregung vorhanden, sollte ein Training an T4-P4 ergänzt werden. Weitere spezifische Platzierungen können hinzugefügt werden, wenn sich die Symptome trotz wiederholten Trainings mit den Grundpositionierungen nicht ändern.

Im Folgenden wird das Vorgehen im Fallbeispiel (Peter) dargestellt.

Fallbeispiel
ILF-Training bei AD(H)S

Peter kam zusammen mit seinen Eltern wegen vielfältiger Verhaltensauffälligkeiten, sowohl im schulischen als auch im häuslichen Bereich in die Praxis. Zu der Zeit besuchte er die 6. Klasse des Gymnasiums. ADS war bereits diagnostiziert und wurde seit 3 Jahren medikamentös (Methylphenidat) behandelt. Zu Beginn der medikamentösen Behandlung bekam er von den Lehrern der damals besuchten Grundschule positives Feedback. Er würde sich besser am Unterricht beteiligen.

Die Eltern berichteten, dass sich die Situation geändert hätte, seit Peter das Gymnasium besucht. Dort würde er im Unterricht überhaupt nicht mitmachen, verschweige Klassenarbeiten, mache wenige Hausaufgaben und brauche sehr lange, bis er überhaupt damit anfange. Er lerne nicht und das Schriftbild sei schlecht. Die Schulsachen wären schlecht geordnet und die Unterrichtsmaterialien würden nicht mit zur Schule gebracht. Zu Hause würden Regeln und die geforderte Mitarbeit bei kleineren Hausarbeiten nicht beachtet. Er würde sich nicht an geregelte Ruhezeiten halten und sich nicht zur vereinbarten Zeit schlafen legen. Zudem gäbe es Streitereien mit den Geschwistern, die aber durchaus noch vertretbar seien. Seine Frustration zeige er sehr aktiv.

■■ Behandlungsverlauf

Peter konnte sich gut auf das Training einlassen und erschien pünktlich und regelmäßig zu den vereinbarten Terminen. Das Training wurde anhand von Peters eigenen und den Berichten der Eltern über die Veränderung der Symptome (◘ Abb. 9.2) optimiert, d. h. Trainingsfrequenzen und Elekt-

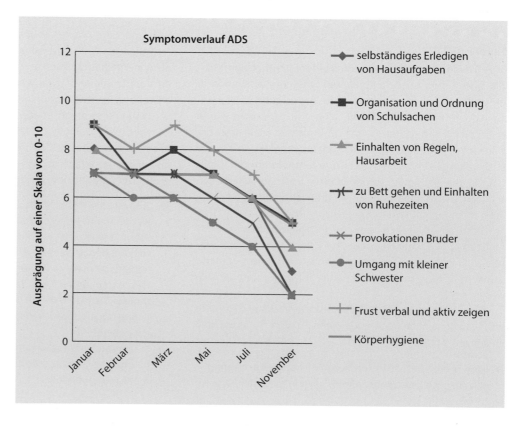

◘ **Abb. 9.2**   Fallbeispiel: Peter. Symptomtracking bei ADS. Die einzelnen Symptome wurden zu Beginn der Behandlung von den Eltern auf einer Skala von 0–10 bewertet (0 = kein Problem, 10 = großes Problem). Im Verlauf des Trainings wurde die Befragung der Eltern zu den angegebenen Zeiten wiederholt. Es zeigte sich eine deutliche Symptomreduktion

rodenplatzierungen wurden dementsprechend angepasst. Da keine Hinweise für traumatische Erlebnisse oder Bindungsstörungen vorlagen, wurde das Training an T3-T4 begonnen. Während der Sitzung fühlte sich Peter etwas wacher, vor Beginn des Trainings war er etwas müde. Die Eltern berichteten, dass Peter nach der 1. Sitzung etwas aufgedreht war, das könne aber auch am bevorstehenden Geburtstag liegen. Um diese These zu überprüfen wurde wieder mit den gleichen Parametern trainiert, dieses Mal mit einem guten Ergebnis. Peter war nach der Sitzung ruhiger. In der 3. Sitzung wurde wegen der Konzentrationsschwierigkeiten T3-Fp1 hinzugefügt und nach 2 weiteren Neurofeedbacksitzungen folgte das erste positive Feedback von der Lehrerin. Peter erzählte stolz, er sei von der Lehrerin für gute Mitarbeit gelobt worden, das hätte es noch nie gegeben. Wegen der häuslichen Wutausbrüche und des teilweise oppositionellen Verhaltens wurde ein rechtsseitiges frontales Training (T4-Fp2) hinzugenommen.

Im Verlauf des Neurofeedbacktrainings fiel die Schule leichter und Peter bekam weiterhin positives Feedback von seinen Lehrern, er würde besser mitmachen und weniger rumkaspern. Die Unterrichtsmaterialien hatte er jetzt in allen Fächern dabei. Seine Mitarbeit und sein soziales Verhalten im Sportunterricht fielen positiv auf. Allerdings gestalteten sich die Hausaufgaben immer noch schwierig, das Erledigen der Hausaufgaben wurde zwar besser, war aber noch nicht zufriedenstellend. Er lernte praktisch nie selbständig oder freiwillig auf Klassenarbeiten. Aus diesem Grunde wurde noch ein HEG-Training hinzugefügt (► Abschn. 6.5), da dies bei ähnlichen Fällen für das selbständige Beginnen der Hausaufgaben schon hilfreich war.

■■ Ergebnis

Zu Ende des Neurofeedbacktrainings hatte sich der Umgang mit den Geschwistern zu Hause deutlich gebessert und die gesamte häusliche Situation war wesentlich entspannter. Sowohl der Klassen- als auch der Englischlehrerin war aufgefallen, dass Peter sich zum Positiven gewandelt hat. Das Familienleben war deutlich entspannter. In Rücksprache mit dem behandelten Arzt konnte die Medikation nach ca. 25 Sitzungen um die Hälfte reduziert werden. Da die erreichten Ergebnisse weiterhin stabil blieben, konnte die Behandlung nach 32 Trainingssitzungen beendet werden.

◘ Abb. 9.2 zeigt den Symptomverlauf im Detail.

■ Frequenzbandtraining bei AD(H)S
Andreas Krombholz

Bei **Kindern mit AD(H)S** zeigt sich (auch wenn es sich nicht immer um ein einheitliches physiologisches Muster handelt) bei einem Großteil der Kinder – im Vergleich zu Kindern gleichen Alters, gleichen Geschlechts, gleichen Bildungsstatus etc. ohne Aufmerksamkeitsstörung – folgendes Bild:

Besonders unter mentaler Belastung zeigt sich im Spontan-EEG ein zu hoher Theta-Anteil (bedingt durch die Amplitude) in Relation zu den Low-Beta-Anteilen, was sich in einer erhöhten Theta-Beta-Ratio widerspiegelt. Eine hohe

Aktivität im Bereich der Theta-Wellen in Relation zu den Beta-Wellen steht eher für eine nach „innen gerichtete" Aufmerksamkeit, die Aufmerksamkeit nach außen ist eingeschränkt bis massiv blockiert. Das Gehirn arbeitet zu langsam, um eine geforderte mentale Leistung bringen zu können. Informationen werden nicht oder nur unvollständig aufgenommen, verarbeitet und abgespeichert.

Bei Kindern, bei denen **Impulsivität** und/oder **motorische Hyperaktivität** das klinische Bild prägen, zeigt sich oftmals eine sehr niedrige Aktivität im Bereich des sensomotorischen Rhythmus (SMR).

> ❯ *Hohe Amplituden von Theta-Wellen* (im Verhältnis zu den Amplituden der Beta-Wellen, Ratiobildung) **können die nach außen, auf die Umwelt gerichtete Aufmerksamkeit stören.**

Das **Ziel** des Neurofeedbacktrainings (ca. 20 Sitzungen) ist es zunächst, dass die Patienten es schaffen,
- die Intensität der **Lo-Beta-Wellen** zu steigern und über einen individuell bestimmten Schwellenwert zu erhöhen, und gleichzeitig
- die **Theta-Wellen** unter einen individuellen Schwellenwert zu verringern.

Damit es nicht zu einer Hyperfokussierung oder einer scheinbaren Steigerung der Lo-Beta-Aktivität durch Muskelanspannung kommt, ist es sinnvoll, den High-Beta- oder den Muskelanteil (meist abgebildet durch den Artefakt-Wert) abzusenken. Immer dann, wenn es dem Patienten gelingt, wird ein positives Feedback gegeben - auditiv oder visuell. Steht die Impulsivität und/oder motorische Hyperaktivität im Vordergrund, sollten bis zur Verbesserung der Symptome zunächst die SMR-Wellen anstelle der Lo-Beta-Wellen aufsteigend trainiert werden. Neben der motorischen Ruhe bewirkt eine Erhöhung des sensomotorischen Rhythmus ebenfalls eine Verbesserung im Bereich der Aufmerksamkeit. Damit das Training vergleichbar mit Alltagssituationen wird, ist es sinnvoll, Ablenkungsreize in das Training einzubauen, das Gespräch mit Eltern in den Hintergrund zu stellen etc.

Zunächst sollte das **Feedback motivierend** wirken, beispielsweise wird ein Video-Comic gesteuert oder ein Film mit einem für den Patienten motivierenden Inhalt. Im Laufe der Sitzungen sollten sich die Videos mehrfach wiederholen, um das Training zu erschweren, da der Neuigkeitscharakter in den Hintergrund tritt. Wichtig ist, sich direkt zu Beginn mit dem Kind und den Eltern auf ein Video/Motiv zu einigen, da ein Bild des Films dem Kind nach jedem Training als Transferkarte mitgegeben wird. Ab der zweiten Hälfte der Sitzungen empfiehlt es sich, mit **Transferübungen** in der Praxis anzufangen. Dazu sollen die Kinder Aufgaben mitbringen, mit denen sie in der Vergangenheit Schwierigkeiten hatten. Das EEG wird angelegt wie bei jeder anderen Trainingssitzung auch. Der Patientenbildschirm wird ausgeschaltet und im Hintergrund ein sog. Prompt-Ton dargeboten, der, ebenso wie der Film, nur dann zu hören ist, wenn der Hirnzustand im gewünschten Bereich ist:
- Theta unterhalb der Schwelle (4–7 Hz),

9

- Lo-Beta (15–20 Hz) oberhalb der Schwelle (ggf. SMR, 12–15 Hz) und
- High-Beta (20–30 Hz) bzw. Artefakt unterhalb der Schwelle.

Im Folgenden wird ein Fallbeispiel (Patient X.) dargestellt.

Fallbeispiel
Frequenzbandtraining bei ADS
Patient X. (Junge, 12 Jahre alt) erschien in Begleitung seiner Eltern in der Praxis. Bei dem Jungen wurde vor 4 Jahren durch einen Kinderpsychiater die Diagnose ADHS gestellt. Bisherige Therapieversuche konnten keine Besserung bewirken, sodass die Eltern vor 2 Jahren einer medizinischen Therapie zugestimmt hatten. Dadurch konnte die Symptomatik etwas verringert werden, allerdings verstärkte sich die Symptomatik in der letzten Zeit wieder. Eine Dosiserhöhung der Medikamente wurde von den Eltern abgelehnt. Als besonders störend schilderten die Eltern die Impulsivität, und dass ihr Sohn einfach nicht zuhören und still sitzen konnte. Jede Kleinigkeit lenkte ihn ab.
→ **Impulsivität** und **Ablenkbarkeit** wurden als Hauptmerkmale genannt.
Im EEG (abgeleitet an Cz gegen das rechte Ohr) zeigten sich unter einer Standardsituation (Lesen, Rechnen) folgende Ratios:
- Theta/Lo-Beta: 3.8,
- Theta/SMR: 3.4.

Während der Bearbeitung der Aufgaben wurde das Kind nun immer wieder angehalten, auf die **Transferkarte** zu schauen. Durch den hörbaren Ton begreift es, dass seine Konzentration gerade beim Anschauen der Karte liegt. Beim Training ist es wichtig, über einen Belohnungsindex zu kontrollieren, dass das positive Feedback 70–75 % der Zeit erreicht wird.

■■ Behandlungsverlauf
Phase 1 Zunächst wurde mit dem Patienten ein Theta-SMR-Training durchgeführt (10 Sitzungen):
- Theta reduzieren,
- SMR erhöhen,
- High-Beta reduzieren.

Im Verlauf jeder Trainingssitzung schaffte es der Patient, die Theta-SMR-Ratio zu verringern. Die High-Beta-Anteile konnten ebenfalls reduziert werden. Trotz anfänglicher Skepsis der Eltern, ob X. überhaupt ruhig sitzen bleiben würde, schaffte er es von der ersten Sitzung an, 40 Trainingsminuten zu absolvieren.
Phase 2 Nach 10 Sitzungen und einer deutlichen Verbesserung der Impulsivität und der motorischen Unruhe (übereinstimmende Berichte der Eltern und der Schule sowie einer

Nachhilfelehrerin) wurde nun ein Theta-Lo-Beta-Training durchgeführt:
- Theta reduzieren,
- Lo-Beta erhöhen,
- High-Beta reduzieren.

Im Verlauf jeder Trainingssitzung schaffte es der Patient, die Theta-Lo-Beta-Ratio zu verringern, und die High-Beta-Anteile konnten ebenfalls weiter reduziert werden. Ab der 15. Sitzung wurde jeweils 20 min mit einem Video trainiert, welches dem Motiv der Transferkarte entsprach, die restlichen 20 min wurde ein langweiliges Video verwendet. Auch bei den langweiligen Videos gelang die gewünschte Veränderung der Hirnwellen.

■■ Ergebnis
Nach 20 Sitzungen konnte das Training wie vereinbart beendet werden. Auch im Bereich der Aufmerksamkeit wurden von denselben o. g. Personen deutliche Verbesserungen beschrieben. Der Junge selbst merkte ebenfalls, dass ihm das Lernen leichter fiel und manchmal sogar Spaß machte. Ablenkungsreize wurden mittlerweile völlig ignoriert.
Begleitend zu den Sitzungen fanden regelmäßig Gespräche mit den Eltern statt, um eine Rückmeldung über die Veränderungen der Symptome zu erhalten.

9.2   Oppositionelles Verhalten

Karl-Michael Haus und Manfred Nowak

9.2.1   Erklärungsmodell

Das ICD-10 beschreibt **Störungen des Sozialverhaltens** als psychische Störungen bei Kindern und Jugendlichen, bei denen sich ein wiederholendes und andauerndes Muster von dissozialem, aggressivem oder aufsässigem Verhalten zeigt, wobei grundlegende Rechte anderer verletzt werden. Zusätzlich können die Betroffen wichtige altersentsprechende Erwartungen, die an sie gestellt werden, nicht erfüllen. Gerade der letzte Punkt sollte gesondert beachtet werden, da die Angehörigen der Klienten oft überzogene Erwartungen haben, die sich nicht mit den altersentsprechenden Erwartungen in Einklang bringen lassen. Hier ist insbesondere zu klären, was die Angehörigen unter dem Terminus „altersentsprechend" verstehen, auch bietet sich die Einbeziehung eines Eltern-Trainings an.
Ein **Ansatz der Behandlung** dieser Störung beruht darauf, zu verstehen, wie das aggressive Verhalten entsteht. Man geht hier u. a. von einer ständig erhöhten körperlichen und kognitiven Erregungsbereitschaft aus, die von der Person nicht selbstständig reguliert werden kann (s. u., Exkurs).

Exkurs: Formatio reticularis und limbisches System

Formatio reticularis

Die im Hirnstamm gelegene Formatio reticularis bildet einen der wichtigsten Motoren der neuronalen Aktivität (◻ Abb. 9.3a). Durch reziproke Verbindungen zu nahezu allen Hirnsystemen, also Verbindungen, die gleichzeitig sowohl aus der Formatio reticularis hinaus- als auch wieder hineinführen, kann das Gehirn über das aufsteigende retikuläre System (ARAS, Teil der Formatio reticularis) eine unspezifische kortikale Erregung erzeugen (tonisches Arousal). Dieses Arousal kann u. a. über Areale des Frontalhirns in seiner Stärke verändert (moduliert) werden. Über Verbindungen der Formatio reticularis zum Hypothalamus wird auch die Ausscheidung der Neurotransmitter Noradrenalin und Serotonin beeinflusst, die wiederum zu langanhaltenden Prozessen der tonischen Aktivierung und Dämpfung der kortikalen Aktivität führen und z. B. den Tag-Nacht-Rhythmus beeinflussen. Weiterhin existiert über andere Kerngebiete des Hypothalamus ein Zugang zum vegetativen Nervensystem, d. h. zur hormonellen und viszeromotorischen Beeinflussung. Absteigende spinale Bahnen modulieren zusammen mit dem vestibulären System (◻ Abb. 9.3a, Vestibulariskerne, VS) über die Gamma-Motoneuronenschleife (◻ Abb. 7.8) die Körpergrundspannung.

Ertönt z. B. ein lauter Knall oder Schrei, werden wir einerseits psychisch wacher, um den Sinneseindruck abzugleichen, zu überprüfen, zuzuordnen etc., aber auch unsere physische Körperspannung steigt an, um auf eine evtl. Gefahrensituation zu reagieren.

→ Um sich fein- und graphomotorischen und/oder kognitiven Anforderungen adäquat über eine gewisse Zeit widmen zu können (◻ Abb. 9.3b), bedarf es
— einer optimalen kortikalen Erregung (Arousal) und
— einer entsprechenden physischen Grundspannung (Haltungshintergrund).

Bei etlichen der von **AD(H)S** betroffenen Kindern kann man von einer **multimodalen Verarbeitungsstörung** sprechen (► Abschn. 1.2.5). Die Kinder reagieren z. T. überaus sensibel auf leichte Berührungsreize bei relativer Schmerzunempfindlichkeit, meiden laute Geräusche und sind empfindlich und/oder unempfindlich gegenüber vestibulären Reizen etc. Aber auch die **Körperspannung** variiert zwischen
— **hypotoner Grundhaltung**, wie z. B. flektierte Sitzhaltung (◻ Abb. 9.3c) bei ständig aufgestütztem Kopf, Zwischenfersensitz, leicht überdehnbare Gelenke, Hohlkreuz (◻ Abb. 9.3d) etc. oder
— kompensatorisch **hoher Anspannung**, wie z. B. Hochziehen der Schultern, starke assoziierte Mitbewegungen der Lippen- und Zungenmotorik und der kontralateralen Hand (◻ Abb. 9.3e), schnelle überhastete Bewegungen, verkrampfte Stifthaltung, Zehenspitzenstand bzw. -gang (◻ Abb. 9.3f) etc.

Das im Vergleich zu anderen eingeschränkte Körperempfinden und die körperliche Ungeschicklichkeit können, neben den häufig erlebten Misserfolgen, das Ich-Bewusstsein bzw. die Ich-Stabilität beeinträchtigen. Dieses Vertrauen zu sich selbst (= **Selbstvertrauen**) bildet jedoch die Basis für adäquate sozio-emotionale Interaktionen: „Ich muss mir vertrauen, um anderen zu vertrauen!" Gerade bei Kindern mit AD(H)S bestehen oft Schwierigkeiten, relevante Informationen aufzunehmen, angemessen zu verarbeiten und sie von irrelevanten zu unterscheiden (Lauth und Schlottke 2002). Diese mangelnde Selbststeuerungsfähigkeit und die entsprechend inadäquaten Lösungsstrategien erschweren das sozio-emotionale Interaktionsgeschehen, wodurch sich die sozialen Verhaltensauffälligkeiten weiter zunehmend verstärken können (Circulus vitiosus) und zu dem o. g. oppositionellen Verhalten führen. Entsprechend der komplexen retikulären Verknüpfungen sind auch die **therapeutischen Zugänge** und **Lösungsansätze** vielfältig! So kann z. B. ein verhaltenstherapeutisches Konzept oder ein Neurofeedbacktraining (► Kap. 3, 4 und 5) als Top-down-Prozess eine Modulationsverbesserung herbeiführen, die sich wiederum positiv auf den Haltungshintergrund auswirkt.

Über vegetative Parameter mittels Biofeedbacktraining (► Kap. 2) kann eine Optimierung der kortikalen Erregung als auch der viszero- und sensomotorischen Spannungszustände erfolgen. Auch über die Darbietung vestibulär kontrollierender Anforderungen (wie z. B. in ◻ Abb. 9.5c, d) kann eine Verbesserung kortikaler Erregungsprozesse als Bottom-up-Prozess herbeigeführt werden.

Es gibt nicht den einen Schalter, den wir drücken! Je nach Person können die unterschiedlichsten Methoden oder auch deren Kombination eine Verbesserung herbeiführen. Letztendlich zählt die Verbesserung der Lebenssituation, d. h. des Alltags, und dabei zählt „Die Methode, die hilft, ist gut!"

Limbisches System

Das limbische System (oft auch als emotionales Gehirn bezeichnet) belegt alle eintreffenden Sinnesinformationen mit einer gewissen Erregung (auch über die Verschaltung mit der Formatio reticularis) und einer neuronalen Aktivität, die wir als **Emotion** definieren. Wissenschaftliche Studien haben gezeigt, dass sich verschiedene Kerngebiete des limbischen Systems gezielt durch Reize aktivieren lassen, die für die Probanden jeweils eine bestimmte inhaltliche und emotionale Bedeutung haben (Lust-Unlust-Zentrum). Einem weiteren Kerngebiet, der sog. **Amygdala** (Mandelkern) schreibt man eine besondere Rolle zu, bestimmte Situationen auf den Grad ihrer Gefährlichkeit oder auch der emotionalen Bedeutung abzuschätzen. Dieser Mechanismus unterliegt Lernvorgängen, die u. a. in der Kindheit erfolgen. Zunächst entsteht wieder eine unspezifische Erregung, die durch die Reaktion auf einen externen Stimulus ausgelöst wird. Das Hirn wird wach und muss im Bruchteil einer Sekunde Wege suchen und Lösungen finden, um sich beispielsweise einer Gefahr zu entziehen. Wenn die Gefahr oder ganz allgemein die Situation erfolgreich bewältigt werden kann, wird durch das **Belohnungszentrum** des Frontalhirns der Neurotransmitter Dopamin ausgeschüttet, die Reaktion (Verhaltensweise), die zum Erfolg geführt hat, wird zur späteren Verwendung gespeichert, und gleichzeitig kommt es zu einer vom Individuum positiv erlebten körperlichen Reaktion. Wenn das abgespeicherte Verhalten im weiteren Reifungsprozess auch zur erfolgreichen Lösung ähnlicher Situationen eingesetzt werden kann, wird die Verknüpfung von Reizen und Reaktion immer stabiler, also schneller abrufbar im Sinne einer effizienten kognitiven Verarbeitung.

Gleichzeitig steigt die Wahrscheinlichkeit einer damit verbundenen positiven Emotion, die durch neuronale Lernvorgänge in der Amygdala repräsentiert wird. Dieser **positive Verlauf** des Lernens hängt allerdings davon ab, dass irgendwann in dem dargestellten Kreislauf der durch die Amygdala ausgelösten Erregung auch ein adäquates Verhalten zugeordnet werden konnte. Findet diese Zuordnung nicht statt, unterbleibt somit auch die Dopaminausschüttung, das Individuum registriert „nur" ein hohes körperliches und kognitives Erregungsniveau. Letztendlich ist eine **kognitive Verarbeitung** aber immer auf einen effizienten Energiehaushalt ausgelegt; das bedeutet: Kortikale Erregungsmuster, die nicht zur Bildung neuer, ebenfalls effizienter Verhaltensweisen beitragen, müssen in Zukunft vermieden werden! Über diesen Mechanismus, der als eine universelle Regel neuronaler Lernprozesse betrachtet werden kann, bilden sich wiederum negative emotionale Wahrnehmungen aus. Die **negative Emotion** signalisiert dabei: Diese Situation kann ich nicht bearbeiten! Wird nun eine Person wiederholt „gezwungen", sich ohne möglichen Lösungsansatz mit Reizen und Situationen auseinanderzusetzen, die eine negative emotionale Aktivierung freisetzen, kommt es zu einem Vermeidungsverhalten, das sich in den Symptomen des oppositionellen Verhaltens äußern kann.

→ Im Rahmen der **Biofeedbacktherapie** versucht der Klient dann, diese grundlegenden Aktivierungsprozesse positiv zu regulieren. In der Regel geht es um eine Reduktion der Erregungsbereitschaft, in deren Folge auch die negative emotionale Verarbeitung wieder reduziert wird. Auf dieser Basis können sich neue effiziente Verhaltensweisen aufbauen.

9

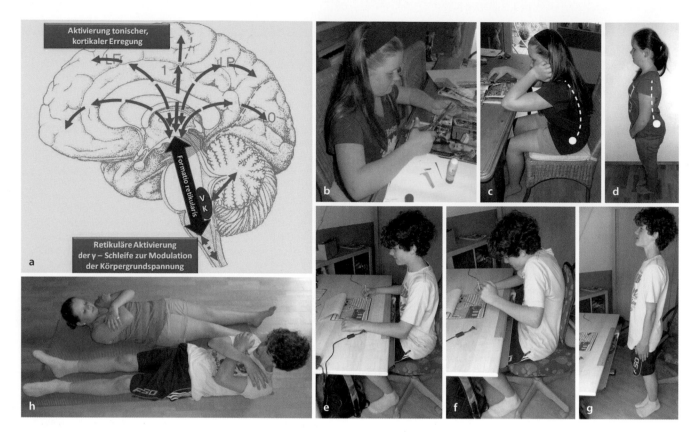

■ **Abb. 9.3** **a–g** Körpergrundspannung. **a** Retikuläre Aktivierung. **b, e** Aufrechte, stabile und kognitiv wache Sitzhaltung. **c, d** Hypotone Grundhaltung (Sitz/Stand). **f, g** Verkrampfte, angespannte Körperhaltung (Sitz/Stand). **h** Vorbereitung zur Bauchatmung

9.2.2   Methoden und Therapieziele

Im folgenden Fallbeispiel wurden mittels **Biofeedback** Voraussetzungen geschaffen, die dem Kind die Umsetzung verhaltenstherapeutischer Ansätze erleichtern, wie z. B. das Nachspielen einer Hausaufgabensituation. Dabei kamen folgende **Sensoren** zum Einsatz:

- Atemsensor/Bauchgurt zur parasympathischen Aktivierung bzw. allgemeinen Entspannung,
- 2 Fingersensoren zur Messung der Schweißdrüsenaktivität (EDA).

■   Elektrodermale Aktivität (EDA)

Der Hautwiderstand bzw. der Hautleitwert (▶ Abschn. 2.3) spiegelt die emotionale Aktivität einer Person **unmittelbar** wider. Mittels zweier Fingersensoren an der nichtdominanten Hand (Zeige- und Mittelfinger) wird die Schweißdrüsenaktivität präzise erfahrbar, wodurch Reaktionen wie z. B. emotionale Veränderungen, Belastungen, Stress-Situationen etc. unmittelbar beobachtbar werden. Diese Rückmeldung wiederum ermöglicht eine direkte Aussage über innere Erregungen, Gedankenkreisen etc.

EDA-Biofeedback unterstützt das Erlernen von Entspannungsmethoden. Wissenschaftliche Untersuchungen zeigen, dass beim EDA-Training (Absenken des Leitwerts = Senken der sympathischen Aktivität = Senkung des Stresswerts) eine **Reduktion** des allgemeinen Erregungsniveaus entsteht.

■   Atmung

Nutzt man bewusst und gleichmäßig die **tiefe Bauchatmung**, so können die rhythmischen Atemzyklen des Zwerchfells den Nervus vagus positiv beeinflussen und zu einer allgemeinen Entspannungsreaktion führen. Dabei wird eine tiefe Atemfrequenz zwischen 6–10 Atemzügen/Minute angestrebt, wobei die Ausatmungsphase länger sein sollte als die Einatmungsphase.

Eine **tiefe Bauchatmung** und **sinkende Atemfrequenz** (6–10 Atemzüge/Minute) unterstützen das Absinken des Hautleitwerts sowie die Handerwärmung. Parallel sinken die Herzfrequenz und der Herzrhythmus, d. h., die **Herzratenvariabilität** verbessert sich (= Unterstützung des Kohärenztrainings; ▶ Abschn. 2.5).

Bei den meisten Kindern mit einer **hypotonen Grundsymptomatik** und **AD(H)S** fehlt die ventrale Anspannung der Bauchmuskulatur bzw. des Zwerchfells. Sie zeigen vielmehr die paradoxe Brustatmung, wobei sich beim Einatmen die Brust hervorhebt und der Bauch einzieht. Mangels Spannung ist es ihnen z. T. unmöglich, die tiefe Bauchatmung auszuführen.

In angenehmer Rückenlage, z. B. auf einem Sitzsack, unterstützen dezentes Anheben des Kopfes und der Brust die ventrale Anspannung (■ Abb. 9.3h). Dies erleichtert/ermöglicht vielen Kindern den **Einstieg** in die **tiefe Bauchatmung** (vs. paradoxe Brustatmung). Gelingt dieses in der Therapie, so bekommen die Eltern dringend die Instruktion, dieses mit ihrem Kind **regelmäßig** vor dem Einschlafen bzw. nach dem Aufwachen über 5–6 Atemzüge zu üben. Kontinuierliches Üben in kleinen Einheiten ist effizienter als ein Marathonprogramm in der Woche mit relativ großen Pausen.

Fallbeispiel
Biofeedback bei oppositionellem Verhalten
Tobias, 7 Jahre, 2. Klasse Grundschule, Grund der ärztlichen Zuweisung: starke Verhaltensauffälligkeiten. Die Mutter beschreibt bei Tobias schwere Verhaltensauffälligkeiten in der Schule. Auch die Hausaufgabensituation belaste sie sehr, was ihr momentan den größten Kummer bereite. Tobias bekommt in der Schule täglich Negativ-Smileys und die Mutter muss nahezu wöchentlich bei der Lehrerin vorstellig werden. Laut Lehrerin ließe er sich leicht ablenken, andere Kinder hätten Angst vor Tobias und es komme regelmäßig v. a. in den Pausen zu Raufereien.

▪▪ Verhalten des Kindes
Tobias ist ein cleverer Junge, was seine guten Schulnoten belegen. Zusammenhänge kann er recht schnell erfassen. Er besitzt eine etwas niedrige Körperspannung, was sich u. a. durch eine leicht flektierte Sitzhaltung widerspiegelt.

In einem modulierenden Gespräch soll Tobias die Gefühle der Mutter verstehen, z. B. soll er schildern, wie er sich in der Situation der Mutter fühlen würde und zusammen mit ihr Lösungsmöglichkeiten erarbeiten, deren Umsetzung in der darauffolgenden Woche angestrebt wird. Mittels Detektivbogen werden positive Ergebnisse anhand von Punkten dokumentiert und ab einer gewissen Anzahl gegen eine Belohnung eingetauscht.

Ähnlich wird auch die Situation auf dem Schulhof (Raufereien) gehandhabt. Tobias soll sich in das andere Kind versetzen und seine Gefühle beschreiben (Förderung sozioemotionaler Kompetenzen). Aufbauend erarbeitet/reflektiert er die Vor- und Nachteile seines Verhaltens, wobei v. a. auch langfristige Folgen und Lösungen besprochen werden:
Therapeut: „Du bist ja der Stärkste in der Klasse, was Dir eine gewisse Position sichert!".
Tobias: „Die anderen fangen aber immer an!"
Therapeut: „Das ist doch gut, dann kannst Du doch Deine Stärke zeigen. Das willst Du doch, sonst würdest Du es ja nicht machen?"
Tobias: „Nein, die anderen fangen doch …"
Therapeut: „Ja, und Du kannst dann wieder …"
Das Gespräch geht weiter, bis Tobias selbst merkt, dass er durch dieses Verhalten keine „richtigen" Freunde findet, die Kinder Angst vor ihm bekommen und den Kontakt zu ihm meiden (langfristige Folgen).
Therapeut: „Möchtest Du an der Situation etwas ändern?"
Tobias: „Ja …" (Leidensdruck, Bereitschaft zu Mitarbeit)
Tobias wird erklärt, dass es schwer ist, unter einer gewissen Erregung/Anspannung besonnen zu reagieren, und dass man dies durch Biofeedback trainieren kann.

▪▪ Ziele
Mit der Hilfe von Biofeedback soll Tobias einen Zustand innerer Stabilität erlangen, der ihm einerseits ein besseres Körpergefühl (physische und psychische Körpererregung) vermittelt und anderseits den Auf- und Ausbau sozio-emotionaler Kompetenzen erleichtert. Die Erfahrung positiver Rückmeldung bei adäquaten Verhaltensänderungen in der Therapie sowie die im realen Leben erfolgreich bewältigten und erlebten sozialen Interaktionen sollen die für Tobias entwicklungsbeeinträchtigenden Verhaltensweisen löschen.

▪▪ Biofeedbackprotokolle
Atemtraining Die **tiefe Bauchatmung** wird mittels Bauchgurts abgeleitet. Dabei zeigt Tobias, wie es recht häufig bei Kindern mit niedrigem Haltetonus zu beobachten ist, die paradoxe Brustatmung (was wiederum eine sympathische Erregung bedient). Die Atemzüge sind schnell, oberflächlich und dominieren auch außerhalb von Stresssituationen!

Um Tobias die Zusammenhänge zu verdeutlichen, legt der Therapeut seine Hand auf Tobias' Bauch und erklärt ihm, dass sich der Bauch beim tiefen Einatmen vorwölbt bzw. beim Ausatmen einsinkt. Tobias übt vorab in Rückenlage (◘ Abb. 9.3h) die tiefe Bauchatmung, um die gewonnenen Kompetenzen in den Sitz zu übertragen (◘ Abb. 9.4a). Um die adäquate Bauchatmung im Sitz zu prüfen, legt der Therapeut seine Hand auf Tobias' Bauch (◘ Abb. 9.4a). Um einen entspannten Zustand herbeizuführen, beginnt er nun mit dem Atemtraining (◘ Abb. 9.4b). Dabei verändert sich mit dem Ein- bzw. Ausatmen die Größe des Ballons. Zudem zeigt eine Zahl die Atemzüge/Minute an, die bei angenehmer Atmung unter 10 liegen sollte. Tobias kommt zur Ruhe und erreicht einen Zustand, in dem er dem weiteren Training besser folgen kann. EDA-Training Tobias wird erklärt, dass er das Puzzle in ◘ Abb. 9.4c im Zuge seiner Beruhigung lösen kann. Neben dem visuellen Feedback unterstützen angenehme Töne/Klänge die Entspannung.

Kinder reagieren vegetativ meist schneller bzw. es gelingt ihnen leichter, die Anforderungen umzusetzen als z. B. Erwachsenen, die ständig versuchen, über ihre Gedanken eine Entspannung herbeizuführen. Im weiteren Verlauf könnte man auch die Bilder des Puzzles gegen besonders stressbelastende Fotos tauschen.

Nachdem Tobias mehrere Puzzles gelöst hat, wechselt das visuelle Feedback zu einem Balken mit Schwellenwert und einer Linie, die die momentane Erregung widerspiegelt. Die direkte Rückmeldung eines Schwellenwerts besitzt i. d. R. einen höheren Aufforderungscharakter als das eher entspannende Puzzle. Tobias soll versuchen, seine Erregung über eine gewisse Zeit unter dem Schwellenwert zu halten.

▪▪ Alltagstransfer: Hausaufgaben mit der Mutter
Um einen möglichst hohen Alltagstransfer zu erreichen, wird Tobias' Mutter in die Therapie involviert (◘ Abb. 9.5a, b). Sie soll, ähnlich der Hausaufgabensituation, mit Tobias Rechenaufgaben üben. Im Rahmen eines Elterngesprächs wurden vorab gewisse Regeln, vegetative Beobachtungskriterien und Vorgehensweisen besprochen, um z. B. bei Überforderung

9

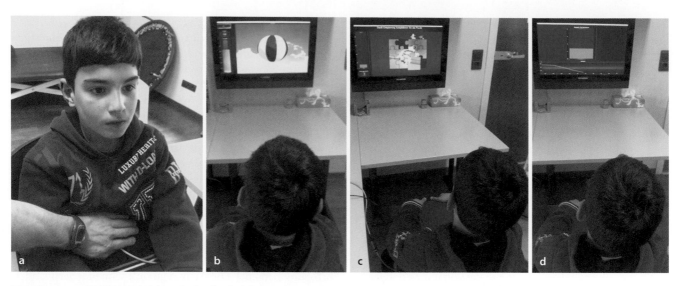

◘ **Abb. 9.4   a-d** Fallbeispiel: Tobias. Biofeedback. **a, b** Bauchatmung. **c, d** EDA-Entspannung

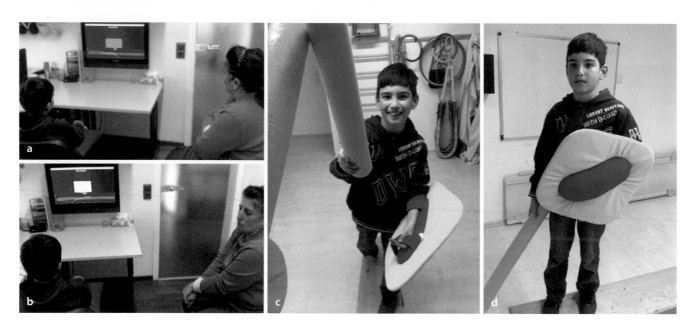

◘ **Abb. 9.5   a-d** Fallbeispiel: Tobias. Alltagstransfer. **a, b** Hausaufgaben mit der Mutter. **c, d** Alltagstransfer Rangeleien

das Aufgabenniveau zu reduzieren, richtige Aufgaben oder Verhaltensweisen unmittelbar zu loben u. Ä.

In Absprache mit dem Elternteil unterstützt ein Videomitschnitt mit darauffolgender Analyse die Therapieintervention. Häufig zeigen sich sehr eindrucksvolle Bilder über die Verhaltensreaktionen des Elternteils bei falscher Lösungsnennung des Kindes. Meist ist sich das Elternteil seines negativen Verhaltens, ausgedrückt durch Gestik, Mimik, Körperreaktionen, nicht bewusst, was wiederum ein positives, intrinsisch motiviertes Lernverhalten des Kindes stark beeinträchtigt.

Durch die therapeutische Einbindung der „Hausaufgaben", die im familiären Umfeld zurzeit das größte Problem darstellt, arbeitet Tobias nicht primär an seiner Problematik, um seinen Alltag zu verbessern, sondern nutzt vielmehr eine prekäre Alltagssituation, um sein Verhalten zu verbessern.

Zudem können auch die Eltern aktiv zu einem positiven Therapieverlauf beitragen bzw. den Verlauf einer bisher als sehr belastend erlebten Familienaktivität positiv erfahren.

▪▪ Analyse einer Therapiesitzung
In ◘ Abb. 9.6 ist das EDA-Verlaufsprotokoll der 4. Biofeedbacksitzung dargestellt. Um etwas zur Ruhe zu kommen, beginnt Tobias mit der Atmung (◘ Abb. 9.6A und 9.4b). Daran schließt das EDA-Training „Puzzle" bzw. „Balken" an (◘ Abb. 9.6B und 9.4c, d). Tobias erreicht einen Entspannungszustand, der noch unter seinem Eingangswert liegt (Baseline, ◘ Abb. 9.6B). Als die Mutter den Therapieraum betritt (◘ Abb. 9.6C), zeigt sich ein deutlicher Erregungsanstieg, worauf Tobias sich wieder mittels Puzzle-Feedback beruhigt. In ◘ Abb. 9.6D wechselt das Feedback zu einem Balken. Tobias soll unter einem Schwellenwert bleiben,

◘ Abb. 9.6 Fallbeispiel: Tobias. EDA-Verlaufsprotokoll der 10. Therapiesitzung. *A:* tiefe Bauchatmung. *B:* Baseline. *C:* Mutter betritt den Raum. *D:* Feedback wechselt zu Balken. *E:* Rechenaufgaben. *F:* Entspannung. *G:* erneut Rechenaufgaben

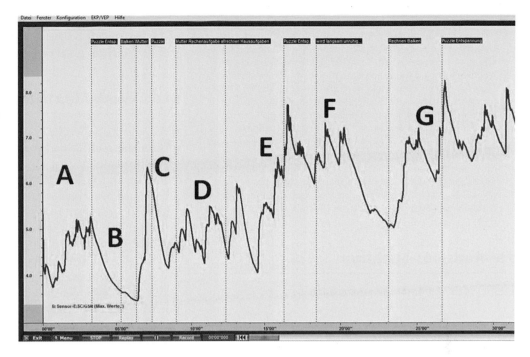

während die Mutter eher leichte Rechenaufgaben aus dem 2er- und 3er- Einmaleins stellt. Tobias beherrscht diese, was sich durch die automatisierte Beantwortung (1–2 Sekunden) zeigt, und erlebt Erfolgserlebnisse. Es kommt nun zu einer konkreten Hausaufgabensituation, wobei Tobias Aufgaben aus dem 6er- bzw. 7er-Einmaleins beantworten soll (◘ Abb. 9.6E). Seine Erregung steigt zunehmend, woraufhin in der ca. 16. Trainingsminute wieder zur Entspannung gewechselt wird (◘ Abb. 9.6F). Es folgen wieder Rechenaufgaben (◘ Abb. 9.6G); allerdings fällt Tobias das Entspannen zunehmend schwerer, sodass das Training in der ca. 33. Minute beendet wird.

■■ Alltagstransfer: Rangeleien
Als Belohnung für die gute Mitarbeit beim Biofeedbacktraining darf Tobias in den Motorikraum. Er ist ein großer Star-Wars-Fan. In ◘ Abb. 9.5c, d ist er ein Padavan (Jedischüler) und der Therapeut sein Jedimeister. Mit Blickkontakt werden die Lichtschwerter gekreuzt und mit den Worten „Möge die Macht m …!" erfolgt die Begrüßung (◘ Abb. 9.5c). Wer von der Bank fällt, sein Schwert verliert oder den anderen am Kopf trifft, hat verloren! Nach dem ersten Schlag wird Tobias erklärt, dass „Besonnenheit" eine der wichtigsten Jedie-Tugenden ist. Tobias setzt den ersten Schlag, und bevor der Therapeut zurückschlägt, legt er sein Schild auf den Bauch und atmet mit 4–5 tiefen Atemzügen die Besonnenheit tief in seinen Bauch (Lernen am Modell). Bevor es nun weitergeht, übt Tobas intensiv die Besonnenheit. Der Therapeut setzt einen Schlag und Tobias muss das Gelernte umsetzen (Bauchatmung). Dies wird mehrmals wiederholt. Mittels Detektivbogen soll Tobias nun diese Tugend in den Alltag (z. B. Pausenhof, Unterricht) übernehmen. Wird er z. B. geärgert, atmet er 4- bis 5-mal in den Bauch und versucht die Situation mit Besonnenheit, d. h. ohne Streit zu lösen. Der Kampf beginnt – kontrollierte, besonnene Schlagabtausche

gewinnt Tobias. Kommt es jedoch zu einer übersteigerten Erregung, unkontrollierten Schlägen oder fehlender Besonnenheit, entscheidet der Therapeut den Kampf für sich.

Tobias erfährt durch die vestibuläre Stimulation auf der Turnbank und die koordinierten Bewegungsabläufe einen verbesserten Haltungshintergrund, ein verbessertes Gleichgewicht und Körpergefühl (Eigenwahrnehmung). Er muss Regeln einhalten, z. B. auf den anderen achten, nicht den Kopf treffen (Fremdwahrnehmung) und immer wieder zur Besonnenheit zurückfinden (Selbstregulierung). Zudem bewältigt er den stetigen Wechsel zwischen hoher Erregung und fokussierter Impulskontrolle und setzt anhand des Rollenspiels die im Biofeedback erarbeiteten Kompetenzen alltagsrelevant um (vs. Schulhofsituation). Letztendlich wird während der Ausbildung zum Jediritter auch viel gelacht!

■■ Effekte der Therapie nach 10 Sitzungen
Die Mutter lernt, die vegetativen Reaktionen von Tobias leichter zu deuten und entsprechend zu reagieren, z. B. moduliert sie bei Zeichen der Überforderung entsprechend das Anforderungsniveau und meldet die dadurch wiedererlangten Positiväußerungen entsprechend stark zurück. Unterstützend wurde eine Bildkarte mit dem Puzzlefoto zur Entspannung besprochen, die Tobias in prekären Situationen, wie z. B. in der Schule und/oder bei den Hausaufgaben – neben der Bauchatmung – zur Beruhigung nutzt.

Im Therapieverlauf fiel es Tobias stetig leichter, sich zu entspannen. Die Mutter beschreibt, dass sich die Situation in der Schule extrem verbessert habe. Es gebe nur noch sehr selten Neutral-Smileys (ca. 1-mal im Monat), und klärende Gespräche, mit Ausnahme einer sehr positiven Rückmeldung über Tobias' Verhaltensänderungen, seien nicht mehr notwendig. Probleme mit Mitschülern gebe es keine mehr, Tobias werde mittlerweile zum Kindergeburtstag eingeladen.

Exkurs: Zwerchfell

Der Zwerchfellmuskel zählt zur viszeralen Muskulatur, d. h. wird vegetativ innerviert. Zeigt sich eine zentral bedingte niedrige Haltespannung (Exkurs: Formatio reticularis und limbisches System), so ist v. a. auch die viszerale Muskulatur betroffen. Die adäquate Funktion des Zwerchfells (Diaphragma) ist jedoch elementar für die tiefe Bauchatmung und muss z. T. erst mit den Kindern erarbeitet werden (◘ Abb. 9.3h). Lachen ist die beschleunigte Abfolge von Atembewegungen und kann somit auch unterstützend genutzt werden, d. h., Therapie darf auch Spaß machen. Durch die Anpassung der Atemtechnik lässt sich die psychische Verfassung recht schnell und bewusst verändern. Daher kann man das Atemfeedback sehr gut mit anderen Biofeedbackverfahren, wie im Beispiel (Hautleitwert) kombinieren

9.3 Autismus-Spektrum-Störung (ASD)

Edith Schneider und Meike Wiedemann

9.3.1 Erklärungsmodell

Die Prävalenz für Autismus-Spektrum-Störungen wird mit 6/1000 Kindern angegeben. Dabei ist diese Störung durch **3 Hauptsymptomgruppen** charakterisiert:
- Störung der sozialen Interaktion,
- Störung der Kommunikation,
- stereotype und eingeschränkte Verhaltensmuster und Interessen.

Bis heute gibt es noch keine ausreichende Therapie für ASD, weder pharmakologisch noch psychotherapeutisch. Nur etwa ein Viertel der Betroffenen ist in der Lage, ein unabhängiges Leben zu führen, die anderen sind lebenslang auf Hilfe angewiesen.

Erst in letzter Zeit wird diese Störung neurophysiologisch erforscht. Dabei wurden **gestörte Informationsverarbeitungsvorgänge** in Beziehung zu der Kernsymptomatik gefunden. Interessant und passend zu der Erkenntnis, dass bei ASD auch viele Symptome von ADHS gefunden werden, ist die Tatsache, dass bei beiden Störungen eine **Fehlfunktion des Default Mode-Netzwerks** vorliegt. Zusätzlich wurde bei ASD eine verminderte funktionelle Konnektivität zwischen dem anterioren und dem posterioren Cingulum gefunden. Da durch das **SCP-Training** eine verbesserte Netzwerkverschaltung des Gehirns erfolgt, eignet sich dieses Training besonders für die Herstellung einer solchen Konnektivität.

Es scheint, als sei hauptsächlich das **Default Mode-Netzwerk** betroffen, denn bei zielgerichteten Aktivitäten konnten keine Besonderheiten gefunden werden. Nun ist das Default Mode-Netzwerk hauptsächlich in Ruhephasen aktiv, zuständig für Introspektion, Planung und die Verarbeitung von emotionalen und sozialen Inhalten. Aus diesem Defizit bei der Introspektion erklären sich viele Verhaltensbesonderheiten, die bei ASD auftreten.

Wie bei ADS/ADHS auch, vermutet man eine Störung der Antikorrelation (Gegenläufigkeit) des Default Mode-

Netzwerks mit Aufmerksamkeitsnetzwerken. Eine weitere Gemeinsamkeit bei beiden Störungsbildern ist der Mangel an zur Verfügung stehender Energie.

9.3.2 Methoden und Therapieziele

Neurofeedback bei ASD zielt entsprechend des dargestellten Erklärungsmodells darauf ab, die **Aktivität des Default Mode-Netzwerks** zu verstärken. Durch diese positive Beeinflussung sollen speziell das Sozialverhalten und die Abstraktionsfähigkeit, die oft auch als Metakognition bezeichnet wird, gesteigert werden.

■ **SCP-Training bei ASD**

Das SCP-Training ist in der praktischen Durchführung, hinsichtlich der Verkabelung und Vorbereitung der Messung, schwieriger als Frequenzbandtraining. Schon das Anbringen der Augenelektroden ist bei manchen Kindern und auch Erwachsenen schwierig. Nicht jeder Mensch mit Autismus ist in der Lage, bei der Augenkalibrierung mitzumachen. Für die Eingewöhnung in die Neurofeedbacktherapie ist es daher in manchen Fällen förderlich, zunächst mit einem Frequenzbandtraining zu beginnen.

❯ Bei Fehlverschaltungen der Netzwerke und einem Mangel an bereitgestellter Energie ist ein *SCP-Training* sinnvoll.

Da ein solcher Umstieg jedoch recht schwierig und zeitraubend sein kann, empfiehlt es sich, so oft wie möglich mit SCP-Training zu beginnen (▶ Kap. 4). Es lohnt sich, die Augenelektroden zu kleben und den Vorgang der Kalibrierung durchzuführen. Auch wenn hinterher nur so trainiert wird, dass lediglich die Muskelartefakte berücksichtigt werden, ist es sinnvoll, den Patienten gleich an das Ritual des Klebens und Kalibrierens zu gewöhnen.

Kinder und Erwachsene mit Autismus können beim SCP-Training den Anschein erwecken, als würden sie am Bildschirm vorbeischauen. Davon sollte man sich nicht beunruhigen lassen, die Ergebnisse bei den einzelnen Durchläufen sind trotzdem annehmbar.

Die Erfahrungen zeigen, dass auch unkooperative Kinder im Verlauf von einigen Sitzungen ruhiger werden und besser mitarbeiten. Wenn sie sich allerdings die Elektroden vom Kopf reißen, geht ein SCP-Training nicht. Dann muss man auf ein Frequenzbandtraining ausweichen, bei dem man die Elektroden unter einer Mütze und auch viel schneller anbringen kann.

Die Elektrodenposition an Cz ist für den Anfang am besten. Wenn sich anhand eines quantitativen EEGs zeigt, dass Auffälligkeiten an anderen Stellen vorhanden sind, kann man versuchen, die Elektroden dort anzubringen.

Man sollte mit einer Verteilung von 50 % Negativierung und 50 % Positivierung anfangen. Bei einigen Kindern mit Asperger-Syndrom, die sehr leicht erregbar waren, brachte eine Verteilung von 20 % Negativierung und 80 % Positivierung gute Ergebnisse. Allerdings gibt es für dieses Vorgehen noch keine Studien, sondern nur Fallbeschreibungen.

> *Neurofeedback* kann die Kernsymptomatik der Autismus-Spektrum-Störung positiv beeinflussen.

Die Erfahrung zeigt, dass es nicht lange dauert, bis Neurofeedback sich positiv auf die Sprache, die Flexibilität und den Wunsch nach sozialen Kontakten, eben auf die Kernsymptomatik der Autismus-Spektrum-Störung auswirkt. Eine kleine Patientin fing nach 4 Neurofeedbacksitzungen an zu sprechen, schon nach der 1. Sitzung kuschelte sie zum ersten Mal in ihrem Leben mit ihrer Mutter.

> Man muss bei Menschen mit *Autismus* mit mehr Sitzungen rechnen als bei ADHS.

Es gibt keine Untersuchungen, die die Anzahl der benötigten Sitzungen angeben. Meistens wird an den Universitäten aus Geld-, Zeit- oder Personalmangel nur kurz trainiert, teilweise nur in 30 Sitzungen. Diese werden oft noch in verschiedene Behandlungsmodalitäten aufgeteilt. So wurden in der Studie von Gevensleben lediglich 18 SCP-Trainingssitzungen und 18 Frequenzbandtrainingssitzungen gemacht. Für ein SCP-Training ist das bei Autisten sicherlich viel zu wenig, da die Beeinträchtigungen der Exekutivfunktionen umfassender und stärker ausgeprägt sind als bei ADHS-Patienten.

Im Folgenden wird ein Fallbeispiel (Leo) dargestellt.

Fallbeispiel

SCP-Training bei ASD

Leo ging noch in den Kindergarten, als er im Frühjahr zu seiner 1. Neurofeedbacksitzung kam. Die Einschulung stand im Raum, und es war klar, dass er nicht im Regelbereich eingeschult werden konnte, da Wut- und Schreianfälle an der Tagesordnung waren. Seine zahlreichen Ticks ließen ihn in der Öffentlichkeit immer wieder auffallen.

Da er sehr schlecht schlief und bis zu 6-mal in der Nacht aufstand, waren seine Eltern am Rande der Erschöpfung. Trotzdem wollten sie keine Medikamente geben und erhofften sich vom SCP-Training Hilfe.

■ ■ Ziele

Leos Eltern versprachen sich von der Behandlung eine Verbesserung der Symptomatik. Besonders das aggressive und ungesteuerte Verhalten sollte reduziert werden. Außerdem versprachen sie sich eine Verbesserung des Schlafens. Natürlich wünschten sie auch, dass Leo in eine Regelschule eingeschult würde.

■ ■ Therapieverlauf

Schon im Wartezimmer hatte Leo geschrien und gegen Möbel getreten. Er war jedoch bereit, sich auf das Training einzulassen. Nach einer kurzen Erklärung und Demonstration der Geräte und Elektroden wurde er „verkabelt", auch mit Augenelektroden. Das war kein leichtes Unterfangen, da er immer wieder gegen den Tisch trat, versuchte, den Monitor zu berühren und auf seinem Stuhl „herumhopste".

Er war nicht in der Lage, die Augenbewegungen für die Augenkalibrierung zu machen; besonders schwer fiel es ihm, abwechselnd nach oben und nach unten zu schauen, aber auch die Bewegung von rechts nach links und umgekehrt be-

herrschte er kaum. Lediglich das Blinzeln ging einigermaßen. Aus diesem Grund wurde die Artefaktkontrolle für Augenbewegungen nicht zugeschaltet und das Training nur mit der Artefaktkontrolle für die Muskelspannung durchgeführt.

Leo konnte sich nur mit vielen Unterbrechungen durch Tritte gegen den Tisch und Schreianfällen auf das Training einlassen. Doch von Mal zu Mal wurden diese Ausfälle weniger, bis er bei der 9. Sitzung nach einem Tritt gegen den Tisch lachte und meinte, „Heute bin ich etwas aus dem Häuschen." Ab seiner 10 Trainingssitzung kamen keine Gewaltausbrüche mehr vor, doch verlegte er sich nun auf das Ausdiskutieren der Trainingsdauer und der nachfolgenden Belohnungen. Ganz wichtig war für ihn das nachfolgende SMR-Training, bei dem er einen Film schauen durfte, und mit dem er immer wieder zur Teilnahme am SCP-Training motiviert werden konnte.

■ ■ Vorläufige Ergebnisse

Nach 1 Jahr und etwa 40 Trainingssitzungen kam Leo nach einem Ferienaufenthalt wieder zum Training. Seine Mutter berichtete, dass dies der erste erholsame Familienurlaub gewesen sei, den sie jemals mit dem Kind erlebt hatte.

In der Zwischenzeit war Leo mit einer Schulbegleitung in die Regelschule eingeschult worden, da sich sein Verhalten signifikant verbessert hatte. Das Lesen lernen fiel ihm sehr schwer und insgesamt strengte ihn der Schulunterricht mit den vielen Regeln sehr an. Doch er tobte nun nicht mehr nach dem Heimkommen, wie er es noch in der Kindergartenzeit gemacht hatte, sondern zog sich zurück und ruhte sich aus.

Bis heute hat Leo im Verlauf von 3 Jahren ungefähr 100 Trainingssitzungen absolviert. Er schläft sehr viel besser, wacht maximal 1-mal in der Nacht auf und muss seine Eltern nicht mehr wecken. Sicher trägt der bessere Schlaf auch zu den Fortschritten im täglichen Leben bei. Sein Verhalten und seine schulischen Leistungen haben sich kontinuierlich verbessert. Er kann in der Schule mithalten und schreibt gute bis sehr gute Klassenarbeiten. Der Trainingsverlauf spiegelt seine Entwicklung wider, die anfangs chaotisch und zerrissen erschien, aber in der Zwischenzeit immer geordneter wird.

Leo ist noch immer ein anstrengendes Kind, aber er hat jetzt Freunde, nimmt an alterstypischen Dingen wie Fußballkarten tauschen teil, wird zu Geburtstagsfesten eingeladen, kann sich immer besser in andere Menschen einfühlen und ist in der Lage, seine Bedürfnisse immer öfter auf sozial adäquate Art und Weise kundzutun. Er kann sich besser steuern und ist in der Lage, mit Frustrationen umzugehen, ohne Wutanfälle zu bekommen. Er merkt, dass ihm das Training guttut und kommt bereitwillig zu seinen Sitzungen, obwohl er es oft als belastend empfindet, den weiten Weg zur Praxis zu machen.

Nun sind 10 Jahre vergangen und Leo hat 2018 den Schulabschluss in der Gemeinschaftsschule mit einer glatten Zwei und einer Belobigung für den Hauptschulbereich abgeschlossen. Zurzeit ist er im Realschulzweig und ist sich recht sicher, dass er den Abschluss gut schafft. Er ist hochmotiviert. Neurofeedback macht er seit einem Jahr nur noch gelegentlich in den

9

Ferien zur Auffrischung. „Mir merkt man nicht mehr an, dass ich Autismus habe und daran habe ich hart gearbeitet." meinte er vor kurzem. Er ist gerade dabei, den Führerschein zu machen, und hat seinen Behindertenausweis zurückgegeben, denn er sagt:„Ich bin nicht mehr behindert." Seine Neurofeedbackbehandlung haben wir erfolgreich beendet (◐ Abb. 9.7).

▪ ILF-Training bei ASD

Gerade bei Störungen des autistischen Spektrums ist das ILF-Training besonders effektiv. Aus der Sicht des ILF-Trainings werden diese Störungen als starke Übererregung des ZNS verstanden, bei der die Betroffenen wenig Regulationsfähigkeit besitzen und dem vorherrschenden Erregungslevel hilflos ausgeliefert sind. Hier scheint das Training, das vor allem die Grundregulierungsmechanismen beeinflusst, besonders schnell zu greifen. Von besonderem Vorteil ist, dass die Feedbackmodalitäten beim ILF-Training sehr intuitiv sind. Beim Training von Patienten des autistischen Spektrums kann auch sehr kleine Kinder sowie Kinder mit starken Entwicklungsverzögerungen geholfen werden. Es ist nicht notwendig, den Kindern zu erklären, was zu tun ist, das Feedback erschließt sich intuitiv, daher muss keine wertvolle Zeit verschwendet werden, bis die Kinder mit dem Training beginnen können (▶ Abschn. 5.4.1).

Bei Störungen des autistischen Spektrums beginnt man mit dem Training an T4-P4, wie in ▶ Abschn. 5.2 beschrieben, und trainiert in den meisten Fällen relativ viele Sitzungen auf der rechten Seite. Die theoretische Erklärung dafür ist, dass sich die rechte Gehirnhälfte entwicklungsgeschichtlich zuerst ausbildet und alles, was neu gelernt wird, zunächst auf der rechten Seite verarbeitet wird, und erst, was dann Routine ist, wandert zur Verarbeitung in die linke Gehirnhälfte. Bei Störungen des autistischen Spektrums sind häufig Defizite im Verhalten, emotionaler Regulation, Wahrnehmung zu finden, deren Verarbeitung in der rechten Gehirnhälfte lokalisiert ist.

Im Folgenden wird ein Fallbeispiel (Kevin) dargestellt.

Fallbeispiel
ILF-Training bei ASD

Kevin, 17 Jahre alt, besucht mit täglicher Schulbegleitung das Gymnasium. Mit gestütztem Schreiben am Computer kann sich Kevin relativ differenziert ausdrücken, macht aber aufgrund großer sensomotorischer Probleme viele Tippfehler. In der gesprochenen Sprache leidet er jedoch an Sprachblockaden und wiederholt stereotyp eine geringe Anzahl von Sätzen. Es besteht eine muskuläre Dysbalance, die Bewegungen sind ungelenk und teilweise ängstlich verkrampft.

▪▪ Therapieziele
Die formulierten Ziele des Trainings sind v. a.:
- Sensomotorik verbessern,
- Sprachblockaden lockern,
- gesprochene Sprache differenzieren,
- Ängste reduzieren und
- mehr Sicherheit haben.

▪▪ Behandlungsverlauf
Die ersten beiden Sitzungen wurden an T4-P4 trainiert. Nach den Sitzungen fiel auf, dass Kevin mehr spricht und gut einschläft. Ab der 5. Sitzung wurde als nächste Positionierung T4-Fp2 hinzugefügt. Während des Trainings fiel auf, dass Kevin angenehm warme Hände hatte, sonst waren sie eher kalt und feucht. Als wegen Müdigkeit die Frequenz erhöht wurde, wurden die Hände relativ schnell kalt, zurück auf die vorherige Frequenz wieder warm. Ab der 5. Sitzung wurde berichtet, dass Kevin sich beim Spazierengehen nicht mehr so stark an seine Begleiter klammerte wie gewohnt, selbst wenn es sehr steil bergab ging. Auch Treppen lief er nicht mehr so verkrampft und zögerlich, und er klammerte sich nicht mehr so sehr am Geländer fest. In die Bahn stieg er mittlerweile ohne Zögern ein, anstatt zu stocken und sich ängstlich nach seinem Betreuer umzusehen

▪▪ Ergebnis
Bereits nach der 8. Sitzung berichteten Eltern und Betreuer, Kevin sei viel kontaktfreudiger, spreche mehr aus eigenem Antrieb und ohne Aufforderung. Die Sprache sei differenzierter und er singe Lieder seit Neuestem auch mit Text. Er agiere selbständiger und gehe z. B. allein über die Straße, ohne sich anderen Fußgängergruppen anzuschließen. Er hole sich jetzt auch selbst einen Stuhl, anstatt zu sagen „Stuhl" und zu warten, dass einer gebracht wird. Er stelle Fragen, die er früher noch nie gestellt habe, z. B. „Wie geht es Dir?", „Bist Du aufgeregt?" Insgesamt sei die gesprochene Sprache viel mehr den Situationen angepasst. Er nehme die Emotionen aus seiner Umwelt viel besser wahr und könne sie auch benennen.

Nach 20 Sitzungen bestätigen Eltern und Betreuer
- weitere Verbesserungen in der Sprache,
- eine Verbesserung in der Motorik und
- eine deutlich reduzierte Ängstlichkeit,

Da die Familie einen sehr weiten Anreiseweg zur Praxis hat, werden Betreuer und Familie für ein Heimtraining unter Anleitung des Therapeuten eingelernt.

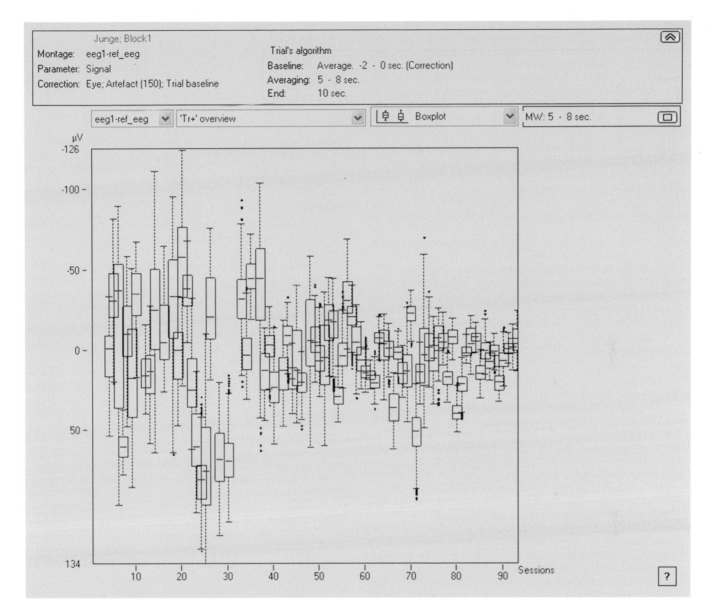

◘ Abb. 9.7 Fallbeispiel: Leo. Der Boxplot verdeutlicht, welchen extremen Schwankungen Leo noch im 1. Trainingsjahr ausgesetzt war. Erst ab der 40. Sitzung verringern sich die starken Ausschläge nach oben und unten. Nach der 80. Sitzung sieht man, wie die Sitzungsergebnisse innerhalb bestimmter Grenzen verlaufen, so wie auch Leos Verhalten sich geordnet hat. Eine Box entspricht demjenigen Bereich, in dem die mittleren 50 % der Daten liegen (hier entspricht der Strich dem Median, d. h., er teilt die Box in zwei Hälften, in denen jeweils 50 % der Daten liegen), während die „Antennen" die außerhalb der Box liegenden Werte darstellen. Die Punkte darüber kennzeichnen die „Ausreißer", Werte, die nicht in die erwartete Messreihe passen. In Leos Fall ergaben sich diese Werte durch extreme Verhaltensschwankungen

Weiterführende Literatur

Aggensteiner PM et al (2018) Slow cortical potentials neurofeedback in chlidren with ADHD: comorbidity, self-regulation and clinical outcomes 6 month after treatment in a multicenter randomized controlled trial. Eur Child Adolesc Psychiatry

Arns M et al (2012) The effects of QEEG-Informed Neurofeedback in ADHD: an open-label pilot study. Appl Psychophysiol Biofeedback 37:171–180. https://doi.org/10.1007/s10484-012-9191-4

Barth B et al (2018) Identification of neurophysiological biotypes in attention deficit hyperactivity disorder. Psychiatry Clin Neurosci 72(11):836–848. https://doi.org/10.1111/pcn.12773. Epub 2018 Sep 5

Huss M (2008) ADHS bei Kindern: Risikofaktoren, Schutzfaktoren, Versorgung, Lebensqualität. Bundesgesundheitsblatt Gesundheitsforschung Gesundheitsschutz 51:602–605

Kahl K, Peschel T (2010) ADHS update. Der Neurologe und Psychiater 10(10):55–58

Kain W et al (2008) Komorbidität bei ADHS. Monatsschr Kinderheilkd 156:757–767

Kohn J, Esser G (2008) ADHS im Jugend- und Erwachsenenalter. Monatsschr Kinderheilkd 156:748–756

Müller A, Candrian G, Kropotov J (2011) ADHS Neurodiagnostik in der Praxis. Springer, Heidelberg

Sasu R, Othmer S (2020) Neurofeedback in application to the ADHD spectrum. In: Kirk HW (Hrsg) Restoring the brain: neurofeedback as an integrative approach to health. 2. Aufl. CRC Press, Boca Raton, S 231–260

Schulte-Körne G (2008) Diagnostik des ADHS. Monatsschr Kinderheilkd 156:740–747

Sonuga-Barke EJS (2002) Psychological heterogeneity in AD/HD: a dual pathway model of behaviour and cognition. Behav Brain Res 130:29–36

Strehl U, Aggensteiner P, Wachtlin D et al (2017) Neurofeedback of slow cortical potentials in children with attention-deficit/hyperactivity disorder: a multicenter randomized trial controlling for unspecific effects. Front Hum Neurosci 11:135

Wangler S et al (2011) Neurofeedback in children with ADHD: specific event-related potential findings of a randomized controlled trial. Clin Neurophysiol 122:942–950

ADS/ADHS

Huss M (2008b) ADHS bei Kindern: Risikofaktoren, Schutzfaktoren, Versorgung, Lebensqualität. Bundesgesundheitsblatt Gesundheitsforschung Gesundheitsschutz 51:602–605

Kahl K, Peschel T (2010b) ADHS Update. Der Neurologe und Psychiater 10(10):55–58

Kain W et al (2008b) Komorbidität bei ADHS. Monatsschr Kinderheilkd 156:757–767

Kohn J, Esser G (2008b) ADHS im Jugend- und Erwachsenenalter. Monatsschr Kinderheilkd 156:748–756

Lauth u. Schlottke (2002) Training mit aufmerksamkeitsgestörten Kindern. 5. vollständig überarbeitete Auflage, ISBN 3-621-27474-X.

Schulte-Körne G (2008b) Diagnostik des ADHS. Monatsschr Kinderheilkd 156:740–747

Wangler S et al (2011b) Neurofeedback in children with ADHD: specific event-related potential findings of a randomized controlled trial. Clin Neurophysiol 122:942–950

Autismus

Banaschewski T et al (2011) Autismus und ADHS über die Lebensspanne. Differenzialdiagnosen oder Komorbidität? Nervenarzt 82:573–581

Bölte S (2011) Psychobiosoziale Intervention bei Autismus. Nervenarzt 82:590–596

Bölte S (2011b) Psychobiosoziale Intervention bei Autismus. Nervenarzt 82:590–596

Broyd S et al (2009) Default-mode brain dysfunction in mental disorders: a systematic review. Neurosci Biobehav Rev 33:279–296

Broyd S et al (2009b) Default-mode brain dysfunction in mental disorders: a systematic review. Neurosci Biobehav Rev 33:279–296

Foust K (2015) Applying Neurofeedback to autism spectrum disorders and other developmental disorders. In: Kirk HW (Hrsg) Restoring the brain: neurofeedback as an integrative approach to health. CRC Press, Boca Raton, S 169–180

Howlin P (2004) Adult outcome for children with autism. J Child Psychol Psychiatry 45:212–229

Howlin P (2004b) Adult outcome for children with autism. J Child Psychol Psychiatry 45:212–229

Iacoboni M (2006) Failure to deactivate in autism: the co-constitution of self and other. Trends Cogn Sci 10:431–433

Iacoboni M (2006b) Failure to deactivate in autism: the co-constitution of self and other. Trends Cogn Sci 10:431–433

Kennedy DP (2006) Failing to deactivate: resting functional abnormalities in autism. Proc Natl Acad Sci U S A 103:8275–8280

Kennedy DP (2006b) Failing to deactivate: resting functional abnormalities in autism. Proc Natl Acad Sci U S A 103:8275–8280

Kennedy DP, Courchesne E (2008) The intrinsic functional organisation of the brain is altered in autism. Neuroimage 39:1877–1885

Kennedy DP, Courchesne E (2008b) The intrinsic functional organisation of the brain is altered in autism. Neuroimage 39:1877–1885

Meyer-Lindenberg A (2011) Autismusspektrumstörungen. Nervenarzt 82:551–552

Meyer-Lindenberg A (2011b) Autismusspektrumstörungen. Nervenarzt 82:551–552

Poustka L et al (2011) Psychopharmakologie autistischer Störungen. Nervenarzt 82:582–589

Poustka L et al (2011b) Psychopharmakologie autistischer Störungen. Nervenarzt 82:582–589

Sasu RN (2019) Early development and childhood emotional and behavioural disorders. In: Kirk HW (Hrsg) Restoring the brain. Neurofeedback as an integrative approacht to health. CRC Press, Boca Raton (in press)

PTBS

http://www.wikipedia.org/wiki/Posttraumatische_Belastungsst%C3%B6rung–cite_note-0

Migräne

Kropp P, Niederberger U (2004) Die nichtmedikamentöse Behandlung der Migräne. Schmerz 18:415–420

Kropp P, Niederberger U (2010) Biofeedback bei Kopfschmerzen. Schmerz 24:279–289

Epilepsie

Egner T, Sterman MB (2006) Neurofeedback treatment of epilepsy: from basic rationale to practical application. Expert Rev Neurother 6:247–257

Kotchoubey B et al (2001) Modification of slow cortical potentials in patients with refractory epilepsy: a controlled outcome study. Epilepsia 42(3):406–416

Sterman MB (2010) Biofeedback in the treatment of epilepsy. Cleve Clin J Med 77(3):60–67

Strehl U et al (2006) Deactivation of brain areas during self-regulation of slow cortical potentials in seizure patients. Appl Psychophysiol Biofeedback 31(1):85–94

Strehl U et al (2011) Why do patients with partial epilepsy improve their IQ after training to self-regulate slow cortical potentials? J Neurotherapy 15:200–213

Tan G et al (2009) Meta-analysis of EEG Biofeedback in treating epilepsy. Clin EEG Neurosci 40(3):173–179

World Health Organization (2009) Epilepsy: fact sheet. http://www.who.int/mediacentre/factsheets/fs999/en/index.html

Zhao L et al (2009) Changes in EEG measurements in intractable epilepsy patients with neurofeedback training. Prog Nat Sci Volume 19(11):1509–1514. https://doi.org/10.1016/j.pnsc.2009.03.010

Schlafstörungen

Cortoos A et al (2010) An exploratory study on the effects of teleneurofeedback and telebiofeedback on objective and subjective sleep in patients with primary insomnia. Appl Psychophysiol Biofeedback 35(2):125–134

Hoedlmoser K et al (2008) Instrumental conditioning of sensorimotor rhythm. Sleep 31(10):1401–1408

Kallweit U (2010) Diagnose und Therapie der Insomnie. Wie Sie zu gutem Nachtschlaf verhelfen. MMW Fortschritte der Medizin 3(9):70–73

Tinnitus

Dohrmann K (2007) Modulierung anormaler Gehirnaktivität bei Menschen mit chronsichem Tinnitus: Entwicklung eines Neurofeedbacktrainings. Dissertation Konstanzer Online-Publikations-System (KOPS) (URN: http://nbn-resolving.de/urn:nbn:de:bsz:352-opus-31373). http://www.ub.uni-konstanz.de/ko ps/vo l ltexte/2007/3137/

Gosepath K et al (2001) Neurofeedback in der Therapie des Tinnitus. HNO 49:29–35

Schenk S et al (2005) Neurofeedbackgestütztes EEG-α- und EEG-β-Training. HNO 53:29–37. http://www.tinni.net/index.htm

Allgemein

Birbaumer N, Schmid RF (2010) Biologische Psychologie, 7. Aufl. Springer, Heidelberg

Othmer S (2012) Protocol guide for neurofeedback clinicians, 3. Aufl. EEG Info. http://www.eeginfo.ch. Zugegriffen am 23.08.2012

Weissacher E, Heuser J (2008) Biofeedback: Die alternative Methode zur Behandlung von Schmerzen und psychosomatischen Beschwerden. Irsiana, München

Angststörungen

© Springer-Verlag GmbH Deutschland, ein Teil von Springer Nature 2020
K.-M. Haus et al., *Praxisbuch Biofeedback und Neurofeedback*, https://doi.org/10.1007/978-3-662-59720-0_10

10.1 Angststörungen und Panikattacken

Meike Wiedemann und Axel Kowalski

10.1.1 Erklärungsmodell

Wenn bei einer **psychischen Störung** eine unspezifische Angst oder wie bei der **Phobie** eine konkrete Furcht vor Objekten und Situationen im Mittelpunkt der Symptomatik steht, spricht man von einer **Angststörung**. Die Angst, als weitgehend normaler Affekt des individuellen Überlebens, hat sich dabei im Rahmen der Störung verselbständigt. Bezogen auf die Kriterien „Intensität", „Fortbestehen", „Bewältigung" und den subjektiven und körperlichen „Beeinträchtigungsgrad" unterscheidet sich die Symptomatik von der „normalen" Angst bzw. dem Empfinden gesunder Personen. Dazu gehört auch, dass die körperlichen Symptome einer solchen Reaktion (z. B. Steigerung von Blutdruck und Herzrate, Schweißdrüsenaktivität, Gedankenrasen, Änderung der Hauttemperatur) unangemessen stark ausgeprägt sind. Diese starke Veränderung wird aufgrund eines konditionierten Vermeidungsverhaltens (Vermeiden von angstbesetzten Situationen) von den betroffenen Personen meist frühzeitig wahrgenommen und kann dann selbst wiederum einen weiteren negativen Schub der Angstreaktion bewirken: Der sog. **Teufelskreis der Angst** oder das Phänomen **Angst vor der Angst** entsteht.

Über Biofeedbackmethoden versucht man, zum einen **psychoedukativ** zu wirken, also dem Betroffenen zu vermitteln, dass eine bestimmte physiologische Veränderung normal und als Zeichen einer gesunden Reizverarbeitung zu werten ist, und zum anderen durch ein entsprechendes Biofeedbacktraining den **Teufelskreis der Angst** zu **unterbrechen** und damit ein ständiges Aufschaukeln zwischen Wahrnehmung, kognitiver Angstreaktion und körperlicher Reaktion zu vermeiden.

Wie in der verhaltenstherapeutischen Intervention im Rahmen einer Angststörung geht es hauptsächlich darum, sich den Ängsten und angstbesetzten Situationen wieder gezielt auszusetzen, bis alle zuvor gemiedenen Situationen wieder in das normale Leben integriert werden können. Hierzu dienen die Techniken der Reizüberflutung („flooding") und der abgestuften Reizexposition, die idealerweise mit den Techniken, die in der Biofeedbacktherapie gelernt wurden, kombiniert und bewältigt werden können.

10.1.2 Methoden und Therapieziele

Die Angststörung ist eine der häufigsten psychischen Störung bei Erwachsenen. Biologisch gesehen ist Angst ein Notzustand, mit dem dringenden Bedürfnis, der Gefahr zu entkommen, und verbunden mit einem Zustand hoher Erregung. Häufig tritt eine Angststörung in Kombination mit Depressionen auf.

So vielfältig das Bild der Angststörung auch ist, als gemeinsamer Nenner lässt sich ganz offensichtlich eine **Fehl-** regulierung oder gar **Entgleisung des Erregungszustands** sowohl im vegetativen als auch im zentralen Nervensystem feststellen. Daher ist es ganz offensichtlich, dass Biofeedback und Neurofeedback bei diesem Störungsbild gute Ansatzmöglichkeiten zur Behandlung bieten.

Im Vordergrund der Behandlung steht das **Stabilisieren des Nervensystems**, um die Entgleisungen der Erregung zu verhindern. Dazu können fast alle Methoden des peripheren Feedbacks verwendet werden, wie auch alle Neurofeedbackmethoden. Bei der Behandlung von Angststörungen bietet das periphere Biofeedback die Möglichkeit, sehr breit gefächert die Entspannungsfähigkeit des Patienten zu verbessern sowie bessere Stressbewältigungsstrategien zu entwickeln und damit langfristig den Ängsten entgegenzuwirken. Die verschiedenen Neurofeedbackansätze bieten teilweise spezifischere Ansatzmöglichkeiten, wie z. B. in ▶ Abschn. 9.3.2 beschrieben.

Ansätze des peripheren Biofeedbacks bei Angststörungen sind in der Literatur ausführlich beschrieben (s. unten; Weissacher und Heuser 2008b).

■ **ILF-Training bei Angststörungen und Panikattacken**
Angst tritt mit den verschiedensten körperlichen und psychischen Symptomen auf. Im Rahmen des ILF-Trainings müssen diese Symptome in verschiedene Kategorien von Fehlregulierung aufgeteilt werden, um sie den möglichen Trainingskategorien zuzuordnen.

Häufig stehen für die Betroffen starke körperliche Symptome im Vordergrund. Deshalb ist es in vielen Fällen vorteilhaft, zunächst mit **rechts-parietalem Training** zu beginnen, um z. B. Spannung oder Druck im Körper zu reduzieren. Die körperliche Beruhigung führt häufig zu einer besseren Körperwahrnehmung und mehr Wohlgefühl im eigenen Körper. Im nächsten Schritt kann es sinnvoll sein, **rechts-frontales Training** mit aufzunehmen, weil es eher zu einer emotionalen Beruhigung und Minderung der emotionalen Reaktivität führt und v. a. auch die Angst nimmt, dass hinter jeder Ecke eine Gefahr lauern könnte. **Links-frontales Training** kann beim Auftreten von Zwangsgedanken oder Zwangshandlungen für eine bessere Selbstkontrolle sinnvoll sein, meistens in Kombination mit dem körperlich beruhigenden Parietaltraining auf der rechten Seite. Es kann von Fall zu Fall unterschiedlich sein, ob links-frontal, rechts-frontal oder beides trainiert werden muss. Dazu müssen auch andere Indikatoren für links- oder rechtsseitiges Training beachtet werden (▶ Abschn. 5.5, Othmer 2012).

Fallbeispiel

ILF-Training bei Angststörungen
Herr S., 41 Jahre alt, Rechtsanwalt, befindet sich wegen einer generalisierten Angststörung in einer verhaltenstherapeutischen Behandlung, und der behandelte Psychologe empfiehlt ergänzend ein Neurofeedbacktraining. Herr S. beschreibt, dass die Ängste bestehen seit er vor 1 Jahr mit dem Rauchen aufgehört habe. Vor 4 Jahren hatte er einen Bandscheibenvorfall, der mit einem längeren Klinikaufenthalt verbunden war. Im Nachhinein denkt er, dass er damals schon

mit Ängsten zu kämpfen hatte, die ihm aber nicht bewusst waren. Im Anschluss war er zu einem stationären Aufenthalt in einer psychosomatischen Klinik. Dort habe er einige Entspannungsverfahren gelernt und in der Gesprächstherapie sehr viel über sich selbst gelernt. Eine Schilddrüsenstörung ist medikamentös gut eingestellt. Die Ängste seien ständig da, am schlimmsten in Situation, wo er das gewohnte Umfeld verlassen müsse, z. B. bei den häufigen beruflichen Auswärtsterminen sei die Autofahrt ein großes Problem, stets begleitet von Sorgen und Vorstellungen, was alles passieren könnte. Ebenso vermeide er private Reisen, weil diese immer mit sehr vielen Ängsten und Sorgen verbunden seien. Herr S. schildert zu Beginn des Neurofeedbacktrainings die folgenden Symptome:

— Einschlafstörungen wegen Gedankenkreisens,
— Panikattacken,
— zwanghafte Sorgen; malt sich ständig aus, was alles passieren könnte,
— verschiedene Phobien und extreme Angst vor Spritzen,
— Impulsivität und Ablenkbarkeit,
— Depression als Begleiterscheinung der Angststörung,
— Stimmungsschwankungen,
— Bruxismus,
— ständige Muskelverspannungen,
— stetige Unruhe.

Panikattacken werden im Sinne von ILF-Training als klassische **Instabilität des zentralen Nervensystems** verstanden (▶ Abschn. 5.3.6). In der Regel bringt der stabilisierende Effekt des **interhemisphärischen Trainings** gute Effekte. Patienten mit Panikattacken haben häufig einen erhöhten Grundangstlevel. Die Panikattacken, bei denen das Gehirn vollständig aus der Kontrolle zu geraten scheint, stellen jedoch im Alltag oft die höhere Belastung dar. Deshalb ist es zunächst sinnvoll, mit interhemisphärischem Training zu starten und dann im Trainingsverlauf weitere Positionierungen hinzuzunehmen.

■ **Vorgehen: Symptomprofil bei Angststörungen und Panikattacken**
— Rechts hinten (T4-P4):
  — Körperliche Beruhigung
  — Gefühl, vom eigenen Körper getrennt zu sein
— Rechts vorne (T4-Fp2):
  — Angst und Furcht
  — Paranoia
  — Schreckreaktionen
— Interhemisphärisches Training (T3-T4):
  — Panikattacken
— Links vorne (T3-Fp1):
  — Mentale Beruhigung
  — Zwanghafte Sorgen

Im Folgenden wird ein Fallbeispiel (Herr S.) dargestellt.

■■ **Ziele**
Folgende Behandlungsziele wurden formuliert:
— Anregung, in Balance zu bleiben

— Sicherheit, dass er mit der Angst durchs Leben gehen und sich selber vertrauen kann (auch wenn er nicht glaubt, dass die Angst verschwinden könne)

■■ **Behandlungsverlauf und Ergebnis**
Die Positionierung T3-T4 bei niedrigster Frequenz wurde während der Sitzung als entspannt empfunden, hatte aber nach der Sitzung keinen weiteren Effekt. Deshalb wurde bei der 2. Sitzung T4-P4 bei niedrigster Frequenz getestet. Daraufhin war Herr S. nach der Sitzung sehr entspannt und konnte gut ein- und durchschlafen. In der 6. Sitzung wurde wegen der zwanghaften Sorgen zu T4-P4 noch ein linksseitiges frontales Training hinzugefügt. Dies führte allerdings zu anhaltendem Herzrasen nach der Sitzung. Diese Positionierung wurde nicht mehr verwendet. Stattdessen brachte T4-Fp2 den gewünschten beruhigenden Effekt auf die Gedanken. Der Schlaf blieb weiterhin gut und die Angst vor der Angst reduzierte sich, Panikattacken blieben aus. Nach der 20. Sitzung musste Herr S. zu einer Zeckenimpfung, die er völlig entspannt erlebte. So etwas wäre ihm vor dem Neurofeedbacktraining nie gelungen, deshalb hatte er sich jahrelang schon nicht mehr impfen lassen. Das Training wurde dann von 2-mal auf 1-mal pro Woche reduziert. Eine Woche später wachte Herr S. nachts mit einer Panikattacke auf, konnte allerdings danach wieder einschlafen; er bekam den folgenden Tag gut geregelt und schaffte alles, was er sich vorgenommen hatte. Vor dem Neurofeedbacktraining war er nach einer Panikattacke immer für den Rest des Tages erledigt. Danach gab es keine weiteren Panikattacken mehr, nur noch selten kamen leichte Anflüge von Angst, die sich schnell verflüchtigten. Herr S. wurde zunehmend aktiver und unternehmungslustiger, und er buchte eine Reise nach Australien; zu seiner eigenen Verwunderung hatte er überhaupt keine Angst vor dem Flug.

Nach 30 Sitzungen konnte das Training beendet werden. Herr S. hatte mittlerweile seine Reise nach Australien gut überstanden, hatte keine weiteren Panikattacken und keine Angstzustände mehr. Der Schlaf, sowohl das Ein- wie auch Durchschlafen blieb gut. Der behandelnde Psychologe war mit der Entwicklung von Herrn S. sehr zufrieden und schlug vor, auch die Verhaltenstherapie zu beenden. Die Ergebnisse des Neurofeedbacktrainings in Kombination mit der Verhaltenstherapie hatten die Erwartungen von Herrn S. weit übertroffen.

10.2 Phobien

Andreas Krombholz

Fallbeispiel
Neurofeedback bei Hornissenphobie
Frau X. erschien in Begleitung ihres Mannes in der Praxis, um sich nach den Möglichkeiten einer Neurofeedbacktherapie als Intervention bei einer seit Jahren bestehenden Hornissen-

phobie zu erkundigen. Die Patientin berichtet, dass die Symptome (Herzrasen, Beklemmungsgefühle, Schweißausbrüche, Atemnot, hoher Muskeltonus) im Zusammenhang mit Hornissen mittlerweile so stark sind, dass sie nicht mehr auf den Balkon gehen und sich nur noch unter Aufbringung „ihrer letzten Kräfte" im Freien aufhalten kann. Der Gedanke an den geplanten Sommerurlaub (der erste seit Jahren) löse Albträume bei ihr aus. Hinzu kommen mittlerweile Beziehungsprobleme, da der Mann der Patientin nicht mehr bereit ist, Rücksicht zu nehmen und z. B. auf den Urlaub zu verzichten.

→ Herzrasen, Beklemmungsgefühle, Schweißausbrüche, Atemnot, hoher Muskeltonus treten schon bei dem **Gedanken an einen Aufenthalt im Freien** auf.

In einem einführenden anamnestischen Gespräch wurde dem Ehepaar die Möglichkeit der NF-Therapie vorgestellt. Die Konfrontation während des Trainings mit phobischem Material wurde besprochen. Beide konnten das Verfahren nachvollziehen und als geeignete Methode für Frau X. erkennen.

10.2.1 Erklärungsmodell

Siehe Erklärungsmodell in ▶ Abschn. 10.1.1.

10.2.2 Methoden

Der Einsatz von Neurofeedback bei Personen mit Angststörungen basiert darauf, dass die Hirnaktivität dieser Personen bei direkter oder imaginierter Konfrontation mit dem phobischen Reiz von High-Beta-Wellen dominiert wird, gleichzeitig zeigt sich beim „Denken an den Reiz" mit geschlossenen Augen die Aktivität der Alpha-Wellen sehr gering. Anstelle einer Entspannungsreaktion zeigt sich also ein **erhöhtes Erregungsniveau**. Dieses erhöhte Erregungsniveau zeigt sich auch an den peripher physiologischen Parametern (z. B. EDA). Wird dies von den Betroffenen als sehr unangenehm empfunden, kommt es nicht selten zur Vermeidung des auslösenden Stimulus.

> Ein *hohes physiologisches Erregungsniveau* in Verbindung mit einem phobischen Reiz zeigt sich im EEG in hohen Anteilen von High-Beta-Wellen. Wird dies vom Patienten als unangenehm empfunden, führt Vermeidung zu einer Reduktion der Erregung.

■ Neurofeedback bei Hornissenphobie
Das **Ziel des Neurofeedbacktrainings** ist es zunächst, dass die Patienten es schaffen, die Intensität der Alpha-Aktivität zu steigern und über einen individuell bestimmten Schwellenwert zu erhöhen. Gleichzeitig sollen die Theta- und High-Beta-Aktivität reduziert werden (Entspannungsphase: Alpha ↑, Theta ↓, High-Beta ↓). Die Reduktion der Theta-Aktivität soll ein mögliches Einschlafen verhindern und somit dem Patienten die Umsetzung des Entspannungstrainings ermöglichen. Immer dann, wenn dies dem Patienten

gelingt, gibt es ein positives Feedback, auditiv oder visuell. Gelingt dies in mehreren Sitzungen hintereinander und werden von dem Patienten positive Effekte (verbesserte Entspannungsfähigkeit) berichtet, werden im nächsten Schritt die phobischen Reize in das Training eingebunden. Je nach Art des Reizes wird dieser im Training präsentiert (visuell oder auditiv) und der Patient soll versuchen, die zuvor erzielten Entspannungseffekte zu erreichen.

Im Folgenden wird ein Fallbeispiel (Frau X.) dargestellt.

■■ Behandlungsablauf
Phase 1: Entspannungsphase Zunächst wurde mit der Patientin das oben beschriebene Alpha-Training (Entspannungsphase) durchgeführt; die Sitzungen fanden wechselweise mit offenen und geschlossenen Augen statt. Im EEG zeigten sich zu Beginn vor allem sehr hohe Anteile an High-Beta-Wellen (hohe Amplituden), der Anteil der Alpha-Wellen war dagegen auch mit geschlossenen Augen sehr gering (niedrige Amplituden). Als Feedback wurde ein Video gewählt, zu dem synchron Musik lief, sodass die Patientin sowohl mit offenen als auch mit geschlossen Augen trainieren konnte. Mit jeder Sitzung gelang es der Patientin mehr, die Alpha-Anteile zu erhöhen, gleichzeitig konnte der High-Beta-Anteil abgesenkt werden. Die Amplitude der Theta-Wellen blieb insgesamt konstant. Nach 5 Sitzungen war die Patientin bereit, das wie in Schritt 2 beschriebene Training durchzuführen (Konfrontationsphase). Hierbei war wichtig, der Patientin deutlich zu erklären, dass diese Phase belastend werden kann.

Dauer der Entspannungsphase: ca. 40 min.

Phase 2: Konfrontationsphase Die Patientin wurde gebeten, wie vorher abgesprochen diesen Teil des Trainings mit offenen Augen durchzuführen. Als Feedback wurde nun ein Video eingesetzt, in dem tausende Hornissen zu sehen und zu hören waren. Damit der Film lief und somit auch zu Ende gehen konnte, musste die Patientin den Zustand erreichen, der auch in Phase 1 erreicht wurde: Entspannung. Zunächst fiel es der Patientin wie erwartet sehr schwer, beim Ansehen und Hören der Hornissen zu entspannen. Schon im Verlauf der 1. Konfrontationssitzung gelang ihr dies aber immer besser; sie gab an, gespürt zu haben, „wie die innere Spannung und der Wunsch wegzurennen" nachließen.

Dauer der Konfrontationsphase: ca. 40 min.

Phase 3: Entspannungsphase Die Konfrontationsphase wurde beendet und eine erneute Entspannungsphase eingeleitet. Diese wurde solange durchgeführt, bis die Patientin angab, dass die Erregung abgeklungen war.

■■ Spezifische Effekte
Im Verlauf der Sitzungen wurden die Konfrontationsphasen immer besser von der Patientin ausgehalten. Nach ca. 10 Sitzungen waren die vegetativen Symptome verschwunden; die Patientin äußerte keine Bedenken mehr, sich im Freien aufzuhalten. Der Gedanke an den Urlaub löste keine Albträume mehr aus und das Gefühl, die Angst überwunden zu haben, brachte der Patientin zusätzlich Anerkennung von ihrem Mann.

10.3 Posttraumatische Belastungsstörung (PTBS)

Meike Wiedemann und Axel Kowalski

10.3.1 Erklärungsmodell

Laut Definition der WHO gehen einer PTBS ein oder mehrere belastende Ereignisse von außergewöhnlicher Bedrohung oder katastrophalem Ausmaß voran. Vereinfacht gesagt, wird der Organismus in kürzester Zeit mit einer Fülle von Reizen und emotionalen Reaktionen überflutet, die in der Regel nicht im adäquaten Umfang verarbeitet werden können: Nachfolgend findet eine **fortdauernde Beeinträchtigung der Verarbeitungskapazität** statt, die ein Trauma begründet. Die eigentliche Bedrohung muss nicht unbedingt die eigene Person betreffen, sondern kann auch miterlebt oder beobachtet werden (z. B., wenn man Zeuge eines schweren Unfalls oder einer Gewalttat wurde). Die PTBS tritt in der Regel innerhalb von einem halben Jahr nach einem traumatischen Ereignis auf. Sie geht mit unterschiedlichen psychischen und psychosomatischen Symptomen einher, beispielsweise kommt es häufig zu einem Gefühl von Hilflosigkeit sowie zu einer gravierenden negativen Beeinträchtigung des Selbstverständnisses.

Bei der **Behandlung einer PTBS** sollten die folgenden grundsätzlichen Überlegungen aus der Verhaltenstherapie beachtet werden:

- Zumeist ist erst eine Phase der Stabilisierung notwendig, bevor weitere spezielle Techniken eingesetzt werden können.
- Wird der Betroffene von den Erlebnissen der Traumatisierung regelrecht überwältigt, und erlebt er dabei heftige Emotionen (Intrusion), sollte die direkte Konfrontation mit dem traumatischen Erlebnis zunächst unterbleiben. Hier steht die Unterstützung hinsichtlich des Umgangs mit den intrusiven Erinnerungen im Vordergrund der Behandlung.
- Wird der Betroffene weniger stark und häufig von dem Erlebten überwältigt, kann es sinnvoll sein, direkt mit dem traumatischen Erlebnis zu arbeiten.
- Ist das Trauma bearbeitet, ist es oft nötig, mit psychotherapeutischer Unterstützung eine Neubewertung und Umorientierung der eigenen Lebensumstände anzugehen (► www.de.wikipedia.org/wiki/Posttraumatische_Belastungsstörung).

10.3.2 Methoden

Die Erinnerung an das traumatische Geschehen wird in den Phasen des Erinnerns zumindest teilweise neu konstruiert und hängt damit auch unmittelbar vom körperlichen und kognitiven Erregungszustand der aktuellen Situation ab. Anders ausgedrückt: Je weniger Stress eine Person während der Schilderung eines traumatischen Ereignisses empfindet, desto besser, um nicht zu sagen unbelasteter, können die Inhalte der Erinnerung tatsächlich verarbeitet werden. Der Zustand der Bewältigung sollte allerdings aktiv und gewollt angesteuert werden. Die eingesetzten Methoden des Biofeedbacks dienen daher primär der **Stressreduktion**; dementsprechend werden alle Verfahren angewendet, die zu einer **Entspannung** führen. Hier ist allerdings **Vorsicht** geboten: In sehr entspannten Phasen der Therapie kann es auch zu einem erleichterten Abruf von Erinnerungen kommen. Gerade bei der PTBS ist die Wahrscheinlichkeit hoch, dass es eventuell zu einem ungewollten Erinnern kommt. Grundsätzlich empfiehlt es sich, Biofeedback bei PTBS nicht in alleiniger Verantwortung, sondern in Kombination mit einer Verhaltenstherapie durchzuführen und Komponenten aus dieser Therapie (Stichworte: Stopp-Zeichen, sicherer Ort) in das Biofeedbackprozedere zu integrieren.

■ ILF-Training bei PTBS

In den USA wird ILF-Training in einigen Militärbasen zur Nachsorge der aus den Kriegsgebieten zurückkehrenden Soldaten eingesetzt. In diesen Projekten wurden Daten von über 400 Soldaten mit PTBS gesammelt. Die Methode wurde im April 2011 bei der COSC Konferenz (Combat and Operational Stress Control) in San Diego, Kalifornien, von 2 klinischen Psychologen vorgestellt (einen Ausschnitt von dem Vortrag gibt es in einem Video unter www. ► youtube.com/watch?v=Cb3fbriq2SU.)

Die Ergebnisse dieser Projekte zeigen, dass sich die kritischen klassischen PTBS-Symptome, wie z. B. Selbstmordgedanken, Flashbacks, Alpträume, Ängste, emotionale Reaktivität, extreme und schnelle Reizbarkeit, teilweise mit weniger als 10 ILF-Sitzungen schon über die Hälfte reduzieren lassen.

PTBS kann als Fehlregulierung im ZNS betrachtet werden, ausgelöst durch traumatische Ereignisse. Die **Aufgabe des ILF-Trainings** ist es in erster Linie, das gestresste Nervensystem wieder zu beruhigen und zu stabilisieren, die Angst zu bewältigen, um ein stabile Grundlage zur Bewältigung des Traumas zu schaffen. Dies kann mit anschließendem Alpha-Theta-Training und nach Stabilisierung des Nervensystems mit etablierten psychotherapeutischen Methoden sehr viel leichter erreicht werden als im fehlregulierten, gestressten Gehirn.

Bei PTBS ist von einer **sehr hohen Erregung des Nervensystems** auszugehen, deshalb wird mit dem Training zunächst auf der rechten Seite bei T4-P4 mit der niedrigsten Frequenz begonnen. Die weiteren Positionierungen im Laufe des Trainings richten sich nach den vorhandenen Symptomen. Die Erfahrung und die prominenten Symptome zeigen jedoch, dass bei PTBS vor allem rechtsseitig trainiert werden muss. Beim Vorliegen von Dissoziation ist zusätzlich ein Training an T3-T4 indiziert. Ein Training auf der linken Seite wird wenn überhaupt erst in einer späteren Phase der Behandlung toleriert. Zu Beginn eingesetzt, führt linksseitiges Training selbst bei der niedrigsten Trainingsfrequenz zu vermehrten Symptomen und hoher Erregung.

Im Folgenden wird ein Fallbeispiel (Frau M.) dargestellt.

Fallbespiel

ILF-Training bei PTBS

Frau M., 30 Jahre, wuchs in Kriegsgebieten auf und hatte Angehörige im Krieg verloren. Vorrangiges Problem und der Grund, sich in Therapie zu begeben, waren die Alkoholexzesse mit 3–5 Abstürzen pro Woche, davon einige mit Amnesie. Um überhaupt einschlafen zu können, konsumierte Frau M. jeden Abend Marihuana, kam aber trotzdem nicht auf mehr als 3 Stunden Schlaf pro Nacht. Frau M. war selbstständig tätig und arbeitete 7 Tage die Woche 16 Stunden pro Tag; sie litt darunter, dass ihr die Arbeit nicht mehr so viel Spaß machte wie früher. Innerlich war sie stets unruhig, konnte nicht abschalten und nichts genießen. Außerdem berichtete sie von einer Zwangsneurose: Sie zähle Fliesen, Stufen, Bodenplatten, das störe sie aber nicht besonders. Ein beidseitiger Tinnitus bestand seit mehreren Jahren.

▪▪ Therapieziele
– Weniger Alkohol konsumieren,
– innerlich ruhiger werden,
– mit dem Rauchen aufhören,
– Tinnitus reduzieren,
– unbeschwert und glücklich sein.

▪▪ Behandlungsverlauf

Frau M. erschien trotz hoher beruflicher Auslastung regelmäßig 2-mal pro Woche zum Training. Wegen der traumatisierenden Erlebnisse und deutlicher Übererregung wurde das Training zunächst an T4-P4 mit der zu dieser Zeit tiefst möglichen Frequenz von 0,001 Hz begonnen. Dadurch fühlte sich die Patientin ruhiger. Der Tinnitus und der gestörte Schlafzyklus sowie der Marihuanakonsum deuteten darauf hin, dass das Training durch T3-T4 ergänzt werden sollte. Dadurch verbesserte sich der Tinnitus deutlich. Nach 20 Sitzungen wurde dann zur Hemmung der Zwangsgedanken und des ständigen Gedankenkreisens die Positionierung T3-Fp1 ausgetestet. Danach wurde Frau M. jedoch wieder deutlich unruhiger und es wurde stattdessen rechts frontal an T4-Fp2 trainiert. Daraufhin beruhigten sich mit der Zeit die Gedanken und die Zwänge. Da die Patientin mittlerweile zwar ohne Marihuana einschlafen, aber immer noch nicht durchschlafen konnte, wurde bei der 25. Sitzung das Alpha-Theta-Training eingeführt. Allerdings war Frau M. zu diesem Zeitpunkt noch nicht bereit, die kortikale Kontrolle loszulassen. Sobald sich die Alpha- und Theta-Frequenzen in Richtung „cross over" bewegten (▶ Kap. 3), öffnete sie abrupt die Augen und wollte nicht mehr weitermachen. Dies ist ein deutliches Zeichen, dass es für das Alpha-Theta-Training noch zu früh ist. Deshalb wurden erst noch 10 weitere ILF-Trainingssitzungen durchgeführt; danach wollte Frau M. von sich aus erneut das Alpha-Theta-Training probieren und es gelang ihr gut, die Tiefenentspannung zuzulassen.

▪▪ Ergebnis nach 40 Sitzungen
– Mäßiger Alkoholkonsum, keine Abstürze mehr,
– innerlich ruhiger,

– keine Zigaretten mehr,
– Tinnitus verschwunden,
– kein zwanghaftes Zählen mehr,
– mehr Freude an der Arbeit (stellte zusätzlich Leute ein und nimmt sich freie Tage),
– Marihuanakonsum komplett eingestellt.

Allerdings konnte Frau M. immer noch nicht länger als 4 Stunden am Stück schlafen.

▪▪ Fortsetzung des Trainings nach 2 Jahren

Um noch einmal das Schlafproblem anzugehen, wurde die Patientin 2 Jahre später, als sich die Technik weiterentwickelt hatte und ein Training bei 0,1 mHz möglich war, erneut in die Praxis einbestellt. Ihr Zustand hatte bis dahin über 2 Jahre stabil angehalten.

Nach 3 Sitzungen mit 0,1 mHz an T4-P4 und T3-T4 schlief die Patientin jeweils 7 Stunden am Stück. Sie hatte sich nach 7 Jahren wieder das erste Mal verliebt und lebte in einer Beziehung. Nach einer der ILF-Trainingssitzungen ging sie anschließend direkt in ein Musical und berichtete danach: „Ich habe zum ersten Mal in meinem Leben eine Vorstellung in Ruhe und bewusst gesehen, ohne unruhig zu sein oder mich getrieben zu fühlen."

▪ Frequenzbandtraining bei PTBS
Andreas Krombholz

Bei Personen mit bestimmten psychischen Auffälligkeiten, wie z. B. Angststörungen, weist das EEG Charakteristika auf, die als Korrelat der Symptome angesehen werden können. Beispielsweise zeigen Patienten mit Angststörungen eine **Hirnaktivität**, die u. a. von High-Beta-Wellen dominiert wird. Häufig ist gleichzeitig die Aktivität der Alpha-Wellen sehr gering; dies zeigt sich besonders, wenn die Augen geschlossen werden. Anstelle einer Entspannungsreaktion kommt es also zu einem erhöhten Erregungsniveau. Bei Patienten mit posttraumatischen Belastungsstörungen können zudem kurzfristig hohe Amplituden im Bereich der Theta-Wellen verzeichnet werden, die mit dem Auftauchen von Intrusionen zusammenhängen. Eine hohe Aktivität im Bereich der Theta-Wellen steht für eine nach „innen gerichtete" Aufmerksamkeit, im Sinne einer vermehrten oder leichteren Abrufbarkeit von Erinnerungen, wodurch das vormals erlebte traumatische Geschehen wieder lebendig wird. Dies wird von PTBS-Patienten häufig als beim „Einschlafen" belastend erlebt, da sich meist gleichzeitig eine starke vegetative Symptomatik bemerkbar macht (Herzrasen, Schweißausbrüche, hoher Muskeltonus etc.). Eine Entlastung der Situation wird von dem Betroffenen nur noch dann erlebt, wenn er die Situation/en verlässt, vermeidet oder „betäubt".

❯ Eine *hohe Aktivität im Bereich der Theta-Wellen* steht für eine nach „innen gerichtete" Aufmerksamkeit, im Sinne einer vermehrten oder leichteren Abrufbarkeit von Erinnerungen, wodurch das vormals erlebte traumatische Geschehen wieder lebendig wird.

Das **Ziel des Neurofeedbacktrainings** ist es zunächst, dass die Patienten es schaffen, die Intensität der Alpha-Aktivität zu steigern und über einen individuell bestimmten Schwellenwert zu erhöhen. Gleichzeitig sollen die phasisch auftretenden Theta-Wellen aktiv reduziert werden (**Entspannungsphase:** Alpha ↑, Theta ↓, High-Beta ↓). Immer dann, wenn dies dem Patienten gelingt, gibt es ein positives Feedback, auditiv oder visuell.

Gelingt das in mehreren Sitzungen hintereinander und werden von dem Patienten positive Effekte (verbesserte Entspannungsfähigkeit) berichtet, werden im nächsten Schritt **belastende Erinnerungen** bewusst zugelassen bzw. durch Hochtrainieren der Theta-Aktivität bewusst hervorgerufen. Eine gleichzeitige Erhöhung der Alpha-Tätigkeit soll – im Sinne einer Gegenkonditionierung – die kognitiven Ressourcen steigern, um die belastenden Bilder und Erinnerungen bearbeiten zu können. Als Resultat ist der Patient dann in der Lage, kritische Situationen bzw. die emotionale Bewertung von Ereignissen, die im Zusammenhang mit der Traumatisierung stehen, „auszuhalten" und kognitiv zu bearbeiten. In dieser Trainingsphase (**Konfrontationsphase:** Theta ↑, Alpha ↑, High-Beta ↓) verbleiben die Patienten nur wenige Sekunden bis Minuten, wobei die Zeitdauer im Verlauf der Therapie je nach Erträglichkeit der Bilder und Erinnerungen gesteigert wird. In einem dritten Schritt wird das Training wie im ersten Schritt (**Entspannungsphase:** Alpha↑, Theta↓, High-Beta↓) so lange fortgesetzt, bis die Erregung abgesenkt und die Entspannungsreaktion wiederhergestellt ist.

An das NF-Training schließt sich in der Regel **psychotherapeutische Gespräche** an, daher sollte NF bei PTBS nur von Psychologen oder Ärzten mit Erfahrung in der Traumatherapie oder unter fachkundiger Supervision als komplementäre Behandlungsmethode durchgeführt werden.

Weiterführende Literatur

PTBS

Benson A, La Dou TW (2015) The use of neurofeedback for combat veterans wit post-traumatic stress. In: Kirk HW (Hrsg) Restoring the brain: neurofeedback as an integrative approach to health. CRC Press, Boca Raton, S 181–200

Dahl MG (2015) PTSD symptom reduction with neurofeedback. In: Kirk HW (Hrsg) Restoring the brain: neurofeedback as an integrative approach to health. CRC Press, Boca Raton, S 201–230

Fischer SF (2014) Neurofeedback in the treatment of develomental trauma, Calming the fear driven brain. Norton & Company, London

Van der Kolk B (2014) Verkörperter Schrecken. GP Probst Verlag, Lichtenau/Westf

Van der Kolk BA et al (2016) A randomized controlled study of neurofeedback for chronic PTSD. PLoS One 11(12):e0166752. https://doi.org/10.1371/journal.pone.0166752. eCollection 2016

Angststörungen

Emmanoil S (2015) Can neurofeedback decrease anxiety and fear in cancer patients? A case study. Postępy Psychiatrii i Neurologii 25(1):59–65

Allgemein

Birbaumer N, Schmid RF (2010b) Biologische Psychologie, 7. Aufl. Springer, Heidelberg

Othmer S (2012b) Protocol guide for neurofeedback clinicians, 3. Aufl. EEG Info. http://www.eeginfo.ch. Zugegriffen am 23.08.2012

Weissacher E, Heuser J (2008b) Biofeedback: Die alternative Methode zur Behandlung von Schmerzen und psychosomatischen Beschwerden. Irsiana, München

Affektive Störungen

© Springer-Verlag GmbH Deutschland, ein Teil von Springer Nature 2020
K.-M. Haus et al., *Praxisbuch Biofeedback und Neurofeedback*, https://doi.org/10.1007/978-3-662-59720-0_11

11.1 Depressionen

Axel Kowalski

11.1.1 Erklärungsmodell

Zu den **Symptomen**, die bei einer depressiven Verstimmung im Vordergrund stehen, gehören eine dauerhafte Antriebslosigkeit und wenig bis gar kein Interesse an körperlichen und geistigen Aktivitäten. Zudem treten in den meisten Fällen gravierende Verschlechterungen der Leistung in den Bereichen Steuerung der Aufmerksamkeit, Konzentration und Entscheidungsfähigkeit sowie der Wachheit auf. Auch körperliche Empfindungen und Schmerzzustände können sich unter dem Einfluss einer Depression intensivieren. Der Einsatz von Biofeedback zielt hier darauf ab, diese negativen Veränderungen darstellen zu können, und dadurch den Klienten in die Lage zu versetzen, selbstgesteuert eine positive Veränderung herbeizuführen.

11.1.2 Methoden

Ein relativ neuer Ansatz in der Behandlung von Depressionen folgt der Ansicht von Emotionsforschern, dass depressive Befindlichkeitsstörungen, also das verminderte Erleben angenehmer Gefühle, mit einer **reduzierten Aktivität von Regionen im linken Frontalhirn** in Verbindung stehen, im Vergleich zur Aktivität im rechten Frontalhirn. Beispielsweise weisen bei betroffenen Personen die Alpha- und Beta-Anteile des EEGs dauerhaft eine entsprechende Asymmetrie auf: Die linke Hirnhälfte zeigt mehr Alpha und weniger Beta als die rechte Hirnhälfte. Durch ein entsprechendes Neurofeedbackprotokoll soll diese Asymmetrie in der hirnelektrischen Aktivität in ihrer Ausprägung und Richtung verändert werden, sodass daraus eine positive Befindlichkeit resultiert.

■ **Frequenzbandtraining bei Depressionen**

Andreas Krombholz

Bei Patienten mit Depressionen oder depressiven Symptomen findet sich im EEG häufig ein Ungleichgewicht der Alpha-Wellen im frontalen Bereich (F3/F4). Dabei zeigen sich höhere Anteile von Alpha-Wellen über der linken Hemisphäre (F3) im Vergleich zur korrespondierenden Elektrode der Gegenseite (F4). Bringt man dieses Ungleichgewicht mit der Valenzhypothese zur Verarbeitung von Emotionen zusammen, kann diese Asymmetrie als hirnphysiologisches Korrelat von Depressionen angesehen werden. Die Valenzhypothese besagt, dass die rechte Hemisphäre im frontalen Bereich eher für die Verarbeitung emotional negativer Reize zuständig ist, die linke dagegen für die Verarbeitung emotional positiver Reize. Zeigen sich nun im linken Frontalhirnbereich stärkere Alphaaktivitäten als rechts, kann man es so verstehen, dass der Bereich für die positiven Emotionen im Ruhezustand ist, während der Bereich, der für die negativen

Reize zuständig ist, deutlich aktiver agiert. Im klinischen Kontext bedeutet dies, dass alle Reize oder Wahrnehmungen emotional negativ gefärbt werden.

Ein weiterer Erklärungsansatz, der sich auch gut mit therapeutischen Lösungsansätzen aus der Verhaltenstherapie kombinieren lässt, baut auf einer eher funktionalen Beschreibung der Aufgaben der beiden Hirnhälften auf. Teile des linken Frontalkortex sind für die Verarbeitung von Details zuständig, während der rechte Frontalkortex mehr oder weniger den integrativen Rahmen liefert, in dem Informationen bewertet und zugeordnet werden. Durch eine Aktivierung des rechten Frontalkortex, wie im dargestellten Trainingsprotokoll beabsichtigt, wird der Klient in die Lage versetzt, einzelne Informationen aus der Umwelt bewerten zu können, und so auch alternative Verhaltenskonzepte für „schwierige" Situationen zu entwickeln. Hier wird auch deutlich, dass die Ziele des Neurofeedback nicht auf eine zeitliche andauernde Dominanz eines bestimmten Frequenzbereichs oder eines bestimmten Areals beschränkt sind. Nach der Verarbeitung einzelner Details bzw. der Konzeption neuer Verhaltensweisen, sollte selbstverständlich deren Einordnung in ein übergeordnetes Konzept erfolgen. Dies ist bedeutungsgleich mit einer zumindest kurzfristigen verstärkten Aktivierung des rechten Frontalkortex.

❯ Eine *frontale Asymmetrie* (Alpha links >Alpha rechts) kann als neuronales Korrelat einer depressiven Symptomatik angesehen werden.

Das **Ziel des Neurofeedbacktrainings** ist es, die frontale Asymmetrie auszugleichen und die linke Hemisphäre zu aktivieren bzw. die rechte zu hemmen. Dazu wird das sog. **A-Score-Training** durchgeführt. Als Grundlage für den **A-Score** dient folgende Formel (R = Alpha-Amplitude rechts, L = Alpha Amplitude links):

$$\text{A-Score} = (R - L)/(R + L) \times 100$$

Die Aussage des A-Scores ist:

— A-Score <0 = links mehr Alpha als rechts
— A-Score >0 = rechts mehr Alpha als links (gewünscht)

Gebildet wird der Wert also aus zwei Elektroden, F3 und F4, die gegen eine gemeinsame Referenz geschaltet werden, z. B. Cz. Der auf diese Weise ermittelte A-Score ist der **Wert**, der das Feedback steuert:

— Ist der Wert oberhalb einer Schwelle, läuft die Animation,
— ist der Wert unterhalb einer Schwelle, läuft sie nicht.

Fallbeispiel
Frequenzbandtraining bei Depressionen
Herr X., 22 Jahre, erschien in der Praxis, um sich nach den Möglichkeiten einer Therapie wegen seiner Depressionen zu erkundigen. Medikamente lehne er aufgrund der im Internet beschriebenen Nebenwirkungen ab, obwohl seine Depression schon seit 3 Jahren bestand. Gespräche wären aber auch „nicht so sein Ding". Neurofeedback als Methode bei Depressionen habe er ebenfalls im Internet gefunden. Zunächst

wurde dem Patienten klargemacht, dass es ganz ohne Gespräche nicht gehen würde. Daran anschließend wurde die NF-Methode ausführlich beschrieben.

→ Neurofeedback unterstützt eine Psychotherapie, ersetzt sie aber nicht. Im EEG zeigte sich ein negativer A-Score. Des Weiteren zeigte sich bei dem Patienten über Pz mit geschlossenen Augen nur geringe Alpha-Aktivität, gleichzeitig traten hohe High-Beta-Werte auf. Eine eingeschränkte Entspannungsfähigkeit verbunden mit Schlafproblemen (Ein-/ Durchschlafstörungen) wurden bejaht. Daher wurde auch ein Alpha-Training (Theta ↓, Alpha ↑, High-Beta ↓ an Pz) mit dem Patienten vereinbart.

Im Folgenden wird ein Fallbeispiel (Herr X.) dargestellt.

▪▪ Training

Zunächst wurde mit dem Patienten ein ausführliches Gespräch bezüglich seiner Depression geführt. Die Tatsache, dass sich für seine Symptomatik ein biologisches Modell (Valenzhypothese und Asymmetrie) aufzeigen lässt, war für ihn beruhigend, da er häufig von Personen aus seinem Umfeld hören musste: „Stell Dich nicht so an!" Daran anschließend wurden im Wechsel (2 Trainingseinheiten pro Woche) Alpha- und A-Score-Training durchgeführt. Nach jedem 4. Training wurde ein Gesprächstermin eingeschoben. Seine Transferkarten (getrennt für beide Trainings) setzte Herr X. im Alltag häufig ein, das Video aus dem Alpha-Training wurde ihm mitgegeben und als konditionierter Schlafstimulus etabliert.

Im Verlauf der Trainingssitzungen schaffte es der Patient immer besser, den A-Score in den positiven Bereich, also >0 zu verändern. Gleichzeitig gelang es ihm im Verlauf der Gesprächssitzungen, die Aufmerksamkeit wieder auf positive Dinge zu lenken und besprochene Vorhaben in die Tat umzusetzen (z. B. Anmeldung und fast regelmäßiger Besuch eines Fitnessstudios). Ebenso beschrieb er, dass es ihm besser gelingen würde, abzuschalten, was vor allem seinen Schlaf förderte. Das Alpha-Training setzte er zunächst auch nach dem Verschwinden der depressiven Symptomatik in unregelmäßigen Abständen fort, da es ihm „gut tue" und er so das Gefühl habe, in Zukunft besser mit Belastungen klarzukommen.

Bis zum deutlichen Verschwinden der Symptomatik waren insgesamt 40 Trainingssitzungen notwendig.

▪ ILF-Training bei Depressionen
Meike Wiedemann

Im Sinne des ILF-Trainings ist es sinnvoll, Depression in verschiedene Symptomkategorien zu unterteilen. Wie für die Methode typisch, sind dafür die Symptome ausschlaggebend. Häufig wird angenommen, Depressionen seien ein Hinweis auf niedrige Erregung – im Prinzip also das Gegenteil von hoher Erregung, wie sie z. B. bei Angststörungen vorliegt. Dies ist allerdings häufig nicht zutreffend. Depressive sind auch oft sehr unruhig und aufgewühlt. Depressionen sind also nicht in erster Linie als Erregungsproblem zu verstehen, sondern eher als emotionales Problem – Fehlen von Beloh-

nung, Freude und Genuss – zu sehen, was in enger Verbindung zum limbischen System steht. Die Behandlung von Depressionen mit ILF-Neurofeedback ist umso effektiver, je besser es gelingt, die depressiven Symptome den verschiedenen Kategorien der Fehlregulation zuzuordnen. Bei der Frage nach den besten Elektrodenplatzierungen kann die folgende Anleitung helfen.

- ▪ **Vorgehen: Symptomprofil bei Depressionen**
- ▬ Rechts hinten (T4-P4):
  - ▬ Reduziert die Körperspannung; hilft bei den Schmerzen, die oft in Begleitung auftreten
  - ▬ Verbessert die Körperwahrnehmung
  - ▬ Reduziert selbstverletzendes Verhalten

Bei frühen emotionalen Traumen sollte mit dieser Positionierung begonnen werden.
- ▬ Rechts vorne (T4-Fp2):
  - ▬ Beruhigt die überwältigenden negativen Emotionen – und die Verzweiflung
  - ▬ Beruhigt emotionalen Schmerz und das Verlangen nach der Endorphinausschüttung durch Selbstverletzungen
- ▬ Links vorne (T3-Fp1):
  - ▬ Das **Training der linken Seite** beeinflusst mehr das Bewusstsein und die positiven Emotionen. Es kann einen signifikanten antidepressiven Effekt haben und zu mehr Fröhlichkeit und Optimismus führen. Allerdings ist es oft nötig, zuerst viele Sitzungen auf der rechten Seite zu arbeiten, bevor das linksseitige Training greifen kann.
  - ▬ **Präfrontales Training** hat Einfluss auf obsessive Gedanken. Bei bewussten obsessiven Sorgen ist häufig ein Training links präfrontal geeignet. Sind eher selbstverachtende Grundemotionen im Spiel, ist ein Training rechts frontal häufig effektiver und sollte dem linksseitigen Training vorangehen.
  - ▬ Interhemisphärisches Training an T3-T4: Ist sehr effektiv bei Stimmungsschwankungen i. S. einer Instabilität des Nervensystems, d. h., bei im physiologischen Sinn instabiler und unvorhersehbarer Stimmung ist interhemisphärisches Training angezeigt. Handelt es sich eher um emotionale Reaktivität, ist rechts-präfrontales Training vorzuziehen.

Weiterführende Literatur

Grin-Yatensko V, Kropotov J (2019) Effects of infra-low frequency (ILF) neurofeedback on the functional state of the brain in healthy and depressed individuals. In: Kirk HW (Hrsg) Restoring the brain. Neurofeedback as an integrative approach to health. CRC Press, Boca Raton/Florida, in press

Grin-Yatensko V, Othmer S, Ponomarev VA, Evdokimov SA, Konoplev YY, Kropotov JD (2018) Infra-low frequency neurofeedback in depression: three case studies. Neuroregulation 5(1):30–42

Hammond DC (2005) Neurofeedback treatment of depression and anxiety. J Adult Dev 12:131–137

Chronische Schmerzen

© Springer-Verlag GmbH Deutschland, ein Teil von Springer Nature 2020
K.-M. Haus et al., *Praxisbuch Biofeedback und Neurofeedback*, https://doi.org/10.1007/978-3-662-59720-0_12

12.1 Migräne

12.1.1 Erklärungsmodell

Im biologischen Sinne ist Schmerz als einer der größten Stressoren zu werten, chronischer Schmerz, dementsprechend als **Dauerstressor**. Patienten mit chronischen Schmerzen, befinden sich oft in einem Teufelskreis von Stress, Muskelanspannung, Schmerz (▶ Abschn. 7.4.4.1, YouTube: Fall Herr S. Link: ▶ www.youtube.com/watch?v=D1-uGtCWQ-o).

Pro Tag treten in Deutschland ca. 350.000 Migräneanfälle auf, berichtet die Deutsche Migräne und Kopfschmerzgesellschaft. Bei der Migräne handelt es sich um eine multifaktorielle und uneinheitliche Erkrankung, die familiär gehäuft auftritt. Es wird allgemein angenommen, dass die Migräne eine typische Frauenkrankheit sei. Das stimmt jedoch nicht, bis zu 40 % der Migräniker sind Männer.

> ❯ Fast 10 % der Bevölkerung leiden unter *Migräne*, etwa 15 % der Frauen und 7 % der Männer.

Das sind etwa 8 Millionen Menschen, die wegen den heftigen klopfenden, pulsierenden Schmerzen – größtenteils von Übelkeit bis Erbrechen, Lichtscheu und Geräuschüberempfindlichkeit begleitet – ihrer Arbeit nicht mehr nachgehen können. Allein der Arbeitsausfall wird von der Migräneliga mit 3,5 Milliarden Euro pro Jahr angegeben.

Auf der Webseite der Schmerzklinik Kiel werden noch höhere Zahlen angegeben, bis zu 18 Millionen Menschen in Deutschland leiden demzufolge an Migräne, auch schon Kleinkinder sind betroffen. Arbeitsausfälle, Arztbesuche, Klinikaufenthalte, Ausgaben für Medikamente lassen die gesicherten Kosten der Migräne pro Jahr auf 16 Milliarden Euro ansteigen. ▶ http://www.schmerzklinik.de/service-fuer-patienten/migraene-wissen/wer-leidet/

Die **Ursachen** der Migräne sind nicht vollständig erforscht. Da viele Migräniker Schmerzen im Nacken angeben, wird dort oft nach der Ursache gesucht, Fakt ist jedoch, dass der sog. zervikogene Kopfschmerz sehr selten ist. Im Migräneanfall ist der **Trigeminusnerv** gereizt, der nicht nur das Gesicht, sondern auch den Nacken sensibel versorgt.

Wie die **Reizung des Trigeminus** beginnt, weiß man noch nicht:

- Man geht zum einen von einem neurochemischen Ungleichgewicht aus. Eine neurogene Entzündung um die Gefäße der basalen Hirnhäute führt zur Ausschüttung bestimmter Substanzen (u. a. Calcitonin Gene Related-Peptide), die den Trigeminus reizen und die Gefäße erweitern. Dies führt zu einer weiteren Ausschüttung dieser Substanzen und ein Teufelskreis beginnt.
- Zum anderen haben Studien gezeigt, dass Migräniker eine veränderte kortikale Anpassungsfähigkeit haben. Sie zeigen auch zwischen den Anfällen eine Überempfindlichkeit gegenüber sensorischen Reizen, die sich im Anfall noch verstärkt, sodass die Betroffenen sich am liebsten in ein dunkles Zimmer zurückziehen, wo sie auch vor Geräuschen geschützt sind.

> ❯ Menschen, die an Migräne leiden, haben eine *erniedrigte Schwelle* für sensorische Reize.

Stimulationen, die von Menschen ohne Migräne problemlos verarbeitet werden, sind für Migräniker schon in der Phase zwischen den Anfällen zu heftig, weil sie ihre Reizschwelle nicht anpassen können. Normalerweise gewöhnt sich das Gehirn an wiederholte Reize (Habituation), Menschen mit Migräne jedoch reagieren immer empfindlicher. Es scheint, als würde sich im Laufe der Zeit eine immer größer werdende kortikale Erregung aufbauen. Untersuchungen der kortikalen Potenziale zeigen, dass bei Migränikern schon Tage vor dem Anfall die langsamen kortikalen Potenziale stark ansteigen. Im Anfall normalisieren sich die Amplituden der SCPs, um sich dann in der Zeit bis zum nächsten Anfall wieder aufzubauen.

Neueste Studien von Coppola et al. (2018) zeigen, dass Verbindungen zwischen dem Default Mode Netzwerk und anderen Netzwerken bei Menschen mit Migräne anders sind als bei Gesunden. Insbesondere betrifft das den medialen präfrontalen Kortex und seine Konnektivität mit der Insula beidseits. Coppola beschreibt diese Regionen als Schlüsselregionen, die während eines Migräneanfalls deutliche Fehlanpassungen in der Konnektivität aufweisen. Aber auch im anfallsfreien Intervall zeigen sich nicht nur zwischen einzelnen Bereichen des Default Mode Netzwerks mangelhafte Verbindungen, sondern auch reduzierte Konnektivitäten zwischen dem Default Mode Netzwerk und visuellen Netzwerken.

Die langsamen kortikalen Potenziale steuern und regulieren die Netzwerkverbindungen (Konnektivitäten). Die Untersuchungen von Coppola et al. begründen somit den Einsatz des Trainings der Selbstkontrolle der langsamen kortikalen Potenziale (SCP) bei der Migränebehandlung.

Methoden und Therapieziele

Ausgehend von den Annahmen über die Ursachen der Migräne wurden unterschiedliche Behandlungsformen entwickelt. Bisher gilt das **Vasokonstriktionstraining** in Verbindung mit **Handerwärmungstraining** als Goldstandard in der nichtmedikamentösen Behandlung der Migräne (▶ Kap. 2). Hier sollen die Betroffenen lernen, die Gefäßerweiterung zu beeinflussen und somit die Schmerzen zu beenden. Auch das Handerwärmungstraining zielt auf eine Veränderung der Blutverteilung ab.

Seit Studien gezeigt haben, dass die Selbstregulation kortikaler Potenziale zu einer Kontrolle über Reizschwellen führt, gewinnt das **SCP-Training** (▶ Kap. 4) zunehmend an Bedeutung. Damit ist es möglich, die Migräneanfälle in Frequenz und Schmerzausprägung deutlich zu reduzieren.

▪ SCP-Training bei Migräne

Ein SCP-Training mit 80 Durchläufen wird vorgeschaltet. Danach folgen 15–20 Minuten Vasokonstriktionstraining. Für den Transfer in den Alltag bekommen die Patienten ein Übungsvideo, das sie zu Hause auf dem Computer anschauen oder auf ihr Smartphone laden können. Eine kleine Karte mit der Abbildung des Trainingsbildschirms des Vasokonstriktionstrainings kann im Geldbeutel mitgenommen und bei Bedarf verwendet (eingesetzt) werden.

Nach 5 wöchentlichen Trainingssitzungen stellt sich bei den meisten Patienten ein Erfolg ein. Um die erworbenen Fertigkeiten zu festigen, werden weitere 5 Sitzungen in immer größeren Abständen durchgeführt. Die Patienten werden angehalten, zu Hause mit dem Übungsvideo zu üben, es wenn möglich auf ihr Smartphone zu laden, oder eine kleine Karte mit einer Abbildung des Trainingsbildschirms mit sich zu führen.

Die Patienten können nach einem halben oder einem Jahr wiederkommen und eine Auffrischungssitzung machen.

Im Folgenden wird ein Fallbeispiel (Frau B.) dargestellt.

Fallbeispiel
SCP-Training bei Migräne
Monika B. litt jahrelang unter Migräneattacken, die mit einer Hemiparese rechts verbunden waren. Sie war dann nicht mehr in der Lage, allein zu gehen oder die Hand zu bewegen. Trotz Medikation mit Antiepileptika traten diese Attacken mehrmals pro Woche auf. Sie war gezwungen, sich zurückzuziehen, zusätzliche Schmerzmittel zu nehmen, und brauchte jedes Mal mehrere Stunden Schlaf, bis sie sich erholt hatte.

Dieser Zustand verhinderte, dass sie trotz guter Intelligenz eine weiterführende Schule besuchen konnte, da sie einfach zu oft fehlte und nicht die Zeit hatte, den versäumten Stoff aufzuholen.

Frau B. führte einen Kopfschmerzkalender und vermied Nahrungsmittel wie Schokolade, Bananen, Alkohol usw. Trotzdem fühlte sie sich diesen Attacken hilflos ausgeliefert und sie war recht skeptisch, als sie das Training begann. Sehr effektiv ist eine **Kombination** dieser Ansätze:
- Zum einen hilft das SCP-Training, die Häufigkeit und Heftigkeit der Anfälle zu verringern,
- zum anderen geben Vasokonstriktionstraining und Handerwärmung dem Klienten die Möglichkeit, evtl. sich anbahnende Anfälle zu kupieren (beenden).

▪▪ Therapieziele
Im Gespräch mit der Patientin wurde eine Kombination aus SCP-Training und Vasokonstriktionstraining vereinbart. Das SCP-Training führt zu einer Reduktion der Anfallshäufigkeit. Für Situationen, in denen Frau B. spürt, dass sich eine Migräneattacke anbahnt, sollte sie das Vasokonstriktionstraining erlernen, damit sie eine Möglichkeit zur Verfügung hatte, um die Attacke abzuwenden.

▪▪ Trainingsprotokoll
Während einer typischen Behandlung berichtet Frau B., wie es ihr in der Zeit seit der letzten Sitzung ergangen ist. Hatte sie eine Migräneattacke abwenden können und wie war ihr das gelungen? Gab es stressbelastete Situationen in ihrem Alltag und wie hatte sie diese bewältigt? Während dieses Gesprächs werden die Elektroden für das SCP-Training angebracht. Danach trainiert die Patientin und führt 80–100 Trainingsdurchläufe durch, die in 50 % Negativierung und 50 % Positivierung aufgeteilt werden. Hintergrund dieser Aufteilung ist die Überlegung, dass es Frau B. gelingen soll, zwi-

schen verschiedenen Aktivierungszuständen des Gehirns hin und her zu schalten, um so zu verhindern, dass sie in einer Überaktivierung „steckenbleibt", die dann zu einem Migräneanfall führt.

Schon von Anfang an werden Transferdurchläufe in das Training eingebaut, damit die in der Trainingssituation erlernten Fertigkeiten auf Situationen zu Hause und in der Schule bzw. auf den Arbeitsplatz übertragen werden können. Mit einem Trainingsvideo und einem Transferkärtchen, das Frau B. immer bei sich trägt, wird der Transfer unterstützt.

Die Resultate des SCP-Trainings werden besprochen und mit vorherigen Resultaten verglichen. Frau B. lernt, ihren gegenwärtigen Zustand mit den Trainingsresultaten in Verbindung zu bringen. Falls notwendig werden Möglichkeiten der Verbesserung im Gespräch erarbeitet.

Anschließend findet das Vasokonstriktionstraining statt, bei dem Frau B. lernt, den Blutfluss in der Schläfenarterie zu regulieren. Dieses Training soll ihr helfen, sich anbahnende Migräneattacken zu unterbinden. Eine genaue Beschreibung dieser Vorgehensweise findet sich in ▶ Kap. 2.

▪▪ Effekte der Therapie
Nach etwa 30 Sitzungen reduzierten sich die Migräneanfälle in Frequenz und Schweregrad deutlich. Die Lähmungserscheinungen haben sich bis auf einen Vorfall während einer Klassenarbeit auf ein Kribbeln beschränkt. Neben der Reduktion der Anfälle haben sich auch Konzentration und Gedächtnisleistung gebessert, sodass Frau B. es geschafft hat, ihre Hauptschulprüfung so gut abzuschließen, dass sie nun eine Realschulausbildung erfolgreich abschließen konnte. Heute arbeitet sie als Erzieherin und kann mit den Anforderungen dieser Arbeit gut umgehen. Wenn Frau B. spürt, dass sich ein Anfall ankündigt, vergegenwärtigt sie sich ihren Trainingsbildschirm mit dem Symbol und kann diesen somit abwenden. Sie schafft es nun, ohne Schmerzmittel auszukommen. Sie trainiert regelmäßig zu Hause mit dem Übungsvideo und hat die Migräne damit gut im Griff.

▪ ILF-Training bei Migräne
Im Sinne von ILF-Training gilt Migräne als das Paradebeispiel für **Instabilitäten** (▶ Abschn. 5.2). Aus diesem Grund wird bei Migränepatienten in der Regel mit der Positionierung T3-T4 angefangen. Liegen allerdings Hinweise auf Traumen oder Bindungsstörungen vor, kann es notwendig sein, zuerst eine ganze Weile auf der rechten Seite zu trainieren und dann T3-T4 einzubinden. Dies deutet sich meistens so an, dass die Patienten auf interhemisphärisches Training mit starken Symptomen hoher Erregung reagieren, z. B. Unruhe, Herzrasen, und diese Symptome auch durch eine Frequenzanpassung nicht verschwinden.

> ❗ Patienten mit *Migräne* (oder anderen Instabilitäten) reagieren oft sehr empfindlich auf *Frequenzänderungen*!

Deshalb sollten in diesen Fällen **Frequenzanpassungen** sehr vorsichtig und in kleinen Schritten vorgenommen werden. Vor allem dürfen innerhalb einer Sitzung nicht zu viele verschiedene Frequenzen getestet werden. Ansonsten können durch das Training auch Migräneanfälle ausgelöst werden. Einige Migränepatienten leiden zusätzlich unter Spannungskopfschmerzen oder sonstigen Schmerzen, die mit erhöhter Muskelspannung in Verbindung stehen, in solchen Fällen sollte die Positionierung T4-P4 hinzugenommen werden. Je nach vorhandenen Symptomen können weitere Positionierungen sinnvoll sein.

Im Folgenden wird ein Fallbeispiel (Frau P.) dargestellt.

Fallbeispiel

ILF-Training bei Migräne

Frau P., 48 Jahre, kommt wegen der Behandlung ihrer Migräne zum Neurofeedbacktraining. Sie unterscheidet 2 Schweregrade von Migräne:

- Normale Migräne: tut einfach nur weh (pulsierend, ein- oder beidseitig), alle 2–3 Tage.
- „Schokoladen"-Migräne: geht mit starkem Verlangen nach Zucker einher, vorwiegend linksseitig, begleitet von starker Übelkeit; danach fühlt Frau P. sich total erschöpft und liegt nur noch flach, tritt 2- bis 3-mal pro Woche auf.

Beim Ausfüllen des Symptomtracking-Fragebogens beschreibt Frau P. die folgenden weiteren Symptome mit 10 von 10 möglichen Punkten:

- Durchschlafstörungen (wacht in der Nacht 2- bis 3-mal auf und liegt dann mit Gedankenkreisen wach),
- Panikattacken,
- Müdigkeit,
- Tinnitus und Schwindel (seit einem Hörsturz vor 11/2 Jahren).

Des Weiteren reagiert Frau P. auf Stress häufig mit Übelkeit und Magenschmerzen. Es besteht eine Schilddrüsenüberfunktion, die medikamentös eingestellt ist. Eine diagnostizierte Depression wird mit Antidepressiva behandelt.

■■ **Behandlungsverlauf**

Frau P. erscheint 1-mal pro Woche zum Neurofeedbacktraining. In der 1. Sitzung wird aufgrund der vielen Instabilitäten (Migräne, Schwindel, Panikattacken) und des Tinnitus bei T3-T4 begonnen. Bei der 2. Sitzung nach 1 Woche berichtet die Patientin, sie habe keine Kopfschmerzen mehr gehabt, allerdings habe sie vermehrt Schwierigkeiten, einzuschlafen und einen hohen Puls. Deshalb wurde in der 2. Sitzung wieder T3-T4 trainiert und die etwas beruhigendere Positionierung T4-P4 hinzugefügt. In der 3. Sitzung berichtet die Patientin, sie habe in 10 Tagen nur 1-mal Migräne gehabt, und der Tinnitus sei merklich weniger. In der 4. Sitzung ist im Kopfschmerzkalender zu sehen, dass Frau P. seit 17 Tagen keinen Migräneanfall mehr hatte. Der Tinnitus sei komplett weg. In den 5 Wochen von Sitzung 5–10 hatte Frau P. einen leichten Anflug von Migräne, der aber nach der Einnahme von Triptanen gleich wieder verschwand. In den 10 Wochen von Sitzung 20–30 hatte Frau P. 2- bis 3-mal eine Migräne der Variante 1: 1-mal bei Wetterumschwung und 2-mal in Stresssituationen.

■■ **Ergebnis**

Die extreme Migräne der Variante 2 trat seit Beginn des Neurofeedbacktrainings überhaupt nicht mehr auf. Der Tinnitus blieb weiterhin aus, und der Schwindel trat weniger auf. Weiterhin fällt auf, dass die Stimmung deutlich stabiler ist und keine Panikattacken mehr erwähnt werden.

12.2 Spannungskopfschmerz

Axel Kowalski

12.2.1 Erklärungsmodell

Man spricht von einem Spannungskopfschmerz, wenn es sich bei den Kopfschmerzen um **Schmerzen im Bereich des gesamten Kopfes** (beidseitig/über den ganzen Kopf verteilt) handelt, die eine drückend-ziehende, jedoch nicht pulsierende Charakteristik haben. Es sollte sich dabei um leichte bis mittelschwere Schmerzen handeln, die durch körperliche Aktivität nicht verstärkt werden. Die einzelne Kopfschmerzattacke hat eine Dauer zwischen 30 Minuten und 7 Tagen. Die genaue Entstehung des Spannungskopfschmerzes ist noch nicht eindeutig geklärt. Es kommen **mehrere Faktoren** in-frage, die miteinander wechselwirken können: Beispielsweise kann eine unphysiologische Verkrampfung der Nackenmuskulatur, unter anderem ausgelöst durch kognitive Anstrengung, zu einer Aktivierung von Schmerzrezeptoren führen. Durch diese andauernde Aktivierung kann das zentrale schmerzverarbeitende System im ZNS dauerhaft sensibilisiert, Schmerzen dann leichter wahrgenommen werden. Auch fieberhafte Infekte und Stress sind mögliche Auslöser bzw. verstärkende Faktoren. Eine weitere Ursache können verspannte Kaumuskeln sein – Stichwort: Beiß doch mal die Zähne zusammen! Das nächtliche Zähneknirschen (Bruxismus) kann eine Folge dieser Verspannung sein, angenommen werden hier psychische Ursachen.

Methoden und Therapieziele

Spannungskopfschmerzen lassen sich mit Bio- und Neurofeedback auf vielfältige Art und Weise angehen. Auch wenn die Ursachen für Spannungskopfschmerz letztendlich immer noch ungeklärt sind, scheint ein Zusammenhang mit **erhöhter Muskelspannung** doch recht offensichtlich. Deshalb kommen beim peripheren Biofeedback neben Hautleitwert-, Temperatur- oder HRV-Training (▶ Kap. 2) vor allem das EMG-Biofeedback zum Einsatz. Im Einzelfall ist durch Anamnese, Palpation und EMG-Messung auszutesten, welche Muskelgruppen für die EMG-Ableitung zu nutzen sind.

Bei den Biofeedbackbehandlungsmethoden soll in erster Linie die **Entspannungsfähigkeit** des Patienten trainiert werden. Neben der konkreten Entspannung des M. frontalis können auch allgemeine Entspannungsparameter wie z. B. Hautleitwert, Handtemperatur und Herzratenvariabilität genutzt werden (▶ Kap. 2). Zudem stehen auch die jeweiligen Alltagssituationen im Fokus. Die Patienten sollen das Gelernte durch Transferübungen in den Alltag übertragen, um einer Eskalation der sich addierenden Stressreaktionen entgegenzuwirken.

Das **Neurofeedbacktraining** ist im Vergleich zum peripheren Biofeedback ein viel umfassenderes und tiefergehendes Training. Stressreize und jedweder sensorische Input werden anders wahrgenommen und schon vorbewusst weniger beunruhigend bewertet. Allgemein empfindet man sich durch das Neurofeedback insgesamt besser reguliert und bewertet die eingehenden Reize nicht mehr als bedrohlich, sodass Stressreaktionen des Körpers nicht mehr in dem Maße notwendig sind.

■ **EMG-Biofeedback bei Spannungskopfschmerz**
Im Folgenden wird ein Fallbeispiel (Frau W.) dargestellt.

Fallbeispiel
EMG-Biofeedback bei Spannungskopfschmerz
Frau W., 30 Jahre, Sekretärin, kämpfte seit Beginn ihrer Berufstätigkeit vor 12 Jahren, neben der 1- bis 2-mal im Monat auftretenden Migräne, mit immer wiederkehrenden Spannungskopfschmerzen im Stirnbereich. Die Spannungskopfschmerzen traten umso häufiger und intensiver auf, je höher die beruflichen Belastungen waren.

■■ **Behandlungsverlauf**
Behandlungsreihe Wegen der Migräne wurde ein Vasokonstriktionstraining durchgeführt. Wegen des Spannungskopfschmerzes wurde dieses Training durch ein EMG-Training des M. frontalis ergänzt. Zu Beginn des Trainings zeigte sich beidseitig eine erhöhte Muskelspannung zwischen 15–20 μV. Die ersten Minuten des Trainings gelang es der Patienten recht gut, mithilfe des Feedbacks die Muskelspannung zu reduzieren. Allerdings kam es nach ca. 10 Minuten zu einem erneuten Anstieg der Muskelspannung. Die Beobachtung der Patienten ergab, dass sich mit der Zeit ihre Sitzhaltung änderte, sie aber stetig den Blick auf den Bildschirm fixiert hielt und dabei immer leicht nach oben schaute. Als Frau W. darauf hingewiesen wurde, änderte sie die Sitzhaltung, sodass sie wieder entspannt auf den Bildschirm schauen konnte, und es gelang ihr wieder, die Muskelspannung auf unter 5 μV zu reduzieren. Im Gespräch stellte sich heraus, dass sich ihre Haltung bei der täglichen Computerarbeit auf ähnliche Art und Weise verschlechterte. Durch die Biofeedbackmessungen wurden der Patientin die Zusammenhänge zwischen Sitzhaltung, Muskelspannung und Kopfschmerzen verdeutlicht, und sie gewöhnte sich zunehmend eine bessere Sitzhaltung und entspannte Blickrichtung bei der Arbeit an. Nach insgesamt 12 Vasokonstriktionstrainings- und EMG-Biofeedbacksitzungen blieb Frau W. 7 Monate am Stück beschwerdefrei.

Auffrischungssitzungen Nach 1 Jahr meldete sich Frau W. wieder, da sie in den letzten 3 Monaten jeweils einen Migräneanfall pro Monat erlitten hatte und zwischen den Anfällen teilweise wieder mit Spannungskopfschmerzen zu kämpfen hatte. Die Patientin führte das auf verstärkten beruflichen Stress zurück. In der 1. Sitzung wurden mehrere Vasokonstriktions- und EMG-Trainingsdurchgänge mit Transfer ohne Feedback durchgeführt. Der Patientin gelang es nach wie vor auf Anhieb, die Gefäße zu verengen und die Muskelspannung zu reduzieren. Das erleichterte die Patientin und gab ihr wieder deutlich mehr Sicherheit (Selbstwirksamkeit). In weiteren 3 Sitzungen wurden verschiedene Stressbewältigungsstrategien besprochen, HRV-Training (► Abschn. 2.5) und Selbsthypnose eingeübt und das Heimtraining mit passenden Audiodateien unterstützt (► Abschn. 2.5.5). Danach blieb die Patienten für 3 weitere Jahre fast beschwerdefrei. Nach 3 Jahren meldete sich die Patientin zu 4 weiteren Auffrischungssitzungen, da sie durch weiteren Familienzuwachs, Hausbau und Umzug wieder etwas rückfällig wurde. Nach 4 Sitzungen erfuhr sie wiederum deutliche Erleichterung.

■■ **Ergebnis**
Frau W. erreichte durch das Biofeedbacktraining eine jahrelange Beschwerdefreiheit. Allerdings fiel sie bei zunehmender Arbeitsbelastung teilweise wieder in das alte Muster zurück. Diese Rückfälle konnten aber durch wenige Auffrischungssitzungen wieder überwunden werden.

■ **ILF-Training bei Spannungskopfschmerz**
Für die Behandlung von Spannungskopfschmerzen mit ILF-Training gibt es kein Patentrezept. Wie immer ist für den jeweiligen Patienten auszuprobieren, welche Trainingsparameter am effektivsten sind. Kommt der Patient mit Kopfschmerzen zum Trainingstermin, ist dies oft sehr hilfreich, um die richtige Platzierung und Frequenz zu finden, denn viele Patienten können direkt bei Änderung von Frequenz oder Platzierung beschreiben, ob sich die Schmerzen bessern oder verschlimmern. Gelingt dies nicht während der Sitzung, muss der Trainingseffekt von Sitzung zu Sitzung beurteilt werden. Je nach Symptomatik sind T3-T4 oder T4-P4 sinnvolle Anfangsplatzierungen. T4-P4 ist vorzuziehen, wenn der Patient von stark erhöhter Körperspannung berichtet oder diese palpierbar ist, auch dann, wenn aus der Vorgeschichte Traumen bekannt sind, (v. a., wenn der Schmerz seit einem Unfall o. Ä. besteht). Bei T3-T4 lässt sich ein zu Beginn der Sitzung bestehender Schmerz häufig verbessern oder vertreiben, sobald die richtige Frequenz gefunden ist.

Die **Qualität des Kopfschmerzes** bzw. wie sich diese während des Trainings ändert, gibt Hinweise für die **Frequenzanpassung**:
− Ein dumpfer Schmerz ist meist ein Zeichen für eine zu niedrige Frequenz,
− ein spitzer, stechender Schmerz deutet eher auf eine zu hohe Trainingsfrequenz hin.

Unten sind mögliche Platzierungen für die Behandlung von Schmerzen beschrieben, die grundsätzlichen Überlegungen und Hypothesen sind teilweise auf den Spannungskopfschmerz zu übertragen.
Vorgehen: Symptomprofil bei Schmerzen
− Interhemisphärisches Training (T3-T4):
  − Kopfschmerzen und Migränesymptomatik
  − Trigeminusneuralgie
  − Fibromyalgie
− Rechts hinten (T4-P4):
  − Muskelspannung
  − Chronische Nervenschmerzen

- Fehlende Schmerzwahrnehmung
- Vorne rechts (T4-Fp2):
  - Schmerzen verbunden mit Angst, Wut
  - Emotionale Reaktivität
  - Frühkindliche Traumen
- Vorne links (T4-Fp1), meist erst nach ausreichendem rechtsseitigen und interhemisphärischen Training:
  - Fokussierung auf den Schmerz
  - Schmerzen im Zusammenhang mit Depressionen, die sich mit besserer Stimmung verringern

Im Folgenden wird ein Fallbeispiel (Herr W.) dargestellt.

Fallbeispiel

ILF-Training bei Spannungskopfschmerz

Herr W., Berufsschullehrer, 58 Jahre, seit einem Burnout vor 2 Jahren in Frührente. Herr W. kommt aus Neugier auf die Biofeedbackmethode in die Praxis. Er habe seit vielen Jahren täglich einen Spannungskopfschmerz, an den wenigen schmerzfreien Tagen verspüre er aber einen ständig anhaltenden dumpfen Druck, der sich wie ein Band um seinen Kopf lege. Als Jugendlicher hatte er öfter mal Migräneanfälle, das habe sich aber gelegt. In Schulter, Hals und Zunge verspüre er eine dauernde Spannung und er fühle sich insgesamt angespannt. Die letzten Jahre waren ein langer Kampf um die Frührente, mit vielen ärztlichen Untersuchungen, Gutachten und Gesprächstherapien. Ansonsten habe er keine Symptome und komme ja, wie gesagt, nur aus Neugierde und mit der Hoffnung, die Spannungskopfschmerzen etwas lindern zu können. Das Ausfüllen der Symptomfragebögen ergab die folgenden weiteren Symptome:

- tägliche Einschlaf- und Durchschlafschwierigkeiten,
- extreme Lärmempfindlichkeit,
- Tendenz, Aufgaben unnötig aufzuschieben, obwohl er genug Zeit hat,
- Schwierigkeiten, Gedanken abzuschalten,
- schüchtern, zieht sich in Gesellschaft zurück,
- unternimmt wenig und
- verbringt die meiste Zeit allein in der Wohnung.

■■ Behandlungsverlauf

Die Messung der EMG-Aktivität an den Mm. frontalis und trapezius ergab eine sehr niedrige Spannung ≤1 μV, daher bot sich kein Ansatz für ein EMG-Training. Ein Neurofeedbacktraining erschien auch hinsichtlich der weiteren Symptome als vielversprechend.

Zunächst wurde mit T3-T4 begonnen. Während der Sitzung verspürte der Patient keine Veränderung, weder des Schmerzes noch des Drucks, auch nicht, als die Frequenz schrittweise erhöht wurde. Am Ende wurden dann 10 Minuten bei tiefster Frequenz trainiert, um zu sehen, ob sich nach dem Training ein Effekt einstellt. Bei der nächsten Sitzung wurden keine Veränderungen – weder positiv noch negativ – berichtet, deshalb wurde als neue Positionierung T4-P4 hinzugenommen. Das Training wurde als angenehm und entspannt erlebt, der Kopf fühlte sich aber immer noch

dumpf-drückend an. Deshalb wurde die Trainingsfrequenz erhöht, was von Herrn W. sofort als leichteres Gefühl im Kopf wahrgenommen wurde. Wegen der früheren Migräne und der Durchschlafschwierigkeiten wurde T3-T4 für das weitere Training beibehalten. Nach 5 Sitzungen berichtete der Patient bereits über eine deutliche Besserung der Kopfschmerzsymptomatik und weniger Druckgefühl, beschrieb aber weiterhin Schwierigkeiten beim Einschlafen mit Gedankenkreisen. Aus diesem Grund wurde ein linksseitiges frontales Training hinzugefügt. Das heißt, die Trainingszeit wurde gleichermaßen auf die 3 verschiedenen Positionierungen (T4-P4, T3-Fp1 und T3-T4) aufgeteilt. Die nächsten Male berichtete Herr W. über zunehmende Aufhellung der Stimmung, weitere Reduzierung der Kopfschmerzen, zunehmend mehr symptomfreie Tage, auch der ständige Druck sei verschwunden. Er ging plötzlich Aufgaben an, die er jahrelang vor sich hergeschoben hatte (Umbau des Schlafzimmers, Bau eines Gewächshauses mit Heizung, kleine Basteleien am Computer u. Ä.). Herr W. begann im Aufzug mit den Nachbarn zu plaudern, statt wie gewohnt auf den Fußboden zu starren, wenn andere Leute zustiegen.

■■ Ergebnis

Nach 15 Sitzungen waren die Kopfschmerzen und der Druck vollkommen verschwunden. Der Therapeut schlug vor, die Trainingsabstände zu vergrößern und das Training langsam auszuschleichen. Daraufhin antwortete Herr W.: „Nein, nein, jetzt fangen wir erst an, ich hätte eine solche Veränderung in so kurzer Zeit nie für möglich gehalten, jetzt will ich wissen, was sonst noch geht!" Daher wurde das Training weiter fortgesetzt. Herr W. berichtete folgende Veränderungen: Er sei unternehmungslustiger und organisiere Wanderungen mit einer Gruppe. Er regele nun persönliche Angelegenheiten, die ihn schon seit Jahren unterschwellig belasteten. Er gönne sich verschiedene Arten von Wellness-Behandlungen und Massagen. Die Kopfschmerzen seien weiterhin weg und er wolle durch zusätzliches Alpha-Theta-Training (► Kap. 3) seine Selbsthypnosefähigkeiten verbessern.

12.3 Fibromyalgie

Axel Kowalski

12.3.1 Erklärungsmodell

Die Fibromyalgie, ein **Faser-Muskel-Schmerz**, ist eine schwere chronische, nicht heilbare Erkrankung. Hauptsächlich treten großflächige Schmerzzustände in der Muskulatur, um die Gelenke und Rückenschmerzen auf. Weitere Kennzeichen sind die wechselnde Lokalisation der Schmerzen sowie eine erhöhte Druckschmerzempfindlichkeit. Es wird eine Vielzahl von begleitenden Symptomen registriert: Müdigkeit, Schlafstörungen, Konzentrations- und Antriebsschwäche, Morgensteifigkeit, Wetterfühligkeit, Schwellungen von Händen, Füßen und Gesicht und viele weitere Beschwerden. Bei Patienten mit Fibromyalgie liegen zudem überdurchschnittlich häufig psychische Störungen wie Depressivität und Ängstlichkeit vor. Ob diese psychischen Störungen eine Folge der chronischen Schmerzen sind oder aber die Symptome der Fibromyalgie eine vorhandene psychische Störung anzeigen, ist momentan noch nicht geklärt. Die Fibromyalgie lässt sich durch medizinische Maßnahmen nur begrenzt beeinflussen. Sowohl die Ursache der Fibromyalgie als auch die Mechanismen der Krankheitsentstehung sind bislang ungeklärt. Wissenschaftlich diskutiert wird auch eine Störung der schmerzverarbeitenden Systeme im zentralen Nervensystem mit der Folge einer erniedrigten Schmerzschwelle.

Methoden und Therapieziele

Sowohl mit **peripherem Biofeedback** als auch mit **Neurofeedback** gibt es vielfältige Möglichkeiten, diesen Teufelskreis zu durchbrechen. Patienten fühlen sich ihren Schmerzen gegenüber meist hilflos ausgeliefert, was die Schmerzwahrnehmung noch verstärkt:

— Mithilfe des **peripheren Biofeedbacks** können Patienten aktiv lernen, ihr Schmerzgeschehen selbst zu beeinflussen, ihre Ohnmacht gegenüber dem Schmerz zu überwinden und schmerzauslösenden Faktoren entgegenzusteuern.

— Mit **Neurofeedback** können Schmerzen eher auf unbewusster Ebene behandelt werden. Das Neurofeedbacktraining der parietalen Bereiche führt effektiv zu Muskelentspannung und besserer Körperwahrnehmung und somit schnell zu Schmerzentlastung. Anfallsartige Schmerzen wie Migräne oder Neuralgien lassen sich

durch bessere Regulierung der hemmenden neuronalen Verbindungen gut mit Neurofeedback reduzieren.

Chronischer Schmerz ist eine recht komplexe Angelegenheit. Bio- und Neurofeedback sind hier nicht als Allheilmittel, sondern vielmehr als **Therapiebausteine** einer multimodalen Behandlung zu sehen. Je nach Bedarf sind auch Schmerztherapeuten, Neurologen, Orthopäden, Physiotherapeuten, Verhaltenstherapeuten mit in die Behandlung einzubeziehen.

> ❯ Jedwede Art von Schmerzen muss *vor Beginn* eines Bio- oder Neurofeedbacktrainings ärztlich abgeklärt werden!

Häufig entsteht Schmerz im Rahmen anderer Erkrankungen, die natürlich als Ganzes behandelt werden müssen. Ein ausführliches Beispiel zur Behandlung von chronischen Schmerzen bei Schlaganfall ist in ▶ Kap. 7 beschrieben.

▪ ILF-Training bei Fibromyalgie

Fibromyalgie wird im Sinne eines ILF-Trainings ähnlich wie Migräne oder Neuralgien als **Instabilität** verstanden, entsprechend wird interhemisphärisch trainiert.

Die genauen Platzierungen hängen von den im Einzelfall beschriebenen Symptomen ab. Sowohl die häufig beschriebenen Hauptsymptome (wie z. B. Schmerzen, Müdigkeit, Schlafstörungen, Konzentrationsschwäche) als auch die häufig assoziierten Symptome (wie z. B. Reizdarm, Kopfschmerzen, Ängstlichkeit, Depressionen) können durch ILF-Training erheblich reduziert werden.

Im Folgenden wird ein Fallbeispiel (Frau B.) dargestellt (◖ Abb. 12.1).

◖ **Abb. 12.1** Fallbeispiel: Frau B. Symptomtracking bei Fibromyalgie. Die einzelnen Symptome wurden von der Patientin zu Beginn der Behandlung auf einer Skala von 0–10 bewertet (0 = kein Problem, 10 = großes Problem). Im Verlauf des Trainings wurde die Befragung zu den angegebenen Zeiten wiederholt. Es zeigt sich eine deutliche Symptomreduktion

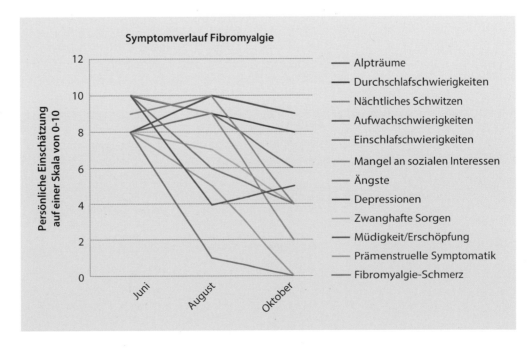

Fallbeispiel

ILF-Training bei Fibromyalgie

Frau B., 51 Jahre, Fibromyalgie seit 8 Jahren, beschreibt vor allem tägliche, starke Schmerzen, erhebliche Schlafstörungen sowie zunehmend sozialen Rückzug. Zur Zeit des Neurofeedbacktrainings fühlte sie sich durch häufige ärztliche Untersuchungen wegen einer Herzinsuffizienz und Verdacht auf Mammakarzinom besonders belastet (◘ Abb. 12.1).

■■ **Behandlungsverlauf**

Frau B. erscheint 1-mal pro Woche zum Neurofeedbacktraining. Trainiert wird vorwiegend auf T3-T4, T4-P4, T4-Fp2.

■■ **Ergebnis**

Bereits nach 20 Sitzungen zeigte Frau B. deutliche Verbesserungen, vor allem beim Schlafen und bzgl. der Schmerzen. Trotz der widrigen gesundheitlichen Umstände hat sich ihr sozio-emotionaler Zustand gebessert.

Weiterführende Literatur

Migräne

Coppola G et al (2018) Resting state connectivity between default mode network and insula encodes acute migraine headache. Cephalalgia 38(5):846–854. https://doi.org/10.1177/0333102417715230. Epub 2017 Jun 12

Dobrushina O, Arina G, Osina G, Aziatskaya G (2017) Clinical and psychological confirmation of stabilizing effect of neurofeedback in migraine. Eur Psychiatry 41:253 ff

Kropp P, Niederberger U (2004) Die nichtmedikamentöse Behandlung der Migräne. Schmerz 18:415–420

Kropp P, Niederberger U (2004b) Die nichtmedikamentöse Behandlung der Migräne. Schmerz 18:415–420

Kropp P, Niederberger U (2010) Biofeedback bei Kopfschmerzen. Schmerz 24:279–289

Kropp P, Niederberger U (2010b) Biofeedback bei Kopfschmerzen. Schmerz 24:279–289

Shapero E, Prager J (2019) Neurofeedback and alpha-theta training in a multidisciplinary chronic pain programm. In Kirk HW (Hrsg) Restoring the brain. Neurofeedback as an integrative approacht to health. CRC Press, Boca Raton (im Druck)

Stokes DA, Lappin MS (2010) Neurofeedback and biofeedback with 37 migraineurs: a clinical outcome study. Behav Brain Funct 6:9

Neurologische Störungen

© Springer-Verlag GmbH Deutschland, ein Teil von Springer Nature 2020
K.-M. Haus et al., *Praxisbuch Biofeedback und Neurofeedback*, https://doi.org/10.1007/978-3-662-59720-0_13

13.1 Epilepsie

Edith Schneider und Meike Wiedemann

13.1.1 Erklärungsmodell

Epilepsie ist eine der häufigsten neurologischen Erkrankungen. Wie die World Health Organisation WHO (2019) berichtet, leiden weltweit 50 Millionen Menschen an Epilepsie, davon 80 % in Ländern mit mittlerem oder geringem Einkommen. Bei der Mehrzahl der Patienten ist eine medikamentöse Behandlung erfolgreich. Von denen, die medikamentös nicht anfallsfrei werden und sich einer Operation unterziehen, erleben viele einen Rückfall. Insgesamt geht man davon aus, dass 20–30 % der Patienten an einer therapierefraktären Epilepsie leiden.

Es gibt nicht „die Epilepsie" an sich, sondern viele verschiedene Erscheinungsformen, deren Ursprung nicht vollständig geklärt ist. Allen gemeinsam sind immer wiederkehrende Anfälle, die durch überschießende elektrische Aktivität im Gehirn verursacht werden.

13.1.2 Methoden und Therapieziele

Für die Patienten, bei denen weder Medikamente noch eine Operation helfen, ist Neurofeedback eine Möglichkeit, doch noch anfallsfrei zu werden oder zumindest die Häufigkeit der Anfälle zu reduzieren. Hier stehen ein Training des sensomotorischen Rhythmus mit oder ohne gleichzeitige Unterdrückung der langsamen Theta-Wellen, ein ILF-Training oder ein SCP-Training zur Verfügung.

Leider ergab eine ausführliche Online-Suche keine neuen Studien zu Neurofeedback und Epilepsie. Lediglich ein Review-Artikel von Coben et al. (2019) geht auf neue Methoden des Neurofeedbacks ein und kommt zu dem Ergebnis, dass die „alten Methoden" (s. u.) bisher in ihrer Effizienz nicht übertroffen worden sind.

▪ SMR-Training bei Epilepsie

Wie Barry Sterman entdeckte, dass ein SMR-Training (Training des sog. sensomotorischen Rhythmus, 12–15 Hz) epileptische Anfälle verringern, wenn nicht sogar verhindern kann, ist eine der am meisten berichteten Anekdoten in der Geschichte des Neurofeedbacks. Ursprünglich aus der Schlafforschung kommend, trainierte Sterman Ende der 60er-Jahre einige Katzen, um zu sehen, ob sie ihre Gehirnströme verändern können. Als er dann zufällig einige dieser trainierten Katzen bei einer Untersuchung über die Wirkungen von Raketentreibstoff verwendete, entdeckte er, dass genau diese Katzen gegenüber den Wirkungen dieses Giftes viel resistenter waren als Katzen, die dieses Gehirntraining nicht gemacht hatten. Sie bekamen zwar die gleichen Symptome wie die anderen Tiere, allerdings dauerte es bei ihnen entweder viel länger, bis sie mit epileptischen Anfällen reagierten, oder sie blieben komplett anfallsfrei.

> ❯ Schon seit 40 Jahren wird *Neurofeedback* erfolgreich bei der Epilepsiebehandlung angewandt.

Anfang der 70er-Jahre wandte Sterman dieses Training erfolgreich bei Patienten mit pharmakoresistenter Epilepsie an. Viele Forscher wiederholten das SMR-Training im Laufe der Jahre und bestätigten immer wieder dessen Effektivität. Sterman sieht das SMR-Training nicht nur als letzte Möglichkeit, die Patienten offensteht, wenn nichts anderes mehr hilft, sondern ist der Meinung, dass man es schon viel früher einsetzen sollte, um schädliche Nebenwirkungen von Medikamenten zu vermeiden.

Barry Sterman beschrieb 2010 ausführlich seine Vorgehensweise beim SMR-Training (► Kap. 3). Er trainiert über dem motorischen Kortex entweder an C3 oder C4, mit einer weiteren Elektrode an Fz.

An C3 oder C4 wird die Amplitude von SMR verstärkt, frontal wird Theta (3–5 Hz) verringert. Dieses Training führt er diskontinuierlich durch. Im Verlauf des Trainings wird die Schwelle für SMR entsprechend angehoben und für Theta gesenkt.

Das Training wird über 60 oder 90 Minuten in Abschnitten von je 3 Minuten Dauer durchgeführt. Für einen erfolgreichen Durchlauf innerhalb eines Trainingsabschnitts muss der Patient die verlangte Reaktion zwischen 250 und 500 ms aufrechterhalten. Danach wird der Durchlauf beendet, es erfolgt eine Pause von 2 Sekunden, und ein neuer Durchlauf beginnt. Dieses Training wird über mindestens 20 Wochen durchgeführt, wobei der Patient bis zu 2-mal wöchentlich trainiert.

> ❯ *SMR* wird über mindestens 20 Sitzungen (12–15 Hz) an C3 oder C4 erhöht und *Theta* (3–5 Hz) an Fz verringert.

▪ SCP-Training bei Epilepsie

Ungefähr zur gleichen Zeit untersuchten Birbaumer und seine Gruppe an der Universität Tübingen die Auswirkungen eines SCP-Trainings (► Kap. 4) auf die **Anfallshäufigkeit** bei Patienten mit therapierefraktärer Epilepsie. Sie konnten in mehreren Studien nachweisen, dass diese Patienten durch das Erlernen der Selbstkontrolle der langsamen kortikalen Potenziale ihre Anfälle reduzieren und teilweise ganz beenden konnten.

Verschiebungen des EEG in eine elektrisch negative Richtung ist ein Indikator für eine weitreichende Depolarisierung apikaler Dendriten (► Kap. 4). Das bedeutet, dass die Erregungsschwelle des Gehirns gesunken ist. In diesem Zustand ist die Wahrscheinlichkeit hoch, dass Nervenzellverbände feuern.

Eine negative Rückkopplungsschleife zwischen Kortex, Thalamus und weiteren Teilen der Basalganglien verhindern, hauptsächlich durch Ausschüttung des hemmenden Neurotransmitters GABA (Gamma-Amino-Buttersäure), dass das Gehirn übererregt wird.

Verschiebungen des EEGs in eine elektrisch positive Richtung zeigen eine Hyperpolarisierung an, eine Erhöhung der Erregungsschwelle des Gehirns. Die Nervenzellverbände sind nun weniger aktiv, epileptische Anfälle sind unwahrscheinlich.

> Patienten, die lernen, ihre *langsamen kortikalen Potenziale* in eine elektrische positive Richtung zu steuern, können ihre Anfallsbereitschaft vermindern und evtl. ganz anfallsfrei werden.

In der Metaanalyse von Tan et al. (2009) wurden 10 Studien untersucht, davon 9 SMR-Trainingsstudien und eine SCP-Trainingsstudie bei Epilepsie. Bei allen Studien war ein allgemeiner Rückgang der Anfälle (74 %) zu verzeichnen.

Ein weiterer Vorteil des SCP-Trainings bei therapierefraktärer Epilepsie wird von Strehl et al. berichtet. Da epileptische Patienten im Krankheitsverlauf über einen Abbau der kognitiven Funktionen in Verbindung mit psychologischen und sozialen Stress klagen, wurden in einer kontrollierten Studie SCP-Training, Medikamentenanpassung und Atemtraining in Bezug auf **Veränderungen des Intelligenzquotienten** (IQ) verglichen. Alle Gruppen hatten einen IQ-Zuwachs, dieser war jedoch nur bei der SCP-Gruppe signifikant. Dieser IQ-Zuwachs war u. a. verbunden mit einer verminderten Latenz von P300, einer Komponente ereigniskorrelierter Potenziale, die die Verarbeitungsgeschwindigkeit im Gehirn anzeigt. Daraus kann geschlossen werden, dass die Selbstregulation langsamer kortikaler Potenziale den Abbau der Plastizität des Gehirns verhindern kann. Eine weitere Studie von Strehl et al. (2014), nach einem Follow-up von 10 Jahren zeigt deutlich, dass das SCP-Training nachhaltig ist.

In ▶ Kap. 4 wird das Training der langsamen kortikalen Potenziale beschrieben. Bei Patienten mit Epilepsie wird vorwiegend in die Positivierung trainiert, d. h. zu 80 % nach unten und zu 20 % nach oben oder auch zu 100 % nach unten.

Es bietet sich an, über dem epileptischen Fokus, der meistens bekannt ist, zu trainieren. In der Literatur werden 35 Trainingssitzungen mit jeweils 145 Durchläufen angegeben.

Im Folgenden wird ein Fallbeispiel (Herr L.) dargestellt.

Fallbeispiel

SCP-Training bei Epilepsie

Hartmut L. war mit seinem Moped unterwegs, als ein unaufmerksamer Autofahrer ihn beim Abbiegen übersah und schwer verletzte. Hartmut L. erlitt neben multiplen Knochenbrüchen einen Schädelbasisbruch und lag monatelang im Koma. Obwohl im Laufe der nächsten Jahre nichts unversucht gelassen wurde und er täglich Physio- und Ergotherapie bekam, war er komplett auf Hilfe angewiesen, da er nur noch den Kopf und seinen rechten Arm bewegen konnte. Zusätzlich litt er an immer wiederkehrenden generalisierten epileptischen Anfällen, die medikamentös nicht zureichend behandelt werden konnten.

Als er von seinen Eltern zur Neurofeedbackbehandlung gebracht wurde, konnte er den Kopf kaum aufrechthalten, wurde sehr schnell müde und sprach verwaschen. Da er mehrere Anfälle im Laufe einer Woche hatte, die ihn sehr erschöpften, waren seine Interessen sehr eingeschränkt.

■■ **Therapieziel**

In Absprache mit Hartmut L. und seinen Eltern wurde mit einer Kombination aus SCP- und SMR-Training begonnen, in der Hoffnung, dadurch die Anfallshäufigkeit zu reduzieren.

■■ **Therapieverlauf**

Da das SCP-Training anstrengender erlebt wird als SMR-Training, wurde mit SCP-Training an Cz begonnen (▶ Kap. 4) und danach das SMR-Training (▶ Kap. 3) durchgeführt. Relativ schnell (nach ca. 15 Sitzungen) wurde Hartmut aufmerksamer, er schien „wie aus einem Nebel aufzutauchen". Er wurde lebhafter und beteiligte sich zunehmend an Unterhaltungen.

Seine Anfälle verringerten sich und Untersuchungen an der Klinik ergaben eine Verbesserung des Befundes.

■■ **Ergebnisse**

Seine Therapeuten berichteten, dass er nach dem Neurofeedbacktraining besser an den jeweiligen Therapien teilnehmen konnte. Er war sehr viel kooperativer und versuchte nun, bei Verrichtungen des täglichen Lebens mitzumachen. Er wurde nicht mehr so schnell müde.

Er entwickelte wieder Interessen an Hörbüchern und Filmen und war auch bereit, kognitive Übungsprogramme mitzumachen.

Diese verbesserte Kooperation und Hartmuts wiedererwachtes Interesse an seiner Umwelt und seinen Therapien führten zu Erfolgen in der Physio- und Ergotherapie, sodass er im Laufe der Zeit in der Lage war, zusammen mit seinem Physiotherapeuten kurze Strecken zu gehen und sogar Treppen zu steigen.

■■ **Ausblick**

Hartmut L. wird weiterhin auf fremde Hilfe angewiesen sein. Seine Möglichkeiten zur Teilhabe am Leben in der Gesellschaft haben sich verbessert

■ **ILF-Training bei Epilepsie**

Epilepsie gehört ebenso wie Migräne zu den **Instabilitäten**, deshalb wird mit interhemisphärischem Training gestartet, bei Bedarf werden weitere Platzierungen hinzugenommen. Je nachdem, von welchen Gehirnbereichen die Anfälle ausgehen, sollten die **Elektroden** entsprechend positioniert werden, z. B.

- T3-T4 bei Temporallappenepilepsie,
- C3-C4 bei motorischen Anfällen,
- P3-P4 bei Parietallappenepilepsie.

All das sind jedoch nur Grundregeln im Einzelfall muss getestet werden, welche Positionierung für den Patienten am besten passt.

Im Folgenden wird ein Fallbeispiel (Frank) dargestellt.

Fallbeispiel

ILF-Training bei Epilepsie

Frank, 11 Jahre alt, leidet an Gedächtnisstörungen und starker Epilepsie. Trotz starker Medikation hat er teilweise mehrmals pro Woche heftige Anfälle, deshalb schlagen die behandelnden Ärzte eine weitere Erhöhung der Medikation vor. Dies hätte allerdings zur Folge, dass der Junge durch die Medikamente zu sehr gedämpft wäre, um noch am Unterricht in der Realschule teilzunehmen. Deshalb entscheidet sich die Familie zunächst für ein Neurofeedbacktraining.

▪▪ Behandlungsverlauf

Frank erschien regelmäßig und gerne 2-mal pro Woche zum Neurofeedbacktraining. Bereits nach 2 Wochen mit je 2 Trainingseinheiten an T3-T4 blieben größere Anfälle aus und Frank brauchte seine Notfallmedikamente nicht mehr. Durch das ILF-Training hatte er schon nach kurzer Zeit gelernt, sich in die Therapiesituation hineinzudenken. Zur Unterstützung bekam er kleine Transferkärtchen und die Musik, mit der er im Training gearbeitet hatte, mit nach Hause. Er lernte so, seine Anfälle abzuwenden.

▪▪ Ergebnis

Nach 40 Sitzungen konnte Frank sein Gehirn soweit stabilisieren, dass eine Erhöhung der Medikation nicht mehr nötig war, und die Gedächtnisstörungen waren verschwunden. Nach 6 Monaten ILF-Training war die Situation so stabil geworden, dass darüber nachgedacht wurde, die Medikation zu verringern.

13.2 Schlaganfallrehabilitation

Edith Schneider und Meike Wiedemann

13.2.1 Erklärungsmodell

Nach einem Schlaganfall müssen die Patienten viele Dinge, die vor dem Ereignis vollkommen selbstverständlich funktionierten, wieder neu lernen. Je nach Lokalisation und Ausprägung des Schlaganfalls kann es zu unterschiedlichen Funktionseinbußen kommen. In der Regel wird durch den Schlaganfall Nervengewebe zerstört und die Funktionen der zerstörten Bereiche müssen von anderen gesunden Bereichen im Gehirn übernommen werden. Diese Fähigkeit des Gehirns, dass sich neuronale Netzwerke in Abhängigkeit der Funktion verändern und andere Aufgaben übernehmen, wird als **Neuroplastizität** bezeichnet. Die Neuroplastizität ist eine notwendige Voraussetzung, dass Gehirnschädigungen und der damit einhergehende Funktionsverlust wieder kompensiert werden können. Bis vor wenigen Jahren wurde diese Fähigkeit des Gehirns unterschätzt und zu wenig gefördert. Die Neuorganisation im Gehirn kann nur stattfinden, wenn diese auch ständig angeregt wird, d. h., wenn die verloren gegangenen Funktionen durch übende Verfahren immer wieder trainiert werden.

Studien mit Schlaganfallpatienten zeigen, dass es als unmittelbare Folge der Funktionseinbußen oft zu einer Art **Überkompensation** kommt: Die beschädigten Areale des Gehirns bzw. die Nervenzellen der Umgebung versuchen durch dauernde neuronale Aktivität die geschädigten Aktivitätsmuster wiederherzustellen.

13.2.2 Methoden und Therapieziele

Das **Wiedererlernen von Funktion** kann durch verschiedene Bio- und Neurofeedbackmethoden effektiv unterstützt werden. Das Ziel liegt unter anderem darin, dass der Patient lernen kann, die oben angesprochene Überkompensation zu begrenzen und die vorhandene neuronale Aktivität zielführend einzusetzen. Das funktioniert am besten in direkter Kombination mit weiteren Rehabilitationsmaßnahmen, mit deren Unterstützung die eingeschränkten körperlichen Funktionen regelmäßig und wiederholt eingeübt werden; dazu gehören v. a. physiotherapeutische, ergotherapeutische und logopädische Therapien. Der Schlaganfall und die täglich erlebten körperlichen und oft auch geistigen Einschränkungen führen bei den Betroffenen zu einem starken Gefühl der Hilflosigkeit. Daher ist des Weiteren zu prüfen, ob Depressionen oder Ängste vorliegen, die parallel psychologisch behandelt werden müssen.

Zum Wiedererlernen komplexer, gezielter Bewegungen, zur Vermeidung kompensatorischer Anspannung und zur Verminderung der Spastizität ist das **Muskelbiofeedback** von großem Nutzen. Der Einsatz von EMG-Biofeedback in der Schlaganfallrehabilitation ist in ▶ Kap. 7 ausführlich beschrieben.

Neurofeedback ist bestens geeignet, die **Neuroplastizität** im Gehirn zu unterstützen und das Wiedererlernen der ausgefallenen Funktionen zu erleichtern. Hauptaufgabe des Neurofeedbacktrainings ist es, das Gehirn durch eine bessere Regulationsfähigkeit des Erregungslevels und der Erregbarkeit in einen Zustand zu bringen, in dem optimal gelernt werden kann. Denn sowohl eine zu hohe als auch eine zu niedrige Erregung schalten höhere Hirnfunktionen aus und erschweren Lernprozesse. In der Schlaganfallrehabilitation ist es wichtig, den Patienten einerseits genügend zu fördern, um die Prozesse der Neuroplastizität zu fördern, und andererseits nicht zu überfordern, was i. d. R. zu einem Zustand zu hoher Erregung oder Erschöpfung führt und Lernprozesse hemmt. Neurofeedbacktraining kann dazu beitragen, dieses Gleichgewicht besser zu halten und nicht zu schnell in Zustände zu hoher oder zu niedriger Erregung abzugleiten.

Neueste Studien beschäftigen sich zum großen Teil mit Brain-Computer-Interfaces, über die Prothesen gesteuert werden, oder mit fMRI-Feedback. Neuere Untersuchungen zum SCP-Training liegen nicht vor. Mehrere Studien zeigen, dass der Einsatz von Frequenzbandtraining, hauptsächlich von Alpha-Training (Ros et al. 2017; Kober et al. 2017), SMR-Training (Lee 2015; Reichert et al. 2016) oder einer Kombination dieser Frequenzbänder (Kober 2015) hilfreich sein können.

▪ SCP-Training in der Schlaganfallrehabilitation

Die Regulation des Erregungsniveaus, die mit SCP-Training erlernt werden kann, begünstigt die Rehabilitation nach

Schlaganfall und traumatischer Hirnschädigung. Hier ist es sinnvoll, nicht nur an Cz, sondern über der geschädigten Stelle zu trainieren, um dort die Funktionsfähigkeit soweit wie möglich wiederherzustellen (▶ Abschn. 4.3).

Es hat sich herausgestellt, dass eine Kombination von SCP-Training mit EMG-Biofeedback wie in ▶ Kap. 7 beschrieben erfolgreich ist. Weiterhin hilft bei manchen Patienten der Einsatz der transkraniellen Gleichstromstimulation das Bewegungsausmaß zu verbessern. Heute gibt es kleine Geräte mit standardisierten Protokollen, die eine sichere Anwendung erlauben.

■ ILF-Training in der Schlaganfallrehabilitation

Die oben erwähnte Verbesserung der Grundregulierung scheint auch mit den ILF-Frequenzen sehr effektiv zu sein. Insgesamt führt das ILF-Training auch zu einer besseren Konzentrationsfähigkeit und Aufmerksamkeit, was wiederum den anstehenden Lernprozessen einen fruchtbaren Boden bereitet. Je nach vorhandenen Symptomen können dann im Verlauf des Trainings spezifischere Elektrodenplatzierungen angewendet werden, um spezifische Funktionen zu fördern.

Die Länge und Intensität des ILF-Trainings variiert und hängt entscheidend von der Schädigung des Gehirns und der Ausprägung der Funktionsausfälle ab. In vielen Fällen kann ein ILF-Training über Jahre hinweg sinnvoll sein. In leichteren Fällen kann man schon mit 40–60 Sitzungen gute Erfolge erzielen. Am sinnvollsten ist es, mit dem Neurofeedbacktraining so früh wie möglich nach dem Insult zu beginnen, aber auch noch Jahre später können mithilfe von Neurofeedback deutliche Verbesserungen erlangt werden.

Ebenso hängen die Elektrodenpositionierungen jeweils von den vorhandenen Symptomen ab und müssen in jedem Fall individuell ausgetestet werden. In diesem Sinne sollte auch das folgende Fallbeispiel (Frau F.) nicht als Anleitung für das ILF-Training nach Schlaganfall verstanden werden, sondern als ein Beispiel, was in diesem speziellen Fall funktioniert hat.

Fallbeispiel

ILF-Training nach Schlaganfall
Nach einem Schlaganfall (multiple Ischämien mit OICA-Infarkten, Thalamus-, Hirnstamm- und Kleinhirninfarkten) leidet Frau F., 45 Jahre, an starken Funktionsausfällen und Behinderungen, die zur Abhängigkeit von pflegerischer Versorgung bei den Verrichtungen des täglichen Lebens führen. Dabei handelt es sich im Wesentlichen um

- beidseitige Rumpf- und Extremitätenataxie mit Stand- und Gangataxie,
- Gangstörung mit Koordinationsdefiziten,
- Gleichgewichtsstörungen,
- schwere Dysphagie,
- komplexe visuelle Defizite,
- ausgeprägte Gesichtsfelddefizite mit keilförmigem Rest im linken unteren Quadranten,
- kognitive Defizite,
- Stimmungsschwankungen,
- Sprachschwierigkeiten.

■ ■ Behandlungsverlauf

Frau F. kommt seit ca. 3 Jahren zum Neurofeedback, im 1. Jahr sehr intensiv, danach immer mit einer 3-monatigen Winterpause und einer 1-monatigen Sommerpause. Sie befindet sich außerdem in regelmäßiger physiotherapeutischer, im 1. Jahr auch in ergotherapeutischer Behandlung und übt regelmäßig mit einem Computerprogramm, die Gesichtsfelddefizite auszugleichen.

Zu Beginn des Neurofeedbacktrainings konnte Frau F. schwer wahrnehmen und ausdrücken, welchen spezifischen Effekt das Training hatte. Deshalb wurde zur Orientierung ein QEEG (▶ Kap. 6) aufgenommen. Dieses zeigte, dass v. a. in den parietalen und zentralen Bereichen sehr hohe Beta- und High-Beta-Amplituden auftreten. Deshalb wurde zunächst mit parietalem und dann zentralem Training in den niedrigsten Frequenzen begonnen. Das Training selbst wurde als entspannend empfunden und die Körperwahrnehmung verbesserte sich stetig, sodass Frau F. die Effekte der einzelnen Trainingspositionen mit der Zeit sehr genau beschreiben konnte. Da das zentrale Training keine spürbaren Effekte brachte, wurde es wieder verworfen. Im Einzelnen konnte Frau F. dem Training an verschiedenen Elektrodenpositionierungen folgende Effekte zuordnen:

- T3-T4: Senkung der Grunderregung, Reduzierung des Gefühls der Reizüberflutung.
- T4-P4: besseres Gefühl für den Körper im Raum (z. B. saß und lief Frau F. im 1. Jahr nach dem Schlaganfall immer nach rechts geneigt; darauf angesprochen berichtete sie jedes Mal, sie habe das Gefühl, sie sitze gerade), Laufen und Sprechen fühlte sich entspannter und leichter an.
- T3-Fp1: beruhigte etwas die Gedanken und stetigen Sorgen um die kleinen Dinge des Alltags, z. B. ob der Taxifahrer rechtzeitig kommt, wenn sie zur Therapie muss, ob die Straßen frei sind, oder ob irgendetwas Unvorhersehbares dazwischenkommt.
- P3-P4: ermöglichte wieder einen Geschmackssinn.
- O1-O2: erleichterte das Sehtraining am Computer.
- T4-T6 und T3-T5: brachten eine bessere Objekterkennung (z. B. das Essen auf dem Teller zu erkennen).
- T4-Fp2: reduzierte deutlich die Angst beim Laufen.
- Alpha-Theta-Training: Entspannung und Hilfe zur Visualisierung der jeweils anstehenden Ziele. Wegen der Sehbehinderungen wurde v. a. taktiles und auditives Feedback eingesetzt. Visuelles Feedback musste sehr kontrastreich sein, um erkannt zu werden (z. B. rote Punkte, die sich auf einem weißen Hintergrund vergrößern, später gingen auch bunte Sterne auf einem schwarzen Hintergrund, die sich wie in einer Art Feuerwerk bewegten).

■ ■ Effekt der Therapie

Im 1. Jahr kam der Schluckreflex vollständig zurück und der stark ausgeprägte Hypertonus der Muskulatur konnte deutlich reduziert werden. Eigenständiges Gehen war zunächst nicht möglich, das Gehen mit Hilfestellung war jedoch schon deutlich erleichtert. Im 2. Jahr gelang es auch mit zusätzlicher Unterstützung von Visualisierungstechniken, wieder frei zu stehen, sodass Frau F. z. B. im Badezimmer selbständig stehen konnte und beide Hände zur Körperpflege frei hatte. Das Sehvermögen besserte sich sehr langsam, aber stetig. Zunächst fiel auf, dass Frau F. wieder das Essen auf dem Teller erkennen konnte. Mittlerweile konnte sie sogar einem kompletten Diavortrag über eine Neuseelandreise folgen und fast alle Dias erkennen. Im 3. Jahr gelang es dann auch wieder, Gesichter und Gesichtsausdrücke zu erkennen; allerdings gelingt es in Filmen noch nicht, auch das visuelle Gedächtnis funktioniert noch nicht. Immerhin kann sie aber schon bestimmte Orte (Marktplatz, Rathaus des Heimatdorfs) wiedererkennen. Die Sprechmotorik hat sich sehr verbessert, zu Beginn war Sprechen nur mit extremer Anstrengung und stark angestrengter Stimmlage möglich. Mittlerweile telefoniert Frau F. eigenständig und entspannt. Seit 1 Jahr übt sie in der Wohnung frei und ohne Hilfe zu gehen und macht dort große Fortschritte. Vor allem seit ein rechts frontales Neurofeedbacktraining hinzugefügt wurde, berichtet Frau F., dass sie eine deutliche Erleichterung beim Gehen spüre und nicht ständig durch die Angst vorm Hinfallen gebremst werde. Seit ca. 1 Jahr besucht Frau F. immer häufiger zusammen mit ihrem Mann kulturelle Veranstaltungen und Restaurants; das war vor 2 Jahren noch undenkbar, da die ganzen Eindrücke als extreme Reizüberflutung und jedes Ereignis außerhalb des Alltags als sehr anstrengend empfunden wurde. Beim letzten Theaterbesuch konnte sie das Geschehen auf der Bühne gut verfolgen und auch die Farben immer besser voneinander unterscheiden.

■ ■ Ausblick

Frau F. hat sicherlich immer noch einen weiten und mühsamen Weg vor sich. Sie konnte aber u. a. durch das ILF-Training deutlich an Lebensqualität und eigenständigem Handeln zurückgewinnen. Dadurch haben sich auch die Stimmungsschwankungen deutlich reduziert und sie schaut zuversichtlich in die Zukunft.

Weiterführende Literatur

Barth B et al (2018) Identification of neurophysiological biotypes in attention deficit hyperactivity disorder. Psychiatry Clin Neurosci 72(11):836–848. https://doi.org/10.1111/pcn.12773. Epub 2018 Sep 5

Kropp P, Niederberger U (2010) Biofeedback bei Kopfschmerzen. Schmerz 24:279–289

Epilepsie

Coben R et al (2019) 19 Channel Z-score and LORETA neurofeedback: does the evidence support the hype? Appl Psychophysiol Biofeedback 44:1–8

Egner T, Sterman MB (2006) Neurofeedback treatment of epilepsy: from basic rationale to practical application. Expert Rev Neurother 6:247–257

Egner T, Sterman MB (2006b) Neurofeedback treatment of epilepsy: from basic rationale to practical application. Expert Rev Neurother 6:247–257

Legarda S, McMahon D, Othmer S, Othmer S (2011) Clinical neurofeedback: case studies, proposed mechanism, and implications for pediatric neuroly practice. J Child Neurol 26(8):1045–1051

Kotchoubey B et al (2001) Modification of slow cortical potentials in patients with refractory epilepsy: a controlled outcome study. Epilepsia 42(3):406–416

Kotchoubey B et al (2001b) Modification of slow cortical potentials in patients with refractory epilepsy: a controlled outcome study. Epilepsia 42(3):406–416

Sterman MB (2010) Biofeedback in the treatment of epilepsy. Cleve Clin J Med 77(3):60–67

Sterman MB (2010b) Biofeedback in the treatment of epilepsy. Cleve Clin J Med 77(3):60–67

Strehl U et al (2006) Deactivation of brain areas during self-regulation of slow cortical potentials in seizure patients. Appl Psychophysiol Biofeedback 31(1):85–94

Strehl U et al (2006b) Deactivation of brain areas during self-regulation of slow cortical potentials in seizure patients. Appl Psychophysiol Biofeedback 31(1):85–94

Strehl U et al (2011) Why do patients with partial epilepsy improve their IQ after training to self-regulate slow cortical potentials? J Neurother 15:200–213

Strehl U et al (2011b) Why do patients with partial epilepsy Improve their IQ after training to self-regulate slow cortical potentials? Journal of Neurotherapy 15:200–213

Strehl U et al (2014) Sustained reduction of seizures in patients with intractable epilepsy after self-regulation training of slow cortical potentials – 10 years after. Front Hum Neurosci 8:Art 604. https://doi.org/10.3389/fnhum.2014.00604

Tan G et al (2009) Meta-analysis of EEG biofeedback in treating epilepsy. Clin EEG Neurosci 40(3):173–179

Tan G et al (2009b) Meta-analysis of EEG Biofeedback in treating epilepsy. Clin EEG Neurosci 40(3):173–179

World Health Organization (2019) Epilepsy: fact sheet. https://www.who.int/news-room/fact-sheets/detail/epilepsy

World Health Organization (2009b) Epilepsy: fact sheet. http://www.who.int/mediacentre/factsheets/fs999/en/index.html

Zhao L et al (2009) Changes in EEG measurements in intractable epilepsy patients with neurofeedback training. Prog Nat Sci 19(11):1509–1514. https://doi.org/10.1016/j.pnsc.2009.03.010

Zhao L et al (2009b) Changes in EEG measurements in intractable epilepsy patients with neurofeedback training. Prog Nat Sci 19(11):1509–1514. https://doi.org/10.1016/j.pnsc.2009.03.010

Schlaganfall

Kober S et al (2015) Specific effects of EEG based neurofeedback training on memory functions in post-stroke victims. J Neuroeng Rehabil 12:107. https://doi.org/10.1186/s12984-015-0105-6

Kober S et al (2017) Upper alpha based neurofeedback training in chronic stroke: brain plasticity processes and cognitive effects. Appl Psychophysiol Biofeedback 42:69–83. https://doi.org/10.1007/s10484-017-9353-5

Lee Y-S (2015) Neurofeedback training improves the dual-task performance ability in stroke patients. Tohoku J Exp Med 236:81–88

Reichert J et al (2016) Shutting down sensorimotor interferences after stroke: a proof-of-principle SMR neurofeedback study. Front Hum Neurosci 10:Art 348

Ros T et al (2017) Increased alpha-rhythm dynamic range promotesrecovery from visuospatial neglect: a neurofeedback study. Hindawi Neural Plast 2017:7407241. https://doi.org/10.1155/2017/7407241

13

Biofeedback und Neurofeedback bei Abhängigkeitserkrankung

© Springer-Verlag GmbH Deutschland, ein Teil von Springer Nature 2020
K.-M. Haus et al., *Praxisbuch Biofeedback und Neurofeedback*, https://doi.org/10.1007/978-3-662-59720-0_14

Suchterkrankungen oder synonym Abhängigkeitserkrankungen sind den chronischen Erkrankungen zuzurechnen. Sie werden als schwierig behandelbar eingestuft, da sie sich aufgrund verschiedener Ursachen und Hintergründe entwickeln können. Die Therapie ist in der Regel multimodal angelegt. Suchterkrankung und Arbeit mit Bio-Neurofeedback? Ergibt das einen Sinn? Um das zu verstehen, muss man sich die Erkrankung selbst etwas näher anschauen.

Die Definition der Abhängigkeitserkrankung weist auf den Zwangscharakter der Krankheit hin. Sie ist nicht allein auf die Abhängigkeit von Stoffen beschränkt, wie die Spielsucht oder auch Essstörungen wie Anorexia oder Bulimia aufzeigen, die von der Symptomatik her heute auch den Suchterkrankungen zuzurechnen sind (auch wenn ICD-bezogen die Essstörungen eher zu den Verhaltensstörungen zugeordnet werden). Besonders gut ist die Entwicklung von Suchtverhalten auch bei einem weiteren süchtigen Verhaltensmuster zu beobachten, das in den letzten Jahren zunimmt, nämlich der pathologische PC-Gebrauch (z. B. Gaming, chatten), etc. Dieser tritt allerdings oftmals auch in Kombination mit stoffgebundenem süchtigem Konsumverhalten auf.

Das Image der Suchterkrankungen – egal, ob es sich um Alkoholismus oder Drogenabhängigkeit oder Spielsucht handelt – ist in der Hierarchie der Erkrankungen weit unten anzusiedeln. Entsprechend schlecht ist auch die allgemeine prognostische Einschätzung der Bevölkerung in Bezug auf die Heilung von Alkoholismus, Medikamenten- und der Drogenabhängigkeit.

Es fällt bis heute überhaupt schwer, diese Störung als Krankheit zu akzeptieren. Sie wird meist eher als soziales Vergehen interpretiert, als zu geringe Willenskraft, im Sinne von: Die Person muss nur einfach aufhören wollen, sich den Suchtstoff einzuverleiben. Oft sind die Grenzen zwischen Sucht und missbräuchlichem Verhalten auch fließend. Es gibt aber Störungen, wie zum Beispiel Angststörungen, Schlafstörungen oder chronische Schmerzerkrankungen etc., die durchaus zu einem Abhängigkeitsverhalten führen können, weil Medikamente oder auch illegale Substanzen zur Verminderung der Symptomatik eingesetzt werden. Aber auch geringe Stressfähigkeit führt nicht selten dazu, dass es zu Abhängigkeit von Substanzen kommt. Diese führen meist nur zu einer kurzfristigen Verbesserung der Stressfähigkeit, im süchtigen Gebrauch wird die Stressfähigkeit aber eher verschlechtert und es kommt zu ständigen Dosiserhöhungen bis hin zur Abhängigkeit.

> **Spezifische Ätiologiemodelle der Sucht**
> — Selbstmedikationshypothese
> — Affektregulationsmodell
> — Supersensitivitätsmodell
> — Modell des sozio-ökonomischen Abstiegs
>
> („socialdrift" Hypothese)

Sucht hat in der Regel neurobiologische Dysregulationsmuster als Grundlage, die oftmals bis weit in die Kindheit zurück verfolgt werden können, wie z. B. die ADHS-Störung.

14.1 Neurobiologie und Sucht

Wir wissen heute, dass Suchtstoffe, aber auch anderweitig belohnende Verhaltensweisen in das dopaminerge Belohnungssystem eingreifen. Dieses Belohnungssystem besteht aus dem Nucleus accumbens und Teilen des präfrontalen Kortex sowie den ventralen Mittelhirnarealen. Jede positive Erfahrung, die wir erhalten, hängt mit dem Dopaminstoffwechsel zusammen, der wiederum in enger Vernetzung mit den übrigen Neurotransmittern steht, nämlich dem Noradrenalin, dem Glutamat, Serotonin als Glückshormon etc. Dopamin und Serotonin werden bei entsprechend positiven und belohnenden Erfahrungen ausgeschüttet. Dopamin ist dann wie ein Lernsignal, das unser Verhalten positiv verstärken kann. Unser Gehirn merkt sich den positiven Effekt. Mit seinen rund 100 Milliarden Zellen und 100 Billionen Synapsen ist das Gehirn in der Lage, immer wieder neue Verknüpfungen zu schaffen, was wir heute die Neuroplastizität des Gehirns nennen.

Der freiwillige Konsum von Drogen ist ein Verhalten, das bei vielen Spezies auch des Tierreiches verbreitet ist. Man dachte jedoch lange, dass Sucht, die als ein zwanghafter und pathologischer Substanzkonsum definiert ist, ein Verhalten ist, das nur bei der Spezies Mensch und deren Sozialstruktur spezifisch ist. Pier Vincenzo Piazza konnte 2004 jedoch zeigen, dass das charakteristische Suchtverhalten von Menschen auch bei manchen Ratten beobachtet werden kann, die sich freiwillig Kokain selbst verabreichen. Piazza führte deshalb verschiedene Studien durch und konnte feststellen, dass chronischer Drogenkonsum zu zahlreichen Veränderungen der Physiologie des Gehirns führt. Piazza wollte diese Veränderungen näher untersuchen, um gezieltere Therapiemethoden zu finden, die für die Suchterkrankung bzw. das Abhängigkeitsverhalten spezifischer und erfolgreicher sind.

Die Ergebnisse seiner Untersuchungen zeigten, dass dann ein Suchtverhalten entwickelt wird, wenn ein dauerhafter Verlust einer Art der **neuronalen Plastizität** besteht, die sich als Langzeitdepression (longtimedepression LTD) auszeichnet. Darunter versteht man die Fähigkeit der Synapsen, ihre Aktivität unter dem Einfluss bestimmter Reize zu vermindern. Dieser Mechanismus spielt eine entscheidende Rolle bei der Fähigkeit, neue Gedächtnisinhalte zu speichern und sich flexibel verhalten zu können. Bei längerem Gebrauch von Drogen entsteht ein LTD-Defizit. Ohne diese Art der neuronalen Plastizität, die eine Voraussetzung für das Lernen ist, wird das Verhalten des Drogenkonsumenten immer unflexibler und er beginnt, ein zwanghaftes Konsumverhalten zu entwickeln. Der Mangel an Plastizität (Anaplastizität) führt bei Drogen- oder Alkoholabhängigen dazu, dass der Schutzmechanismus fehlt und das LTD-Defizit, das die Droge hervorgerufen hat, wird chronisch (Science 2010).

Substanzmissbrauch führt entsprechend vieler Untersuchungen zum sogenannten Suchtgedächtnis. Vergessen ist dabei anscheinend viel schwieriger als Merken. Leider ist dieses Suchtgedächtnis nicht löschbar. Das Gehirn verfügt nicht wie ein Computer über eine Löschtaste. Deshalb handelt es sich um ein Programm, das unter Kontakt mit bestimmten Reizen, die mit dem Suchtmittel assoziiert werden, immer wieder ausgelöst werden kann. Diese Konditionierung ist ein wichtiger Bestandteil der Abhängigkeitsentwicklung, sodass Triggerungen von außen jederzeit in bestimmten Situationen Suchtdruck auslösen können und damit verbunden leider auch Rückfälle. Rückfälle gehören deshalb zur Suchterkrankung – auch noch nach vielen Jahren. Bei Süchtigen reicht für den Rückfall ein einziger Reiz, der auch neutral sein kann.

Hirnforscher konnten anhand von fMRT-Untersuchungen und weiterer Diagnostik auf biochemischer Basis feststellen, was sich im Gehirn abspielt, wenn Menschen Entscheidungen treffen. Derartige Untersuchungen sind auch für ein besseres Verständnis des Alkoholismus, der Medikamenten- oder der Drogenabhängigkeit von hoher Bedeutung. Bei vielen Abhängigen sind diese Entscheidungsprozesse gestört. Wenn sie sich für eine Handlung entscheiden können, die mit einer sofortigen Belohnung verbunden ist, blenden sie die in der Zukunft liegenden negativen Folgen dieser Handlung aus. Der kurzfristige Kick wiegt mehr als der Verlust des Arbeitsplatzes oder Probleme in der Familie sowie andere negative Folgen des Drogenmissbrauchs. Die Fähigkeit, zukünftige Folgen einer beabsichtigten Handlung angemessen bei einer Entscheidung zu berücksichtigen, ist bei Süchtigen stark beeinträchtigt.

Eine gestörte Balance zwischen 2 neuronalen Systemen ist die Ursache. Bei diesen 2 Systemen handelt es sich zum einen um das „impulsive System", das vom Mandelkern (Amygdala) gesteuert wird, der bei der Verarbeitung von Emotionen eine Rolle spielt. Dieses System vermittelt die unmittelbare Erfahrung von Schmerz oder Belohnung bei einer Handlung. Bei dem anderen System handelt es sich um ein reflektives System, gesteuert vom Vorderhirn, das die positiven oder negativen Folgen einer Handlung in der Zukunft antizipiert. Normalerweise behält dieses reflektive System die Oberhand. Gleichwohl ist diese Kontrolle nicht absolut: Eine Überaktivität im impulsiven System kann das reflektive System überrennen. Drogen könnten dabei eine Rolle spielen, indem sie die Selbstregulationsfähigkeit dieser Balance stören.

Gestört ist diese Balance (Homöostase) schon von Kindheit an bei ADS/ADHS-betroffenen Personen. Diese Störung hat einen genetischen Hintergrund und zeichnet sich durch eine Dopaminstoffwechselstörung aus. Sie wird mit Dopaminwiederaufnahmehemmer wie Methylphenidat und in schweren Fällen auch mit Amphetaminabkömmlingen medikamentös behandelt. Da auch ausnahmslos alle Rauschmittel eine Dopaminaufnahme-hemmende Wirkung haben kommt es häufig in der Pubertät und Adoleszenz zu Substanzmissbrauch und nicht selten auch zur Abhängigkeitserkrankung. Das hat auch damit zu tun, dass die Überaktivität im Transmittersystem durch Drogen wie Cannabinoide und Amphetamine vermindert wird. Insbesondere seit Bekanntwerden des Endocannabinoidsystems wissen wir, dass

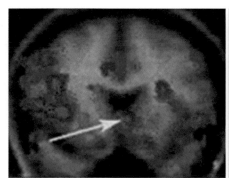
Nucleus accumbens

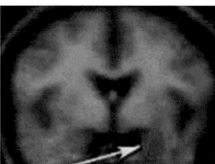
Amygdala

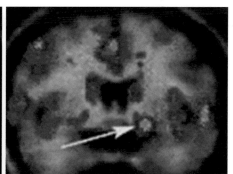
Sublenticular extended amygdala

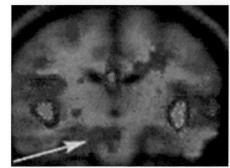
Ventral tegmental area

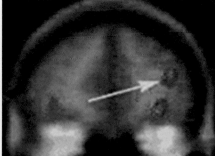
Prefrontal cortex

Cannabinoide für die Aufrechterhaltung der Homöostase verantwortlich sind. Der Drogenkonsum ist so oftmals als eine Art Selbstheilungsversuch zu verstehen, der unbewusst abläuft. Bei diesen Patienten zeigt die Plastizität des Gehirns insbesondere im präfrontalen Anteil deutliche Entwicklungsdefizite, mit teilweise um bis zu 3 Jahren Entwicklungsverzögerung. Davon ist insbesondere das Impulskontrollsystem betroffen.

Das Vorderhirn, der Sitz des reflektiven neuronalen Systems, ist erst im Laufe des Erwachsenwerdens bis zum 21. Lebensjahr ausgereift. Darum könnte ein früher Drogenkonsum das Risiko für Defizite bei der Impulskontrolle erhöhen. Allerdings kann Drogenkonsum allein solche Defizite nicht auslösen, möglicherweise aber verstärken. Die Hypothese lautet, dass Schwächen der Entscheidungsfindung bei Drogenabhängigen nicht nur das Produkt des Drogenkonsums sind, sondern dass diese Defizite den Weg zur Abhängigkeit bahnen. (Bechara 2007)

Damasio („Und Descartes hat doch recht") hat bereits darauf hingewiesen, dass Entscheidungsdefizite auch bei Patienten auftreten, bei denen ein bestimmter Teil des Vorderhirns, der sogenannte ventromediale präfrontale Kortex (VMPC), geschädigt wurde. Die Patienten erholen sich zwar wieder, Intelligenz, Gedächtnis, Sprache und Bewegungsfähigkeit sind unbeeinträchtigt, aber ihr Verhalten ändert sich. Sie können ihren Tag nicht mehr effektiv planen und haben Probleme, sich richtig zu entscheiden. Ihre Entscheidungen haben für sie langfristig daher oft nachteilige Folgen. Außerdem verlieren die Betroffenen die Fähigkeit, aus ihren Fehlern zu lernen, und die neuronale Plastizität des Gehirns ist gestört.

Die frühe Behandlung von ADHS oder anderen Entwicklungsstörungen in der Kindheit ist somit eine enorm wichtige präventive Maßnahme für die spätere Entwicklung einer Suchterkrankung oder anderweitigen psychischen Störung.

Die Behandlung von suchtkranken Menschen hat nach heutigem Stand der Wissenschaft in einem multimodalen Setting stattzufinden. Sie haben einerseits eine Menge Ressourcen, die es zu entdecken und zu fördern gilt, aber auch erkennbare Defizite, die oft vielschichtig sind und mehrere Ursachen haben. Die vielschichtige Symptomatik der Suchterkrankung zeigt vor allem in der Phase der Drogenfreiheit, dass der Patient noch ein oder mehrere Begleiterkrankungen (sogenannte Komorbiditäten) hat. Das bisherige Behandlungsangebot in der stationären Versorgung von Drogenabhängigen bzw. Suchtkranken besteht in der Hauptsache aus der medizinischen Versorgung, der Psychotherapie (gesplittet in Gruppenpsychotherapie und Einzelpsychotherapie), Arbeits- und Ergotherapie sowie der Sport- und Freizeittherapie (ergänzt durch erlebnispädagogische Angebote). Es gibt je nach Behandlungsphilosophie der jeweiligen Institution noch eine Vielzahl von Behandlungsmethoden, die hier nicht explizit aufgeführt werden. Die ambulanten Therapieansätze haben hingegen im Vergleich zum stationären Setting deutlich eingeschränkte therapeutische Möglichkeiten. Das vielschichtige Krankheitsbild erfordert eine genaue Analyse, welche Behandlungsangebote für den einzelnen Patienten wichtig und richtig sind. Dabei behalten alt bewährte Methoden des bio-psycho-sozialen Ansatzes nach wie vor ihren unangefochtenen Stellenwert. Aber sie müssen heute aufgrund des deutlich differenzierteren Wissens um die Ätiologie der Suchterkrankung durch weitere effektive Module ergänzt werden, die den Betroffenen selbst auch ein besseres Verständnis ihrer Erkrankung vermitteln können und die Selbsthilfekräfte stärken. In den letzten Jahren haben Therapieansätze in der Behandlung von Abhängigkeitserkrankungen und Suchterkrankungen mit Feedbackverfahren, auch auf digitaler Basis, zur Verbesserung der Impulskontrolle und der Neuroplastizität an Bedeutung gewonnen.

Das neue Wissen, psychische Störungen auch als Störung in neuronalen Netzwerken zu begreifen, findet so zunehmend seinen Niederschlag.

Ein außerordentlich effektives Modul stellt dabei das periphere Biofeedback und das EEG-Biofeedback (Neurofeedback) dar. Gerade, weil auch die Abhängigkeits- und Suchterkrankungen mit ihren schwierigen Vorgeschichten mit Veränderungen der Plastizität des Gehirns und einer Hyperaktivität im Transmittersystem einhergehen, sind Verfahren, die zum Beispiel durch die Verbesserung der neuronalen Plastizität, der Hemmungsgrundlagen, zu einer Verminderung der Hyperaktivität beitragen, effektiv.

So berichtete Nils Birnbaum, Tübingen, über eine durch die Universität Tübingen in Kooperation mit dem National Institute of Drug Abuse, Northbethesta, USA durchgeführte erfolgreiche Studie. Mithilfe von funktioneller Magnetresonanztomographie (fMRT) wurde ein Trainingssetting entwickelt, in dem die Versuchsperson ihr Suchtverlangen visuell erkennen und durch Gedanken und Gefühlsvorstellungen vermindern konnte. Die Erniedrigung der Aktivität der betreffenden Hirnstrukturen führte so zu Reduktion von Verlangen in Gegenwart von Reiztriggerung.

Die Effektivität auch vom Bio-Neurofeedback bildet sich auf zwei Ebenen ab: Zum Einen bekommt der Patient beim Biofeedback eine sofortige Rückmeldung, wie stark er auf eine

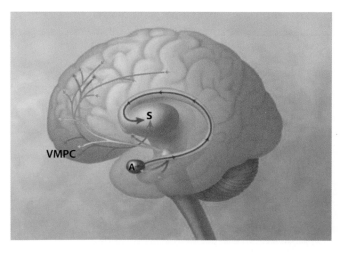

■ *Nature Neuroscience*, Bechara 2007

etwaige Triggerung (Reizauslöser) reagiert, also eine Rückmeldung auf Veränderungen in seinem Organismus, wodurch aber auch rasch eine hohe Selbstwirksamkeit erlebt werden kann, die von Sitzung zu Sitzung ausgebaut und weiter verbessert werden kann. In der Vergangenheit erlebten sich süchtige Menschen oft machtlos ihrer Droge ausgeliefert „Der Rückfall ist einfach plötzlich passiert…" Durch das Biofeedback erlernen und erleben sie sowohl die eigene biologische Antwort auf einen Reiz, aber auch die Möglichkeit der eigenen Selbstkontrolle bzw. Selbstregulation und damit die so wichtige Selbstwirksamkeit. Dies ist zweifelsohne eine der wichtigsten Erkenntnisse und Erlebensqualitäten für einen süchtigen Menschen. Zum Anderen besteht die Effektivität darin, dass der Patient sich durch die Selbststeuerungs- und Selbstregulierungsmethode selbst in die Lage versetzen kann, die bisher bewährten und oben aufgeführten Therapiemodule der Drogentherapie besser zu antizipieren und die erreichten Veränderungen (bessere Impulskontrolle, verbesserte Distanzierungsfähigkeit bei emotional erregenden Situationen etc.) auch im Alltag widergespiegelt findet. Aus einer verbesserten Impulskontrolle resultiert oft ein verbessertes Konflikt- und Problembewältigungsmanagement und damit auch ein verbessertes soziales Erleben im Kontakt mit den Mitmenschen. Oder durch eine verbesserte Aufmerksamkeits- und Konzentrationsleistung gelingt es, die vermittelten Inhalte der Behandlungsangebote intensiver aufzunehmen und zu verarbeiten.

14.2 Behandlungsangebot Biofeedback und Neurofeedback in der stationären und ambulanten Suchttherapie

Peripheres Biofeedback und Neurofeedback zeigen beeindruckend dem Übenden, wie er auf visuelle oder auditive Reize, die mit Suchtmittel in Verbindung stehen, reagiert. Aber im Vorfeld finden sich bei vielen Abhängigen bereits beeindruckende Ergebnisse, die aufzeigen, wie flach die Atmung oft ist, wie gering die Stressfähigkeit ausgebildet ist und wie rasch der gesamte Organismus auf Reize reagiert, die Suchtdruck bewirken können.

Durch ein entsprechendes Training erleben die betroffenen Personen, wie sie selbst auf ihren Organismus einwirken können, wie sie Kreislauf, Atmung, elektrodermale Aktivität (Hautleitfähigkeit), Temperatur und muskuläre Verspannungen selbstständig verbessern können und damit mehr Wohlbefinden herbeiführen können.

14.3 Peripheres Bio-Neurofeedback im Therapiealltag bei drogenabhängigen Frauen und Männern

Sowohl das periphere Biofeedback als auch das EEG-Biofeedback (Neurofeedback) haben sich als sehr hilfreiche, zusätzliche Methoden in der stationären und ambulanten Entwöhnungsbehandlung von suchtmittelabhängigen Frauen und Männern erwiesen. Aber auch bei Suchtmittelmiss-

brauch kann eine spätere Suchtentwicklung durch rechtseitigen Einsatz dieser Methoden ein weiterer Krankheitsverlauf vermindert oder sogar gestoppt werden.

Wie in den Kapiteln zuvor schon ausführlich beschrieben, gibt es verschiedene Parameter, die im peripheren Biofeedback abgeleitet werden können.

Welche Parameter für welchen Patienten am besten geeignet sind, lässt sich über einen mit dem Biofeedback-Gerät durchgeführten „Stresstest" ableiten. Über einen kurzen 6-minütigen Stresstest, der in ▶ Abschn. 2.8 bereits beschrieben wurde, und einen langen (20 Min.) Stresstest, erfährt der Patient relativ rasch, wie seine emotionale Reaktionsweise in Stresssituationen aussieht. Man kann aber auch bei einer ausführlichen Anamneseerhebung, die grundsätzlich vor Beginn einer Behandlung zu empfehlen ist, den Patienten selbst dazu befragen, welche Defizite er verspürt bzw. was er verändern/verbessern möchte. Des Weiteren gibt es noch die Verhaltensbeobachtung bei der Diagnostik und Anamneseerhebung. In der therapeutischen Arbeit mit suchtkranken Menschen zeigt sich oft, dass deren Wahrnehmung durch den Drogenkonsum und die zugrunde liegende psychische Störung enorm eingeschränkt ist, dass sie nur eine sehr reduzierte Achtsamkeit in Bezug auf ihre Befindlichkeiten und ihre Bedürfnisse haben. Daher empfiehlt es sich, mit dem peripheren Biofeedback zu beginnen. Über die direkte, klare und unvermittelte Rückmeldung durch das Biofeedback bekommt der Patient relativ rasch einen Überblick über seine Befindlichkeiten.

14.3.1 Schwerpunkt: Atemtraining kombiniert mit der Herzratenvariabilität

Atmung ist Leben. Atmung ist Energie und die Verbindung zur Umwelt. Angst, zu hohe innere Anspannung, muskuläre Panzerung, um Gefühle abzuschirmen, machen die Atmung flach und führen deshalb zu einer geringen Stressfähigkeit. Bei vielen suchtkranken Menschen finden wir diese Problematik, was zu raschen vegetativen Reaktionen führt, die in Form eines circulus vitiosus wiederum Abwehrhaltung verstärkt.

Zum Atemtraining wird dem Patienten ein Atemgurt mit Dehnungssensoren umgelegt sowie ein optischer Sensor an den Finger geklippt, wie in ▶ Abschn. 2.3.1 schon beschrieben. Zunächst wird die Baseline erhoben, das heißt der Patient atmet so, wie er es tut, wenn er sich nicht explizit auf seine Atmung konzentriert hat.

Nach 3–5 Minuten, wird eine „Pause" eingelegt und die Atemkurve, der Puls und die Herzratenvariabilität sowie die Befindlichkeit des Patienten besprochen. Meist zeigt sich eine sehr flache und hochfrequente Atmung, die der Patient selbst als anstrengend und wenig effektiv erlebt. Der Biofeedbacktherapeut gibt dem Patienten nun die Anweisung, die Einatemphase als auch die Ausatemphase länger zu gestalten. Wünschenswert ist ein Wert von nicht mehr als 10 Atemzügen pro Minute. Als sehr hilfreich beim Atemtraining hat sich die Anweisung erwiesen, nach dem 4 Vierteltakt mit halben Pausen zu atmen, d. h. der Patient zählt gedanklich während des Einatmens bis 4 macht eine halbe (musikalische) Pause und beginnt dann mit dem Ausatmen, wobei er ebenfalls gedanklich von 4 rückwärts zählt, erneut eine halbe (musikalische) Pause macht, bevor er wieder mit dem Einatmen anfängt.

Viele Patienten erleben diese Art des Atmens zunächst als sehr anstrengend, da sehr ungewohnt. Oftmals tritt sogar Schwindel auf oder ein „komisches Gefühl im Kopf", aber zugleich wird es auch als effektiv erlebt, wenn sich eine ruhigere und tiefere Atmung einstellt und damit einhergehend die gewünschte Synchronisation zwischen der Atmung und der Herzratenvariabilität gelingt. Meist stellt sich durch diese Form der veränderten Atmung eine tiefe Entspannung ein, die rasch als angenehm erlebt wird.

Vor allem Suchtpatienten, die unter einer mangelnden Impulskontrolle leiden, profitieren von diesem Training, da sie im Therapiealltag in „stressigen" Situationen mit Mitpatienten eher ruhig bleiben können und weniger „ausflippen". Es ergibt sich oft ein erweiterter positiver Feedbackmechanismus, wenn dann aus dem Umfeld positive Rückmeldungen hinsichtlich des veränderten Verhaltens kommen, was eine zusätzliche und neuartige Belohnung darstellen kann.

14.3.2 Schwerpunkt: Training der elektrodermalen Aktivität (Hautleitwert)

Wie schon in ▶ Abschn. 2.4 ausführlich erklärt, leiten wir die elektrodermale Aktivität, kurz EDA, mit Sensoren an zwei Fingern der nicht dominanten Hand des Patienten ab. Der Hautleitwert ist ein sehr gutes Maß, wenn es um die Messung von Reaktionen auf Stress geht. Stressoren sind meist sehr individuell, das heißt, was für den Einen schon Stress bedeutet, erlebt der Andere als etwas völlig Normales. Gerade Menschen mit einer Angststörung oder einer Phobie reagieren auf bestimmte Reize mit hohem Stress. So bedeutet der Besuch eines Kinos zum Beispiel für eine Person mit einer sozialen Phobie einen hohen Stresslevel (feuchte Hände=hohe elektrodermale Aktivität, schnellere und flacherer Atmung, erhöhte Herzfrequenz, etc.) und für eine andere Person stellt es ein Ereignis dar, das zur Entspannung dient. In der Behandlung von Drogenabhängigen hat das Training der EDA zwei wichtige Übungssettings.

Angststörung, Posttraumatische Belastungsstörungen oder Phobien sind bei Suchterkrankungen häufig und halten die Sucht aufrecht, wenn sie nicht mitbehandelt werden. Mit dem Biofeedback lässt sich die verhaltenstherapeutische Intervention einer systematischen Desensibilisierung viel besser, das heißt genauer durchführen. Mithilfe der technischen Ausstattung der Biofeedbackgeräte durch Visualisierung oder auditiven Möglichkeiten, Stresssituationen auf dem Bildschirm darzustellen, wird eine wesentlich effektivere Exposition in sensu geschaffen, die schon an eine Exposition in vivo heranreicht.

Diese Vorgehensweise ist für Suchtkranke aber noch in einer zweiten Art und Weise gewinnbringend. Süchtige, die von einem Rückfall berichten, beschreiben den Vorgang oft so, dass er „einfach passiert sei", ohne Vorsatz und festen Plan. Es gibt dafür auch den Begriff des sogenannten „plötzlichen Suchtanfalls". Sie beschreiben damit ihre Hilflosigkeit, der Droge gegenüber machtlos ausgeliefert zu sein. Was Suchtkranke ausblenden ist, dass der Körper ein Suchtgedächtnis entwickelt hat und dass es viele Triggerreize gibt, die zu einem Rückfall führen können. Diese Triggerreize, und vor allem die dazugehörigen Körperreaktionen, werden aufgrund der fehlenden Wahrnehmung viel zu spät oder gar nicht registriert. So „passiert der Rückfall" aus Sicht der Betroffenen eben ohne Zutun, einfach so. Mit der Messung der EDA bekommt der Patient umgehend seine Körperreaktionen auf Craving-auslösende Stressoren rückgemeldet, wie z. B. durch ein Bild der Droge, die er Jahre oder Jahrzehnte lang konsumierte. Die Körperreaktionen (hier die EDA) sind vor allem für den Patienten sehr eindrücklich und er versteht nun eher, wie seine Rückfälle in der Vergangenheit abgelaufen sind. Mittels des Biofeedbacktrainings kann der Patient wieder die Kontrolle über seine Körperfunktionen, wie z. B. der elektrodermalen Aktivität, erlangen lernen. Dazu ist eine kognitive Umstrukturierung der Situation vonnöten. Der Patient soll lernen, sich zu entspannen und an positive Ereignisse bzw. hilfreiche Verhaltensweisen zu denken, in Situationen, in denen er zuvor Suchtdruck entwickelte oder sogar Drogen konsumierte. Das Gelingen der kognitiven Umstrukturierung bekommt der Patient relativ rasch durch das Biofeedback, das heißt durch die visuellen oder auditiven Signale zurückgemeldet.

Besonders das Biofeedbacktraining der EDA beschreiben die Patienten als eine sehr hilfreiche und wirkungsvolle Rückfallprophylaxe. Eine wissenschaftliche Beweisführung hierzu ist derzeit in Arbeit.

14.3.3 Schwerpunkt: Training der Handtemperatur

Wie schon in ▶ Abschn. 2.4.1 erwähnt, dient das Handerwärmungstraining zur besseren Durchblutung, besonders in den Extremitäten, und damit einhergehend führt es zu einer umfassenderen Entspannung. Oft berichten Patienten mit „kalten Händen", dass sie unter hoher innerer Anspannung stehen, beziehungsweise unter einer hohen physiologischen Unruhe leiden (leicht daran zu erkennen, dass sie meist mit ihren Extremitäten wippen oder tippen oder hin und her rutschen auf ihrer Sitzfläche). Nicht selten finden sich in der Biografie dieser Personen traumatische Ereignisse. Das Handerwärmungstraining zeigt oft rasche Erfolge. Als sehr hilfreich hat es sich erwiesen, über konkrete Vorschläge imaginär vorzustellen, z. B. über einen heißen Sandstrand zu laufen, eine heiße Tasse Kaffee in den Händen zu halten oder an einem warmen Kachelofen zu sitzen. Durch die Imagination eines heimeligen und kuscheligen Ortes oder einer genussvollen Tätigkeit wird nicht nur die Durchblutung gefördert und damit die Temperatur in den Händen verbessert, sondern einige Patienten berichten, dass sie noch nie so entspannt gewesen seien und sich geborgen fühlen. „Bei Entspannungsübungen habe ich oft Angst gehabt loszulassen, aus Angst etwas Unerwünschtes könnte passieren. Aber die Vorstellung, die eigene Körpertemperatur zu verändern, löste nicht nur keine Ängste in mir aus, sondern gibt mir direkt das Gefühl, dass ich etwas so Unvorstellbares verändern kann."

Das Handerwärmungstraining verhilft neben einer besseren Durchblutung dazu, „angstfrei" zu entspannen, durch die erlebte Selbststeuerungsfähigkeit und Selbstkontrolle. Zudem kommt es auch zu einem verbesserten Selbstvertrauen. Die Selbstwirksamkeit wird direkt als Erfolg erlebt. Vor allem bei traumatisierten Patienten sind „Kontrolle behalten", „Vertrauen in die eigene Person" und die eigene Wirksamkeit zentrale Lebensthemen, an denen mit dem Biofeedback sehr wirksam gearbeitet werden kann.

Fallbeispiel

Beispiel eines effektiven Trainings der Hauttemperatur der Hand.

Herr W. ein 27-jähriger Mann, weist seit früher Kindheit typische ADHS-Merkmale auf. Er hat in seiner Kindheit und Jugend viel Gewalt erlebt und konsumiert seit frühester Jugend Drogen. Er ist ein Patient mit typischen Zusatzdiagnosen. Herr W. kam in die erste Biofeedbackstunde mit einer Handtemperatur von 18,5 °C. Die Finger hatten eine rotblaue Färbung.

Bei einer Handtemperatur von weniger als 25 °C spricht man von sehr kalten Händen.

Bei 25–29 °C spricht man von eher kalten Händen. Ab 30 °C von warmen Händen und ab 34 °C von sehr warmen Händen. Jeweils bei einer normalen Zimmertemperatur von ca. 22 °C.

Nach 20 Minuten Handerwärmungstraining hatte er es in der ersten Sitzung geschafft, die Temperatur am kleinen Finger der nicht dominanten Hand auf 24 °C zu erwärmen, die restlichen Finger erwärmten sich allerdings kaum mit. Da die Finger immer noch eine dunkelrote Farbe hatten, wurde mit dem Temperatursensor alle Finger beider Hände durchgemessen. In der zweiten Sitzung gelang es ihm bereits, alle Finger der nichtdominanten Hand auf 25 °C zu erwärmen und ab der dritten Sitzung schaffte er es immer, beide Hände zu erwärmen. Er hatte so viel Motivation und Ehrgeiz durch die wahrgenommene Selbstwirksamkeit entwickelt, dass er auch zwischen den Biofeedbacksitzungen übte, seine Hände zu erwärmen.

◘ Abb.14.1, Temperaturkurve Herr W., Temperatur-Bildschirm mit Wertescalen

14.4 Neurofeedback im Therapiealltag bei drogenabhängigen Frauen und Männern

Mit Neurofeedback werden die Hirnaktivitäten eines Menschen für ihn unmittelbar erfahrbar und damit auch beeinflussbar.

Neurofeedback eröffnet Suchtkranken eine Möglichkeit, ihre Abhängigkeit aus eigener Kraft effektiv zu bekämpfen. Spezielles EEG-Training kann Betroffenen helfen, ihr Suchtverhalten bewusster zu kontrollieren, damit die neuronale Plastizität zu verändern und so die Voraussetzungen für ein normales soziales Leben zu schaffen.

Durch das EEG-Training lernen süchtige oder suchtgefährdete Menschen, ihre Hirnströme selbständig und gezielt so zu beeinflussen, wie sie normalerweise in Zuständen guter Aufnahmefähigkeit und entspannter Ruhe auftreten. Bei Menschen mit akuten und/oder chronischen Suchtproblemen zeigt sich in Abwesenheit des jeweiligen Suchtstoffes ein starkes Verlangen (Craving), das den Suchtkranken unkonzentriert und ständig angespannt erscheinen lässt, was in seinen Hirnströmen abgebildet wird. Der „Normalzustand" der Hirnströme stellt sich erst wieder ein, wenn der Suchtstoff konsumiert und damit eine „Entspannung" geschaffen wird.

Im Rahmen der Therapie wird die Steuerung der Hirnaktivität erlernt, um das plötzlich auftretende Verlangen nach Suchtmitteln zu kontrollieren und einzudämmen. Die Patienten erleben sich durch das Training und das Erlernen der Selbstkontrolle, wie zuvor schon erwähnt, als weniger hilflos der Suchtproblematik ausgesetzt.

Mit dem Neurofeedback wird oft dann begonnen, wenn der Patient durch das periphere Biofeedback gelernt hat, seine körpereigenen Prozesse bewusst zu beeinflussen. Die Eigenwahrnehmung, das heißt das körperliche Befinden, das Wahrnehmen von Bedürfnissen und Gefühlen, ist bei Süchtigen oft tief verschüttet. Das periphere Biofeedback gibt spürbare Rückmeldung und ist daher als Einstieg bei vielen süchtigen Patienten oftmals geeigneter als direkt mit Neurofeedback einzusteigen. Natürlich gibt es auch Patienten, bei denen gleich mit Neurofeedback begonnen werden kann, das entscheidet sich nach einer ausführlichen Anamnese, Befunderhebung Verhaltensbeobachtung und einem Gespräch.

In den vorangegangenen Kapiteln wurde auf die verschiedenen Trainingsmöglichkeiten im Neurofeedback, wie Theta/Beta-Training, SMR-Training, SCP-Training etc. sehr ausführlich eingegangen. An dieser Stelle soll lediglich ergänzt werden, was die Auswahl des jeweiligen NFB-Trainings mit drogenabhängigen ausmacht. Die Diagnose für eine stationäre oder ambulante Suchtbehandlung oder Rehabilitation von Suchtmittelabhängigen ist immer der Missbrauch oder die Abhängigkeit einer oder mehrerer psychotroper Substanzen. Aber meist kommen diese Patienten mit einem „Paket" von einem oder mehreren komorbiden Störungsbildern in das therapeutische Setting. Nicht selten wird von den Patienten berichtet, die Drogen als eine Art Selbstmedikation benutzt zu haben, die aber zunehmend dysfunktional wurde und sie in noch schlimmeres Leiden stürzte.

Bei drogenabhängigen Patienten mit einer AD(H)S-Diagnose hat sich besonders das SMR-Training bewährt, da es gezielt um eine Verbesserung der Aufmerksamkeitsleistung geht. SMR (sensomotorischer Rhythmus) beschreibt den Bereich höchster Aufmerksamkeitsleistung; es ist das schmale Frequenzband, das zu Low-beta gehört und an den Alpha-Frequenzbereich (entspannter Wachzustand) angrenzt. Ein Bild, was den Zustand höchster Konzentriertheit beschreibt, ist die Katze auf dem Feld, die völlig regungslos und entspannt dasitzt aber allzeit bereit ist, eine vorbeilaufende Maus blitzschnell und treffsicher zu erlegen. Die Verhaltensbeobachtung zeigt, wie die Patienten im Verlauf einer SMR-Trainingssitzung motorisch immer ruhiger werden und sich voll auf den Bildschirm mit der Glühbirne, dem Smily etc. konzentrieren. Die Patienten beschreiben nach den Sitzungen oft eine motorische Müdigkeit und Trägheit. Im Kopf dagegen sei es so klar wie selten nur „einen Bildschirm" am Laufen zu haben, übersetzt ist damit gemeint, sich voll und ganz auf eine einzige Sache konzentrieren zu können und nicht von allen möglichen anderen Gedanken abgelenkt zu werden, beziehungsweise gleichzeitig damit beschäftigt zu sein. Die Rückmeldung bezüglich des Alltagstransfers ist ebenfalls positiv: „Endlich kann ich über längere Zeit zuhören, wenn ein anderer von sich erzählt.", „Ich kann dem Gruppengespräch folgen und mich auch beteiligen, weil ich den Inhalt mitbekommen habe.", „Ich kann viel länger ruhig sitzen und muss nicht mehr so viel zappeln." Auch die Anerkennung der positiven Veränderung durch die Umwelt, wie durch Mitpatienten und Bezugstherapeuten, ist eine neue und sehr positive Erfahrung, die das Selbstvertrauen und die Motivation weiter stärken.

Im Rahmen von Entwöhnungsbehandlungen bei süchtigen Menschen zeigen sich im klinischen Alltag häufig Verhaltensweisen, die auf Defizite in der Introspektion und im Umgang mit dem eigenen emotionalen Erleben (z. B. Frustration, Stress, Trauer) zurückzuführen sind. Diese Schwierigkeiten beeinflussen nachhaltig die Abstinenzmotivation und Abstinenzfähigkeit (Missel et al. 2007). Durch den jahrelangen massiven Konsum verschiedener psychotroper Substanzen ist zudem auch der Gehirnstoffwechsel lange Zeit nach dem körperlichen Entzug immer noch beeinträchtigt, was sich im Alltag sehr häufig durch inadäquate Stressbewältigungs- und Konfliktfähigkeit zeigt. Da das SCP-Training, wie in ► Kap. 4 schon erläutert, nicht nur zur besseren Aufmerksamkeitsleistung und damit zur effizienteren Aufgabenverarbeitung dient, „sondern auch zu einem effektiveren Hin- und Herschalten zwischen den Netzwerken führt" (Zitat aus ► Kap. 4), ist es für eine Vielzahl unserer Patienten, mit ihren komplexen Behandlungsansprüchen ein wirkungsvolles Trainingsprogramm. Im Behandlungsalltag bedarf es bei dieser Trainingsmethode einer zusätzlichen Motivations- und Geduldsstärkung durch den Neurofeedbacktherapeuten, da sich nicht immer erkennbar Strategien für den Patienten herauskristallisieren. Man muss dem Patienten geduldig

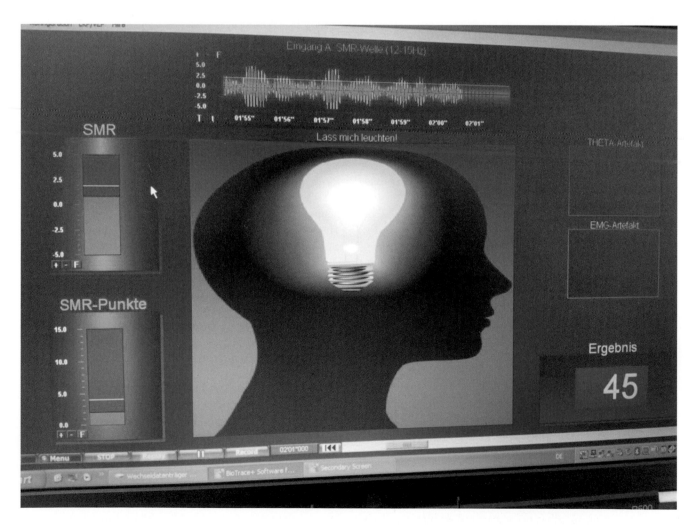

■ Abb. 14.2   SMR-Trainingsbildschirm „Glühbirne"

erklären, dass sein Gehirn auf unbewusster Ebene Strategien sucht und findet. Die Besprechung des Sitzungsprotokolls und das Hervorheben schon kleinster Veränderungen ist hierbei ganz besonders wichtig. Der Therapeut sollte den Patienten auch schulen, achtsamer kleinste Veränderungen an sich und seinem Verhalten zu erkennen.

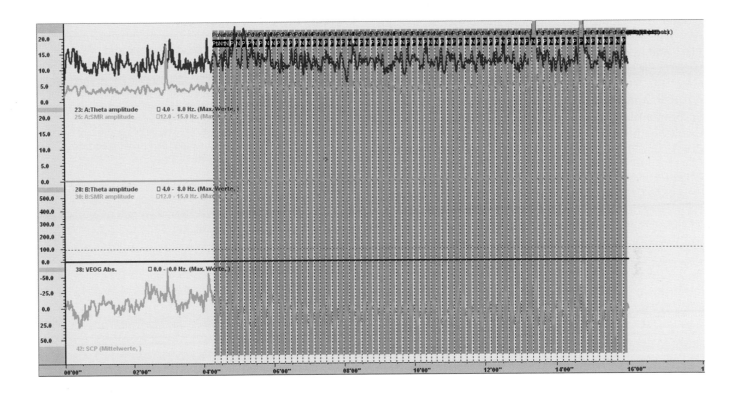

Kanal	Min.	Max.	Mittelw.	Varianz.	StdDev.	%>GW1.	%<GW2.
A:Theta-Amplitude	0,53	62,79	7,70	26,16	5,11	0,00	0,00
A:SMR-Amplitude	0,28	40,03	3,50	5,10	2,26	0,00	0,00
B:Theta-Amplitude	0,28	0,28	0,28	−0,00	−1.#J	0,00	0,00
B:SMR-Amplitude	0,28	0,28	0,28	−0,00	−1.#J	0,00	0,00
VEOG Abs.	1,00	1,00	0,13	0,11	0,33	0,00	0,00
SCP	−60,28	30,75	−14,88	10,479	10,24	0,00	0,00

Edith Schneider beschreibt ihre ambulante therapeutische Arbeit mit Suchtpatienten mit SCP-Training, sowohl bei Patienten mit und solchen ohne ADHS. Insbesondere Rehabilitanden mit häufigem und quälenden Suchtdruckerleben und somit hochgradiger Konsumgefahr wurden engmaschig an das Neurofeedbackgerät angeschlossen. Teilweise kam es zu 2 Sitzungen an einem Tag. Somit wurden in relativ kurzer Zeit eine Anzahl von 20–30 Sitzungen erreicht, wobei eine Sitzung zwischen 16–24 Minuten andauerte. Edith Schneider beschreibt, dass bei Erreichen dieser Sitzungszahl die Rehabilitanden angaben, dass der Suchtdruck, der als quälender Zustand wahrgenommen wird, zwar noch vorhanden, jedoch wesentlich schneller vorbei und aushaltbarer gewesen sei.

Fallbeispiel

In einer Einzelfallstudie wurde ein 41 Jahre alter, heroinabhängiger Patient, der sich in Substitutionsbehandlung befand und häufig unkontrollierbaren Kokainbeigebrauch hatte, mit täglichem SCP-Training behandelt. Er wollte nicht in eine stationäre Therapie, um seinen Arbeitsplatz nicht zu verlieren. Es wurde mit täglichen SCP-Sitzungen von 20–30 Minuten gearbeitet, jeweils vorausgehend ein kurzes Biofeedbackmodul. Der Patient berichtete bereits nach 3 Wochen über eine deutliche Verminderung des Suchtdrucks und über eine wieder erreichte Stabilität im Rahmen der Substitutionsbehandlung.

14.5 Fazit

Biofeedback und Neurofeedback sind Selbststeuerungs- und Selbstregulierungsmethoden, mit denen Patienten sich selbst in die Lage versetzen können, die bisher bewährten Therapiemodule der stationären Drogentherapie besser zu antizipieren. Durch eine erreichbare Veränderung der neuronalen Plastizität werden wichtige Voraussetzungen geschaffen, auch strukturelle Veränderungen zu erreichen, die eine Voraussetzung für einen verbesserten Selbstkontrollmechanismus schaffen. Auch im Rahmen der ambulanten Behandlung von Suchtmittelabhängigen und Suchtmittel-Missbrauchern sind damit beachtliche Erfolge in der Verminderung des Suchtdrucks und damit ein prophylaktischer Ansatz zur Rückfallvermeidung mittels SCP-Training zu erreichen. Das Erleben der Selbstwirksamkeit und auch die strukturelle Veränderung der Hirnplastizität sind immens stabilisierende Faktoren.

Weiterführende Literatur

Bechara A (2007) Nature. Neuroscience 8(11):1458–1463
Damasio AR (1995) Descartes Irrtum, Fühlen, Denken und das menschliche Gehirn. List-Verlag, Berlin
Missel P, Schneider B et al (2007) Nachhaltigkeit einer ambulanten psychoanalytisch-interaktionellen Suchtrehabilitation. Thieme-E-J Forstsch Neurol-Psychiatr 80(7):394–401
Scherbaum N, Nowak M, Poehlke T (2014) ADHS und Sucht – Handlungsanleitung für den Praxisalltag. Blickpunkt Medizin zur Zeitschrift Fortschr Neurol Psychiatr 82(5)

14

Sonstige Störungen

© Springer-Verlag GmbH Deutschland, ein Teil von Springer Nature 2020
K.-M. Haus et al., *Praxisbuch Biofeedback und Neurofeedback*, https://doi.org/10.1007/978-3-662-59720-0_15

15.1 Hypertonie

Karl-Michael Haus

15.1.1 Erklärungsmodell

Bluthochdruck (essentielle Hypertonie) betrifft ca. 15 % der Erwachsenen und tritt meist im mittleren Lebensalter, zwischen dem 20. bis 45. Lebensjahr auf. Zu den **Risikofaktoren** zählen: erbliche Disposition, ungesunde Ernährung, Übergewicht, mangelnde Bewegung, Dauerstress, nicht verarbeiteter Ärger, Konsum von Alkohol, Koffein und Nikotin (Weissacher und Heuser 2008). Langfristig stellt ein chronisch erhöhter Blutdruck ein hohes Risiko für Arteriosklerose, Herzinfarkt und Schlaganfall dar.

Der Blutdruck wird über das vegetative NS gesteuert (▶ Kap. 2). Sowohl körperliche Anstrengung als auch psychische Faktoren und emotionale Belastungen können einen Anstieg beeinflussen. Physiologisch sinnvoll ist dieser Anstieg in Situationen wie z. B. Flucht und/oder Angriff, um den Körper optimal mit Energie zu versorgen.

15.1.2 Methode und Therapieziele

Entsprechend der Diagnose „Hypertonie" sowie den Informationen des Eingangsgesprächs werden die **Biofeedbacksensoren** ausgewählt (◻ Abb. 15.1a):
- Temperatursensor (s. kalte Hände, ▶ Abschn. 2.4),
- Atemsensor/Bauchgurt zur parasympathischen Aktivierung bzw. allgemeinen Entspannung (◻ Abb. 15.1b; ▶ Abschn. 2.5),
- BVP (Blut-Volumen-Puls) zur Visualisierung der Herzratenvariabilität und des Gefäßvolumens (Gefäßweite) (▶ Abschn. 2.6),
- 2-Kanal-EMG-Sensoren zur Kontrolle der Nackenspannung (◻ Abb. 15.1c; ▶ Abschn. 2.7).

▪ EMG-Biofeedback bei Hypertonie
Über das Atemtrainingaktiviert der Betroffene parasympathische Anteile, die wiederum eine allgemeine Körperentspannung herbeiführen. Mittels EMG-Biofeedbacks erfolgt dabei die unmittelbare muskuläre Rückmeldung, d. h. die Kontrolle und Suche nach Möglichkeiten zur Tonusnormalisierung. Mit physiologischem Kompetenzgewinn erfolgt der Transfer in Alltagssituationen, wie z. B. in die Bürotätigkeit, wobei die Betätigung zuerst mit und später ohne Feedback eingeübt wird, ohne zu verspannen. Der BVP-Sensor (BVP = Blut-Volumen-Puls) spiegelt u. a. das Gefäßvolumen wider, wobei der Betroffene die Effekte seines Trainings, wie z. B. die Erweiterung seiner Blutgefäße, visualisiert bekommt. Unterstützend zur Effektivität des Verfahrens kann die Blutdruckmessung vor und nach dem Training genutzt werden.

Im Folgenden wird ein Fallbeispiel (Frau D.) dargestellt.

> **Fallbeispiel**
> **Biofeedback bei Hypertonie**
> Im Erstgespräch berichtet Frau D. (51 Jahre), dass sie seit gut 20 Jahren an Bluthochdruck leide und seither kontinuierlich starke Medikamente einnehmen müsse. Sie habe schon alles Mögliche, wie Autogenes Training, Yoga, progressive Muskelentspannung, ausprobiert – leider ohne nennenswerte Erfolge. Nun habe sie aber von Biofeedback gehört und würde es gerne versuchen.

▪▪ Tätigkeit/Verhalten der Klientin
Frau D. übt eine Bürotätigkeit aus, die sie z. T. sehr einspannt. Als begleitende Symptomatik beschreibt sie eine starke Nackenverspannung und ständig kalte Hände. Sie hat durch die Symptomatik einen hohen Leidensdruck und ist sehr motiviert, an der Verbesserung ihres Zustands mitzuwirken.

Frau D. wurde gebeten, sich locker an den Stuhl anzulehnen. Es zeigte sich auch in eigentlich entspanntem Zustand eine relativ hohe Anspannung der Nackenmuskulatur (> 15,61 μV, ◻ Abb. 15.1c und 15.3, EMG 1 und 2) sowie eine sehr niedrige Hauttemperatur (◻ Abb. 15.3).

▪▪ Ziele
Mittels Atemgurt und Pacer-Signal erlernt Frau D. eine Atemtechnik, die ihr sowohl die psychische als auch physische Entspannung erleichtert. Aufbauend kann sie anhand des EMG-Feedbacks, vorab im angelehnten Sitz, den Tonus der Nackenmuskulatur normalisieren. Mit zunehmendem Kompetenzgewinn erarbeitet sie sich eine physiologische Sitzstabilität, die ihr das Arbeiten am Schreibtisch ermöglicht.

▪▪ Biofeedbackprotokolle
Atemtraining Um einen entspannten Zustand herbeizuführen beginnt Frau D. mit dem Atemtraining (Abb. 9.9b). Sie folgt dabei einem Pacer-Signal (◻ Abb. 15.1b, linker Balken) mit einem angenehmen, gleichmäßigem Atemrhythmus, d. h. 6–10 Atemzüge/Minute. Über den Bauchgurt (◻ Abb. 15.1c, mittlerer Balken/Amplitudenkurve) erfährt sie eine Rückmeldung über ihre tiefe Bauchatmung sowie die Gleichmäßigkeit ihrer Atemzüge. Neben dem visuellen Feedback hört sie ein leichtes Wellenrauschen, das mit dem Einatmen lauter bzw. mit dem Ausatmen leiser wird. Gelingt Frau D. die Atmung entsprechend des Pacer-Signals (1. Phase), schließt sie die Augen, um nur noch dem auditiven Feedback zu folgen (2. Phase). Gelingt auch dieses, wird das auditive Feedback ausgeblendet, mit dem eigentlichen Ziel, die Atmung eigenständig, ohne Feedback umzusetzen (= Alltagstransfer) (◻ Abb. 1.2c).

Zu Beginn, d. h. in den ersten Sitzungen, dominiert noch die 1. Phase, mit zunehmendem Kompetenzgewinn reduziert sich jedoch das Feedback, bis Frau D. die Atemtechnik

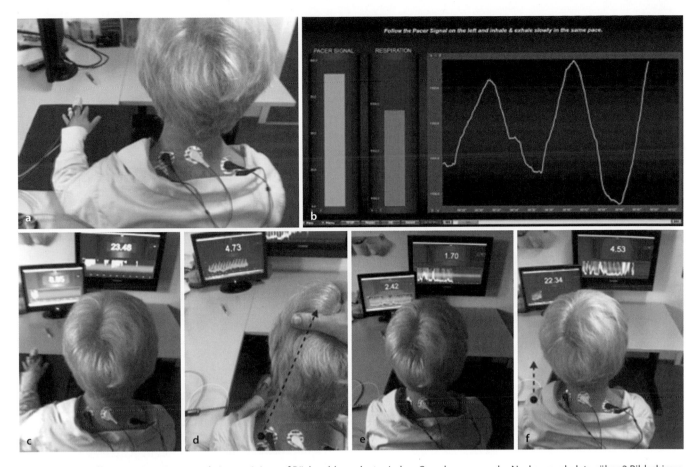

Abb. 15.1 a-f Hypertonie. **a** Sensoren, **b** Atemtraining, **c-f** Rückmeldung der tonischen Grundspannung der Nackenmuskulatur über 2 Bildschirme

schließlich am besten vor bzw. während stressbelastender Situation im Alltag zur Entspannung anwenden kann.

EMG-Biofeedback In ▪ Abb. 15.3 (EMG-Training) erkennt man eine deutliche Tonusreduktion der Nackenmuskulatur (ca. 7./8. Trainingsminute), die als Basis für das weitere Vorgehen genommen wird. Frau D. bekommt über 2 Bildschirme (linker Bildschirm: EMG 1; linker bzw. rechter Bildschirm: EMG 2 = rechte Nackenmuskulatur; ▪ Abb. 15.1c-f) die Anspannung über eine Kardinalzahl (in Mikrovolt) sowie eine Amplitudenkurve rückgemeldet. Die EMG-Elektroden wurden am M. trapezius (▸ Kap. 7) platziert. In einem ersten Schritt soll Frau D. ihre Schulteranspannung auf die physiologische Grundspannung (▪ Abb. 15.1e; <5 µV, besser noch <2 µV) reduzieren. Dies wird z. B. durch eine dehnende Mobilisation (▪ Abb. 15.1, Dehnung für ca. 20 sec. in zwar angespannter, aber dennoch schmerzfreier Position halten), aktives Loslassen und eine absolut entspannte Sitzposition unterstützt. Gelingt dieses, geht es darum, diesen Zustand auch ohne Feedback herbeizuführen. Frau D. spannt mit geschlossenen Augen die linke (rechte) Schulter etwas an – lässt wieder los und erfüllt/benennt den entspannten Zustand (z. B. >4, 3, 2 µV). Mit zunehmender Entspannung der Muskulatur verbessert sich in der Regel auch die Empfindung. Aufbauend soll Frau D. nun diese entspannte Sitzposition mehrmals täglich für 2–3 Minuten, evtl. in Verbindung mit der Atmung einnehmen (▪ Abb. 1.3).

Frau D. nutzte schon über Jahrzehnte ihre Nackenmuskulatur zur Stabilisierung der Arbeitshaltung am Schreibtisch, was jedoch muskulär unökonomisch ist und sich im Sinne eines Circulus vitiosus über die Jahre zunehmend verschlechterte.

Aufbau einer physiologischen Haltemuskulatur Es geht nicht nur darum, die verspannte Nackenmuskulatur zu lockern, sondern den Grund der Anspannung zu beheben.

Daher aktiviert Frau D. in einem zweiten Schritt die physiologische ventrale Haltemuskulatur, d. h. vor allem die Bauchmuskulatur und Hüftbeuger. In ▪ Abb. 15.2a ist dargestellt, wie sie die Bewegung vom angelehnten zum aufrechten Sitz kopfwärts einleitet, ohne (bzw. möglichst gering) die Nackenmuskulatur anzuspannen. Dies geschieht zu Beginn sehr langsam mit geringem Bewegungsausmaß und steigert sich mit zunehmendem Kompetenzgewinn, bis sie im aufrechten Sitz dem ventralen Druck gegen die linke (rechte) Schulter isometrisch für ca. 7–8 Sekunden entgegenhalten kann (▪ Abb. 15.2b).

Die aufrechte Sitzposition (▪ Abb. 15.2a) allein wäre monoton und langfristig eher belastend für die Wirbelsäule. Im Training geht es nicht darum, die Position „aufrechter Sitz" mit allen Mitteln einzunehmen. Vielen Betroffenen gelingt dies nur durch die **kompensatorische Anspannung der Nackenmuskulatur**, was häufig mit Nackenschmerzen, Span-

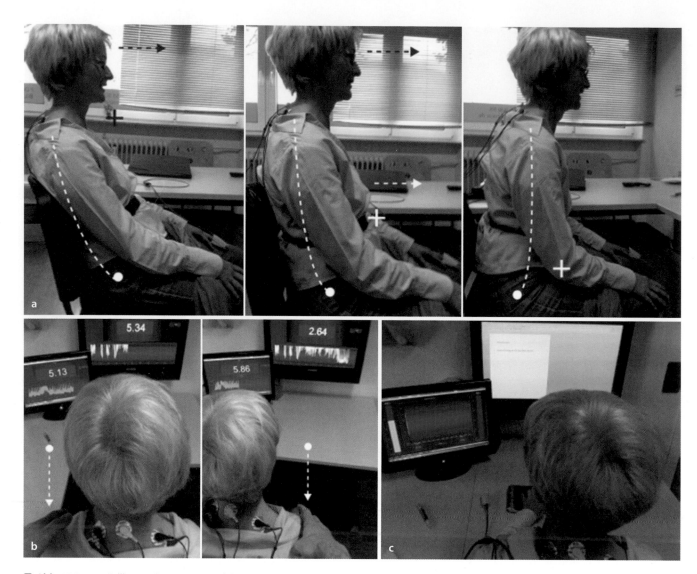

Abb. 15.2   a-c Fallbeispiel: Frau D. **a** Ausführen und Einnehmen der aufrechten Sitzposition mittels ventraler Verankerung. **b** Isometrische Übungen zur Beckenstabilität. **c** Alltagstransfer

nungskopfschmerzen, Hypertonie etc. einhergeht, und/oder durch die **tiefen Rückenstrecker**, was wiederum zu lumbalen Rückenschmerzen führen kann.

Ferner kann v. a. bei sitzender Tätigkeit eine Verkürzung der Oberschenkelmuskulatur bestehen. Ventral kann sich dies durch ein verspanntes Hohlkreuz (Hyperlordose der LWS) im Stand zeigen, dorsal durch die ischiokrurale Muskulatur in einem Rundrücken (mangelnde Beckenaufrichtung). In dem Fall sollten mobilisierende Dehnübungen (► Kap. 7) das Training ergänzen!

> Mittels EMG-Biofeedback wird die *Balance* zwischen dorsaler und ventraler Nacken-, Rumpf-, Becken- und Beinmuskulatur trainiert.

Alltagstransfer Als Alltagstransfer tätigt Frau D. nun typische Bewegungsabläufe ihrer Arbeit als Sekretärin. In Abb. 15.2c bedient sie im aufrechten Sitz mit aufgelegten Ellenbogen, vorab noch unter EMG-Biofeedback-Kontrolle,

eine PC-Tastatur, ohne dabei die Schultern (>5 µV) an- bzw. zu verspannen. Die Sitzhaltung soll sie entsprechend in den Alltag transferieren bzw. bei spürbarer Anspannung die o. g. Entspannungstechniken anwenden.

▪ ▪ Effekte der Therapie nach 10 Sitzungen
Das Verlaufsprotokoll der 10. Sitzung (Abb. 15.3) zeigt eine deutliche Reduktion der Muskelanspannung sowie den physiologischen Wechsel zwischen tonischer Grund- und phasischer Anspannung. Zudem ist die Hauttemperatur deutlich angestiegen, was Frau D. als sehr angenehm zurückmeldete. Auch das Gefäßvolumen hat sich während der Sitzung nahezu verdoppelt, was i. d. R. mit einer Verringerung des Blutdrucks einhergeht. Anhand des Sitzungsprotokolls konnte Frau D. die Wechselwirkung zwischen ihren physischen und psychischen Prozessen nachvollziehen und die Möglichkeit einer Beeinflussung erfahren. Sie empfindet den bisherigen Verlauf als überaus positiv und fühlt sich deutlich entspann-

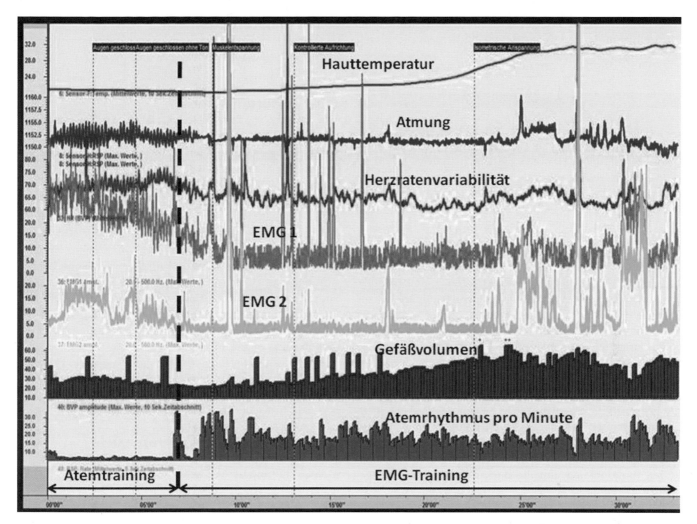

◘ Abb. 15.3   Fallbeispiel: Frau D. Verlaufsprotokoll der 10. Therapiesitzung

ter. Bei entsprechender Stabilisation können unter strenger ärztlicher Kontrolle Art und Ausmaß der Medikation überdacht werden.

15.2 Inkontinenz

Meike Wiedemann

15.2.1 Erklärungsmodell

Inkontinenz bedeutet das Unvermögen, Harn oder Stuhl zurückzuhalten. Im weiteren Sinne zählt dazu auch die Unfähigkeit, Darmgase zurückhalten zu können. Die Kontinenzreaktion von Urin und Stuhl ist ein komplexer Regelkreis, bei dem sich verschiedene Zentren des ZNS und spinale Nervenzentren gegenseitig hierarchisch beeinflussen. Im Sinne von zusätzlichen Rückmeldeoptionen können Bio- und Neurofeedbackmethoden zur Erlangung einer besseren Regulationsfähigkeit genutzt werden.

Allerdings kann die Inkontinenz von Harn oder Stuhl auch eine Sekundärerscheinung anderer Krankheiten sein, für die andere Therapiemethoden im Vordergrund stehen.

> ❶ Jede Form von Inkontinenz sollte vom *Facharzt* diagnostisch abgeklärt sein, bevor ein Biofeedbacktraining begonnen wird!

15.2.2 Methoden und Therapieziele

EMG-Biofeedback kann ein **Beckenbodentraining** anschaulich unterstützen. Das Beckenbodentraining dient dazu, die Beckenbodenmuskulatur zu trainieren. Dies kann von fachärztlicher Seite z. B. nach der Schwangerschaft oder einer Blasen- oder Gebärmuttersenkung empfohlen sein. Auch das Beckenbodentraining im Rahmen der Rückbildungsgymnastik nach der Schwangerschaft kann durch ein EMG-Biofeedback unterstützt werden. Die Schwierigkeit beim Beckenbodentraining ist in der Regel, dass die Aktivität der Beckenbodenmuskulatur nicht bewusst wahrgenommen wird. Mithilfe von **Vaginalelektroden** kann jedoch die Muskelspannung gemessen und am Bildschirm rückgemeldet und so bewusst gemacht werden.

> **Praxistipp**
>
> Für jeden Patienten sollte eine **eigene Vaginalelektrode** bestellt werden, die er zur jeweiligen Trainingssitzung mitbringt. Hinweise zur Reinigung der Elektrode erhält man mit der Bestellung beim jeweiligen Hersteller.

Das verwendete Biofeedbacksystem sollte mindestens über 2 EMG-Kanäle verfügen, damit die Muskelspannung der Bauchdecke (mit **Oberflächenelektroden**) parallel gemessen und rückgemeldet werden kann. Denn häufig können die Patienten die Muskulatur nicht gezielt genug beeinflussen und spannen dann generell Bauchdecke und Beckenboden gleichzeitig an. Mit dem 2-Kanal-EMG-Feedback kann gezielt gelernt werden, die Beckenbodenmuskulatur anzuspannen (Amplitude im EMG erhöhen), während die Bauchdeckenmuskulatur entspannt bleibt (Amplitude im EMG bleibt niedrig). Auf diese Art und Weise kann das Beckenbodentraining optimiert werden, und die Patienten können lernen, welche inneren Bilder und Vorstellungen (wie z. B. die Vorstellung, Kirschkerne mit der Vagina aufzusaugen) für sie am besten funktionieren, um die Beckenbodenmuskulatur gezielt zu trainieren.

ILF-Training bei Inkontinenz und Obstipation

„Inkontinenz und Obstipation sind keine direkten Indikationen für ein ILF-Training.

In der Praxis ist es allerdings so, dass Symptome von **nächtlichem Einnässen, Durchfall** oder **Verstopfung** durch das ILF-Training sehr eindrucksvoll verschwinden können. Ist die Trainingsfrequenz zu niedrig gewählt, kann nächtliches Einnässen bei Kindern eine unerwünschte Reaktion des Trainings sein. Dies löst sich wieder auf, wenn die Trainingsfrequenz erhöht wird. Meistens reicht schon eine minimale Erhöhung.

Verstopfung findet sich oft bei Patienten mit starken Symptomen von Überregung und lässt sich meist mit parietalem Training an T4-P4 dauerhaft lösen.

Durchfälle (auch in Kombination mit Verstopfung) werden häufig von Patienten mit Instabilitäten beschrieben. Diese reagieren in der Regel gut auf interhemisphärisches Training an T3-T4.

In den meisten Fällen kommen die Patienten aber nicht wegen dieser Beschwerden zum Neurofeedbacktraining und sie erwähnen diese Symptome meist nicht von alleine, da sie nicht davon ausgehen, dass Neurofeedback dafür hilfreich sein könne. Deshalb ist es umso wichtiger, diese Symptome beim Eingangsassessment und beim Symptomtracking mit zu erfragen.

15.3 Schlafstörungen

Edith Schneider und Meike Wiedemann

15.3.1 Erklärungsmodell

Etwa 10–20 % der Bevölkerung leiden unter chronischen Schlafstörungen. Sie können schlecht ein-/oder durchschlafen, sind tagsüber müde, unkonzentriert und oft schlecht gelaunt.

Vielfach sind es **körperliche Krankheiten**, die den Menschen den Schlaf rauben. Deshalb ist es unbedingt notwendig, dass sich die Patienten vor einer Bio- oder Neurofeedbackbehandlung von ihrem Haus- und/oder Facharzt gründlich untersuchen lassen. Wenn klar ist, dass die Schlafstörungen auf **Stress, außergewöhnliche Belastungen** oder **Sorgen** zurückzuführen sind, bietet sich eine Vielzahl von Biofeedbackmethoden als effektiver Behandlungsansatz an: HRV-Training, EMG-Training, Handerwärmungstraining (► Kap. 2), aber auch Neurofeedback.

> ❶ Vor Behandlungsbeginn ist eine **Abklärung körperlicher Ursachen** zwingend notwendig.

15.3.2 Methoden und Therapieziele

SCP-Training bei Schlafstörungen

Es hat sich gezeigt, dass die Schlafeffizienz sich schon nach wenigen SCP-Trainingssitzungen (► Kap. 4) verbessert. Das SCP-Training hat zur Folge, dass sich das Gehirn situationsgerecht regulieren kann, daher ist die Besserung des Schlafs eine der ersten Veränderungen, die bei fast allen Trainierenden bemerkt wird.

SMR-Training bei Schlafstörungen

Eine Untersuchung an der Universität Salzburg, durchgeführt von Kerstin Hoedlmoser et al. (2008), ergab, dass ein SMR-Training (► Kap. 3) schon nach 10 Sitzungen signifikante Verbesserungen nicht nur beim Schlafen, sondern auch beim Lernen und bei Gedächtnisleistungen bewirkte. Bei einer weiteren Studie wurden Patienten nach einer Einführung über das Internet angeleitet, ein SMR-Training zu Hause durchzuführen. Im Vergleich zu einer Kontrollgruppe, die ein EMG-Training der Stirnmuskulatur durchführte, schnitt die Neurofeedbackgruppe bei Nachuntersuchungen in Bezug auf Schlaflatenz, Wachzeit nach dem Einschlafen und Schlafeffizienz besser ab (❍ Abb. 1.5).

Im Folgenden wird ein Fallbeispiel (Herr W.) dargestellt.

Fallbeispiel
SMR-Training bei Schlafstörungen
Herr W., ein leitender Angestellter, litt schon seit Jahren unter Ein- und Durchschlafstörungen. Er ging jeden Abend recht früh schlafen, weil er nach seinem langen Arbeitstag sehr

müde war, brauchte dann aber mehr als 1 Stunde, bis er einschlafen konnte und wachte regelmäßig gegen 4:00 Uhr morgens auf. Da er danach nicht mehr einschlafen konnte, war er am Nachmittag bei der Arbeit sehr müde und launisch. Unter seiner schlechten Stimmung litt auch seine Ehe, denn er nörgelte an seiner Frau herum, die sich in der Zwischenzeit ernsthafte Gedanken über eine Scheidung machte

■■ Behandlungsverlauf

Herr W. begann ein SMR-Training 1- bis 2-mal pro Woche. Schon nach 15 Sitzungen berichtete er, dass er besser durchschlafen konnte (■ Abb. 15.4). Im Verlauf der Behandlung besserte sich neben seinem Schlaf auch seine Grundstimmung. Er war nicht mehr so launisch und kam mit seiner Ehefrau und seinen Kollegen viel besser aus.

■ ILF-Training bei Schlafstörungen

Der Schlaf lässt sich durch das ILF-Training in den meisten Fällen sehr eindrucksvoll und schnell beeinflussen. Deshalb sollte der Schlaf bei jedem ILF-Training, egal mit welcher Indikation, sehr genau mitbeobachtet werden. Oft ist ein **verbesserter Schlaf** einer der ersten Parameter, der auf das Neurofeedbacktraining reagiert. Aber dennoch muss die Schlafsymptomatik genau differenziert werden, denn unterschiedliche Symptome erfordern unterschiedliche Elektrodenplatzierungen. Das folgende Symptomprofil gibt Hinweise für die Wahl der richtigen Elektrodenpositionierung.

Vorgehen: Symptomprofil bei Schlafstörungen
- Interhemisphärisches Training (T3-T4):
  - Organisation der Schlafphasen
  - Schlafwandeln
  - Nächtliches Schwitzen
  - Nachtschrecken
  - Schlafwandeln
- Hinten rechts (T4-P4):
  - Physische Beruhigung (Einschlafen ermöglichen)
  - Alpträume
  - Nächtliches Zähneknirschen
- Vorne links (T3-Fp1):
  - Mentale Beruhigung (Ein- bzw. Wiedereinschlafen ermöglichen)

Im Folgenden wird ein Fallbeispiel (Frau M.) dargestellt.

Fallbeispiel
ILF-Training bei Schlafstörungen
Frau M., 42 Jahre, ist leitende Angestellte und kommt zum Stressmanagement ins Training. Die beruflichen Belastungen nehmen stetig zu und sie wolle etwas für ihre Gesundheit unternehmen, bevor sie wie andere Kollegen ein Burnout erleidet. Seit über 1 Jahr treten zunehmend Schlafstörungen auf, sie wache 5- bis 7-mal in der Nacht auf und habe große Schwierigkeiten, wieder einzuschlafen, weil sie dann in der Nacht Probleme wälze. Insgesamt fühle sie sich etwas ruhelos und habe dauerhaft Muskelverspannungen. Bei der Arbeit sei sie leicht ablenkbar, was der Beruf allerdings mit sich brächte. Trotzdem möchte sie sich nicht durch jede Kleinigkeit ablenken lassen. Zuweilen leide sie an sprunghaften Stimmungswechseln.

■■ Behandlungsverlauf

In der 1. Trainingssitzung wird mit der Positionierung T3-T4 trainiert. Frau M. nimmt wahr, wie schon während des Trainings die Muskulatur entspannt, ihr Kopf ruhiger wird und ihre Gedanken nicht mehr an bestimmten Dingen hängen-

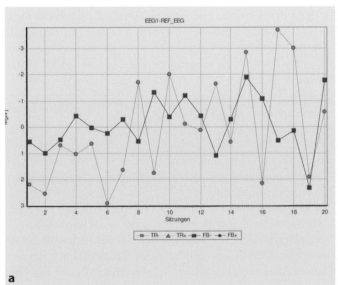
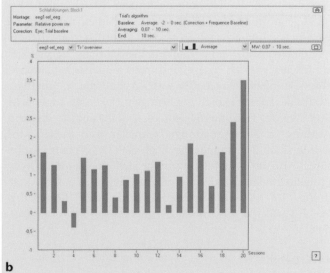

■ Abb. 15.4 a, b Fallbeispiel: Herr W. a Verlauf des SMR-Trainings bei Herrn W. Die dunklen Linien beschreiben seine Reaktionen in der Feedbackbedingung, die hellen seine Reaktionen in der Transferbedingung. Interessant ist die Tatsache, dass er ab Sitzung 15 keine Steigerung mehr in der Feedbackbedingung zeigte, dafür aber bei den Transferübungen immer besser wurde. Er berichtete, dass er ab diesem Zeitpunkt wirklich gut schlafen konnte. Bei einer Nachuntersuchung nach einem Jahr berichtete er, dass er noch immer gut schlafe. b In der Transferbedingung kann ein kontinuierlicher Anstieg der SMR-Amplitude beobachtet werden

■ **Abb. 15.5** Fallbeispiel: Frau M. Symptomtracking bei Schlafstörung. Die einzelnen Symptome wurden zu Beginn der Behandlung von der Patientin auf einer Skala von 0–10 bewertet (0 = kein Problem, 10 = großes Problem). Im Verlauf des Trainings wurde die Bewertung zu den angegebenen Zeiten wiederholt. Es zeigte sich eine deutliche Symptomreduktion

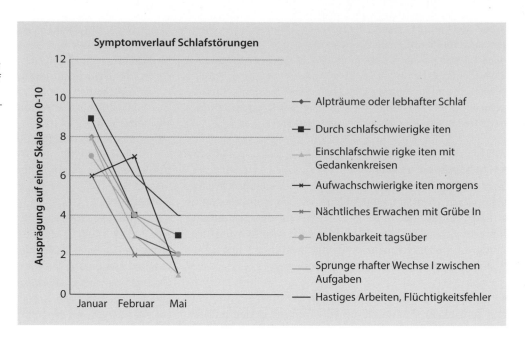

bleiben. Körperlich empfindet sie ein angenehmes Kribbeln und ein umfassendes Wärmegefühl, wie sie es vom Yoga kennt. Außerdem fiel ihr auf, dass sich die Atmung veränderte.

Die beiden Tage nach dem Training beschreibt sie als entspannt und ausgeglichen. Allerdings sei sie wegen kreisender Gedanken immer noch schlecht eingeschlafen. Daher wurde in der nächsten Sitzung T3-Fp1 als neue Platzierung hinzugefügt. Daraufhin berichtete Frau M. beim nächsten Mal, sie habe sich nach der letzten Sitzung im Büro sehr aufgeräumt und konzentriert gefühlt. Im Meeting konnte sie ihre Standpunkte außerordentlich klar darstellen und vertreten.

Im weiteren Verlauf des Trainings wurden wegen der erhöhten Muskelspannung und gelegentlicher emotionaler Reaktivität noch die Trainingspositionen T4-P4 und T4-Fp2 hinzugenommen. Zusätzlich wurden in einem Coaching die beruflichen und privaten Stressoren identifiziert und in positive Glaubenssätze umgewandelt, die dann als Suggestionen verarbeitet wurden. Diese sind mit Frequenzstimulation in eine Audiodatei eingebettet worden, und die 10-minütigen Audiofiles sollten täglich 1-mal angehört werden. Da Frau M. im Laufe des Trainings berichtete, dass ihr auffalle, dass ihre Atmung in Stresssituationen schneller und flacher wird, wurde sie in 2 Sitzungen noch in das HRV-Training eingeführt. Anhand der Messung zeigte sich eine optimale Herz-Lungen-Kohärenz bei 5 sec Einatmung und 5 sec Ausatmung. In diesem Rhythmus wurde eine 10-minütige Pacer-Musik (► Abschn. 2.5.6) als Transferübung mitgegeben.

■■ **Ergebnis**
Nach 10 Sitzungen innerhalb von 5 Wochen hatten sich die subjektiven Bewertungen bezüglich der Schlafsymptomatik deutlich reduziert. Frau M. wachte nur noch 2- bis 3-mal in der Nacht auf und schlief meist sofort wieder ein. Nach wei-

teren 10 Sitzungen (1 Sitzung pro Woche) konnte das Training beendet werden, die Symptomatik war weitgehend verschwunden (■ Abb. 15.5).

15.4 Tinnitus

Edith Schneider und Meike Wiedemann

15.4.1 Erklärungsmodell

Tinnitus, also die **Wahrnehmung von Geräuschen ohne Geräuschquellen** in der Umgebung, ist häufig. Zur Prävalenz des Tinnitus berichtet die Deutsche Tinnitus Liga, dass beinahe 3 Millionen Menschen in der Bundesrepublik Deutschland an Tinnitus leiden. Die meisten nehmen den Tinnitus wahr, empfinden ihn aber als nicht weiter störend. Doch etwa 800.000 Menschen sind so schwer betroffen, dass sie intensive ärztliche Hilfe brauchen. Pro Jahr sind etwa 270.000 Neuerkrankungen zu verzeichnen. Eine Untersuchung der Deutschen Tinnitus Liga ergab, dass um die 10 % der Erwachsenen Ohrgeräusche haben, die länger als 5 Minuten anhalten, 7 % davon einen Arzt konsultieren und 4 % ihre Ohrgeräusche als schwere Belastung empfinden.

Die **Ursachen** des Tinnitus sind vielfältig und bei einer großen Anzahl der Betroffenen mit Funktionsstörungen des Hörsystems, aber auch im Bereich der Halswirbelsäule und des Kiefers verbunden. Auch Medikamente können einen Tinnitus verursachen, der nach Beendigung der Einnahme wieder verschwindet, manchmal aber auch irreversibel ist. Zu weiteren Ursachen, die allerdings selten sind, gehören Hirntumoren, degenerative Hirnabbauprozesse, Schädel-Hirn-Trauma, Schlaganfall und Multiple Sklerose.

Eine wichtige Ursache sind **Lärmschädigungen**, die heute immer mehr zunehmen. Bei Menschen mit Hörschädigungen kommt im Vergleich zu Gesunden viel häufiger ein Tinnitus vor.

Man kann davon ausgehen, dass die Menschen, die wegen ihres Tinnitus zu einer Neurofeedbackbehandlung kommen, bereits ausgiebig untersucht und behandelt wurden. Trotzdem ist vor einer Behandlung sicherzustellen, dass mögliche schwerwiegende Ursachen ausgeschlossen wurden.

> Bei einem ½ Prozent der Bevölkerung ist der Tinnitus *dekompensiert*, d. h., dass diese Menschen kein normales Leben mehr führen können.

Ein neurophysiologisches Erklärungsmodell ist Thema vieler Studien (Exkurs).

15.4.2 Methoden und Therapieziele

Der **akute Tinnitus** wird im Allgemeinen in Anlehnung an die Hörsturzbehandlung angeglichen; es gibt jedoch keine standardisierte medikamentöse Behandlung, die sich als zuverlässig erfolgreich erwiesen hat.

Beim **chronischen Tinnitus** ist die Lage ähnlich. Zwar werden zahlreiche Therapiemöglichkeiten, darunter stationäre Aufenthalte, ambulante Psychotherapie, Akupunktur usw. angeboten, aber etwa ein Drittel der Patienten berichtet, dass sie dadurch keine Verbesserung erhalten haben.

■ **ILF-Training bei Tinnitus**

Obwohl Tinnitus im Sinne von ILF-Training nicht zu den Instabilitäten gehört, hat sich ein Training bei T3-T4 oft als sehr effektiv erwiesen, weil dort auf dem **auditiven Kortex** trainiert wird. In vielen Fällen, bei denen der Tinnitus mit Blockaden der Halswirbelsäule und Muskelverspannungen einhergeht, wird das Training häufig durch die Positionierung T4-P4 ergänzt. In der Praxis kommt es oft vor, dass die Patienten gar nicht wegen des Tinnitus, sondern wegen anderen Beschwerden kommen und gar nicht unbedingt damit rechnen, dass sich am Tinnitus etwas verändern ließe (▶ Abschn. 12.1.1, „Fallbeispiel: ILF-Training bei Migräne", und ▶ Abschn. 10.3.2, „Fallbeispiel: ILF-Training bei PTBS").

■ **Alpha-Beta-Training bei Tinnitus**

Da Tinnituspatienten im Vergleich zu Gesunden eine **erhöhte Beta-** und **erniedrigte Alpha-Aktivität** zeigen, während sie die Ohrgeräusche hören, erscheint es sinnvoll, ein entsprechendes Frequenzbandtraining durchzuführen.

Es ist zweckmäßig, die Patienten zuerst mit verschiedenen Methoden des Biofeedback (▶ Kap. 2) vertraut zu machen, sodass sie schon vor dem Neurofeedbacktraining über Möglichkeiten verfügen, sich zu entspannen.

Es wird je eine Elektrode an P4 für Alpha und C3 für Beta mit Erde- und Referenzelektroden an den Mastoiden angebracht.

Trainiert wird über insgesamt 15 Trainingseinheiten in kurzen Intervallen von 5 Minuten mit 3-minütigen Entspannungspausen. Zuerst lernen die Patienten, die gestellte Aufgabe zu erfüllen, während sie durch ein angenehmes Geräusch oder eine gelenkte Visualisierung von ihrem Tinnitus abgelenkt werden. In der zweiten Trainingshälfte werden die Bedingungen erschwert. Die Patienten sollen sich nun auf ihren Tinnitus konzentrieren und trotzdem Alpha erhöhen bzw. Beta herunterfahren.

Falls das jeweilig verwendete Neurofeedbackgerät keinen entsprechenden Trainingsbildschirm hat, muss man sich diesen selbst herstellen. Das kann für Anfänger schwierig werden. Am besten wendet man sich dazu an den Hersteller des Geräts und fragt nach einer Anleitung.

■ **Tau-Delta-Training bei Tinnitus**

Bei diesem Training wird mit 4 aktiven Elektroden gearbeitet. Die Elektroden werden in einer sog. **Laplace-Verschaltung** an F3, F4, Fc1, Fc2, die Referenzelektrode am rechten Mastoid und die Erdungselektrode am linken Mastoid angebracht.

Entsprechend der Erkenntnisse der Konstanzer Forschungsgruppe soll die Amplitude der Delta-Wellen reduziert werden, während die Amplitude der Alpha-Wellen, von der Konstanzer Gruppe als Tau bezeichnet, erhöht werden soll. Der Tau-Delta-Quotient soll in 20 Trials, die jeweils 30 Sekunden dauern, erhöht werden. Da die Augenbewegungen die Messung verfälschen können, sollten auch bei diesem Training Augenelektroden geklebt werden (▶ Kap. 4).

Dieses Training sollte, wenn möglich, insgesamt 10 Sitzungen beinhalten, die 3-mal in der Woche durchgeführt werden, bei Bedarf öfter.

■ **SCP-Training bei Tinnitus**

In der Praxis hat es sich als sinnvoll erwiesen, mit einem Tau-Delta-Training zu beginnen und dann mit einem SCP-Training abzuschließen (▶ Kap. 4). Hier nimmt man die gleichen Elektrodenpositionen wie beim Tau-Delta-Training. Die Erfahrung in der Praxis hat gezeigt, dass mit dieser Kombination die besten Erfolge erzielt werden.

Im Folgenden wird ein Fallbeispiel (Herr P.) dargestellt.

Fallbeispiel

SCP-Training bei Tinnitus

Herr P. litt schon seit Jahren an einem rechtsseitigen Tinnitus, der sich im Laufe der Zeit so sehr verstärkt hatte, dass er nur noch mit Radiomusik einschlafen konnte. Infusionen, Medikamente und chiropraktische Behandlungen hatten keine Erleichterung gebracht.

Herr P. war verzweifelt, der Tinnitus beherrschte mehr und mehr sein Leben, und Herr P. hatte die Hoffnung fast aufgegeben.

Beim Erstgespräch erzählte Herr P., dass er schon eine Ausbildung als Sporttrainer angefangen hatte, diese jedoch aufgeben musste, weil er sich wegen der Ohrgeräusche nicht mehr konzentrieren konnte. Seine Frau meinte, er habe sich in seinem Wesen stark verändert, sei mürrisch geworden und habe kaum mehr Lust, im Haus etwas zu machen. Sie fühlte sich durch die ständige Musikberieselung gestört und hatte ihren Mann aus dem Schlafzimmer ausquartiert, da sie sonst nicht einschlafen konnte.

▪▪ Therapieziele

Mit Herrn P. wurde eine Neurofeedbackbehandlung in Anlehnung an das Konstanzer Protokoll vereinbart, um den Tinnitus zumindest erträglich zu machen. Herr P. erhoffte sich außerdem eine Verbesserung der Konzentration. Zusätzlich wurde vereinbart, Herrn P. über das Herzratenvariabilitätstraining eine Methode zur Entspannung zu vermitteln.

▪▪ Therapieverlauf

Begonnen wurde mit HRV-Training vor dem Neurofeedback, das zusätzlich zu dem Konstanzer Protokoll 2-mal in der Woche durchgeführt wurde. Herr P. schlief während des Trainings öfter ein und musste immer wieder geweckt werden. Daher wurde das HRV-Training an das Ende der Trainingsstunde verlegt. Außerdem half es Herrn P., wach zu bleiben, wenn man während des Trainings mit ihm redete. Nach etwa 10 Behandlungen berichtete Herr P., dass der Tinnitus nicht mehr ganz so schlimm sei, er sich aber noch immer nicht dazu aufraffen könne, im Haus etwas zu machen. Er gab an, während des Tages immer wieder kurze Pausen einzulegen, in denen er seine HRV-Übungen mache.

Daraufhin wurde beschlossen, bei gleicher Elektrodenanordnung auf ein SCP-Training überzugehen, das nach weiteren 20 Sitzungen den gewünschten Erfolg brachte.

▪▪ Ergebnis

Der Tinnitus war so gut wie verschwunden. Herr P. wurde wieder unternehmungslustig und fröhlich. Seine Frau berichtete, er sei wie früher. Da Herr P. nun kein Radio mehr hören musste, um seinen Tinnitus zu übertönen, konnte er wieder im Schlafzimmer neben seiner Frau schlafen.

Er nahm die abgebrochene Ausbildung wieder auf und arbeitet heute als Sporttrainer, seinem Traumberuf.

Weiterführende Literatur

Schlafstörungen

Cortoos A et al (2010) An exploratory study on the effects of teleneurofeedback and telebiofeedback on objective and subjective sleep in patients with primary insomnia. Appl Psychophysiol Biofeedback 35(2):125–134

Cortoos A et al (2010b) An exploratory study on the effects of teleneurofeedback and telebiofeedback on objective and subjective sleep in patients with primary insomnia. Appl Psychophysiol Biofeedback 35(2):125–134

Hoedlmoser K et al (2008) Instrumental conditioning of sensorimotor rhythm. Sleep 31(10):1401–1408

Hoedlmoser K et al (2008b) Instrumental conditioning of sensorimotor rhythm. Sleep 31(10):1401–1408

Kallweit U (2010) Diagnose und Therapie der Insomnie. Wie Sie zu gutem Nachtschlaf verhelfen. MMW Fortschr Med 3(9):70–73

Kallweit U (2010b) Diagnose und Therapie der Insomnie. Wie Sie zu gutem Nachtschlaf verhelfen. MMW – Fortschritte der Medizin 3(9):70–73

Moore T (2017) Neurofeedback and insomnia. In: Kirk HW (Hrsg) Restoring the brain. Neurofeedback as an integrative approacht to health. CRC Press, Boca Raton (im Druck)

Tinnitus

Dohrmann K (2007) Modulierung anormaler Gehirnaktivität bei Menschen mit chronischem Tinnitus: Entwicklung eines Neurofeedbacktrainings. Dissertation Konstanzer Online-Publikations-System (KOPS). http://nbn-resolving.de/urn:nbn:de:bsz:352-opus-31373). http://www.ub.uni-konstanz.de/kops/volltexte/2007/3137/ Zugegriffen am 07.03.2019

Dohrmann K (2007b) Modulierung anormaler Gehirnaktivität bei Menschen mit chronischem Tinnitus: Entwicklung eines Neurofeedbacktrainings. Dissertation Konstanzer Online-Publikations-System (KOPS) (URN http://nbn-resolving.de/urn:nbn:de:bsz:352-opus-31373). http://www.ub.uni-konstanz.de/kops/vo l ltexte/2007/3137/

Gosepath K et al (2001) Neurofeedback in der Therapie des Tinnitus. HNO 49:29–35

Gosepath K et al (2001b) Neurofeedback in der Therapie des Tinnitus. HNO 49:29–35

http://www.tinni.net/index.htm

Kleinjung T, Thüring C, Güntensperger D, Neff P, Meyer M (2018) Neurofeedback in der Behandlung des chronischen Tinnitus Überblick und Ausblick. HNO 3/2018 66(3):198-204. doi: 10.1007/s00106-017-0432-y

Schenk S et al (2005) Neurofeedbackgestütztes EEG-α- und EEG-β-Training. HNO 53:29–37

Schenk S et al (2005b) Neurofeedbackgestütztes EEG-α- und EEG-β-Training. HNO 53:29–37. http://www.tinni.net/index.htm

Weissacher E, Heuser J (2008) Biofeedback: Die alternative Methode zur Behandlung von Schmerzen und psychosomatischen Beschwerden. Irsiana, München

Nichtmedizinische Anwendung von Biofeedback und Neurofeedback

© Springer-Verlag GmbH Deutschland, ein Teil von Springer Nature 2020
K.-M. Haus et al., *Praxisbuch Biofeedback und Neurofeedback*, https://doi.org/10.1007/978-3-662-59720-0_16

16.1 Einführung

Unter dem Begriff „nichtmedizinische Anwendung" wird in diesem Kontext der Einsatz von Biofeedback und Neurofeedback (im Folgenden kurz: Biofeedback) ohne Vorgabe oder Festlegung einer medizinischen Indikation verstanden. Die Anwendungsgebiete lassen sich dabei in die folgenden **Kategorien** aufteilen, zumindest nach der momentan üblichen Verwendung:

- Wellness,
- Psychoedukation,
- Prävention und
- Peak Performance.

Da es sich bei den Personen, die mittels Biofeedbacks behandelt bzw. trainiert werden, in der Regel nicht um Patienten handelt, wird im Folgenden von Klienten gesprochen.

Inhaltlich sollen die verschiedenen Themenbereiche in diesem Kapitel nur kurz vorgestellt werden und dem Leser eine Anregung geben, welche Möglichkeiten sich bei der Anwendung von Biofeedback erschließen können.

16.2 Training vs. Therapie

Auch wenn ein Klient in der Regel nicht als Patient zur Behandlung kommt, sollte man allerdings gerade bei der Anwendung von **Entspannungstechniken** besonders vorsichtig sein. Ein Beispiel aus der Praxis mag dies verdeutlichen.

Fallbeispiel

Eine Klientin, die nach eigenen Angaben im Berufsalltag sehr gestresst war, wollte mittels einer sog. **Mind Machine-Brille** (audio-visuelles Entrainment) in einem Fitnessstudio eine Entspannungssequenz trainieren. Hierzu wurde ein Programm zur Tiefenentspannung ausgewählt, das speziell den Theta-Bereich der Hirnaktivität stimulieren soll; in diesem Fall war das Ziel eine Erhöhung der Theta-Aktivität. Nach ca. 10 Minuten wurde die Klientin von heftigen Weinkrämpfen geschüttelt und war nicht zu beruhigen, das Personal des Fitnessstudios war mit dieser Situation völlig überfordert. Was war passiert? Anschaulich gesprochen war die Klientin durch die sehr tiefe Entspannung zu weit in ihre Erinnerung geraten und die Erhöhung der Theta-Aktivität hat dabei zusätzlich den Abruf bestehender unangenehmer Erinnerungen begünstigt.

Da unter anderem bei Entrainmentverfahren nicht genau kontrolliert werden kann, welche Bereiche der Hirnfrequenz sich infolge einer Stimulation tatsächlich erhöhen, ist es möglich, dass der Delta-Bereich der Hirnaktivität zusätzlich noch ansteigen kann. Ein ähnliches Prozedere, das therapeutisch angeleitet den Abruf blockierter Erinnerung ermöglichen soll, wird in der Hypnosetherapie oder im EMDR (Eye Movement Desensitization and Reprocessing) genutzt.

 Biofeedbacktechniken, die eine *Tiefenentspannung* erzeugen, sollten bei Klienten, deren Lebenshintergrund nicht näher bekannt ist, nur sehr vorsichtig (wenn überhaupt) eingesetzt werden, da der Abruf von Erinnerungen durch die Entspannung erleichtert wird.

16.3 Wellness

Ein weiterer Anwendungsbereich des Biofeedbacks ergibt sich für den Bereich, der mit dem Begriff „Wellness" umschrieben wird. Auch hier wird hauptsächlich der Ansatz verfolgt, einem Klienten Methoden zur **Entspannung** zu vermitteln. Im Gegensatz zu den üblichen Vorstellungen, bei denen man von einem Eintauchen in einem ätherischen Ölbad oder dem Auftragen einer reinigenden, feuchtigkeitsspendenden Maske oder ähnlichen Verfahren ausgeht, gestaltet sich das **Biofeedback** arbeitsintensiver. Wellnessbehandlungen werden häufig mit einem eher passiv orientierten Klienten assoziiert: Die Substanz, die aufgetragen oder appliziert wird, soll ihre positive Wirkung auch ohne großes Dazutun des Klienten entfalten. Für die Techniken des Biofeedbacks dürfte mittlerweile deutlich geworden sein, dass diese Annahme hier nicht gilt. Grundsätzlich ist es so, dass sich ein Gefühl der Entspannung meist erst nach geraumer Zeit der Arbeit bzw. einer gewissen Anstrengung einstellt.

Beispielsweise kann eine **vertiefte Atmung**, bei der sowohl Bauch- als auch Brustatmung eingesetzt wird, ein Gefühl der körperlichen Entspannung produzieren. Für die meisten Menschen stellt aber gerade das Umstellen der Atmung, also der Wechsel von dem Rhythmus, in dem sie normalerweise atmen, in Richtung einer vertieften Atmung die große Herausforderung dar. Hier kann Biofeedback durch die **unmittelbare Rückmeldung** der physiologischen Wirkung sehr sinnvoll sein. Es können **Messsysteme** verwendet werden (z. B. Dehnungssensoren), die in der Lage sind, Bauch- und Brustatmung unabhängig voneinander zu registrieren. Eine andere Möglichkeit bietet die Messung des peripheren Blutflusses z. B. am Ohrläppchen oder auch die Messung von Herzratenvariabilität oder -kohärenz. Grundsätzlich sollte man sich aber der Messmethode bedienen, durch die der Zusammenhang möglichst einfach zu messen und dem Probanden darstellbar ist.

Bezogen auf das Biofeedback geht es also zunächst darum, grundlegende, für das Training relevante, mechanische bzw. physikalische und physiologische Vorgänge zu verdeutlichen. Ein **Alpha-Neurofeedbacktraining**, also das kontrollierte Anheben der Alpha-Frequenzen des EEGs, wird auch mit dem Begriff der Entspannung in Verbindung gebracht. Unter einer hektischen Atmung wird sich das gewünschte Resultat allerdings nicht einstellen. Des Weiteren ist es für den Klienten meist vom Verständnis her einfacher, sich zunächst mit der Atmung zu beschäftigen und so die Grundlagen für eine ruhige, gleichmäßige Körperfunktion zu legen. Auf dieser Grundlage kann sich dann auch der „ruhige Geist" entwickeln bzw. trainieren lassen.

> Je einfacher und direkter ein für das Training relevanter *psychophysiologischer Zusammenhang* dargestellt werden kann, desto eher wird ein Klient die entsprechenden erfolgreichen Trainingsmaßnahmen auch im Alltag durchführen.

16.4 Psychoedukation

Ziel ist es, primär den Zusammenhang zwischen den physiologischen Prozessen, die Ereignisse in der Umwelt bei einem Menschen auslösen, und der kognitiven Bewertung dieser Prozesse zu verdeutlichen. Ein **spielerischer, experimenteller Zugang** sollte zunächst im Vordergrund stehen, da es darum geht, Interesse für psychophysiologische Zusammenhänge zu wecken. Geradezu klassische Beispiele für die Darstellung dieser Zusammenhänge finden sich im Bereich der Stressbewältigung.

Das folgende Beispiel, bei dem die **elektrodermale Aktivität (EDA)** gemessen wird, soll die Einsatzmöglichkeiten des Biofeedbacks verdeutlichen, indem wiederholt ein Reiz vorgegeben wird, der keine Bedeutung für die Versuchsperson bzw. den Klienten hat. Dieses kann man u. a. durch einen einfachen Klicklaut realisieren, z. B. indem man mit den Fingern schnipst. Ein solcher akustischer Reiz hat in der Regel keine tiefergehende Bedeutung für den Probanden. Daher lässt die physiologische Reaktion, die sog. **Orientierungsreaktion**, die mittels der EDA messbar ist, mit der Zeit nach. Eine solche Messung wird auch häufig in sog. Stresstests eingesetzt, bei denen man davon ausgeht, dass ein Nachlassen der Orientierungsreaktion bei besonders gestressten Personen nicht vorkommt bzw. nicht in der Deutlichkeit zu sehen ist. ◻ Abb. 16.1 zeigt ein Beispiel für eine solche Demonstration, die Daten wurden im Rahmen einer Schulung von Einsatz- und Rettungskräften aufgenommen.

Deutlich sichtbar ist eine **Erhöhung der Hautleitfähigkeitswerte** im Zeitraum von 30 Sekunden bis 2 Minuten. Hier zeigt sich eine Eingewöhnung an die Messsituation, in der sich der Proband vor einer größeren Gruppe befand. Es kamen auch Kommentare aus dem Publikum, die ebenfalls zu der hier sichtbaren physiologischen Erregung beitrugen. Nachdem sich die erste Aufregung dann gelegt hatte, konnte mit der eigentlichen Demonstration begonnen werden, im vorliegenden Beispiel ab Minute 2:30. Hierzu wurden 3 Klicklaute vorgegeben, der Ausschlag nach oben in den Werten zeigt die Orientierungsreaktion auf diese Reize an. Wie erwartet nimmt die Stärke der Reaktion bei wiederholter Präsentation ab. Die **Erhöhung der Werte**, die sich unmittelbar nach der Orientierungsreaktion auf Reiz 1 und Reiz 2 zeigt, wurde wiederum durch Kommentare aus dem Publikum induziert. Hier zeigt sich auch ein wesentlicher

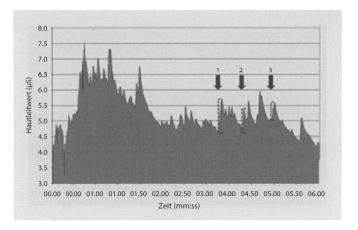

◻ **Abb. 16.1** Dargestellt ist die Hautleitfähigkeit (Angaben in µS) über einen Zeitraum von 6 Minuten. Die Elektroden waren am mittleren Glied des Zeige- und Mittelfingers der linken Hand angebracht. Die Pfeile 1, 2 und 3 markieren die Zeitpunkte, zu denen der Vortragende mit dem Finger geschnipst hat. Die gestrichelten Klammern zeigen die Reaktion der EDA auf diesen Reiz, die sog. Orientierungsreaktion. Die Höhe der Reaktion wird bei aufeinanderfolgenden Darbietungen des Reizes kleiner

Unterschied zu einer Messung der Orientierungsreaktion, die unter wissenschaftlichen Laborbedingungen durchgeführt wird: Die Anzahl der störenden Reize, die ebenfalls eine Reaktion des Nervensystems hervorrufen, ist deutlich höher. Dennoch lässt sich eine solche Messreihe bzw. das zugrunde liegende Experiment sinnvoll interpretieren und auch edukativ nutzen, wenn alle beteiligten Personen auf die besonderen Umstände der Messung hingewiesen werden.

> Man kann mit den Messmethoden des Biofeedbacks *experimentieren*, indem man z. B. psychophysiologische Effekte, die in der einschlägigen Literatur beschrieben sind, mit einer Gruppe von interessierten Personen durchspielt.

Auf ähnliche Art und Weise kann man auch mit anderen Modalitäten des Biofeedbacks verfahren. Mittels **Muskel-EMG**, in diesem Fall einer Ableitung von Oberflächenpotenzialen der Muskulatur, lassen sich muskuläre Spannungszustände und evtl. ungleichmäßig belastete Muskelgruppen gut identifizieren. Auch die Messung der **Herzratenvariabilität** und/oder **Herzratenkohärenz** kann gut zur Verdeutlichung von Zusammenhängen zwischen Psyche und Physiologie genutzt werden.

Beim Neurofeedback lässt sich auch ein **Alpha-Training** zur Demonstration von Entspannung gerade bei jugendlichen Patienten und Klienten einsetzen. Speziell der Begriff „chillen", also das entspannte Genießen einer angenehmen Lebenssituation, kann durch das Training bzw. das erfolgreiche Anheben der Alpha-Aktivität erreicht werden. Gleichzeitig kann Jugendlichen dadurch auch glaubhaft vermittelt werden, dass es, neben Alkohol und Drogen, auch bessere Möglichkeiten gibt, den psychischen Druck unangenehmer Situationen zu bewältigen.

❯ Die für Klienten *wahrnehmbaren körperlichen* Effekte des Biofeedbacks sollten bewusst für die Diskussion von alltäglichen Begriffen, die ein Verhalten beschreiben, eingesetzt werden.

16.5 Prävention

Im Bereich der Prävention liegt ein Schwerpunkt der Anwendung von Biofeedback neben der Entspannung sicherlich auch in der „**richtigen**" **Dosierung der Aufmerksamkeit**. Das Hauptaugenmerk der Prävention sollte dabei auf der Anwendbarkeit der vermittelten Techniken der Verhaltensbeeinflussung im Alltag des Klienten liegen. Gerade hier ist es wichtig, die besonderen individuellen Gegebenheiten für jeden Klienten zu berücksichtigen. Eine Person, die z. B. in einem separaten Büro arbeitet, oder der es möglich ist, während der Arbeit für kurze Zeit einen privaten Bereich aufzusuchen, kann z. B. die Entspannung auch mit geschlossenen Augen trainieren bzw. anwenden. Für Arbeitnehmer in einem Großraumbüro oder solche Personen, die einen gemeinsamen Ruheraum nutzen müssen, wird dies nicht möglich sein. Hier könnten dann Visualisierungen, Bindungen der Übung an ein bestimmtes Musikstück helfen, um die Trainingssituation auch unter Alltagsbedingungen erfolgreich anwenden zu können.

■ Abb. 16.2 zeigt ein Datenbeispiel aus dem Bereich **Neurofeedback**, im direkten Vergleich von 2 Sitzungen. Der Patient kam mit der Verdachtsdiagnose **Burnout** zur Behandlung, zeigte aber noch nicht das Vollbild des Syndroms. Insofern scheint es gerechtfertigt, diese Behandlung unter dem Begriff „Prävention" vorzustellen.

Der **Schwerpunkt** der Neurofeedbackbehandlung lag auf der Verbesserung der mit **Entspannung** assoziierten Komponenten des EEGs. Trainiert wurde hauptsächlich eine Erhöhung des oberen Alpha-Bereichs (9–10 Hz), bei gleichzeitiger Reduktion der Beta-Anteile oberhalb von 18 Hz. Anfänglich war der Patient nicht in der Lage, die Alpha-Anteile zu erhöhen, auch nicht unter der Bedingung mit geschlossenen Augen. Das Datenbeispiel zeigt deutlich die Zunahme der Alpha- und Theta-Anteile des EEGs im Vergleich der 4. zur 16. Sitzung; die grau unterlegten Bereiche markieren die Phasen, in denen der Patient gebeten wurde, die Augen zu schließen. Die erhöhten Theta-Anteile wurden hier, wie bereits oben erwähnt, als positive Kennzeichen einer Tiefenentspannung gewertet, da es zu keiner negativen oder belastenden emotionalen Reaktion kam. Der positive Charakter des Trainings wurde auch vom Klienten nach den Trainingssitzungen verbal bestätigt.

Eine **EDA-Messung** lässt sich hier entsprechend dem in ▶ Abschn. 8.4 diskutierten Beispiel auch ideal im Bereich der Prävention einsetzen, um in Phasen, in denen eine Person

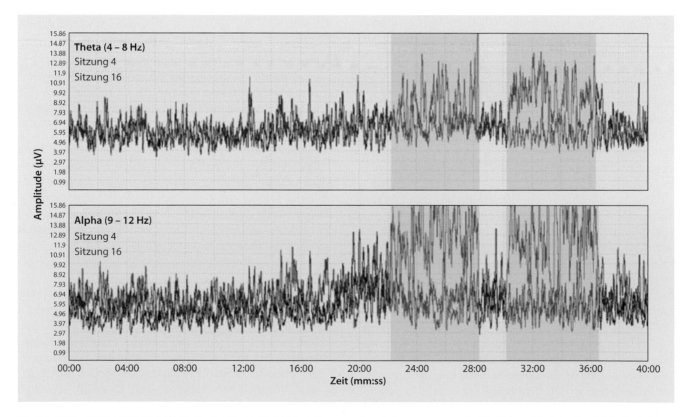

■ **Abb. 16.2**   Dargestellt sind die Werte des Theta- (4–8 Hz) und Alpha- (9–12 Hz) Frequenzbereichs des EEGs für die Sitzungen 4 und 16 eines Klienten. In den grau markierten Bereichen wurde der Klient gebeten, die Augen zu schließen, bei gleichzeitiger Präsentation einer Entspannungsmusik. Die Unterschiede im Vergleich der beiden Sitzungen hinsichtlich der Höhe der Amplituden sind deutlich sichtbar

sich bewusst entspannen will, störende Reize besser filtern zu können. Das kann man u. a. durch ein Heruntertrainieren der Hautleitfähigkeit erreichen.

Es hat sich praktisch auch als sinnvoll erwiesen, eine Verbesserung der **Atmung** schon im Training mit anderen Modalitäten zu verbinden, sodass die Änderung des Atemrhythmus im Alltag auch die trainierten übrigen Fähigkeiten beinahe mühelos abrufen kann.

Wie bereits in diesem Buch an anderer Stelle erwähnt wurde, lässt sich auch durch ein **EMG-Training** ideal ein präventiver Effekt erzeugen. Bei der Behandlung des Spannungskopfschmerzes sorgt z. B. eine rechtzeitig wahrgenommene oder eingeleitete An- und Entspannung bestimmter Muskelgruppen dafür, dass die Symptomatik Kopfschmerz gar nicht erst entsteht.

Zum Bereich der Prävention lassen sich viele Maßnahmen zählen, die im Rahmen des betrieblichen Gesundheitsmanagements (BGM) eingesetzt werden. Das Interesse an Verfahren, mit denen sich z. B. bestimmte subjektive Stress-Parameter messen und „objektiv" abbilden lassen, ist seit Drucklegung der ersten Auflage dieses Lehrbuchs stark angestiegen. Damit ist auch die Hoffnung verbunden, dass sich negative gesundheitliche Phänomene wie „Burnout" besser verstehen und behandeln lassen und eine effektivere Vorbeugung möglich ist.

Gleichzeitig kommt es durch das sogenannte Crowd-Funding, bei dem Entwickler eine interessierte Gemeinschaft von potenziellen Benutzern um die Finanzierung ihrer Produktidee bitten, zu einer preislichen Liberalisierung und einer erhöhten Verfügbarkeit mobiler Neuro- und Biofeedback-Geräte.

Beide Entwicklungen zusammen sorgen dafür, dass interessierten Personen und Behandlern (wie Coaches und Trainern) immer mehr Möglichkeiten zur Verfügung stehen, Biofeedback-Trainingseinheiten direkt am Arbeitsplatz oder im Heimtraining durchzuführen. Zum einen wird hierdurch auch das Behandlungsspektrum professioneller Biofeedback-Therapeuten erweitert: Die Häufigkeit von Trainingseinheiten kann relativ kostengünstig deutlich erhöht werden. Speziell bei Behandlungen, die von einem höheren Trainingsumfang profitieren könnten (Beispiel: Chronische Schmerzen), ist dieses Vorgehen sinnvoll, bei dem Sitzungen in der Praxis mit Heimtrainings-Einheiten kombiniert werden.

Zum anderen besteht natürlich auch die Gefahr, dass unerfahrene Benutzer durch ein ungeeignetes Training nur negative, keine oder nicht ausreichende positive Veränderungen erreichen, und sich dann grundsätzlich wieder von der Methode Biofeedback entfernen – was vermutlich bei einer entsprechenden fachlichen Einweisung unterblieben wäre oder einen positiven Verlauf hätte nehmen können.

Professionelle Behandler und entsprechende Fachverbände setzen sich daher zurzeit recht kritisch mit dem Thema „Neuro- und Biofeedback-Training ohne fachliche Anleitung" auseinander – unter anderem auch, weil die Gefahr wirtschaftlicher Einbußen besteht. Hier sollte allerdings der Grundsatz gelten, dass eine derartige Entwicklung zunächst

einmal ein enormes Potenzial besitzt, dass Biofeedback-Training von der Position eines ausschließlich alternativen Behandlungsverfahrens mehr auf die Position einer regulären Behandlung zu rücken. Insgesamt sollte daher ein entsprechender konstruktiver Dialog zwischen Herstellern, Therapeuten und Anwendern geführt werden.

Eine aktuelle wissenschaftliche Arbeit aus dem Bereich der Psychosomatik betrachtet mittels einer Fragebogen-Analyse den Aspekt genauer, welche Gruppen von Behandlern eine Schlüsselrolle in der Prävention gängiger psychischer Erkrankungen am Arbeitsplatz spielen sollte bzw. spielen könnten. Neben den im klinischen Bereich tätigen Berufsgruppen werden auch die, als „Human Ressource Manager" bezeichneten, in den Unternehmen für das Gesundheitsmanagement tätigen Personen, in diese Betrachtung mit einbezogen. Neben der Einschätzung der eigenen Bedeutung für den gesundheitlichen Präventionsprozess, kommen alle befragten Personen zum dem einheitlichen Fazit, dass ein einheitlicher Rahmen für die Anwendung von Maßnahmen gegeben sein sollte. Für den Biofeedback-Praktiker, der im BGM Fuß fassen möchte, lässt sich auch hier die wichtige Regel formulieren, dass die eingesetzten Methoden und Trainingsprotokolle umfassend dokumentiert sein sollten, sodass ein effektiver fachlicher Austausch zwischen allen beteiligten Behandlern auf der sachlicher Ebene etabliert werden kann (siehe hierzu auch ▶ Kap. 8).

16.6 Peak Performance

Das Etikett „Peak Performance" ist seit geraumer Zeit en vogue, teilweise werden hier geradezu Wunderleistungen von Trainingsmaßnahmen erwartet. Es scheint also angebracht, sich dem Begriff durch eine differenzierte Betrachtung zu nähern. Unter **Peak Performance** wird eine Spitzenleistung verstanden, die auf einem bereits hohen Leistungsniveau aufsetzt. Zur Erreichung dieser Spitzenleistung wird u. a. eine Vielzahl von Protokollen und Modalitäten des Biofeedbacks eingesetzt. Diese Maßnahmen sollen an dieser Stelle nicht im Einzelnen diskutiert werden, sondern es gilt, die Gemeinsamkeiten bzw. die Grundlagen für ein systematisches Vorgehen herauszuarbeiten. Grundsätzlich besteht die Frage, ob sich eine Spitzenleistung überhaupt ohne die Betrachtung der allgemeinen Leistungsfähigkeit, also der Nicht-Spitzenleistung, wenn man so will, vollbringen lässt. Anschaulich betrachtet darf die Energie für die Spitzenleistung nicht bereits von Routinetätigkeiten, die mit einem zu hohen Level an Aktivität durchgeführt werden, verbraucht werden. Eine genauere Analyse der Bedingungen, unter denen eine bestimmte Leistung abgerufen werden soll, ist daher ein wesentlicher Bestandteil der Trainingsplanung. Der Biofeedback-Praktiker sollte sich allerdings auch von vornherein mit dem Gedanken vertraut machen, dass eine Leistungssteigerung häufig von den Klienten nicht (direkt) erkannt wird, da mögliche Veränderungen im Rahmen einer Spitzenleistung einen Bodeneffekt aufweisen: Die trainierte Person ist lange Zeit nicht in der Lage, die Veränderung wahrzunehmen, zum einen weil große Veränderungen erwartet werden, zum anderen, weil die eigene Wahrnehmung häufig nur über eine grobe Auflösung verfügt. Ein nicht unwesentlicher Teil des Trainings sollte daher auch in die Wahrnehmung von Veränderungen investiert werden. Ein Beispiel soll die Art und Weise des Vorgehens illustrieren.

Fallbeispiel

Ein Klient aus dem Motocross-Motorsport hatte die Angewohnheit, sich in den 90-minütigen Pausen zwischen 2 Renndurchgängen schlafen zu legen. Subjektiv empfand er dieses Zurückziehen von äußeren Einflüssen als sehr wohltuend. Die vom Klienten beschriebenen Probleme lagen nun darin, dass die Platzierung im Renndurchgang nach der Pause immer deutlich schlechter war als die Platzierung davor. Da beide Läufe aber in eine Gesamtwertung eingehen, resultierte daraus insgesamt eine mittelmäßige Leistung. Zum besseren Verständnis der Problematik wurden EEG-Messungen im Fahrerlager während eines Wettkampfwochenendes durchgeführt (◘ Abb. 16.3).

Die obere Grafik in ◘ Abb. 16.3 zeigt schematisch die Frequenzbänder der elektrischen Hirnaktivität kurz vor Beginn des 2. Durchgangs. Es zeigt sich eine dominante langsame Aktivität, die als hohes Maß an Müdigkeit gewertet werden kann. Mittels einer starken Aktivität im oberen Beta-Bereich gelingt es dem Klienten aber wach zu bleiben. Die hier sichtbare Beta-Aktivität stellt einen sehr eng fokussierten bewuss-

ten Aufmerksamkeitszustand dar. Grundsätzlich ist dieser Zustand nicht schlecht. In der Kombination führt das Muster bei der betrachteten Sportart aber insgesamt zu einer schlechten Leistung, da sich der hohe Aufmerksamkeitslevel ungünstig auf einen vereinfachten Abruf von bereits effektiv gelernten Verhaltensweisen (motorische Koordination) auswirkt: Kurz und knapp – der Sportler kann in diesem Zustand seinen effizienten Trainingszustand nicht abrufen, da dieser Abruf auch durch die ständige Beachtung unwichtiger Ereignisse und Reize gestört wird. Ein „Flow-Erleben", in diesem Fall also ein fast spielend leichtes Rennen bzw. eine adäquate Wahrnehmung, stellt sich unter diesen Bedingungen nicht ein. Um Abhilfe zu schaffen, wurde mittels Neurofeedback für die Pausen das Muster 2 trainiert – ein **Tiefenentspannungsmuster**, das sich insgesamt günstiger auswirkt – da die Entspannung besser wahrgenommen und moduliert werden kann. Gleichzeitig wurden die niedrigen und hohen Frequenzanteile des EEGs heruntertrainiert. Das Umstellen auf einen effizienten und aktivierten Zustand fiel dem Klienten mit diesem Muster deutlich leichter, was sich in einem 2. Platz in der Gesamtwertung niederschlug.

> ❯ Zum *Peak Performance-Training* mittels Biofeedbacks gehört auch die sorgfältige Analyse aller Umgebungsvariablen, die im Umfeld der Spitzenleistung eine Rolle spielen. Effektive Pausen sind oft der Schlüssel zum Erfolg.

16.7 Fazit

In diesem Kapitel wurden die Möglichkeiten der Anwendung von Biofeedback ohne eine bestimmte Diagnose oder medizinische Indikation skizziert. Gerade im Bereich der **Prävention** genügt es oft, dem Klienten grundlegende psychophysiologische Zusammenhänge zu verdeutlichen, z. B. den Zusammenhang zwischen physiologischem Stress und einer eingeschränkten Leistungsfähigkeit verständlich zu machen.

Eine **Gemeinsamkeit** der verschiedenen Anwendungsgebiete stellt die Tatsache dar, dass in allen Bereichen zuerst Komponenten der Entspannung trainiert werden und man sich dann, anhand eines Anforderungsprofils, zu spezielleren Protokollen und Behandlungsansätzen vorarbeitet.

> ❯ Beim *Neurofeedback* wird Entspannung hauptsächlich über eine Anhebung der EEG-Aktivität im Alpha-Frequenzband (8–12 Hz) trainiert, evtl. in Kombination mit dem Absenken von Beta-Komponenten (18–30 Hz), speziell, wenn dieser Aktivitätsbereich überproportional dominant ist. Für die peripher-physiologischen *Biofeedbacksignale* gilt Ähnliches, hier wird der Fokus z. B. auf die Entspannung der Muskulatur oder die Kennzeichen einer vertieften Atmung gelegt.

Insgesamt ist es empfehlenswert, sich „vorurteilsfrei" der Literatur aus anderen Bereichen der Gesundheitsbehandlung zu nähern, wie sie u. a. im Yoga oder in der Meditationslehre

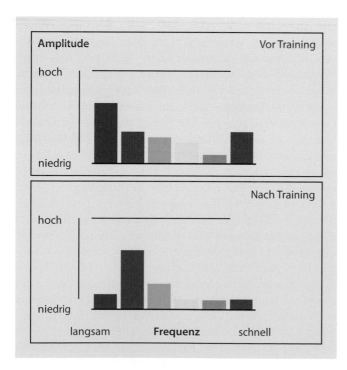

◘ **Abb. 16.3** Die Abbildung zeigt schematisch die Hirnaktivität eines Klienten aus dem Motorsport vor und nach einem Peak Performance-Training. Der Schwerpunkt des Trainings lag hier auf der Entspannung während der Pausen zwischen 2 Renndurchgängen. Dargestellt sind verschiedene Frequenzbereiche und die jeweiligen Verhältnisse der Amplituden

zu finden sind. Das Repertoire der zur Verfügung stehenden Methoden, die einem Klienten helfen können, gelernte Techniken des Biofeedbacks in alltagstaugliches Verhalten umzusetzen, kann so ständig erweitert werden. Gerade in der Kombination mit den Techniken der Verhaltensmodifikation aus dem Yoga kann eine der Stärken des Biofeedbacks bewusst eingesetzt werden: Unmittelbar sichtbar zu machen, welche physiologische Wirkung die Veränderung von Verhaltensweisen und Denkmustern bewirken kann.

Weiterführende Literatur

Allgemein

Michaelis M et al (2019) Who should play a key role in preventing common mental disorders that affect employees in the workplace? Results of a survey with occupational health physicians, primary care physicians, psychotherapists, an human resource managers. Int J Environ Res Public Health 16:1383–1395. https://doi.org/10.3390/ijerph16081383

Biofeedback

Critchley HD, Melmed RN, Featherstone E, Mathias CJ, Dolan RJ (2001) Brain activity during biofeedback relaxation: a functional neuroimaging investigation. Brain 124:1003–1012

McCraty R, Atkinson M, Tomasino D, Bradley RT (2009) The coherent heart-brain interaction, psychophysiological coherence, and the emergence of system-wide order. Integral Rev 5(2):10–115

Rau H, Bührer M, Weitkunat R (2003) Biofeedback of R-wave-to-pulse interval normalizes blood pressure. Appl Psychophysiol Biofeedback 28(1):37–46

Brainwave Entrainment

Dieterich R, Landeck KJ, Meinschien I, Rietz I, Wahl S (1997) Lernzustandsregulierung durch photo- akustische Stimulation. Experimentelle Überprüfung einer externen Beeinflussbarkeit von Lernleistungen mithilfe von Mind Machines Beiträge aus dem Fachbereich Pädagogik, Bd 3. Universität der Bundeswehr, Hamburg

Huang TL, Charyton C (2008) A comprehensive review of the psychological effects of brainwave entrainment. Altern Ther 14(5):38–49

Alpha-Neurofeedbacktraining

Dempster T, Vernon D (2009) Identifying indices of learning for alpha neurofeedback training. Appl Psychophysiol Biofeedback 34:309–318

Gruzelier J (2009) A theory of alpha/theta neurofeedback, creative performance enhancement, long distance functional connectivity and psychological integration. Cogn Process 10(Suppl 1):S101–S109

Nowlis DP, Kamiya J (1970) The control of the electroencephalographic alpha rhythms through auditory feedback and the associated mental activity. Psychophysiology 6(4):476–485

Rosenfeld JP, Reinhart AM, Srivastava S (1997) The effects of alpha (10-Hz) and beta (22-Hz) „entrainment" stimulation on the alpha and beta bands: individual differences are critical to prediction of effects. Appl Psychophysiol Biofeedback 22(1):3–20

Meditation

Chiesa A, Serretti A (2010) A systematic review of neurobiological and clinical features of mindfulness meditations. Psychol Med 40:1239–1252

Lutz A, Greischar LL, Rawlings NB, Ricard M, Davidson RJ (2004) Long-term meditators self-induce high-amplitude gamma synchrony during mental practice. PNAS 101(46):16369–16373

Serviceteil

> **Praxistipp**
>
> **Kongresse** mit Ständen von Bio-/Neurofeedback-Geräteherstellern:
> - Jahreskongress der Deutschen Gesellschaft für Biofeedback (DGBfb),
> - Jahreskongress des Deutschen Verbands der Ergotherapeuten (DVE),
> - Jahreskongress der Biofeedback Foundation of Europe (BFE).

Auf den Internetseiten dieser Verbände sind einige Hersteller von Bio-/Neurofeedbackgeräten aufgelistet. Mitglieder des DVE können sich Listen mit Angaben zu verschiedenen Geräten und Fortbildungen auf der Verbandshomepage herunterladen.

Alternativ sind **Gerätevorführungen in der eigenen Praxis** sinnvoll. Viele Gerätehersteller oder Vertriebe bieten dies kostenlos an. Auf diesem Weg können die Unterschiede der einzelnen Geräte mit ihren Stärken und Schwächen leichter erkannt werden. Zuvor sollte der Therapeut unbedingt einen **Einführungskurs in Bio-/Neurofeedback** besucht haben, um bei der Gerätevorführung in seiner Praxis gezielte Fragen an den Verkäufer stellen zu können.

> **Praxistipp**
>
> Man sollte sich nicht gleich in der ersten Fortbildung über Bio-/Neurofeedback ein Gerät kaufen, sondern sich zuerst über Alternativen informieren.

Medizinische Sicherheit bei der Durchführung von Bio- und Neurofeedbackbehandlungen

Welche technischen Mindestvoraussetzungen (Medizingerätezulassung/Zertifizierung) muss ein Bio-/Neurofeedbackgerät erfüllen?

Hier ist eine Zertifizierung nach dem europäischen Medizinproduktegesetz (MedGV) nach **EU-Norm** (EN60601-1) zwingend erforderlich. Diese Norm ist die Umsetzung der Richtlinie 93/42 EWG über Medizinprodukte, die analog auch in der Schweiz gilt.

Ein TÜV-Siegel reicht nicht aus, es muss die nach MedGV zertifizierende Stelle (als 4-stellige Ziffer hinter dem CE-Zeichen) angegeben sein.

> **Praxistipp**
>
> Unbedingt zu beachten sind die ausführlichen Sicherheitshinweise in der Bedienungsanleitung über die „bestimmungsgemäße Verwendung", die oft nicht gelesen oder ernst genommen werden, den Hersteller aber ggf. aus der Haftung nehmen.

Geräte, die **außerhalb der EU** hergestellt wurden, müssen gemäß EU-Richtlinie von einer „benannten Stelle" überprüft werden. Diese stellen die Gleichwertigkeit u. a. US-amerikanischer- mit der EU-Zertifizierung fest.

Welche Gerätekomponenten sollten mindestens zertifiziert sein?

Alles, was unmittelbaren Patientenkontakt hat (sog. Anwendungsteil), muss nach EN60601-1 zertifiziert sein. In der Regel handelt es sich hierbei um den **Signalverstärker**, der so dicht wie möglich am Patienten angebracht werden sollte.

Die **Software** bedarf, außer für die Diagnostik (z. B. EKG-Vermessung) und in Bezug auf spezielle Therapiesoftware, keiner Zertifizierung. Einige Hersteller, insbesondere von Komplettsystemen, haben auch die Software oder sogar den Komplett-PC mit Patientenmonitor zertifiziert.

Welche Sicherheitsbestimmungen sollten bei der Durchführung von Bio- und Neurofeedbackbehandlungen unbedingt beachtet werden?

Das **Auswertungsteil** – im Allgemeinen ein PC mit Monitor/Laptop, der die Signale vom Anwendungsteil übernimmt – sollte sich **nicht in der direkten Umgebung des Patienten** befinden, d. h. von ihm berührt werden können. Diese Regelung gilt nicht, wenn das Auswertungsteil ebenfalls zertifiziert ist.

> Die Patientenumgebung umfasst ein Umfeld von 1,5 m um die Behandlungsposition.

Bei **drahtloser** bzw. **Glasfaserübertragung** vom Anwendungsteil zum Auswertungsteil muss dieses nicht zertifiziert sein, bedarf dann aber der Überprüfung auf elektrische Sicherheit gemäß BGV A3 und darf sich nicht in der Patientenumgebung befinden.

Abhilfe schafft ein nach MedGV zertifizierter **Trenntrafo** (ab 230 Watt). An diesen Trenntrafo müssen alle elektrischen Geräte angeschlossen werden, die sich in der Patientenumgebung befinden (z. B. eine Stehlampe), und/oder die mit dem Computer irgendwie (z. B. über USB) verbunden sind (Drucker, Scanner usw., auch die neuen Versichertenkartenlesegeräte mit eigenem Netzteil).

Zu beachten ist, dass die Ausgänge des Trenntrafos nur über **Kaltgeräteanschlüsse** verfügen. Für Geräte mit festem Schnuranschluss über Schukostecker oder Eurostecker wird daher ein Adapter benötigt.

Gibt es unterschiedliche Mindestvoraussetzungen beim Einsatz im ambulanten und stationären Bereich?

Prinzipiell nicht. Es sollte aber auf die **Einhaltung der Patientenumgebung**, insbesondere im privaten Umfeld geachtet werden. Hier kann es ggf. zu Problemen kommen, wenn z. B. eine seit längerem nicht sicherheitsgeprüfte Stehlampe einen Stromschlag beim Patienten verursacht. In diesem Fall wird den Therapeuten mindestens eine Teilhaftung treffen, weil er nicht dafür gesorgt hat, dass alles in der Patientenumgebung stromlos ist (einfach Stecker ziehen!) bzw. weggeräumt wurde.

Welche weiteren technischen Sicherheitsvorschriften sind bei einer Bio-/Neurofeedbackanwendung zwingend einzuhalten?

Abgesehen von der Verwendung zertifizierter Anwendungsteile sollten die **sonstigen elektrischen Geräte** in der Praxis in den vorgeschriebenen Intervallen (i. A. 2 Jahre) gemäß BGV A3 auf ihre elektrische Sicherheit überprüft werden. Das kann jeder Elektriker mit den dafür vorgeschriebenen Messgeräten durchführen.

Weitere Informationen zum Thema „technische Sicherheit" gibt es auf der Homepage des DGBfb (► www.dgbfb.de/index.php/de/bioundneurofeedback/wissenschaft), Artikel „Biofeedback und elektrische Sicherheit".

Weiterführende Literatur

Biofeedback Certification International Alliance. ► http://www.BCIA.org. Zugegriffen am 29.10.2018

Curio I (2008) Biofeedback und elektrische Sicherheit. ► https://www.dgbfb.de/index.php/de/component/weblinks/weblink/50-pdfwissenschaft/51. Zugegriffen am 29.10.2018

Deutsche Gesellschaft für Biofeedback (DGBfb). ► https://www.dgbfb.de/index.php/de/ausbildung. Zugegriffen am 29.10.2018

Anbieter Adressen Bio-/Neurofeedback (kein Anspruch auf Vollständigkeit)

Gerätehersteller

— **Bee Medic GmbH (EEGInfo)**
Zeppelinstraße 7
78224 Singen
Tel: 09131/5339322
▶ www.bee-medic.de
office@beemedic.de

— **BioSign GmbH**
Brunnenstr. 21, 85570 Ottenhofen
Tel: 08121/923894
▶ www.biosign.de
info@biosign.de

— **Brainmaster Technologies Inc.**
(Neurofeedback Partner)
Landsberger Str. 367
80687 München
Tel: 089/82030774
▶ www.neurofeedback-partner.de
info@neurofeedback-partner.de

— **EEG Train**
Nienstedterstr. 22
30890 Barsinghausen
Tel.: 05105/80483
▶ www.eegbiofeedback-technik.de
info@eegbiofeedback.de

— **Insight Instruments**
Schweigerstr. 10,
81541 München
Tel.: 089/13011353
▶ www.biofeedback.co.at
info@insight.co.at

— **Mindfield Biosystems Ltd.**
Hindenburgring 4
48599 Gronau
Tel: 02565/4062727
▶ www.mindfield.de
info@mindfield.de

— **Mind Media BV**
HASOMED GmbH
Paul-Ecke-Str. 1
39114 Magdeburg
Tel.: 0391/6107650
▶ www.hasomed.de
biofeedback@hasomed.de

— **neuroCare**
Rindermarkt 7
80331 München
Tel.: 089/2154712990
▶ www.neurocaregroup.com/neuroconn-technologie.html
info@neurocaregroup.com

— **PsyExpert (Schuhfried)**
M 7, 19-20
68161 Mannheim
Tel.: 0621/4016650
▶ www.psyexpert.de
info@psyexpert.de

— **Thought Technology Ltd**
MediTECH Electronic GmbH,
Langer Acker 7 30900 Wedemark
Tel: 05130/97778-0
Fax: 05130/97778-22
▶ www.biofeedback.meditech.de

Fortbildungsinstitute/Portale

— **Aisenpreis Coaching & Therapie GmbH**
Untermarkt 16
82418 Murnau
Tel: 08841/488885
▶ www.herzkohaerenz.de/schulung/index.html
aisenpreis@somatic.de

— **Akademie für Neurofeedback**
Hindenburgring 4
48599 Gronau
Tel.: 02565 9071615
▶ www.akademie-neurofeedback.de
info@akademie-neurofeedback.de

— **Breithaupt-Peters & Dornuf**
Schwanstraße 16
77652 Offenburg
Tel.: 0781/96643560
▶ www.neurofeedback-offenburg.de
info@neurofeedback-offenburg.de

— **Deutsche Gesellschaft für Biofeedback e.V. (DGBfb)**
Steinsdorfstr. 5
80538 München
Tel.: 8052/67794250
▶ www.dgbfb.de/index.php/de/fortbildungen
sekretariat@dgbfb.de

— **EEGInfo**
Zeppelinstraße 7
78224 Singen
Tel.: 09131/5339322
▶ www.eeginfo-neurofeedback.de
contact@eeginfo.ch

— **Institut für EEG-Neurofeedback (IFEN)**
Landsberger Str. 367
80687 München
Tel: 089/82030739
▶ www.neurofeedback-info.de
info@neurofeedback-info.de

- **IGMW-Institut für Ganzheitliche Medizin und Wissenschaft**
  Dr. med. habil. Rüdiger Schellenberg
  Talstr.29
  35625 Hüttenberg
  Tel.: 06403/72112
  ► www.schellenberg-med.de
  institut@schellenberg-med.de
- **MediTECH Fortbildungen**
  Langer Acker 7
  30900 Wedemark
  Tel: 5130/977780
  ► www.meditech.de/event
  service@meditech.de
- **NeuroFit** Therapie und Trainings-Akademie
  Hochstraße 84
  47798 Krefeld
  ► www.neurofit-akademie.de
  Tel.: 02151/7815374 (Krefeld)
  Tel.: 02331/7875448 (Hagen)

Verbrauchsmaterialien (Gel, Elektroden, Hauben, Hygiene etc.)

- **DOC-Check**
  ► www.doccheckshop.de

- **GVB-geliMED GmbH**
  Ginsterweg 4a
  23795 Bad Segeberg
  Tel.: 045 51/95 67 30
  ► www.gvb-gelimed.de
  info@gvb-gelimed.de
- **H + H Medizinprodukte GbR**
  Buldernweg 56
  48163 Münster
  Tel.: 0251/1442820
  https://eeg-gel.de
  info@onestep-eeg-gel.de
- **MedCaT GmbH**
  Fürstenriederstr. 279a
  81377 München
  Tel: 089/74120280
  ► www.medcat.de
  info@medcat.de
- **VDT Psychologie- & Medinzinvertrieb**
  Hirschberger Weg 11
  37083 Göttingen
  Tel.: 0551.704869
  ► www.vdt-biofeedback.de
  info@vdt-biofeedback.de

Stichwortverzeichnis

A

Ablenkbarkeit 236
Acetylcholin 196
ADHS 70, 122, 232
– bei Erwachsenen 232
– bei Jugendlichen 232
– Biofeedback 232, 238
– Frequenzbandtraining 235
– Herzratenvariabilitätstraining 232
– ILF-Training 234
– Körperspannung 237
– Komorbiditäten 232
– multimodaler Ansatz 232
– Neurofeedback 232
– SCP-Training 233
– Selbstbewusstsein 232
– Selbstvertrauen 237
– SMR-Training 232
– Theta-Beta-Training 232
– Verarbeitungsstörung 237
ADS 232
– Frequenzbandtraining 236
– Körperspannung 237
– Verarbeitungsstörung 237
Afferenz, sensorische 155
Aktionspotenzial 12
Aktivierung 9
Aktivierungsaufgabe 77
Alertness 157
Alltagsaktivität 219
Alpha-Asymmetrie-Protokoll 53
Alpha-Asymmetrietraining 52
Alpha-Beta-Training bei Tinnitus 291
Alpha-Block 16
Alpha-Crossover 44
Alpha-Neurofeedbacktraining 296
Alpha-Theta-Crossover 44
Alpha-Theta-Sitzung 36
Alpha-Theta-Training 42, 47, 49, 109
– Hochleistungstraining 49
– Persönlichkeitsveränderungen 49
– posttraumatische Belastungsstörung 46
– Sucht 46, 48, 49
Alpha-Training 42, 57
– Vorgehen 42
Alpha-Wellen 42, 168
– Thalamus 42
Alpha-Wellen-Peak-Frequenz 42
Altagsbewegung 132
Alter
– Bewegung 146
Alterung 145
Amplitude 131
– Asymmetrie 114
– des Blutvolumenpulses 38
Amplitudenhüllkurve 75
Amygdala 162, 237, 275
Amyotrophische Lateralsklerose (ALS) 186
Angststörung 248
– Biofeedback 248
– ILF-Training 248
– Neurofeedback 248

Ansatz, multimodaler 232
Antrieb 9
Anwendung, nichtmedizinische 296
Anwendungsgebiete 34
Aphasie 164
Artefakt 81
– Verhinderung 81
A-Score-Training 256
ASD
– ILF-Training 244
– SCP-Training 242, 243
Asperger-Syndrom 55
Association for Applied Psychophysiology and Biofeedback (AABP) 42
Assoziierte Bewegung (AB) 134, 136, 159
Assoziierte Reaktion (AR) 135, 136, 139, 159
Asymmetrie, frontale 256
Atemrhythmus 29
Atemtraining 168, 239
– Hypertonie 284
– Sucht 277
Atmung 28
– EMG-TRaining 299
– Messung 28
– optimale Kohärenz 29
Aufmerksamkeistfokussierung, externale 169
Aufmerksamkeit 52, 98
Aufmerksamkeitsstörung 50
Aufsteigendes retikuläres Aktivierungssystem (ARAS) 138
Autismus 54
Autismus-Spektrum-Störung (ASD) 242
– Neurofeedback 243
Autogenes Training 26
Automatisierungsphase 227
Autonomes Nervensystem (ANS) 25
Autosuggestion 53
Axon 11

B

Babinski-Reflex 138
Bahnuf der Hantierfunktion 165
Balance, sagittale 134, 174
Bandscheibe 172
– Prolaps 172
– Protusion 172
– Sequester 172
Bargraph 218
Basalganglien 160
Bauchatmung 168, 176
– tiefe 238, 239
Beckenbodentraining 287
Beckeninstabiltiät 175
Beckenretraktion 153, 154
Beckenstabilität, lumbale 152
Belohnungszentrum 237
Berger-Effekt 16, 42
Berührungsreiz, gleichzeitiger bilateraler 139
Beta-SMR-Training bei Depression 53
Betriebliches Gesundheitsmanagement (BGM) 299
Beugespastik 208, 209

Bewegung 218
– Steuerung 9
Bewegung, assistive 170
Bewegung, assoziierte 151
Bewegung, passive 169
Bewegungsanbahnung 171
Bewusstsein 63
Beyond Biofeedback 42
Biofeedback 4–6
– ADHS 232, 237
– als Prozess 4
– Angststörung 248
– Automatisierungsphase 227
– direkte Effekte 226, 227
– Einsatz 226
– Fibromyalgie 265
– Gespräch 35
– Hautleitwert 27
– Hypertonie 284
– Hypnose 35
– indirekte Effekte 226, 227
– Lernphase 227
– peripheres 25
– Phasen der Therapie 227
– psychoedukative Wirkung 226
– Research Society 42
– Stabilisierungsphase 227
– Sucht 274, 276, 277
– Symptomorientierung 226
– Temperaturfeedback 27
– Transfer 228
– und Neurofeedback 25
Bluetooth-Technologie 220
– Bluthochdruck 284. *Siehe auch* Hypertonie
BOLD-Signal 72
Bottom up-Prozess 214
Brain-Computer-Interfaces 270
Burnout 298

C

Computational Neuroscience 15
Cortical Slowing 51
Crosslink 142

D

Dauerstressor Schmerz 260
DC-Drift 81
Deaktivierungsaufgabe 77
Default-Mode-Netzwerk (DMN) 16, 62, 70
– Aktivierung 242
– Fehlfunktion 242
Demenz bei Morbus Alzheimer 162
Depression 122, 123
– Behandlungsansatz 256
– Beta-SMR-Training 53
– Erklärungsmodell 256
– Frequenzbandtraining 256
– ILF-Training 257
– Symptomprofil 257
– Training 257
Desynchronisation 42